W0337592

Alfons Hugger
Hartmut Göbel
Markus Schilgen (Hrsg.)

Gesichts- und Kopfschmerzen aus interdisziplinärer Sicht

Alfons Hugger
Hartmut Göbel
Markus Schilgen (Hrsg.)

Gesichts- und Kopfschmerzen aus interdisziplinärer Sicht

Mit 28 Abbildungen und 55 Tabellen

Springer

Prof. Dr. Alfons Hugger
Westdeutsche Kieferklinik, Universitätsklinikum der Heinrich-Heine-Universität
Moorenstr. 5, 40225 Düsseldorf

Prof. Dr. Hartmut Göbel
Schmerzklinik Kiel, Klinik für neurologisch-verhaltensmedizinische Schmerztherapie
Heikendorfer Weg 9-27, 24149 Kiel

Dr. Markus Schilgen
Akademie für Manuelle Medizin, Westfälische Wilhelms-Universität
Von Esmarch-Str. 56, 48149 Münster

ISBN-10 3-540-23052-1 Springer Medizin Verlag Heidelberg
ISBN-13 978-3-540-23052-6 Springer Medizin Verlag Heidelberg

Bibliografische Information der Deutschen Bibliothek
Die Deutsche Bibliothek verzeichnet diese Publikation in der Deutschen Nationalbibliografie; detaillierte bibliografische Daten sind im Internet über http://dnb.ddb.de abrufbar.

Dieses Werk ist urheberrechtlich geschützt. Die dadurch begründeten Rechte, insbesondere die der Übersetzung, des Nachdrucks, des Vortrags, der Entnahme von Abbildungen und Tabellen, der Funksendung, der Mikroverfilmung oder der Vervielfältigung auf anderen Wegen und der Speicherung in Datenverarbeitungsanlagen, bleiben, auch bei nur auszugsweiser Verwertung, vorbehalten. Eine Vervielfältigung dieses Werkes oder von Teilen dieses Werkes ist auch im Einzelfall nur in den Grenzen der gesetzlichen Bestimmungen des Urheberrechtsgesetzes der Bundesrepublik Deutschland vom 9. September 1965 in der jeweils geltenden Fassung zulässig. Sie ist grundsätzlich vergütungspflichtig. Zuwiderhandlungen unterliegen den Strafbestimmungen des Urheberrechtsgesetzes.

Springer Medizin Verlag.
Ein Unternehmen von Springer Science+Business Media
springer.de
© Springer Medizin Verlag Heidelberg 2006
Printed in The Netherlands

Die Wiedergabe von Gebrauchsnamen, Handelsnamen, Warenbezeichnungen usw. in diesem Werk berechtigt auch ohne besondere Kennzeichnung nicht zu der Annahme, dass solche Namen im Sinne der Warenzeichen- und Markenschutz-Gesetzgebung als frei zu betrachten wären und daher von jedermann benutzt werden dürften.

Produkthaftung: Für Angaben über Dosierungsanweisungen und Applikationsformen kann vom Verlag keine Gewähr übernommen werden. Derartige Angaben müssen vom jeweiligen Anwender im Einzelfall anhand anderer Literaturstellen auf ihre Richtigkeit geprüft werden.

Planung: Ulrike Hartmann, Heidelberg
Projektmanagement: Gisela Schmitt, Heidelberg
Copy-Editing: Bettina Arndt, Weinheim
Design: deblik Berlin
SPIN 10953259
Satz: Stürtz GmbH, Würzburg

Gedruckt auf säurefreiem Papier 22/2122 – 5 4 3 2 1 0

Vorwort

»Ich kann freilich nicht sagen, ob es besser wird, wenn es anders wird; aber so viel kann ich sagen: Es muss anders werden, wenn es gut werden soll.«

Georg Christoph Lichtenberg (1742 – 1799)

Schmerzen im Gesichts- und Kopfbereich stellen allgemein ein ernstzunehmendes Problem für die Betroffenen, die Angehörigen wie auch für die Gesellschaft dar und veranlassen die Patienten mehr oder weniger unmittelbar, sich einer ärztlichen Untersuchung zu unterziehen bzw. sich ärztlichen Rat einzuholen. Die erste »Anlaufstelle« für die Patienten sind dabei unterschiedliche Fachärzte, wobei gewohnheitsmäßige Bindungen oder auch der lokalisierte Bereich des empfundenen Schmerzes eine Rolle spielen können. Für den jeweils konsultierten Arzt ergeben sich bei der Zuordnung geschilderter Schmerzen zu spezifischen Erkrankungsformen im Gesichts- und Kopfbereich häufig größere Probleme, da gerade in diesem Bereich eine hohe strukturelle und funktionelle Komplexität sowohl auf der somatischen wie auch auf der psychischen Ebene besteht.

Die Erkenntnisse der Schmerzforschung der letzten Jahrzehnte haben unser Verständnis für das Phänomen »Schmerz« nachhaltig und grundlegend verändert und erweitert. Vermeintlich einfache mechanistische Vorstellungen und idealisierte Konzepte sind als erklärende Grundlage für gegebenes subjektives Befinden und klinische Befunde oft wenig hilfreich, so dass eine differenzierte Betrachtungsweise unter Einbeziehung neuer Kenntnisse der Schmerzforschung erforderlich ist. Dies schließt ausdrücklich die interdisziplinäre Zusammenarbeit in Diagnostik und Therapie gerade auch bei Schmerzen im Gesichts- und Kopfbereich ein.

Um so erstaunlicher ist es festzustellen, dass es in einschlägigen deutschsprachigen schmerzbezogenen Monographien oft an Interdisziplinarität und differenzierter Betrachtungsweise bei der Darstellung von Gesichts- und Kopfschmerzen fehlt, neue Erkenntnisse zur Pathogenese, Diagnostik und Therapie kaum oder gar nicht vermittelt werden, dafür aber überholte Vorstellungen und Begrifflichkeiten – beispielsweise das »Costen-Syndrom« – überdauern. Es ist als besonders glücklicher und fruchtbarer Umstand zu werten, dass es innerhalb der Deutschen Gesellschaft zum Studium des Schmerzes (DGSS) 1998 zur Gründung des Interdisziplinären Arbeitskreises Mund- und Gesichtsschmerzen gekommen ist, in dem sich Mediziner verschiedener Fachrichtungen, Zahnmediziner, klinische Psychologen und Physiotherapeuten zusammengefunden haben. Zahlreiche u.a. aus dem Arbeitskreis heraus gestaltete Symposien und Seminare anlässlich der Deutschen Schmerzkongresse sowie Publikationen – insbesondere ist hier das Themenheft »orofazialer Schmerz« zu nennen (Schmerz 2002, 16: 337-411) – haben deutlich gemacht, welche große Bedeutung eine interdisziplinär gestaltete Schmerzmedizin für die Differenzialdiagnostik und Therapiestrategie bei Patienten mit Gesichts- und Kopfschmerzen einnimmt.

Dem Grundgedanken einer interdisziplinären Betrachtung folgend ist der Aufbau des vorliegenden Buches so gewählt, dass zunächst einleitend Grundlagenbeiträge zu den Themen Epidemiologie, Psychologie und evidenzbasierte Strategie erscheinen. Ihr folgen neun Beiträge aus unterschiedlichen Fachdisziplinen zum Themenkomplex »Schmerzen im Gesichtsbereich«. Anschließend werden in umfangreichen Kapiteln Schmerzen im Kopfbereich sowie der zervikogene Kopfschmerz behandelt. Den Herausgebern und Autoren ist es ein Anliegen, dem Leser eine Orientierung über die Vielzahl der Schmerzerkrankungen im Gesichts- und Kopfbereich an die Hand zu geben, indem die für diese Bereiche aktuell gültigen bzw. diskutierten Klassifikationssystemen vermittelt werden. Als Hilfe zur schmerzbezogenen Differenzialdiagnostik und initialen Orientierung für die tägliche Praxis werden in einem abschließenden Beitrag wichtige Erkrankungsformen – geordnet nach verschiedenen topographischen Bereichen im Gesichts- und Kopfbereich – mit diagnostischer Kurzcharakteristik in Form übersichtlicher Tabellen zusammengefasst.

Die Herausgeber möchten es an dieser Stelle nicht versäumen, allen Autoren für ihre Mitarbeit am vorliegenden Buch recht herzlich zu danken. Ohne ihre Bereitschaft, Beiträge für dieses Buch neben den vielfältigen beruflichen Verpflichtungen zusammenzustellen, hätte das Projekt nicht realisiert werden können. Für die gute Zusammenarbeit von der Planung bis zur Realisation des Buchprojektes möchten die Herausgeber den Mitarbeiterinnen und Mitarbeiter des Springer-Verlages – insbesondere Frau Ulrike Hartmann und Frau Gisela Schmitt – ihren Dank aussprechen.

Düsseldorf, Kiel, Münster, im Juli 2005 *A. Hugger, H. Göbel, M. Schilgen*

Inhaltsverzeichnis

I Grundlagen

1 **Epidemiologie von Kopf- und Gesichtsschmerzen** ... 3
C. O. Schmidt, T. Kohlmann

2 **Psychologische Grundlagen bei Kopf- und Gesichtsschmerzen** ... 21
P. Nilges

3 **Evidenzbasiertes diagnostisches und therapeutisches Vorgehen** ... 31
J. C. Türp

II Schmerzen im Gesichtsbereich

4 **Klassifikation der Gesichtsschmerzen** ... 39
A. Hugger, J. C. Türp, H. J. Schindler

5 **Odontalgie** ... 51
M. Ommerborn, W. Raab

4 **Myalgie der Kiefermuskulatur: Ätiologie, Diagnostik, Therapie** ... 65
H. J. Schindler, J. C. Türp

7 **Arthralgie der Kiefergelenke** ... 77
A. Hugger

8 **Mund- und Zungenbrennen: Ätiologie, Diagnostik, Therapie** ... 91
J. C. Türp

9 **Kopf- und Gesichtsneuralgien, anhaltender idiopathischer Gesichtsschmerz** ... 97
C. Sommer

10 **Gesichtsschmerzen aus mund-, kiefer- und gesichtschirurgischer Sicht** ... 107
C. Lenzen

11 **Gesichtsschmerzenaus augenärztlicher Sicht** ... 127
D. Pauleikhoff, G. Spital

12 **Gesichtsschmerzen aus HNO-Sicht** ... 145
M. Nieschalk, F. Schmäl

III Schmerzen im Kopfbereich

13 **Klassifikation von Kopfschmerzen** ... 161
H. Göbel

14 **Migräne** ... 179
H. Göbel

15 Kopfschmerz vom Spannungstyp . . . 195
H. Göbel

16 Clusterkopfschmerz . . . 201
H. Göbel

17 Andere primäre Kopfschmerzen . . . 215
H. Göbel

IV Zervikogener Kopfschmerz

18 Zervikogener Kopfschmerz . . . 221
S. Evers, M. Schilgen

Anhang

Differenzialdiagnostische Tabellen
zu Schmerzen im Gesichts- und Kopfbereich . . . 247

Autorenverzeichnis

Evers, Stefan, Prof. Dr. Dr. phil.
Klinik und Poliklinik für Neurologie
Universitätsklinikum Münster
Albert-Schweitzer-Str. 33
48129 Münster

Göbel, Hartmut, Prof. Dr.
Neurologisch-verhaltensmedizinische
Schmerzklinik Kiel
Heikendorfer Weg 9–27
24149 Kiel

Hugger, Alfons, Prof. Dr.
Poliklinik für Zahnärztliche Prothetik
Westdeutsche Kieferklinik
Universitätsklinikum Düsseldorf
Moorenstr. 5
40225 Düsseldorf

Kohlmann, Thomas, Prof. Dr.
Institut für Community Medicine
Walther Rathenau Str. 48
17487 Greifswald

Lenzen, Christoph, Dr. Dr.
St. Josefshospital Uerdingen
Mund-, Kiefer- und Gesichtschirurgie
Kurfürstenstr. 69
47829 Krefeld

Nieschalk, Matthias, Priv.-Doz. Dr.
HNO-Praxis am St. Franziskus Hospital
Warendorfer Str. 97
48145 Münster

Nilges, Paul, Dr.
DRK Schmerz-Zentrum
Auf der Steig 14–16
55131 Mainz

Ommerborn, Michelle Alicia, Dr.
Poliklinik für Zahnerhaltung
und Präventive Zahnheilkunde
Westdeutsche Kieferklinik
Universitätsklinikum Düsseldorf
Moorenstr. 5
40225 Düsseldorf

Pauleikhoff, Daniel, Prof. Dr.
St.-Franziskus-Hospital, Augenabteilung
Hohenzollernring 74
48145 Münster

Raab, Wolfgang, Prof. Dr.
Poliklinik für Zahnerhaltung
und Präventive Zahnheilkunde
Westdeutsche Kieferklinik
Universitätsklinikum Düsseldorf
Moorenstr. 5
40225 Düsseldorf

Schilgen, Markus, Dr.
Akademie für Manuelle Medizin an der
Westfälischen Wilhelms-Universität
Von-Esmarch-Str. 56
48149 Münster

Schindler, Hans-Jürgen, Dr.
Hirschstr. 105
76137 Karlsruhe

Schmäl, Frank, Priv.-Doz. Dr.
HNO-Klinik
Universitätsklinikum Münster
Kardinal-von-Galen Ring 10
48149 Münster

Schmidt, Carsten Oliver, Dr.
Institut für Community Medicine
Walther Rathenau Str. 48
17487 Greifswald

Sommer, Claudia, Prof. Dr.
Neurologische Klinik der Universität
Bayerische Julius-Maximilians-Universität
Josef-Schneider-Str. 11
97080 Würzburg

Spital, Georg, Dr.
St.-Franziskus-Hospital
Augenabteilung
Hohenzollernring 74
45145 Münster

Türp, Jens C., Priv. Doz. Dr.
Klinik für Rekonstruktive Zahnmedizin
und Myoarthropathien
Universitätskliniken für Zahnmedizin
Universität Basel
Hebelstr. 3
CH-4056 Basel

Grundlagen

1 Epidemiologie von Kopf- und Gesichtsschmerzen –3
C. O. Schmidt, T. Kohlmann

2 Psychologische Grundlagen bei Kopf- und Gesichtsschmerzen –21
P. Nilges

3 Evidenzbasiertes diagnostisches und therapeutisches Vorgehen –31
J. C. Türp

Epidemiologie von Kopf- und Gesichtsschmerzen

C. O. Schmidt, T. Kohlmann

Die Epidemiologie beschreibt die Häufigkeit von Erkrankungen und gesundheitsbezogenen Zuständen in der Bevölkerung und ermittelt Faktoren, die diese Auftretenshäufigkeit beeinflussen. Mit Kopf- und Gesichtsschmerzen bezieht sie sich damit auf einen der häufigsten und kostenträchtigsten Symptomkomplexe in unserem Gesundheitssystem. Epidemiologische Ergebnisse geben wichtige Hinweise auf Personen, die ein erhöhtes Erkrankungsrisiko aufweisen und besonderer Aufmerksamkeit bei der Durchführung therapeutischer und präventiver Maßnahmen bedürfen. Weiterhin erlauben Sie eine Abschätzung des Behandlungsbedarfes für umschriebene Formen von Kopf- und Gesichtsschmerzen.

1.1 Bevölkerungsrepräsentative Daten für Kopf- und Gesichtsschmerzen – ein Überblick

Schmerzen in Kopf und Gesicht gehören zu den häufigsten Beschwerden in der Bevölkerung und verursachen beträchtliche individuelle und volkswirtschaftliche Kosten. Dies dokumentieren zahlreiche epidemiologische Studien auch jenseits der häufig untersuchten Migräne und Spannungskopfschmerzen. Dabei muss die deskriptive Schmerzepidemiologie mehrere methodische und inhaltliche Hürden überwinden, um zu aussagekräftigen Ergebnissen zu gelangen: Die Stärke und Qualität von Schmerzen entzieht sich einer objektiven Messung. Nozizeption, Schmerzwahrnehmung und Schmerzverarbeitung sind grundverschiedene Entitäten. Ausschlaggebend für epidemiologische Studien sind in der Regel die subjektiven Angaben der Untersuchungsteilnehmer und Patienten zu ihrer jeweiligen Schmerzproblematik. Diese werden zumeist mittels mündlicher (per Telefon, Face-to-Face-Interview) oder schriftlicher Befragungen (postalischer Kontakt) erfasst, seltener erfolgen klinische Untersuchungen. Letztere sind vor allem für eine angemessene (Differential-)Diagnostik komplexer Störungsbilder angesichts umfassender Klassifikationssysteme (der International Headache Society [IHS], International Association for the Study of Pain [IASP] bzw. International Classification of Diseases – 10. Fassung [ICD 10]) wichtig.

Die epidemiologisch belastbare Datenbasis ist gerade für seltene Störungen im Bereich der Kopf- und Gesichtsschmerzen noch schwach. Auch für häufiger vorkommende Störungsbilder, wie die Spannungskopfschmerzen, muss ein unmittelbarer Vergleich von Prävalenz- und Inzidenzraten aus verschiedenen Studien mit Vorsicht erfolgen. Dies ist bei Verwendung verschiedener Klassifikationssysteme augenscheinlich, aber selbst bei der

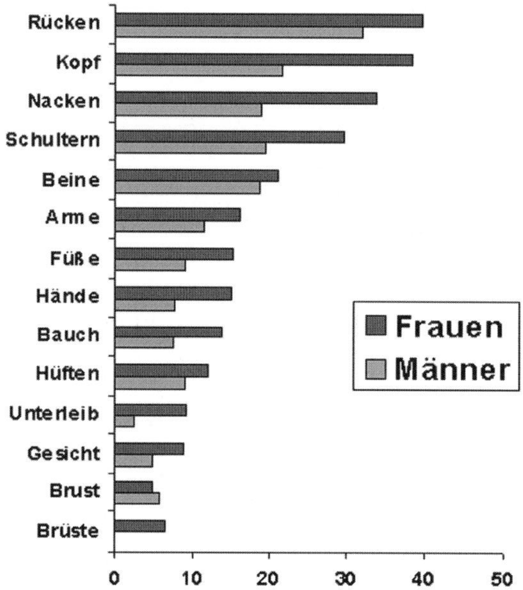

■ Abb. 1.1. 7-Tages-Prävalenz von Schmerzen bei Frauen und Männern nach Lokalisation im Bundes-Gesundheitssurvey 1998

Nutzung gleicher Klassifikationen werden diese unterschiedlich stringent gehandhabt. In Einzelfällen können methodische Unterschiede zu Prävalenz- und Inzidenzschätzungen führen, die sich um ein Vielfaches unterscheiden. Für die epidemiologisch bedeutsamsten Störungen aus dem Bereich der Kopf- und Gesichtsschmerzen ergeben sich dennoch mehrheitlich brauchbare und praxisrelevante Angaben in Hinblick auf deren Verbreitung, sozioökonomische Folgen und Risikofaktoren.

Eine zuverlässige Abschätzung der Belastung der erwachsenen Bevölkerung in Deutschland durch Kopf- und Gesichtsschmerzen erlaubt der schmerzepidemiologische Teil des Bundes-Gesundheitssurveys aus dem Jahre 1998 (BGS'98, Bellach et al. 2000). An der für Ost- und Westdeutschland repräsentativen Untersuchung nahmen 7124 Personen im Alter über 18 Jahren teil. Das Auftreten von Schmerzen in 13 Körperregionen bei Männern bzw. 14 Regionen bei Frauen wurde während der letzten 7 Tage (»Hatten Sie diese Schmerzen während der vergangenen 7 Tage – heute eingerechnet?«) sowie während der 12 Monate vor der Erhebung (»Hatten Sie in den vergangenen 12 Monaten die folgenden Schmerzen?«) erfragt. Für Kopfschmerzen ergab sich eine 7-Tages-Prävalenz von 29% (Frauen 37%, Männer 22%), für Schmerzen im Gesicht, in den Kaumuskeln, im Kiefergelenk oder im Ohrenbereich betrug diese 7% (Frauen 9%, Männer 5%). Damit erreichte die Prävalenz von Kopfschmerzen unter allen 13 erfassten Schmerzlokalisationen den 2. Rang. Gesichtsschmerzen belegten den drittletzten Rang (■ Abb. 1.1). Die 12-Monats-Prävalenz von Kopfschmerzen liegt mit 61% etwas niedriger als in vergleichbaren internationalen Surveys, die zumeist Prävalenzraten oberhalb von 70% angeben.

Wie in anderen Studien im In- und Ausland besteht im BGS'98 sowohl für Kopf- als auch für Gesichtsschmerzen ein Geschlechterunterschied zu Ungunsten von Frauen (Bellach et al. 2000). Dieser ist nicht spezifisch für Kopf- und Gesichtsschmerzen, sondern betrifft die meisten Schmerzlokalisationen (■ Abb. 1.1). Kopf- und Gesichtsschmerzen zeigen einen typischen Altersverlauf, der im Unterschied zu den meisten anderen Schmerzlokalisationen durch eine im höheren Lebensalter abnehmende Prävalenz gekennzeichnet ist. Ein Ausnahme bildet im BGS'98 lediglich der Verlauf der 7-Tages-Prävalenz bei den Gesichtsschmerzen. Hier ist eine relativ konstante Prävalenz über das ganze Erwachsenenalter hinweg zu beobachten (■ Abb. 1.2). Es wurden bereits verschiedene Ansätze zur Erklärung dieser Geschlechts- und Altersunterschiede vorgeschlagen, darunter biologische und soziokulturelle Faktoren, Veränderungen der Schmerzwahrnehmung, selektive Mortalität und konkurrierende körperliche Beschwerden (Macfarlane et al. 2002a). Eine hinreichende Begründung für die vorliegenden Geschlechts- und Altersunterschiede steht allerdings noch aus.

Viele Studienergebnisse dokumentieren die weite Verbreitung von Kopf- und Gesichtsschmerzen unter Kindern und Jugendlichen. Eine Erhebung von Perquin et al. (2001) in den Niederlanden ergab für 4- bis 18-Jährige eine 3-Monats-Prävalenz von 54%, für Jugendliche werden 12-Monats-Prävalenzen bis um 80% erreicht (Zwart et al. 2004). Etwa ein Drittel der betroffenen Jugendlichen leiden an rekurrierenden Kopfschmerzen. In der Kindheit bzw. im Jugendalter auftretende Kopfschmerzen sind dabei sehr gute Prädiktoren für deren erneutes Auftreten im Erwachsenenalter.

Trotz der großen Verbreitung von Kopfschmerzen in der Bevölkerung manifestieren sich diese im

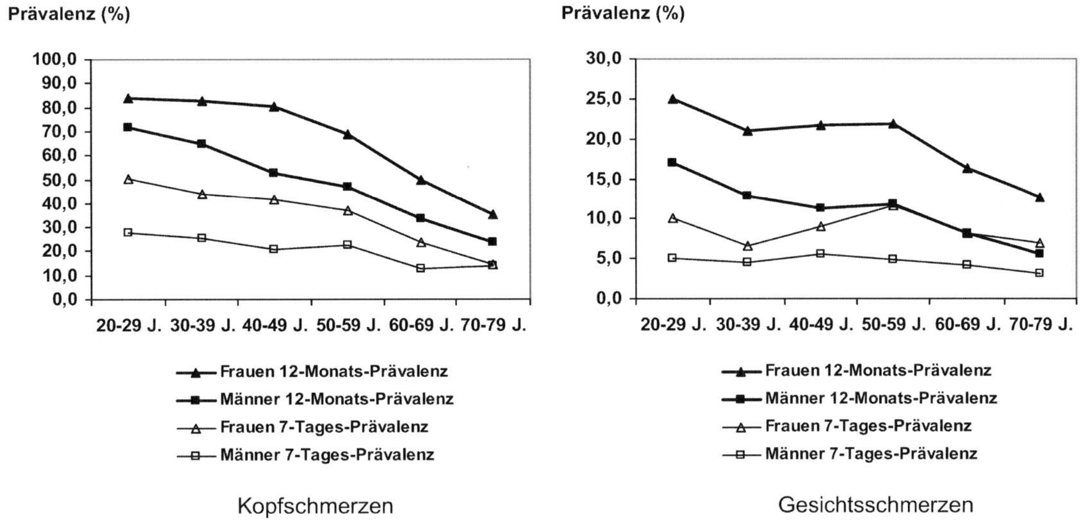

Abb. 1.2. Altersverläufe für die 7-Tages- und 12-Monats-Prävalenzen von Kopf- und Gesichtsschmerzen im Bundes-Gesundheitssurvey 1998

Sinne der IHS-Kriterien nur zu einem kleinen Teil chronisch. Die 12-Monats-Prävalenz chronischer Kopfschmerzen in der Bevölkerung beträgt etwa 3–5% (Castillo et al. 1999, Lu et al. 2001, Pascual et al. 2001). Frauen sind dabei häufiger betroffen als Männer. Unter den chronischen Kopfschmerzen sind die Spannungskopfschmerzen mit einer Prävalenz von 2–3% am häufigsten, gefolgt von der Migräne mit einer Prävalenz von ca. 1–2%. »Neu auftretende, täglich persistierende Kopfschmerzen« sind dagegen wesentlich seltener, ihre 12-Monats-Prävalenz beträgt ca. 0,1%. Chronische Kopf- und Gesichtsschmerzen sind häufig mit Angststörungen, Depressivität und anderen psychischen sowie psychiatrischen Störungen assoziiert. Im Gegensatz zu den meisten anderen Schmerzformen findet sich bei den Kopf- und Gesichtsschmerzen in der Oberschicht eine höhere Prävalenz als in der Mittel- und Unterschicht. Die Häufigkeit dieser Schmerzen ist in Westdeutschland um etwa 25% höher als in den neuen Bundesländern.

Die bisherige Übersicht erlaubt eine erste Einschätzung der Verbreitung von Kopf- und Gesichtsschmerzen im Allgemeinen, bedarf jedoch der weiteren Präzisierung hinsichtlich spezifischer diagnostischer Kategorien. Die folgende Übersicht legt dabei einen Schwerpunkt auf epidemiologische Studien, in denen die IHS-Klassifikation zur Einteilung von Kopf- und Gesichtsschmerzen zu Grunde gelegt wird.

1.2 Primäre Kopfschmerzerkrankungen

1.2.1 Migräne

Bei der Migräne handelt es sich nach den Spannungskopfschmerzen um die zweithäufigste primäre Kopfschmerzerkrankung. Die World Health Organization (WHO) führt sie auf Platz 19 der Erkrankungen, die zu den meisten Behinderungsjahren führen. Direkte und indirekte Krankheitskosten summieren sich in Deutschland auf ca. 5 Mrd. Euro (Göbel et al. 2000).

International verfügbare Befunde aus bevölkerungsrepräsentativen Studien zur 12-Monats-Prävalenz der Migräne liegen zwischen etwa 10–15% (Tab. 1.1). Seit den frühen 1990er Jahren ist das Niveau der Migräneprävalenz in der Bevölkerung damit als stabil zu bewerten. Weitere 10% der Bevölkerung erfüllen die IHS-Kriterien für Migräne überwiegend bzw. leiden an migräneartigen Störungen. Werden demnach die Migräne nach den IHS-Kriterien und migräneartige Störungen gemeinsam

Tab. 1.1. Prävalenz primärer Kopf- und Gesichtsschmerzen in bevölkerungsbezogenen Studien

Studie/ Publikation	Land	Methode	N	Alter [Jahre]	Störung	Prävalenz	Frauen [%]	Männer [%]	Gesamt [%]
Rasmussen 1991, 1992	Dänemark	Klin. Untersuchung	740	25–64	Migräne	Lebenszeit	25	8	16
						12-Monate	14,4	4,7	9,3
Cull 1992	England	Face-to-Face	16002	≥16	Migräne	12-Monate	11,0	4,3	7,8
Göbel 1994	Deutschland	Fragebogen	4061	≥18	Migräne	Lebenszeit	15	7	11
					Migräne[1]	Lebenszeit	17	15	16
Stewart 1996	USA	Telefon	12328	18–65	Migräne	12-Monate	19,0	8,2	14,7
Lipton 2001	USA	Fragebogen	29727	≥12	Migräne	12-Monate	18,2	6,5	12,6
			3002	12–17	Migräne	12-Monate	7,1	5,2	
Zivadinov 2001	Kroatien	Face-to-Face	5173	15–65	Migräne	Lebenszeit	22,9	14,8	19
						12-Monate	20,2	16,7	13
Henry 2002	Frankreich	Face-to-Face	10585	≥15	Migräne	Punkt	11,2	4	7,9
					Migräne[1]	Punkt	11,5	6,1	9,1
Lipton 2002	USA	Telefon	4376	18–65	Migräne	12-Monate	17,2	6	13
Lampl 2003	Österreich	Face-to-Face	997	≥15	Migräne	12-Monate	13,8	6,1	10,2
					Migräne[1]	12-Monate			8,5
Kavuk 2004[2]	Deutschland	Face-to-Face/Klin. Untersuchung	523	18–53	Migräne	12-Monate	12,7	9,6	11,5
Laurell 2004	Schweden	Fragebogen/Klin. Untersuchung	1371	7–15	Migräne	12-Monate	12,2	9,8	11
					Migräne[1]	12-Monate	7,6	5,5	6,6
Kröner-Herwig 2004	Deutschland	Fragebogen	5611	7–14	Migräne	12-Monate	8,2	9,3	8,8
Zwart 2004	Norwegen	Fragebogen/Face-to-Face	8984	13–18	Migräne	12-Monate	9,1	4,8	7

▼

((Fortsetzung))

Tab. 1.1. Prävalenz primärer Kopf- und Gesichtsschmerzen in bevölkerungsbezogenen Studien

Studie/Publikation	Land	Methode	N	Alter [Jahre]	Störung	Prävalenz	Frauen [%]	Männer [%]	Gesamt [%]
Rasmussen 1991, 1992	Dänemark	Klin. Untersuchung	740	25–64	Spannungskopfschmerz episodisch	Lebenszeit	88	69	78
					Spannungskopfschmerz episodisch	12-Monate	75,6	57,9	66,3
Göbel 1994	Deutschland	Fragebogen	4061	≥18	Spannungskopfschmerz episodisch	Lebenszeit	13	13	13
					Spannungskopfschmerz episodisch[1]	Lebenszeit	23	22	23
					Spannungskopfschmerz episodisch	Lebenszeit	1	0	1
					Spannungskopfschmerz episodisch[1]	Lebenszeit	3	2	2
Lavados 1998	Chile	Face-to-Face	1385	≥15	Spannungskopfschmerz episodisch	12-Monate	35,2	18,1	26,9
Schwartz 1998	USA	Telefon	13345	18–65	Spannungskopfschmerz episodisch	12-Monate	42	36,3	38,3
					Spannungskopfschmerz episodisch	12-Monate	2,8	1,4	2,2
Zivadinov 2003	Kroatien	Face-to-Face	3794	15–65	Spannungskopfschmerz	Lebenszeit	37,1	32,3	34,8
Kavuk 2004[2]	Deutschland	Face-to-Face/Klin. Untersuchung	523	18–53	Spannungskopfschmerz episodisch	12-Monate			25
Laurell 2004	Schweden	Fragebogen/Klin. Untersuchung	1371	7–15	Spannungskopfschmerz	12-Monate	11,8	7,9	9,8
					Spannungskopfschmerz[1]	12-Monate	9,8	9,2	9,5

((Fortsetzung))

Tab. 1.1. Prävalenz primärer Kopf- und Gesichtsschmerzen in bevölkerungsbezogenen Studien

Studie/ Publikation	Land	Methode	N	Alter [Jahre]	Störung	Prävalenz	Frauen [%]	Männer [%]	Gesamt [%]
Kröner-Herwig 2004	Deutschland	Fragebogen	5611	7–14	Spannungskopfschmerz	12-Monate	24,1	22,1	23,4
Zwart 2004	Norwegen	Fragebogen/ Face-to-Face	8984	13–18	Spannungskopfschmerz	12-Monate	23,2	12,5	18
Rasmussen 1995	Dänemark	Klin. Untersuchung	740	25–64	Clusterkopfschmerz	Lebenszeit			0,1
Sjaastad 2003	Norwegen	Face-to-Face/ Klin. Untersuchung	1838	18–65	Clusterkopfschmerz	Punkt	0,11	0,56	0,33
Rasmussen 1995	Dänemark	Klin. Untersuchung	740	25–64	Idiop. stechender Kopfschmerz	Lebenszeit	2	3	2
Neuman 1999	Polen	Fragebogen/Klin. Untersuchung	2351	15–19	Idiop. stechender Kopfschmerz	12-Monate	1,3	4,1	2,3
Sjaastad 2001	Norwegen	Face-to-Face/ Klin. Untersuchung	1838	18–65	Idiop. stechender Kopfschmerz	Punkt	40,8	29,2	35,2
Rasmussen 1995	Dänemark	Klin. Untersuchung	740	25–64	Primärer Kopfschmerz bei körperl. Anstrengung	Lebenszeit			1
Sjaastad 2002	Norwegen	Face-to-Face/ Klin. Untersuchung	1646	18–65	Primärer Kopfschmerz bei körperl. Anstrengung	Punkt	14,3	10,3	12,3
Rasmussen 1995	Dänemark	Klin. Untersuchung	740	25–64	Kraniale Neuralgien	Lebenszeit			0,5

((Fortsetzung))

Tab. 1.1. Prävalenz primärer Kopf- und Gesichtsschmerzen in bevölkerungsbezogenen Studien

Studie/ Publikation	Land	Methode	N	Alter [Jahre]	Störung	Prävalenz	Frauen [%]	Männer [%]	Gesamt [%]
Gesch 2004	Deutschland	Klin. Untersuchung	4310	20–81	Schmerzen der Kiefergelenke	Punkt	3,6	1,7	2,7
					Schmerzen der Gesichtsmuskulatur	Punkt	1,7	0,8	1,3
Bergdahl 1999	Schweden	Klin. Untersuchung	1427	20–69	Mundbrennen	Punkt	5,5	1,6	3,7

Studien (außer Bergdahl u. Bergdahl 1999, Gesch et al. 2004) verwenden die IHS-Klassifikation.
[1] Alle IHS Kriterien bis auf eines erfüllt, bzw. IHS 1.7 bei Migräne und IHS 2.3 bei Spannungskopfschmerzen
[2] Erhebung bei Berufstätigen

berücksichtigt, ergibt sich für die erwachsene Bevölkerung eine 12-Monats-Prävalenz von rund 20%.

Für Kinder und Jugendliche sind 12-Monats-Prävalenzen der Migräne von knapp 10% dokumentiert (Laurell et al. 2004, Zwart et al. 2004). Zu einer ähnlichen Schätzung auf Basis einer neueren deutschen Studie kommen Kröner-Herwig et al. (2004).Werden hierzu migräneartige Störungen addiert, erreicht die 12-Monats-Prävalenz rund 15–20%. Vom Grundschulalter (7–9 Jahre) bis zum frühen Jugendalter (13–15 Jahre) steigen die Prävalenzraten für IHS-Migräne von etwa 5 auf 15% an.

Das Auftreten einer Aura vor dem eigentlichen Migränekopfschmerz geben 15 bis etwa 30% aller Betroffenen an (Diemer u. Burchert 2001, Rasmussen 1995, Sakai u. Igarashi 1997). Schätzungen für die Prävalenz der Migräne mit Aura schwanken zwischen 1 und 6% (Alders et al. 1996, Zividanow et al. 2001), Migräneauren ohne Kopfschmerzen sind mit Prävalenzen um 1–2% etwas seltener (Russell et al. 1995). Von epidemiologisch untergeordneter Bedeutung sind die sporadische und familiäre hemiplegische Migräne als spezielle Formen der Migräne mit Aura. Ihr Auftreten unterschreitet bevölkerungsbezogen 0,01% (Thomsen u. Olesen 2004).

Vergleichsweise wenige Studien untersuchten die bevölkerungsbezogene Inzidenz der Migräne. Sie verwendeten dazu häufig beschränkt zuverlässige retrospektive Angaben der Untersuchungsteilnehmer. Rasmussen et al. (1992) ermittelten auf diese Weise eine Jahresinzidenz von 0,37%. In prospektiven Studien ergeben sich Werte zwischen 1 und 2% (Breslau et al. 2003, Lyngberg et al. 2003). Angesichts von Lebenszeitprävalenzen unter 20% können Inzidenzraten über 1% allerdings nur für bestimmte, vorwiegend jüngere Altersgruppen, als plausibel angesehen werden.

Bevölkerungsbezogene Studien belegen eine höhere Beschwerdelast bei Frauen. Diese leiden etwa dreimal häufiger an Migräne als Männer. Die Alterswendigkeit weist keine lineare Abnahme mit zunehmendem Alter auf. Vielmehr erreichen die Prävalenzraten erst im 4.–5. Lebensjahrzehnt ihr Maximum (Diemer u. Burchert 2001, Henry et al. 2002, Lampl et al. 2003, Lipton et al. 2001, 2002, Scher et al. 1999, Wang et al. 2003). Ungefähr die Hälfte der Migränepatienten berichtet von einem ersten Auftreten vor dem 20. Lebensjahr, ein weiteres Viertel erleidet die erste Attacke nach dem 30. Geburtstag. Trotz der zumeist hohen Beschwerdeintensität und des wiederholten Auftretens von Migräneattacken nimmt ein Drittel aller Betroffenen keine ärztliche Hilfe in Anspruch (Lipton et al. 2002).

Mit Migräne bzw. migräneartigen Störungen waren in bevölkerungsbezogenen Studien (Breslau et al. 2003, Diemer u. Burchert 2001, Lipton et al. 2000, Mattsson u. Ekselius 2002, Zivadinov et al. 2003, Zwart et al. 2003) Depressivität, Stress und Angst assoziiert. Überwiegend ergaben sich keine oder nur sehr niedrige Assoziationen zu soziodemographischen Merkmalen (Familienstand, Haushaltsgröße, Ausbildungsniveau, Beruf und Einkommen). Zwillingsstudien weisen auf migränebegünstigende genetische Faktoren hin (Soyka 1999).

1.2.2 Spannungskopfschmerz

Noch vor der Migräne zählen Spannungskopfschmerzen zu den am weitesten verbreiteten Schmerzstörungen. Deutlicher als bei der Migräne unterscheiden sich die in bevölkerungsrepräsentativen Studien gewonnen Prävalenzschätzungen (◘ Tab. 1.1). Diese Unterschiede betreffen vorwiegend episodische Spannungskopfschmerzen. Deren geschätzte 12-Monats-Prävalenz reicht von etwa 10% bis über 60%. Zu dieser Heterogenität trägt bei, dass Spannungskopfschmerzen von seltenen, kurzen und klinisch bedeutungslosen Episoden bis hin zu schweren kontinuierlichen Beschwerden reichen. Der Anteil der Bevölkerung mit mehrmals im Monat auftretenden Beschwerden beträgt etwa 30%. Schätzungen für die Verbreitung chronischer Spannungskopfschmerzen liegen in einem sehr viel engeren und niedrigeren Bereich von etwa 2–3%.

Auch Spannungskopfschmerzen treten unter Kindern und Jugendlichen häufig auf. Schätzungen der 12-Monats-Prävalenz von IHS-Spannungskopfschmerzen reichen von 10 bis deutlich über 30% (Kröner-Herwig et al. 2004, Laurell 2004, Zwart et al. 2004). Wie bei der Migräne besteht ein stark steigender Altersgradient vom Kindes- zum Jugendalter.

Frauen berichten häufiger als Männer von Spannungskopfschmerzen. Allerdings ist das Geschlechterungleichgewicht im Vergleich zur Migräne weniger ausgeprägt. Schätzungen bewegen sich zwischen 1,2:1 und 2:1 (Pryse-Phillips et al. 1992, Schwartz et al. 1998, Wong et al. 1995). Die Alterswendigkeit episodischer und chronischer Spannungskopfschmerzen unterscheidet sich charakteristisch voneinander: Die Prävalenz episodischer Spannungskopfschmerzen nimmt nach einem Maximum im mittleren Erwachsenenalter (30–50 Jahre) kontinuierlich ab. Keine Abnahme im höheren Lebensalter ist demgegenüber beim chronischen Spannungskopfschmerz zu beobachten.

Episodische Spannungskopfschmerzen treten in sozial höheren Bevölkerungsschichten häufiger auf, während chronische Spannungskopfschmerzen in sozial niedrigeren Schichten verbreiteter sind (Hagen et al. 2002, Schwartz et al. 1998). Assoziationen bestehen zu depressiven Störungen, Angst, Stress und Müdigkeit (Rasmussen 1992, Zivadinow et al. 2003, Zwart et al. 2003). Häufiges Schnarchen ist ein Risikofaktor (Scher et al. 2003). Genetische Faktoren scheinen für die Entstehung von episodischen und chronischen Spannungskopfschmerzen von untergeordneter Bedeutung zu sein (Ulrich et al. 2004).

1.2.3 Trigemino-autonome Kopfschmerzerkrankungen

Jenseits der Migräne und des Spannungskopfschmerzes liefern bevölkerungsbezogene epidemiologischen Studien wenig belastbare Daten zur Prävalenz und Inzidenz primärer Kopfschmerzerkrankungen. Ein Grund liegt in der Seltenheit vieler Störungen. Diese machen große, schwer realisierbare Stichprobenumfänge nötig, um sichere Schätzungen zu erhalten. Klinische Studien sind daher die wichtigste Datenquelle für die seltenen trigeminoautonomen Kopfschmerzerkrankungen, zu denen Clusterkopfschmerzen, die chronisch paroxysmale Hemikranie und das »Short-lasting unilateral neuralgiform headache attacks with conjunctival injection and tearing« (SUNCT)-Syndrom zählen.

Clusterkopfschmerzen

Aufgrund der außerordentlichen Schwere von Clusterkopfschmerzen wird zumeist davon ausgegangen, dass klinische Stichproben die auftretenden Fälle größtenteils erfassen und damit Aussagen über deren Verbreitung ermöglichen. Tonon et al. (2002) berichten auf dieser Basis für die Republik San Marino eine 12-Monats-Prävalenz von 56/100.0000. Van Vliet et al. (2002) geben eine 12-Monats-Prävalenz von 9/100.000 in den Niederlanden an. In beiden Studien wird von erheblichen Ungenauigkeiten bei der Diagnosestellung berichtet. Nur etwa ein Drittel der Fälle mit Clusterkopfschmerzen laut Krankenakte erfüllten in der San Marino-Studie die IHS-Kriterien tatsächlich. Die wenigen verfügbaren Angaben zur Prävalenz von Clusterkopfschmerzen aus bevölkerungsbezogenen Studien schwanken zwischen etwa 100/100.000 und 380/100.000 (Finkel 2003, Sjaastad u. Bakketeig 2003). Angaben zur Jahresinzidenz liegen um 10/100.000. Die höheren Prävalenzraten in den bevölkerungsbezogenen Studien weisen darauf hin, dass selbst bei schweren Störungen die tatsächliche Prävalenz auf Basis klinisch erfasster Fälle nur schwer zu beurteilen ist. Evidenz hierfür bietet auch die norwegische Vågå-Studie (Sjaastad u. Bakketeig 2003). Nur vier der neun von Clusterkopfschmerzen betroffenen Personen nahmen ärztliche Hilfe in Anspruch.

Das Durchschnittsalter zu Beginn der Störung liegt etwa bei 30 Jahren (Ekbom et al. 2002, Tonon et al. 2002). Der Median der Zeitdauer zwischen dem ersten Anfall und der Diagnose beträgt ca. 3 Jahre, bei etwa drei Viertel der Betroffenen sind die Clusterkopfschmerzen chronisch (van Vliet et al. 2002). Während für Migräne und Spannungskopfschmerzen ein Geschlechterverhältnis zu Ungunsten der weiblichen Bevölkerung besteht, ist das Verhältnis bei Clusterkopfschmerzen in markanter Weise umgekehrt. Männer leiden 4- bis 12-mal so häufig an dieser Störung. Angehörige ersten Grades haben ein etwa 5- bis 40fach erhöhtes Risiko, an Clusterkopfschmerzen zu erkranken (Leone et al. 2001, Russel 2004).

Paroxysmale Hemikranie, SUNCT

Die gegenüber Clusterkopfschmerzen durch kürzere, aber häufigere Attacken und weniger ausgeprägte autonome Begleitsymptome ausgezeichnete episodische und chronische paroxysmale Hemikranie ist epidemiologisch fast nicht untersucht. Der in klinischen Populationen ermittelte Anteil an allen trigemino-autonomen Kopfschmerzen wurde mit etwa 3% beziffert (Busch u. May 2003, Cohen u. Kaube 2004). Damit ergibt sich bevölkerungsbezogen eine geschätzte Prävalenz von weit unter 0,1%. Im Gegensatz zu den Clusterkopfschmerzen tritt die paroxysmale Hemikranie bei Frauen häufiger auf als bei Männern (◘ Tab. 1.1).

Das durch sehr kurz anhaltende einseitige periokuläre Kopfschmerzparoxysmen gekennzeichnete SUNCT-Syndrom tritt noch seltener auf als die paroxysmale Hemikranie (Matharu et al. 2003). Es betrifft normalerweise Personen im fortgeschrittenen Erwachsenenalter, Männer erkranken etwas häufiger als Frauen. Wie bei den zuvor beschriebenen Kopfschmerzerkrankungen lassen sich episodische und chronische Formen unterscheiden. Epidemiologisch belastbare Daten zur Prävalenz und Inzidenz der 1989 von Sjaastad erstmals beschriebenen Krankheit liegen bislang nicht vor.

1.2.4 Weitere primäre Kopfschmerzformen

Idiopathisch stechender Kopfschmerz. Die ersten bevölkerungsbezogenen Daten zur Prävalenz idiopathisch stechender Kopfschmerzen berichtete Rasmussen (1995) auf Basis ihrer dänischen Studie. Demnach beträgt die Lebenszeitprävalenz 2%. Die Erkrankung tritt bei Frauen häufiger auf als bei Männern. Weiterhin besteht eine hohe Komorbidität mit anderen primären Kopfschmerzerkrankungen, insbesondere der Migräne (40,4% laut Piovesan et al. 2001). Dass idiopathisch stechende Kopfschmerzen erheblich verbreiteter sein könnten als in den 1990er Jahren angenommen, legt eine norwegische Studie nahe (Sjaastad et al. 2001): Idiopathisch stechender Kopfschmerz bzw. das Jabs and Jolts Syndrome nach der IASP-Klassifikation wurden bei 35,2% der Untersuchungsteilnehmer identifiziert. Ob diese beträchtlichen Unterschiede auf die verschiedenen methodischen Ansätze der Studien zurückgeführt werden können, ist noch offen.

Primärer Kopfschmerz bei körperlicher Anstrengung, bei sexueller Aktivität, primärer Hustenkopfschmerz. Erste bevölkerungsbezogene Angaben zur Prävalenz von primärem Kopfschmerz bei körperlicher Anstrengung oder sexueller Aktivität und von primärem Hustenkopfschmerz legte Rasmussen (1995) in ihrer dänischen Studie vor. Demnach beträgt die Lebenszeitprävalenz jeweils etwa 1% (◘ Tab. 1.1). Die Störungen treten zumeist erst ab dem 4. Lebensjahrzehnt auf, zudem besteht eine hohe Komorbidität mit weiteren primären Kopfschmerzerkrankungen. Andere Angaben zur Verbreitung primärer Kopfschmerzen bei körperlicher Anstrengung machten Sjaastad u. Bakketeig (2002) auf Basis ihrer norwegischen Vågå-Studie: Sie ermittelten eine Prävalenz von 12,3%, wobei die Störung bei Frauen geringfügig häufiger auftrat als bei Männern. Es bestehen aber auch gegenteilige Aussagen zum Geschlechterunterschied (Frese et al. 2003). Wie bei dem idiopathisch stechenden Kopfschmerz fehlen weitere bevölkerungsbezogene Angaben, um die Prävalenz nach IHS-Kriterien zuverlässiger eingrenzen zu können.

Hypnischer Kopfschmerz. Hypnischer Kopfschmerz ist ein selten auftretendes Syndrom, das erstmals 1988 von Raskin beschrieben wurde. Prävalenzschätzungen für die Bevölkerung liegen weit unter 1% (Cohen 2004) und stützen sich auf Hochrechnungen klinischer Fälle. Betroffen sind vor allem Menschen im Alter von über 40 Jahren (Newman et al. 1990, Raskin 1988). Frauen erkranken häufiger als Männer. Das Verhältnis wird mit 2:1–6:1 beziffert (Dodick et al. 1998, Evers & Goadsby 2003).

Primärer Donnerschlagkopfschmerz. Für den primären Donnerschlagkopfschmerz liegen ebenfalls nur Befunde aus klinischen Populationen vor. Eine Schätzung der 12-Monats-Inzidenz auf Basis aller im Einzugsbereich einer schwedischen Klinik behandelten Patienten beträgt 43/100.000 Einwohner (Landtblom et al. 2002). Bei 86% der Betroffenen setzten die Schmerzen sehr rasch innerhalb von 2 Sekunden ein. Der Median des Alters zu Beginn der Störung betrug für Männer 41 Jahre, für Frauen 46 Jahre. 57% der behandelten Patienten waren Frauen. Rekurrierend auftretende Beschwerden sind nur bei einer Minderheit von 9% der untersuchten Patienten dokumentiert (Linn et al. 1999). Keiner der im Median über 5 Jahre verfolgten Patienten mit primärem Donnerschlagkopfschmerz entwickelte eine Subarachnoidalblutung. Dennoch sind jenseits schwerwiegender neurologischer Erkrankungen deutliche Auswirkungen auf die Lebensqualität und den Lebensstil dokumentiert.

Hemicrania Continua. Die im Gegensatz zu den weiteren trigemino-autonomen Kopfschmerzen durch einen seitenkonstanten, einseitigen Dauerschmerz gekennzeichnete Hemicrania Continua ist epidemiologisch ebenfalls praktisch nicht untersucht. Ihr Auftreten in klinischen Populationen belegt in über 50% der Fälle einen chronischen Verlauf. Sie tritt bei Frauen häufiger auf als bei Männern (Busch u. May 2003).

Zervikogener Kopfschmerz. Bevölkerungsbezogene Befunde zur Prävalenz zervikogener Kopfschmerzen schwanken, bei Verwendung der IHS-Kriterien von 1988 bzw. 1990, zwischen ca. 0,5 und 2,5% (Evers 2004, Sjaastad u. Frederiksen 2000). Die genannten Prävalenzen können aufgrund abweichender Operationalisierung der IHS-Kriterien aber nur eingeschränkt miteinander verglichen werden. Frauen sind etwa dreimal häufiger betroffen als Männer und die Beschwerden treten zumeist im fortgeschrittenen Erwachsenenalter auf. Häufig manifestiert sich zervikogener Kopfschmerz in Kombinationen mit weiteren primären Kopfschmerzerkrankungen, vor allem der Migräne. Die neue IHS-Klassifikation von 2003 definiert ein erheblich enger gefasstes Konzept, das sowohl den Nachweis schmerzrelevanter Störungen und Läsionen der Halswirbelsäule oder der Halsweichteile als auch ein Verschwinden der Symptome nach deren Behandlung vorschreibt. Bevölkerungsbezogene Prävalenzschätzungen unter Berücksichtigung der neuen Kriterien liegen noch nicht vor. Es ist wahrscheinlich, dass die in den o. g. Studien berichteten hohen Prävalenzen von ca. 15% in Kopfschmerzpopulationen nach der neuen Klassifikation nicht mehr erreicht werden.

1.3 Sekundäre Kopfschmerzerkrankungen

1.3.1 Kopfschmerz durch Medikamentenmissbrauch

Der Missbrauch analgetischer Medikamente ist unter Personen mit chronischen Schmerzen weit verbreitet. Für medikamenteninduzierte Kopfschmerzen besteht eine bevölkerungsbezogene Prävalenz um 1% (Diener u. Limmroth, 2004; Limmroth u. Katsavara 2004). Dies entspricht rund einem Drittel aller chronischen Kopfschmerzbeschwerden in der Bevölkerung. Frauen sind 3- bis 4-mal häufiger als Männer betroffen, einzelne Studien berichten von Verhältnissen bis über 10:1 (Colas et al. 2004). Etwa zwei Drittel der Betroffenen beschreiben Migräne als primäre Kopfschmerzstörung, rund ein Drittel Spannungskopfschmerzen. Die Prävalenz ist zwischen dem 4. und 6. Lebensjahrzehnt am höchsten. Nach der prospektiven bevölkerungsbezogenen HUNT-Studie, an der rund 50.000 Personen in Norwegen teilnahmen (Zwart et al. 2004), ist die Chance zur Entwicklung einer chronischen Migräne bei Medikamentenmissbrauch erheblich erhöht (Odds Ratio = 10,3). Für die Entwicklung anderer chronischer Kopfschmerzen ergab sich ein etwas geringeres Odds Ratio von 6,2. Der übermäßige Einsatz analgetischer Medikation erweist sich damit als einer der wichtigsten Risikofaktoren für die Entwicklung chronischer Kopfschmerzen. Bevölkerungsbezogene Daten zur Verbreitung medikamenteninduzierter Kopfschmerzen bei Kindern und Jugendlichen liegen nicht vor, wenngleich diese Problematik bereits im frühen Kindesalter dokumentiert wurde.

1.3.2 Weitere sekundäre Kopfschmerzformen

Wegen ihrer vielfältigen Ursachen können sekundäre Kopfschmerzen an dieser Stelle nur kursorisch behandelt werden. Sie umfassen einige der häufiger vorkommenden Kopfschmerzformen. Dies gilt insbesondere für Kopfschmerzen in Zusammenhang mit fieberhaften Erkrankungen und übermäßigem Alkoholkonsum. Jeweils ca. zwei Drittel der Befragten in der dänischen Studie von Rasmussen gaben an, mindestens einmal solche Kopfschmerzen erfahren zu haben (Rasmussen et al. 1992). Dabei traten durch fieberhafte Erkrankungen bedingte Kopfschmerzen bei Frauen häufiger auf (69 vs. 57%), während das Umgekehrte für alkoholinduzierten Kopfschmerz der Fall war (75 vs. 67%).

Durch kalte Stimuli, Rhinosinusitis oder durch Erkrankungen des Ohres induzierte Kopfschmerzen wurden mit einer Lebenszeitprävalenz von 15% seltener angegeben. Letztere traten dabei überzufällig häufiger unter Personen mit Migräne auf (27%). Dass klinische Studien die Komorbidität von Sinuskopfschmerzen und Migräne bis zu 90% beziffern, kann als Indiz für eine regelmäßige Fehldiagnose von Migräne als Sinuskopfschmerz aufgefasst werden (Cady u. Schreiber 2004). Die Lebenszeitprävalenz sekundärer Kopfschmerzen in Zusammenhang mit Kopf-/HWS Traumata betrug 4%. Ähnlich hoch lag der Wert für Kopfschmerzen durch Substanzgebrauch (ohne Alkohol) oder deren Entzug (3%).

Vergleichsweise häufig waren sekundäre Kopfschmerzen in Zusammenhang mit metabolischen Störungen (22%). Insbesondere Fasten war dabei ein wichtiger Faktor (19%). Weitere Ursachen, darunter Gefäßstörungen (1%), nichtvaskuläre intrakraniale Störungen (0,5%), Erkrankungen des Halses (1%), der Augen (3%) und der Ohren (0,5%), traten selten auf. Die Prävalenz von Schmerzstörungen in diesen anatomischen Regionen ist demgegenüber deutlich höher. Bezogen auf einen Monat beträgt sie für Schmerzen im Bereich der Augen 12% bzw. der Ohren 6% (Macfarlane et al. 2002a). Nur für eine Minderheit dieser Beschwerden lassen sich demnach Krankheitsursachen angeben. Ergebnisse der bei Rasmussen begleitend durchgeführten Blutanalysen standen weder zu den primären noch zu den sekundären Kopfschmerzen in Zusammenhang. Der Anteil symptomatischer Kopfschmerzen an allen Kopfschmerzen liegt bei älteren Personen (30%) deutlich höher als bei jungen Erwachsenen (<10 Chatap et al. 2004). Dies ist nicht zuletzt durch die erhöhte Erkrankungswahrscheinlichkeit älterer Personen an vaskulären und nichtvaskulären intrakranialen Störungen bedingt.

1.4 Orofaziale Schmerzen

Orofaziale Schmerzen bezeichnen eine sehr heterogene Gruppe schmerzhafter Beschwerden im Bereich des Gesichts, der Kiefermuskulatur, der Kiefergelenke und benachbarter Regionen. Bezogen auf die letzten 12 Monate berichteten im Bundes-Gesundheitssurvey 16% der Befragten über Schmerzen im Gesicht, in den Kaumuskeln, im Kiefergelenk oder im Ohrenbereich. Frauen waren mit einer 12-Monats-Prävalenz von 20% fast doppelt so häufig wie Männer (12%) betroffen. Die 12-Monats-Prävalenz der Gesichtsschmerzen zeigte im Bundes-Gesundheitssurvey eine deutliche Altersabhängigkeit: Während diese Prävalenz in der jüngsten Altersgruppe (18–29 Jahre) über 20% lag, nahm sie in den höheren Altersgruppen kontinuierlich ab und erreichte unter den 70- bis 79-Jährigen nur noch 10%. Diese Alterswendigkeit war sowohl bei Frauen als auch bei Männern festzustellen (◘ Abb. 1.2). Sie betrifft nur die Jahres-, nicht aber die 7-Tages-Prävalenz.

In einer umfassenden Übersicht über die Ergebnisse bevölkerungsbezogener Studien wurden von Macfarlane et al. (2001) die bis dahin verfügbaren epidemiologischen Befunde zu Prävalenz und Risikofaktoren orofazialer Schmerzen dargestellt. Es

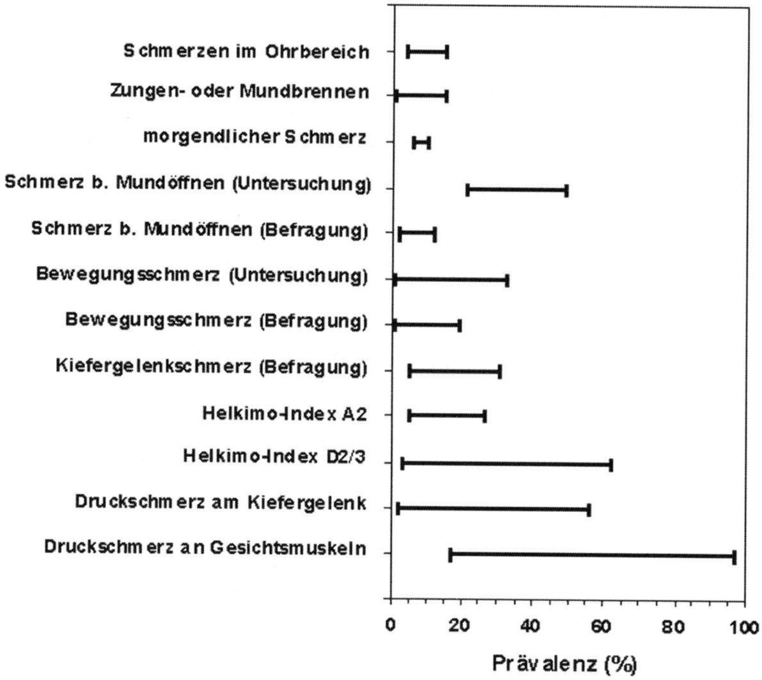

Abb. 1.3. Prävalenz orofazialer Schmerzen in epidemiologischen Studien. (Nach Macfarlane et al. 2001)

konnten insgesamt 59 Arbeiten über epidemiologische Quer- und Längsschnittstudien in die Analyse einbezogen werden. Aufgrund der großen methodischen Unterschiede zwischen den Studien (z. B. im Hinblick auf die erhebungstechnische Definition der Schmerzsymptomatik oder die betrachteten Zeitfenster) mussten die Autoren auf eine quantitative Synthese der Ergebnisse verzichten. Der von Macfarlane et al. berechnete Median der Prävalenzziffern von 13% entspricht jedoch in der Größenordnung gut der 12-Monats-Prävalenz von 16% des Bundes-Gesundheitssurveys.

Eine von Macfarlane et al. (2002a) in England durchgeführte postalische Befragung ergab in der 18- bis 64-jährigen Bevölkerung eine 1-Monats-Gesamtprävalenz orofazialer Schmerzen von 26%. Da in dieser Studie auch Schmerzformen erfragt wurden, bei denen eine erhebliche Überlappung mit Kopfschmerzsymptomatiken angenommen werden kann (z. B. Schmerzen im Bereich der Schläfen oder der Augen) und diese Schmerzen am häufigsten genannt wurden (Augen: 11,7%, Schläfen: 9,6%), dürfte die Schätzung der Gesamtprävalenz der im engeren Sinne orofazialen Schmerzen auch in dieser Studie in die Größenordnung von 15–20% fallen.

In Abb. 1.3 sind die Prävalenzangaben aus der Übersichtsarbeit von Macfarlane et al. graphisch dargestellt. Die Angaben zeigen eine breite Variabilität, wobei die aus klinischen Untersuchungen stammenden Ergebnisse besonders große Schwankungen aufweisen – bei der Druckschmerzempfindlichkeit der Gesichtsmuskulatur reichen die Prävalenzangaben sogar von 17–97%.

Der typische Schwankungsbereich der durch Befragung ermittelten Häufigkeit einzelner Schmerzsymptomatiken ist kleiner und liegt je nach Lokalisation zwischen 5% und 20%. Die substanziellen Prävalenzunterschiede zwischen den Befunden klinischer Untersuchungen und den durch Befragung erhobenen Schmerzsymptomen belegen, dass nur eine geringe Übereinstimmung zwischen objektiven und subjektiven Symptomen besteht.

Trotz der geringen Vergleichbarkeit der Ergebnisse zeigt sich in nahezu allen Studien ein deutlicher Geschlechts- und Altersgradient: Frauen waren je nach Symptomatik bis zu dreimal häufiger von orofazialen Schmerzen betroffen als Männer, für das Alter war im Allgemeinen ein Abfall der Prävalenz in den höheren Altersgruppen zu beobachten. Auch diese Befunde entsprechen im Wesentlichen den Ergebnissen des deutschen Bundes-Gesundheitssurveys.

Für andere soziodemographische Faktoren, wie die soziale Lage (Bildung, Einkommen, Berufsstatus), Familienstand oder Wohnregion, konnten keine einheitlichen Abhängigkeitsbeziehungen festgestellt werden. Demgegenüber wurden fast durchgängig Zusammenhänge mit dem Vorliegen von Schmerzen in anderen Körperregionen und psychologischen Merkmalen (Depressivität, Ängstlichkeit, Distress, Somatisierung) beschrieben. Die Stärke des Zusammenhangs zwischen dem Vorliegen orofazialer Schmerzen und den genannten psychologischen Faktoren entspricht etwa der Stärke der Zusammenhänge mit biomechanischen Parametern, wie nächtlichem Knirschen, Kiefergelenkklemme, Gelenkgeräuschen oder Verletzungen (Macfarlane et al. 2002b).

Wie die meisten Schmerzformen zeichnen sich auch orofaziale Schmerzen auf Bevölkerungsebene durch ein breites Schweregradspektrum aus. In etwa 75% der Fälle treten sie mit nur geringer bis mäßiger Intensität auf und sind kaum mit relevanten Beeinträchtigungen der Alltagsfunktionen verbunden. Dementsprechend sucht nur rund die Hälfte der Personen mit orofazialen Schmerzen ärztliche Hilfe, zwei Drittel nehmen jedoch Schmerzmittel ein (Macfarlane et al. 2002a). Da die Inanspruchnahme professioneller Hilfe in erheblichem Maße vom Schweregrad der Schmerzstörung abhängig ist, dürfte der Schweregrad in der behandelten Prävalenz deutlich über dem liegen, der epidemiologisch auf Bevölkerungsebene zu beobachten ist.

Berücksichtigt man zusammenfassend die bisher verfügbaren epidemiologischen Daten zur Prävalenz und zu den Risikofaktoren orofazialer Schmerzen, ist nach wie vor ein erheblicher Forschungsbedarf zu attestieren. Es fehlen bislang methodisch hochwertige Studien, die mit vergleichbaren Ansätzen die Prävalenz und Inzidenz möglichst genau definierter Schmerzsymptomatiken untersuchen und deren Abhängigkeit von relevanten Risikofaktoren darstellen. Bei einer ganzen Reihe von Einzeldiagnosen, besonders bei seltenen Schmerzstörungen im Bereich des Gesichtes (z. B. Glossopharyngeusneuralgie, okuläre diabetische Neuropathie, Tolosa-Hunt-Syndrom, Optikusneuritis, anhaltender idiopathischer Gesichtsschmerz), fehlen belastbare bevölkerungsbezogene Daten fast völlig oder sind zumindest nur fragmentarisch vorhanden. Selten (z. B. bei den temporomandibulären Dysfunktionen) liegen gute epidemiologische Daten mit Populationsbezug vor. Sekundäre Gesichtsschmerzen sind häufig durch Erkrankungen des Ohres und der Augen bedingt und wurden in Anlehnung an die IHS-Klassifikation bereits in dem Abschnitt zu weiteren sekundären Kopfschmerzen aufgeführt.

1.4.1 Spezifische orofaziale Schmerzsyndrome

Temporomandibuläre Dysfunktionen (TMD)

Störungen und assoziierte Schmerzen im Bereich der Kiefergelenke und der Kiefermuskulatur, für deren Bezeichnung zahlreiche diagnostische Synonyme verwendet werden (u. a. Myoarthropatien des Kausystems [MAP], kraniomandibuläre Dysfunktionen [CMD], Temporomandibulargelenksyndrome; vgl. Dworkin u. Le Resche 1992, Türp u. Schindler 2004), sind aus epidemiologischer Sicht vergleichsweise gut untersucht. Eine Übersichtsarbeit von Drangsholt und Le Resche (1999) zeigt, dass die in der internationalen Literatur auf die erwachsene Bevölkerung bezogenen Prävalenzangaben zwischen 2 und 6% für bewegungsassoziierte Schmerzen sowie zwischen 4 und 12% für die Gesamtprävalenz des Ruhe- und Bewegungsschmerzes schwanken. Ergebnisse deutscher Studien, die im Rahmen der Study of Health in Pomerania (SHIP; Gesch et al. 2004) und der 3. Deutschen Mundgesundheitsstudie (DMS III; John u. Wefers 1999) gewonnen wurden, liegen mit Schmerzprävalenzen von rund 3% (SHIP) bzw. 5% (DMS III) an der unteren Grenze des von Le Resche und Drangsholt für die Gesamtprävalenz berichteten Wertebereichs.

Die bei orofazialen Schmerzen zu beobachtende Diskrepanz zwischen objektiven klinischen Befunden und subjektiven Schmerzangaben wird in den Ergebnissen der SHIP-Studie an den 20- bis 79-jährigen Untersuchten besonders deutlich sichtbar (Gesch et al. 2004). 2,7% der Befragten gaben Schmerzen in den Kiefergelenken und 1,3% Schmerzen in der Gesichtsmuskulatur an, die klinische Untersuchung ergab hingegen bei 6,1 bzw. 12% der Probanden eine Druckschmerzempfindlichkeit am Kiefergelenk bzw. an der Kaumuskulatur. Die Hälfte der Probenden zeigte mindestens ein objektivierbares TMD-Symptom. Die in der zahnärztlichen Untersuchung erkannten klinischen Symptome werden also nur von den wenigsten Probanden als gesundheitsrelevante Beschwerden wahrgenommen.

Wie bei den orofazialen Schmerzen im Allgemeinen sind Frauen von den Myoarthropathien im Verhältnis von etwa 2:1 häufiger als Männer und ältere Personen seltener als jüngere betroffen. Der Altersgradient ist dabei etwas geringer als der Geschlechtsgradient ausgeprägt. Die Prävalenz von TMD-assoziierten Schmerzen erreichte in einer schwedischen Studie bereits bei Kindern und Jugendlichen (12–18 Jahre; List et al. 1999) eine Höhe von 7%. Mädchen waren wiederum häufiger als Jungen betroffen.

Als Risikofaktoren für das Auftreten von TMD wurden neben physischen Faktoren (Zähnepressen und -knirschen) Merkmale der psychischen Verfassung (emotionale Traumen, Depressivität) beschrieben. TMD-Symptome sind darüber hinaus häufig mit anderen Schmerzformen wie z. B. dem Spannungskopfschmerz, Nackenschmerzen und der Fibromyalgie vergesellschaftet (Palla 2003).

Kraniale Neuralgien

Verglichen mit den temporomandibulären Dysfunktionen handelt es sich bei den kranialen Neuralgien trotz ihrer Vielfalt um eine sehr seltene Störungsgruppe. Die häufigste Diagnose ist die einseitig auftretende und durch kurze, heftige stromstoßartige Schmerzattacken gekennzeichnete Trigeminusneuralgie. Ihre Inzidenz beträgt etwa 4–8 pro 100.000 Einwohner in der erwachsenen Bevölkerung (Katusic 1991). Sie steigt mit zunehmendem Alter erheblich an und erreicht Werte über 20/100.000 bei Personen über 60 Jahren. Frauen sind mit einem Geschlechterverhältnis von 1:1,2–1:1,7 etwas häufiger als Männer von dieser Störung betroffen (Kitt et al. 2000).

Um den Faktor 4–6 seltener als die Trigeminusneuralgie tritt die Glossopharyngeusneuralgie auf. Sie zeigt eine deutlich geringere Neigung zur Rekurrenz als die Trigeminusneuralgie. Sie betrifft Frauen etwa doppelt so häufig wie Männer.

Da es sich bei diesen Werten um Hochrechnungen auf Basis klinischer Fälle handelt, ist ihre Zuverlässigkeit schwer zu beurteilen. Die geschätzte Lebenszeitprävalenz der Trigeminusneuralgie auf Basis bevölkerungsbezogener Daten belegt mit weniger als 1 Fall pro 1000 Einwohner (MacDonald et al., 2000) die epidemiologisch untergeordnete Bedeutung kranialer Neuralgien.

Praktisch keine belastbaren bevölkerungsbezogenen epidemiologischen Daten liegen zu den weiteren kranialen Neuralgien vor, darunter der Intermediusneuralgie, der Laryngeus superior-Neuralgie und der Okzipitalisneuralgie.

Postherpetische Neuralgie, diabetische Neuropathie

Die postherpetische Neuralgie ist eine häufige Komplikationsform nach einem Herpes Zoster und beschreibt einen kontinuierlichen Kopf- und Gesichtsschmerz, der im Versorgungsgebiet eines Nerven oder seiner Äste auftritt. Während Herpes Zoster bezogen auf die erwachsene Bevölkerung mit einer Inzidenz von 3/1000 relativ selten auftritt, steigt die Erkrankungswahrscheinlichkeit mit zunehmendem Alter erheblich (Johnson u. Whitton 2004). Etwa 50% der 90-Jährigen haben mindestens eine Herpes Zoster-Episode erfahren. Das Risiko zur Entwicklung einer folgenden postherpetischen Neuralgie wird sehr unterschiedlich bewertet. Während 11,7% aller Patienten einer niederländischen Studie im Alter über 55 Jahren binnen eines Monats nach einem akuten Herpes Zoster eine postherpetische Neuralgie entwickelten (Opstelten et al. 2002), bestand laut Helgason et al. (2000) in einer unselegierten Population primärärztlich versorgter Patienten nur ein geringes Risiko, persistierende und klinisch relevante Beschwerden zu entwickeln. Bei Personen im Alter von über 50 Jahren kann das Risiko, eine postherpetische Neuralgie zu entwickeln, 25–50% erreichen (Johnson u. Whitton 2004; Schmader 2002). Der stärkste bisher ermittelte Risikofaktor ist das Alter. Zur Vorhersage des Verlaufes sind auch die Intensität des Ausschlages, der Grad sensorischer Störungen im betroffenen Dermatom, die Intensität der akuten Schmerzen sowie psychosoziale Belastungen relevant.

Nach Schmader (2002) sind rund 20% aller Personen mit Diabetes mellitus von einer diabetischen Neuropathie betroffen. Die Auswirkungen auf die gesundheitsbezogene Lebensqualität sind teilweise beträchtlich. Zuverlässige epidemiologische Daten zur Inzidenz und Prävalenz der diabetischen Neuropathie im Gesichtsbereich, dazu zählt auch die okuläre diabetische Neuropathie, liegen gegenwärtig aber nicht vor.

Syndrom des brennenden Mundes

Bei dem Burning-mouth-Syndrom handelt es sich um eine brennende intraorale Missempfindung, deren medizinische Grundlage noch unklar ist. Voraussetzung dieser Diagnose ist das Vorliegen einer klinisch unauffälligen Mundschleimhaut. Neben Schmerzen geht das Burning-mouth-Syndrom mit Veränderungen der Geschmacksempfindung, Mundtrockenheit oder Durst einher. Die höchste Prävalenz besteht bei Frauen in oder nach dem Klimakterium (15%). Dadurch nahe gelegte Zusammenhänge zu hormonellen Veränderungen konnten allerdings nicht nachgewiesen werden. Schätzungen für die erwachsene Bevölkerung liegen zwischen 1 und 8% (Bergdahl u. Bergdahl 1999, Witt u. Palla 2002). Frauen sind etwa im Verhältnis 1:3 häufiger als Männer betroffen (Okeson 1996). Der Verlauf wird durch deutliche tageszeitliche Schwankungen charakterisiert: Die Schmerzen setzen vormittags ein und erreichen gegen Abend die höchste Intensität. Nachts sind die Patienten häufig beschwerdefrei. Neben nachteiligen oralen Gewohnheiten (Zähneknirschen, Lippen-, oder Wangenbeißen, Zungenpressen), mechanischen Reizungen durch Zahnprothesen, schlecht ausgeführtem Zahnersatz sowie Kontaktallergien werden Mangelzustände (z. B. Vitamine des B-Komplexes) als erkrankungsbegünstigende Faktoren genannt. Komorbid bestehen in etwa der Hälfte der Fälle psychische Störungen, darunter vor allem Depressionen und Angststörungen. Uneinheitlich sind die Befunde hinsichtlich der Bedeutsamkeit von Stress als Risikofaktor.

1.5 Fazit

Die epidemiologische Erforschung von Kopfschmerzen, ihrer Verbreitung, Risikofaktoren und Folgen kann sich auf ein vergleichsweise sicheres, beispielsweise durch die IHS-Klassifikation definiertes Gerüst stützen. Insbesondere der Migräne und den Spannungskopfschmerzen kommt dabei eine herausgehobene Bedeutung zu. Beide zählen unter volkswirtschaftlichen Gesichtspunkten zu den kostenträchtigsten Schmerzstörungen überhaupt. Bei zahlreichen orofazialen Schmerzformen sowie selteneren Kopfschmerzformen bestehen jedoch noch immer markante Defizite in der Aufklärung relevanter epidemiologischer Sachverhalte. Die geringe Standardisierung des methodischen Vorgehens, z. B. bei der Stichprobengewinnung, Datenerhebung und der Anwendung diagnostischer Kriterien, die nur partielle Berücksichtigung des Gesamtspektrums möglicher Risikofaktoren und das häufige Fehlen von Längsschnittuntersuchungen tragen zu den bestehenden Defiziten erheblich bei. In zukünftigen Studien sollte deshalb eine international harmonisierte Methodik etabliert werden (Macfarlane et al. 2001).

Praktisch allen Formen von Kopf- und Gesichtsschmerzen ist ihre enorme Auswirkung auf verschiedene Dimensionen der subjektiven Gesundheit gemeinsam. Sie verursachen eine erhebliche Beschwerdelast bei den betroffenen Personen und führen zu einer hohen Inanspruchnahme medizinischer Leistungen. Eine weitere Gemeinsamkeit liegt in dem Zusammenhang mit psychosozialen Belastungsfaktoren, darunter vor allem Angststörungen und Depressivität. Auch in der epidemiologischen Betrachtung müssen diese Faktoren gemeinsam mit den medizinischen und biomechanischen Einflussgrößen in einem umfassenden biopsychosozialen Modell untersucht werden. Hierzu gehört auch die Öffnung der Perspektive im Hinblick auf die häufig vorliegende Vergesellschaftung einzelner Kopf- und Gesichtsschmerzformen mit Schmerzen in anderen Körperregionen (Schulter, Nacken, Rücken etc.). Die Herausforderung besteht darin, die Bedeutung dieser Vergesellschaftung im Kontext eines übergreifenden Modells der Schmerzchronifizierung zu klären.

Danksagung

Wir danken unserem Greifswalder Kollegen Herrn PD Dr. Dietmar Gesch für seinen fachlichen Rat bei der Abfassung des Manuskripts.

Literatur

Alders EE, Hentzen A, Tan CT (1996) A community-based prevalence study on headache in Malaysia. Headache 36:379–84

Bellach, B-M, Ellert, U., Radoschewski, M (2000) Epidemiologie des Schmerzes – Ergebnisse des Bundesgesundheitssurveys 1998. Bundesgesundheitsbl 43:424–431

Bergdahl M, Baergdahl J (1999) Burning mouth syndrome: prevalence and associated factors. J Oral Pathol Med 28:350–354

Breslau N, Lipton RB, Stewart WF, Schultz LR, Welch KM (2003) Comorbidity of migraine and depression: investigating potential etiology and prognosis. Neurology 60:1308–12

Busch V, May A (2003) Trigemino-autonome Kopfschmerzsyndrome. Fortschr Neurol Psychiatr 71:17–23

Cady RK, Schreiber CP (2004) Sinus headache: a clinical conundrum. Otolaryngol Clin North Am 37:267–88

Castillo J, Munoz P, Guitera V, Pascual J (1999) Epidemiology of chronic daily headache in the general population. Headache 190–196

Chatap G, Giraud K, Vincent JP (2004) Céphalées du sujet âgé. Presse Med 33:808–818

Cohen AS, Kaube H (2004) Rare nocturnal headaches. Curr Opin Neurol 17:295–299

Colas R, Munoz P, Temprano R, Gomez C, Pascual J (2004) Chronic daily headache with analgesic overuse: epidemiology and impact on quality of life. Neurology 62:1338–1342

Cull RE, Wells NEJ, Miocevich ML (1992) The economic cost of migraine. Br J Med Econ 2:103–115

Diemer W, Burchert H (2001) Chronische Schmerzen. Berlin, Robert-Koch-Institut. Gesundheitsberichterstattung des Bundes Heft 7

Diener HC, Limmroth V (2004) Medication-overuse headache: a worldwide problem. Lancet Neurol. 3:475–83

Dodick DW, Mosek AC, Campbell JK (1998) The hypnic (»alarm clock«) headache syndrome. Cephalalgia 18:152–156

Drangsholt M, Le Resche L (1999) Temporomandibular disorder pain. In: Crombie IA, Croft PR, Linton S, Le Resche L, Von Korff M (eds) Epidemiology of pain. IASP Press, Seattle, S 203–233

Dworkin SF, Le Resche L (1992) Research diagnostic criteria for temporomandibular disorders:review, criteria, examination and specifications, critique. J Craniomand Disord 6:301–355

Ekbom K, Svensson DA, Traff H, Waldenlind E (2002) Age at onset and sex ratio in cluster headache: observations over three decades. Cephalalgia 22:94–100

Evers S (2004) Zervikogener Kopfschmerz. Manuelle Medizin 42:99–102

Evers S, Goadsby PJ (2003) Hypnic headache: clinical features, pathophysiology, and treatment. Neurology 60:905–909

Finkel AG (2003) Epidemiology of cluster headache. Curr.Pain Headache Rep 7:144–149

Frese A, Eikermann A, Frese K, Schwaag S, Husstedt IW, Evers S (2003) Headache associated with sexual activity: demography, clinical features, and comorbidity. Neurology 61:796–800

Gesch D, Bernhardt O, Alte D et al. (2004) Prevalence of signs and symptoms of temporomandibular disorders in an urban and rural German population: results of a population-based Study of Health in Pomerania. Quintessence Int 35:143–50

Göbel H, Buschmann P, Heinze A, Heinze-Kuhn K (2000) Epideiologie und sozioökonomische Konsequenzen von Migräne und Kopfschmerzerkrankungen. Versicherungsmedizin 1:19–23

Göbel H, Petersen-Braun M, Soyka D (1994) The epidemiology of headache in Germany: a nationwide survey of a representative sample on the basis of the headache classification of the International Headache Society. Cephalalgia 14:97–106

Hagen KB, Vatten L, Stovner LJ, Zwart JA, Krokstad S, Bovim G (2002) Low socio-economic status is associated with increased risk of frequent headache: a prospective study of 22718 adults in Norway. Cephalalgia 22:672–679

Helgason S, Petursson G, Gudmundsson S, Sigurdsson JA (2000) Prevalence of postherpetic neuralgia after a first episode of herpes zoster: prospective study with long term follow up. Br Med J 321:794–796

Henry P, Auray JP, Gaudin AF et al. (2002) Prevalence and clinical characteristics of migraine in France. Neurology 59:232–237

John M, Wefers KP (1999) Orale Dysfunktionen bei den Erwachsenen. In: Micheelis W, Reich E (Hrsg.) Dritte Deutsche Mundgesundheitsstudie (DMS III). Deutscher Ärzte-Verlag, Köln, S 316–329

Johnson RW, Whitton TL (2004) Management of herpes zoster (shingles) and postherpetic neuralgia. Expert Opin Pharmacother 5:551–559

Katusic S, Williams DB, Beard CM, Bergstralh EJ, Kurland LT (1991) Epidemiology and clinical features of idiopathic trigeminal neuralgia and glossopharyngeal neuralgia: similarities and differences, Rochester, Minnesota, 1945–1984. Neuroepidemiology 10:276–281

Kavuk I, Katsarava Z, Stang A, Agelink MW, Diener HC (2004) Neues zur Epidemiologie von Kopfschmerzen. Fortschr. Neurol. Psychiatr. 72:184–191

Kitt CA, Gruber K, Davis M, Woolf CJ, Levine JD (2000) Trigeminal neuralgia: opportunities for research and treatment. Pain 85:3–7

Kröner-Herwig B, Morris L, Heinrich M (2004) Neue epidemiologische Fakten zur Kopfschmerzbelastung von Kindern und Jugendlichen. Deutscher Schmerzkongress 2004, Leipzig (Vortrag)

Lampl C, Buzath A, Baumhackl U, Klingler D (2003) One-year prevalence of migraine in Austria: a nation-wide survey. Cephalalgia 23:280–286

Landtblom AM, Fridriksson S, Boivie J, Hillman J, Johansson G, Johansson I (2002) Sudden onset headache: a prospective study of features, incidence and causes. Cephalalgia 22:354–360

Laurell K, Larsson B, Eeg-Olofsson O (2004) Prevalence of headache in Swedish schoolchildren, with a focus on tension-type headache. Cephalalgia 24:380–388

Lavados PM, Tenhamm E (1998) Epidemiology of tension-type headache in Santiago, Chile: a prevalence study. Cephalalgia 18:552–558

Leone M, Russell MB, Rigamonti A et al. (2001) Increased familial risk of cluster headache. Neurology 56:1233–1236

Limmroth V, Katsarava Z (2004) Medication overuse headache. Curr Opin Neurol 17:30 1–6

Linn FH, Rinkel GJ, Algra A, van Gijn J (1999) Follow-up of idiopathic thunderclap headache in general practice. J Neurol 246:946–948

Lipton RB, Hamelsky SW, Kolodner KB, Steiner TJ, Stewart WF (2000) Migraine, quality of life, and depression: a population-based case-control study. Neurology 55:629–635

Lipton RB, Scher AI, Kolodner K, Liberman J, Steiner TJ, Stewart WF (2002) Migraine in the United States: epidemiology and patterns of health care use. Neurology 58:885–894

Lipton RB, Stewart WF, Diamond S, Diamond ML, Reed M (2001) Prevalence and burden of migraine in the United States: data from the American Migraine Study II. Headache 41:646–657

List T, Wahlund K, Wenneberg B, Dworkin SF (1999) TMD in children and adolescents: prevalence of pain, gender differences, and perceived treatment need. J Orofac Pain 13:9–20

Lu SR, Fuh JL, Chen WT, Juang KD, Wang SJ (2001) Chronic daily headache in Taipei, Taiwan: prevalence, follow-up and outcome predictors. Cephalalgia 21:980–698.

Lyngberg A, Jensen R, Rasmussen BK, Jorgensen T (2003) Incidence of migraine in a Danish population-based follow-up study. Cephalgia 23:596

MacDonald BK, Cockerell OC, Sander JW, Shorvon SD (2000) The incidence and lifetime prevalence of neurological disorders in a prospective community-based study in the UK. Brain 123 (Pt 4):665–676

Macfarlane TV, Blinkhorn AS, Davies RM, Kincey J, Worthington HV (2002a) Oro-facial pain in the community: prevalence and associated impact. Community Dent Oral Epidemiol 30:52–60

Macfarlane TV, Blinkhorn AS, Davies RM, Ryan P, Worthington HV, Macfarlane GJ (2002b) Orofacial pain: just another chronic pain? Results from a population-based survey. Pain 99:453–458

Macfarlane TV, Glenny AM, Worthington HV (2001) Systematic review of population-based epidemiological studies of oro-facial pain. J Dent 29:451–467

Matharu MS, Cohen AS, Boes CJ, Goadsby PJ (2003) Short-lasting unilateral neuralgiform headache with conjunctival injection and tearing syndrome: a review. Curr Pain Headache Rep 7:308–318

Mattsson P, Ekselius L (2002) Migraine, major depression, panic disorder, and personality traits in women aged 40–74 years: a population-based study. Cephalalgia 22:543–551

Neuman W, Split W (1999) Spontaneous headaches among secondary school students. Neurol.Neurochir Pol 33 Suppl 5:97–109

Newman LC, Lipton RB, Solomon S (1990) The hypnic headache syndrome: a benign headache disorder of the elderly. Neurology 40:1904–1905

Okeson JP (1996) Orofacial pain. Guidelines for assessment, diagnosis, and management. 5th ed. Quintessence, Chicago

Opstelten W, Mauritz JW, de Wit NJ, van Wijck AJ, Stalman WA, van Essen GA (2002) Herpes zoster and postherpetic neuralgia: incidence and risk indicators using a general practice research database. Fam Pract 19:471–475

Palla S (2003) Myoarthropathischer Schmerz: oft verkannt. Schmerz 17:425–431

Pascual J, Colas R, Castillo J (2001) Epidemiology of chronic daily headache. Curr Pain Headache Rep 5:529–536

Perquin CW, Hazebroek-Kampschreur AA, Hunfeld JA et al. (2000) Pain in children and adolescents: a common experience. Pain 87:51–58

Piovesan EJ, Kowacs PA, Lange MC, Pacheco C, Piovesan LR, Werneck LC (2001) [Prevalence and semiologic aspects of the idiopathic stabbing headache in a migraine population]. Arq Neuropsiquiatr 59:201–205

Pryse-Phillips W, Findlay H, Tugwell P, Edmeads J, Murray TJ, Nelson RF (1992) A Canadian population survey on the clinical, epidemiologic and societal impact of migraine and tension-type headache. Can J Neurol Sci 19:333–339

Raskin NH (1988) The hypnic headache syndrome. Headache 28:534–536

Rasmussen BK (1992) Migraine and tension-type headache in a general population: psychosocial factors. Int J Epidemiol 21:1138–1143

Rasmussen BK (1995) Epidemiology of headache. Cephalalgia 15:45–68

Rasmussen BK, Olesen J (1992) Symptomatic and nonsymptomatic headaches in a general population. Neurology 42:1225–1231

Rasmussen BK, Jensen R, Schroll M, Olesen J (1991) Epidemiology of headache in a general population-a prevalence study. J Clin Epidemiol 49:914–918

Russell MB (2004) Epidemiology and genetics of cluster headache. Lancet Neurol 3:279–283

Russell MB, Rasmussen BK, Thorvaldsen P, Olesen J (1995) Prevalence and sex-ratio of the subtypes of migraine. Int J Epidemiol 24:612–618

Sakai F, Igarashi H (1997) Prevalence of migraine in Japan: a nationwide survey. Cephalalgia 17:15–22

Scher AI, Lipton RB, Stewart WF (2003) Habitual snoring as a risk factor for chronic daily headache. Neurology 60:1366–1368

Scher AI, Stewart W, Lipton RB (1999). Migraine and Headache: A Meta-Analytic Approach. In: Crombie IK, Croft PR, Linton SJ, LeResche L, Von Korff M (eds) Epidemiology of Pain. IASP Press, Seattle, S 159–170

Schmader KE (2002) Epidemiology and impact on quality of life of postherpetic neuralgia and painful diabetic neuropathy. Clin J Pain 18:350–354

Schwartz BS, Stewart WF, Simon D, Lipton RB (1998) Epidemiology of tension-type headache. J Am Med Ass 279:381–383

Sjaastad O, Bakketeig LS (2002) Exertional headache. I. Vaga study of headache epidemiology. Cephalalgia 22:784–790

Sjaastad O, Bakketeig LS (2003) Cluster Headache Prevalence. Vaga study of headache epidemiology. Cephalalgia 23:528–533

Sjaastad O, Fredriksen TA (2000) Cervicogenic headache: criteria, classification and epidemiology. Clin Exp Rheumatol 18:S3-S6

Sjaastad O, Pettersen H, Bakketeig LS (2001) The Vaga study epidemiology of headache I: the prevalence of ultrashort paroxysms. Cephalalgia 21:207–215

Soyka D (1999) 60 Jahre Migräneforschung. Retrospektive und Synopsis. Schmerz 13:87–96

Stewart WF, Lipton RB, Simon D (1996) Work-related disability: results from the American migraine study. Cephalalgia 16:231–238

Thomsen LL, Olesen J (2004) Sporadic hemiplegic migraine. Cephalalgia 24:1016–1023

Tonon C, Guttmann S, Volpini M, Naccarato S, Cortelli P, D'Alessandro R (2002) Prevalence and incidence of cluster headache in the Republic of San Marino. Neurology 58:1407–1409

Türp JC, Schindler HJ (2004) Chronische Myoarthropathien des Kausystems. Schmerz 18:109–117

Ulrich V, Gervil M, Olesen J (2004) The relative influence of environment and genes in episodic tension-type headache. Neurology 62:2065–2069

Van Vliet JA, Eekers PJ, Haan J, Ferrari MD (2003) Features involved in the diagnostic delay of cluster headache. J Neurol Neurosurg Psychiatry 74: 1123–1125

Wang SJ (2003) Epidemiology of migraine and other types of headache in Asia. Curr Neurol Neurosci Rep. 3:104–108

Witt E, Palla S (2002) Mundbrennen. Schmerz 16:389–394

Wong TW, Wong KS, Yu TS, Kay R (1995) Prevalence of migraine and other headaches in Hong Kong. Neuroepidemiology 14:82–91

Zivadinov R, Willheim K, Sepic-Grahovac D et al. (2003) Migraine and tension-type headache in Croatia: a population-based survey of precipitating factors. Cephalalgia 23:336–343

Zivadinov R, Willheim K, Jurjevic A, Sepic-Grahovac D, Bucuk M, Zorzon M (2001) Prevalence of migraine in Croatia: a population-based survey. Headache 41:805–812

Zwart JA, Dyb G, Hagen K et al. (2003) Depression and anxiety disorders associated with headache frequency. The Nord-Trondelag Health Study. Eur J Neurol 10:147–152

Zwart JA, Dyb G, Hagen K, Svebak S, Holmen J (2003) Analgesic use: a predictor of chronic pain and medication overuse headache: the Head-HUNT Study. Neurology 61:160–164

Zwart JA, Dyb G, Hagen K, Svebak S, Stovner LJ, Holmen J (2004) Analgesic overuse among subjects with headache, neck, and low-back pain. Neurology 62:1540–1544

Zwart JA, Dyb G, Holmen TL, Stovner LJ, Sand T (2004) The prevalence of migraine and tension-type headaches among adolescents in Norway. The Nord-Trondelag Health Study (Head-HUNT-Youth), a large population-based epidemiological study. Cephalalgia 24:373–379

Psychologische Grundlagen bei Kopf- und Gesichtsschmerzen

P. Nilges

Psychologische Faktoren werden bei unzureichenden oder fehlenden somatischen Erklärungen noch immer leichtfertig als Lückenbüßer missbraucht. Dies trifft in besonderem Maß für Kopf- und Gesichtsschmerzen zu. Die vorschnelle Klassifikation von Schmerz als psychogen kann zu somatischen Fehldiagnosen und Unzulänglichkeiten in der Therapie führen. Andererseits tragen multifaktorielle Schmerzmodelle und daraus ableitbare differenzierte diagnostische und therapeutische Verfahren dazu bei, psychologische Faktoren zu verstehen und angemessen in die Behandlung zu integrieren. Die zunehmende Berücksichtigung psychologischer Erkenntnisse bei primär somatischen Behandlungen verbessert auch hier die Therapieergebnisse.

2.1 Einleitung

Psychologische Faktoren sind bei Schmerz noch immer ein heikles Thema. Für viele Patienten sind damit Zweifel an der Glaubwürdigkeit ihrer Beschwerden verbunden (»Bei mir ist das aber nicht psychisch«). Für manche Behandler ist »die Psyche« eine Restkategorie, die bei schwierigen Patienten zur Erklärung der eigenen diagnostischen Verwirrung und therapeutischen Hilflosigkeit herangezogen wird.

In Forschung und Klinik geht es um eine Fülle von Faktoren, die von psychischen Störungen bis hin zu Einflüssen von Normvarianten bei der Entwicklung und Chronifizierung von Schmerz reichen.

Unsere Konzepte und Reaktionen bezüglich Schmerz werden durch unsere Erfahrungen mit Akutschmerzen geprägt, ebenso unsere Erwartungen hinsichtlich Diagnostik und Behandlung. Schmerz wird naturgemäß als Warnung verstanden, als eine physiologische Reaktion, deren Ursache und Intensität – ähnlich wie bei Hitze oder Kälte – eindeutig auf einen (potenziell schädigenden) Reiz zurückzuführen ist. Die damit verbundenen Reaktionen auf physiologischer, kognitiv-emotionaler und auf Verhaltensebene dienen zunächst der Abwehr oder Verringerung einer körperlichen Schädigung. Bei Verletzungen schonen wir das betroffene Gebiet, wir vermeiden stärkere Belastungen.

Bei Schmerzen im Gebiet Zähne und Gesicht ist der Lösungsweg klar: Wenn Selbsthilfemaßnahmen versagen, ist der Zahnarzt der erste Ansprechpartner. Auch hier bestätigt die Erfahrung (auf Patienten- und Behandlerseite) unsere üblichen Vorstellungen von Schmerz: Behandlungen führen in der Regel zu prompter Schmerzfreiheit, die Verbindung zwischen Ursache (z. B. Pulpitis), Wirkung (lokalisierte klopfend-ziehende Schmerzen) und Therapieerfolg (Schmerzfreiheit) ist eindrucksvoll. Die Erwartungen des Arztes und des Patienten werden von diesen Alltagserfahrungen mit akuten Schmerzen geprägt.

Bei chronischen Schmerzen allerdings sind die mit diesem Modell verbundenen diagnostischen und therapeutischen Erwartungen einer der Gründe für Enttäuschungen, Ärger und Verbitterung bei Patienten und Behandlern. Hier scheinen unsere Alltagserfahrungen nicht mehr zu gelten: Wiederholte Untersuchungen führen zu keinen oder widersprüchlichen Ergebnissen, Behandlungen bleiben erfolglos und enden in paramedizinischen Sackgassen. Die erhoffte Besserung oder Schmerzfreiheit scheint mit jedem neuen Anlauf unwahrscheinlicher zu werden.

Irgendwie seien die Reaktionen dieser Patienten anders, als nach dem Lehrbuch zu erwarten, bemerkt der Physiologe Wall (1999). Dass allerdings selbst akuter Schmerz nicht so einfach funktioniert und z. B. durch die Situation stark beeinflusst wird, belegen bereits Studien von Beecher (1956). In Extremsituationen (z. B. Unfälle, Kriegsereignisse) kann unser »biologisches Überlebensprogramm« für einige Zeit die Schmerzerfahrung dominieren. Die Flucht aus einer bedrohlichen Situation kann im Vordergrund stehen. Verwundungen im Krieg sind eher selten mit Forderungen nach Schmerzmitteln verbunden, während vergleichbare Verletzungen nach Operationen regelmäßig die Gabe von Analgetika erfordern.

2.2 Psychologische Konzepte

Als Ausweg aus diesem Dilemma sind psychologische Faktoren als Ursachen naheliegend und wurden erstmals systematisch bei Patienten mit Gesichtsschmerzen untersucht (Glaser 1928, Engel 1951, Engel 1959). Ziel ist es zunächst, Erklärungsdefizite zu kompensieren, Wege aus diagnostischer und therapeutischer Hilflosigkeit zu finden. Diese Hilflosigkeit mündet oft in Misstrauen und erhebliche Spannungen (Chertok et al. 1974), die bei Schmerz aus mehreren Gründen besonders schnell eskalieren.

Im Unterschied zu überwiegend asymptomatischen chronischen Erkrankungen wie Diabetes und Bluthochdruck besteht bei chronischen Schmerzen aufgrund der meist anhaltenden aversiven Symptomatik in der Beziehung zwischen Patient und Behandler (unabhängig von der Profession) ein besonderer und doppelter Druck:
- Auf Patientenseite als Leidensdruck mit hohen Erwartungen an schnelle Lösungen
- Auf Behandlerseite als Erfolgsdruck

Schmerz ist – wie in der Definition der International Association for the Study of Pain (IASP) beschrieben – eine emotionale und sensorische Erfahrung (IASP 1986). Diese »Vermischung« von Gefühl und Sinneserfahrung erhöht die Individualität der Schmerzerfahrung: Menschen unterscheiden sich stark hinsichtlich ihrer emotionalen Reaktionen bei und auf Schmerz. Die Individualität der Schmerzerfahrung wird weiter durch die Tatsache betont, dass es keine objektive Messung gibt und damit – z. B. im Gegensatz zu Bluthochdruck oder Diabetes – keinen objektiven Beweis für die Beschwerden von Patienten. Ausschließlich deren subjektive Angaben stehen als Information zur Verfügung. Eine Vertrauensbeziehung zwischen Patienten und Behandlern ist somit in besonderer Weise erforderlich. Dieses Vertrauen kann sich nicht entwickeln, wenn Patienten und Behandler von konträren bzw. unvereinbaren Positionen ausgehen.

Schmerz als subjektives Phänomen ist nicht beweisbar und auch nicht widerlegbar. Patienten erwarten aber eine »richtige« Diagnose – d. h. in der Regel eine »beweisende« Diagnose (»ich will ja nur endlich wissen, woher das kommt«) – und denken dabei an Krankheiten, die einen klaren Namen haben. Daher rührt auch die Faszination für gut klingende, aber schwierig zu klassifizierende und schlecht definierte Störungen (z. B. Fibromyalgie). Die grobe Aufteilung in »gesund« versus »krank« ist bei der Suche nach möglichen Ursachen chronischer Schmerzen regelmäßig wenig hilfreich:

»Wir fangen erst langsam an zu begreifen, dass Pathologie für die Symptome irrelevant ist und Nicht-Pathologie gelegentlich den Vorrang hat. Und was machen wir, wenn für Schmerz beides zutrifft?« (Bilkey 1995).

Patienten werden natürlich auch von der Familie und Kollegen gefragt »Was ist es denn jetzt, was haben die denn gefunden?« Fehlende »krankhafte« Befunde und damit mangelnde »richtige« Erklärungen für die Schmerzen sind die Ursache für das Glaubwürdigkeitsproblem. Patienten sind der festen Überzeugung, dass für ihre Schmerzprobleme im Bereich Kopf und Gesicht somatische Ursachen und schnelle Lösungen vorhanden sind (Eccleston et al. 1997). Diese Überzeugung entspricht meist ihren bisherigen Erfahrungen, insbesondere bei zahnärztlichen Behandlungen. Psychische Faktoren haben in diesem Konzept keinen Platz. Wenn Beschwerden länger bleiben, Eingriffe (z. B. Zahnextraktionen) keine Besserung und oft sogar Schmerzverstärkungen zur Folge haben, vermuten Patienten unzureichende Diagnostik und Behandlung als Ursache.

Für den Arzt wiederum sind fehlende somatische Ursachen und Therapiemöglichkeiten – vor eventuellen Zweifeln an der eigenen Kompetenz – eher der Ausgangspunkt für Überlegungen zu psychischen Einflussfaktoren (»Irgendetwas stimmt mit der Patientin nicht«).

Implizit bestehen folgende Fehlannahmen, die selten klar ausgesprochen werden:

Fehlannahmen

- Schmerz hat immer eine somatische Ursache, man muss nur lang genug danach suchen
- Schmerzen ohne Befund sind »psychisch bedingt«
- Psychisch bedingt heißt psychopathologisch

Auf zahnmedizinischem Gebiet werden bei einigen Beschwerden traditionell psychische Ursachen vermutet. Dazu zählen beispielsweise orale Brennschmerzen und die atypische Odontalgie. Bei beiden werden inzwischen Kombinationen bisher nicht ausreichend erklärter peripherer und zentralnervöser Veränderungen vermutet und psychologische Faktoren eher als Folge und die Therapie komplizierende Bedingungen angesehen (Melis et al. 2003, Zakrzewska 1995).

Bei chronischen Schmerzen sind die für akute Beschwerden entwickelten – und durchaus erfolgreichen – Konzepte nicht mehr ausreichend, sie sind mit diesen Modellen weder erklärbar noch therapierbar. Chronische Schmerzen sind keine länger anhaltenden akuten Schmerzen.

Bilkey stellt dazu fest: »*Trotz großartiger Erfolge der Medizin bei der Heilung spezifischer Erkrankungen gibt es bei chronischem Schmerz eine merkwürdige Panne: Die beeindruckende medizinische Technologie scheint ungeeignet für die Diagnostik und Behandlung von chronischen Schmerzen*« (Bilkey 1995).

2.3 Psychische Störungen

Bei Patienten mit chronischen Schmerzen unterschiedlicher Lokalisation (Kopf, Gesicht, Rücken) werden psychische Störungen häufiger diagnostiziert als bei beschwerdefreien Personen. Die ersten Studien zum Zusammenhang zwischen Schmerz und psychischen Störungen hatten das Ziel, somatisch nicht begründbare Schmerzen mit Hilfe psychischer Faktoren zu erklären.

Diese Erwartungen wurden scheinbar erfüllt, denn bei den untersuchten Patienten mit Gesichtsschmerzen fanden sich dramatische Häufungen z. T. schwerer psychischer Störungen. Die Patienten wurden als überwiegend masochistisch, psychotisch und schwerst traumatisiert beschrieben. Auf diesen Ansatz und die Arbeiten Engels geht der Begriff »Schmerzpersönlichkeit« (pain prone personality) zurück (Engel 1951, Engel 1959).

Die ersten Studien wurden an Gruppen von Patienten durchgeführt, die sämtliche medizinische Behandlungsverfahren erfolglos durchlaufen hatten und schließlich – am vorläufigen Ende der somatischen Diagnostik-Therapie-Kette in spezialisierten Behandlungseinrichtungen (z. B. Universitätskliniken) angelangt – zur psychologisch/psychiatrischen Diagnostik geschickt wurden. Dadurch entstand der Eindruck, dass es sich bei Patienten mit chronischen Schmerzen um eine relativ homogene Gruppe mit ausgeprägten psychischen Störungen handelt (Blumer u. Heilbronn 1982).

Überprüft wurden weder die Zuverlässigkeit der Diagnosen noch die Richtung des Zusammenhangs zwischen Schmerz und psychischen Störungen: Sind Schmerzen die Folge oder die Ursache von psychischen Auffälligkeiten wie depressiven Verstimmungen, Ängsten und weiteren unklaren körperlichen Symptomen? Psychische Belastungen entwickeln sich nicht nur aufgrund von Schmerz selbst, sondern häufig im Verlauf von wiederholten diagnostischen und therapeutischen Enttäuschungen, die Patienten erleben.

In den ersten Untersuchungen wurde als hauptsächliche Methode die biographische Anamneseerhebung verwendet. Patienten wurden zu ihrer lebensgeschichtlichen Entwicklung befragt;

dabei waren die Atmosphäre und Erfahrungen in ihren Herkunftsfamilien Schwerpunkt des diagnostischen Interesses. Bei diesem Vorgehen verstärken sich zwei methodische Probleme in fataler Weise:

Wenn wichtige biographische Informationen retrospektiv erfasst werden, ist die Fehleranfälligkeit im Vergleich zu tatsächlich erlebten Erfahrungen hoch, die Validität ist bedenklich (Esser et al. 2002).
Auf Inhalt und Tönung erinnerter Informationen hat die mit Schmerz meist verbundene aktuelle affektive Belastung erheblichen Einfluss, d. h. wenn Personen aktuell Schmerzen haben, erinnern sie sich eher und intensiver an negative Erfahrungen (Eich et al. 1990).

Je repräsentativer die untersuchten Patienten und je zuverlässiger die verwendeten Untersuchungsverfahren waren, desto geringer war der Anteil von Personen mit schweren psychischen Störungen (Rugh u. Solberg 1985). Die »Schmerzpersönlichkeit« wurde empirisch nicht bestätigt und hat ihre Bedeutung weitgehend verloren (Kröner-Herwig 2003, Linton 2000). Natürlich gibt es Patienten mit solchen (vermeintlich »typischen«) Erfahrungen und schweren psychischen Störungen, die sowohl in der Diagnostik als auch in der Behandlung dringend berücksichtigt und einbezogen werden müssen. Der Umkehrschluss, dass bei allen Patienten mit chronischen Schmerzen solche Störungen vorliegen, ist falsch.

2.4 Diagnostische Verfahren

Patienten mit psychischen Störungen und Belastungen sind in der Therapie besonderen Problemen ausgesetzt: Die Wahrscheinlichkeit, dass Beschwerden chronisch werden bzw. bestehen bleiben, ist erhöht; der gewünschte Therapieerfolg stellt sich seltener ein; die Beziehung zum Patienten ist für den Arzt belastend und die Angst vor Fehlern nimmt zu. Risikopatienten sollten deshalb möglichst früh identifiziert werden. Für die Diagnostik sind inzwischen Verfahren entwickelt worden, mit denen sowohl ein erstes Screening als auch die Differenzialdiagnostik zuverlässiger wurden.

Diagnostik bei Patienten mit Gesichtsschmerz sollte, wie in den inzwischen als internationaler Standard akzeptierten Research Diagnostic Criteria for Temporomandibular Disorders (RDC/TMD, Dworkin u. LeResche 1992) vorgeschlagen, somatische und psychosoziale Aspekte gleichzeitig erfassen. Schmerz selbst, aber auch mit der Person zusammenhängende Merkmale können mit verschiedenen Methoden erhoben und dokumentiert werden.

2.4.1 Fragebögen

Mit Hilfe von Fragebögen können die Ausprägungen unterschiedlicher Schmerz- und schmerzbezogener Merkmale erfasst werden. Die aufgrund der Angaben der Patienten im Fragebogen errechneten Punktwerte werden mit Referenzwerten aus der Bevölkerung oder anderen Patientengruppen verglichen. Dadurch ist es möglich, die Intensität – z. B. der erlebten depressiven Verstimmung – im Verhältnis zu anderen Personen zu erfassen und als durchschnittlich, überdurchschnittlich oder extrem stark ausgeprägt einzuordnen.

Die verschiedenen Aspekte von Schmerz wie affektives und sensorisches Erleben, aber auch Bewältigungsstrategien, Behinderung im Alltag, Depression, Angst, Stress und sonstige Belastungen können mit Fragebögen zuverlässig erfasst werden. Die Selbstschilderung der Patienten ist für viele Merkmale noch immer genauer als somatische Untersuchungsbefunde: die Angst, dass Schmerzen durch den Beruf verursacht oder verstärkt werden, entscheidet z. B. wesentlich über die weitere soziale Entwicklung. Das Ausmaß an Behinderung wird über einen Zeitraum von einem Jahr durch die Angaben der Patienten in Fragebögen zuverlässiger vorhergesagt als durch die somatischen Untersuchungsparameter.

Eine auch im Praxisalltag anwendbare schnelle Möglichkeit, Patienten mit erhöhten Risiken zu identifizieren, ist die Graduierung chronischer Schmerzen (GCPS; von Korff et al. 1990, von Korff et al. 1992, deutsche Übersetzung: Türp u. Nilges 2000). Insgesamt sieben Fragen zur Schmerzstärke sowie zu schmerzbedingten psychosozialen Einschränkungen in Beruf und Freizeit führen zu einer ersten Klassifikation von Patienten in vier Gruppen mit unterschiedlich hohen Risiken der Chronifizierung und Entwicklung von Komplikationen in der Behandlung. Die GCPS ist im überarbeiteten Fragebogen der Deutschen Gesellschaft zum Studium des Schmerzes (DGSS) enthalten.

Der Patient beantwortet zunächst die Frage nach der Anzahl der Tage, an denen er im Laufe der vergangenen 3 Monate aufgrund der Schmerzen den normalen Tätigkeiten nicht nachgehen konnte. Auf einer elfstufigen numerischen Ratingskala von 0–100 werden dann Schätzungen bezogen auf die vergangenen 3 Monate vorgenommen:
- Beeinträchtigung der alltäglichen Beschäftigung
- Beeinträchtigung der Familien- und Freizeitaktivitäten
- Beeinträchtigung der Arbeit bzw. Hausarbeit

Ebenfalls eingeschätzt wird:
- Intensität der Schmerzen im Augenblick der Befragung
- Intensität der stärksten Schmerzen in den vergangenen 3 Monaten
- Durchschnittliche Intensität der Schmerzen in den letzten 3 Monaten

Die Grenzwerte für diese Klassifikation sind festgelegt, ebenso der Berechnungsmodus. Abhängig von der Höhe der Beeinträchtigung und der charakteristischen Schmerzintensität werden Patienten mit geringer Beeinträchtigung (Grade I und II) als »funktional«, solche mit starker Beeinträchtigung (Grade III und IV) als »dysfunktional« eingestuft. Die Schmerzintensität spielt nur für die Subklassifikation innerhalb der wenig beeinträchtigten Gruppe eine Rolle. Diese vier Gruppen unterscheiden sich in ihrem Risiko der Chronifizierung, der Entwicklung von Komplikationen (z. B. psychischer Störungen wie Depression und Angst, Medikamentenabhängigkeit) und damit auch in der Notwendigkeit, gezielte psychosoziale Diagnostik sowie interdisziplinäre Aspekte in der Behandlung von Beginn an zu berücksichtigen. Detaillierte Angaben zur Anwendung und Auswertung finden sich bei Türp u. Nilges (2000).

Das Ziel von Fragebögen ist eine ökonomische und zuverlässige erste Einschätzung. Diagnosen dürfen mit diesen Verfahren nicht gestellt werden.

2.4.2 Schmerzschätzung

Die Übersetzung von Schmerz in nachvollziehbare Schätzungen ist ein erster wichtiger Schritt zur Kommunikation, Diagnostik und Therapieevaluation. Im Praxisalltag mit Zeitdruck und den eingeschränkten Möglichkeiten schriftlicher Dokumentation ist das erste Ziel meist die schnelle Information über die momentane Schmerzintensität vorwiegend bei Patienten mit Schmerzen, die über die üblichen akuten Beschwerden hinausgehen. Die numerische Schätzskala (NSS) ist für diesen Zweck gut geeignet. Aufgabe der Patienten ist es, nach kurzer Instruktion eine der aktuellen Schmerzstärke entsprechende Zahl zwischen 0 und 10 zu nennen. Dabei ist prinzipiell keine schriftliche Angabe erforderlich, die Instruktion und Information kann mündlich gegeben und durch den Arzt oder das Praxispersonal dokumentiert werden

! Eine Instruktion für den Patienten kann lauten: »Bitte schätzen Sie ihre Schmerzstärke mit Hilfe der Zahlen von 0 bis 10 ein. 0 heißt dabei kein Schmerz, 10 bedeutet stärkster vorstellbarer Schmerz. Welche Zahl würden Sie ihrem momentanen Schmerz zuordnen?«

Diese Form kann auch bei kurzen Kontakten problemlos und zügig eingesetzt werden. Die Dokumentation ist einfach, die Zahl muss lediglich notiert werden.

! Patienten im deutschsprachigen Raum sind den Umgang mit dieser Form der Schätzung oft nicht gewohnt, und sollten sorgfältig instruiert werden: »Schmerz ist immer subjektiv! Es gibt keine richtige oder falsche Schmerzschätzung. Die einzige ‚richtige' Schmerzstärke ist die, die Sie empfinden. Es geht auch nicht darum, Unterschiede zwischen Patienten herauszufinden, sondern um Unterschiede z. B. vor und nach Behandlungen, beim Tragen der Schiene, nach Entspannungsverfahren und im Verlaufe des Tages. Das ist wichtig, damit wir gemeinsam Ansatzpunkte für die weitere Behandlung finden.«

Um Informationen über längerfristige Verläufe zu erhalten, sollten mehrere Schätzungen täglich vorgenommen werden. Schmerztagebücher enthalten meist vier Messzeitpunkte täglich und sind von 0 (= kein Schmerz) bis 10 (= stärkster vorstellbarer Schmerz) skaliert.

Die beiden Dimensionen von Schmerz – sensorisch und affektiv – können zuverlässig mit der

Schmerzempfindungsskala (SES; Geissner 1996) erfasst werden. Die affektive Dimension beschreibt dabei den »Leidensaspekt«. Enge Beziehungen zu Angst, Depression und Hilflosigkeit sind feststellbar.

2.4.3 Klassifikation und Diagnostik psychischer Störungen

Die Diagnostik psychischer Störungen wird inzwischen verbindlich nach den Vorgaben der beiden wichtigsten Klassifikationssysteme durchgeführt: ICD 10 und DSM-IV (Dilling u. Dittmann 1990, Saß et al. 1996). Die diagnostischen Kriterien sind in beiden Systemen weitgehend miteinander vergleichbar und können mit strukturierten Interviews zuverlässig erfasst werden. Statt eines diffusen oder kurzfristig durch die Behandlungssituation geprägten Eindruckes werden mit einer wörtlich festgelegten Abfolge von Fragen die festgelegten Kriterien überprüft (Wittchen et al. 1997).

Für die Diagnostik von Schmerz sind vor allem die in der Gruppe der somatoformen Störungen zusammengefassten Beschwerden von Interesse. Damit werden Beschwerden bezeichnet, die zunächst eine somatische Erkrankung nahe legen, mit entsprechenden Verfahren jedoch nicht oder nicht ausreichend therapierbar sind. Dazu gehört im DSM-IV die Schmerzstörung. Sie wird zusätzlich unterteilt in Schmerzen mit vorwiegend psychischen Faktoren und Schmerzen, bei denen psychische und medizinische Bedingungen gleichermaßen eine Rolle spielen. In der ICD 10 fehlt diese Differenzierung.

Beide Systeme setzen für die Diagnose einer somatoformen Störung voraus, dass die vorhandenen körperlichen Befunde die bestehende Symptomatik nicht oder nicht ausreichend erklären. Da bei chronischen Beschwerden klare körperliche Befunde eher die Ausnahme sind, wäre für fast alle Schmerzen dieses Eingangskriterium »eigentlich« erfüllt. Damit wird die Diagnose in wichtigen Teilen als Fremdbeurteilung durch den somatischen Untersucher gestellt – eine anhaltende Quelle von Missverständnissen, Konflikten und Belastungen für Patienten und Behandler.

Diese Dichotomisierung entspricht nicht mehr den inzwischen bekannten Grundlagen der Schmerzentwicklung und -verarbeitung. Schmerz entwickelt sich als eine aktive Leistung des Zentralnervensystems und ist nicht das Ergebnis passiver Reizleitung. Psychische Prozesse sind feste Bestandteile der Entwicklung und Auswertung sensorischer Signale; kognitive und affektive Aspekte sind ebenso von Bedeutung wie sensorische (Wall 1999).

Schmerzentwicklung und -verarbeitung finden nicht in getrennten »Abteilungen« unseres Nervensystems statt: nozizeptive Signale werden bereits durch absteigende psychophysiologische Einflüsse direkt verändert, sensorisches und kognitives System funktionieren als Einheit (Chapman u. Okifuji 2004, Wall 1996).

2.5 Schmerz: Verhalten, Gedanken, Depression, Angst und Furcht

Schmerzdiagnostik und -therapie im Rahmen interdisziplinärer Behandlungskonzepte beziehen ein breites Spektrum psychologischer Faktoren selbstverständlich mit ein. Dabei geht es nicht nur um psychische Störungen bzw. Belastungen, sondern ebenso um »nicht-pathologische« Kognitionen, Emotionen und Verhalten. In Theorie, Diagnostik und Therapie bestehen zwischen diesen nur scheinbar getrennten Phänomenen viele Überschneidungen und Wechselwirkungen.

2.5.1 Verhalten

Wir schließen vor allem aus dem sichtbaren Verhalten von Patienten darauf, ob sie Schmerzen haben oder nicht. Die Beziehung zwischen Erleben und Verhalten von Personen ist nicht eindeutig. Patienten mit vergleichbarer somatischer Pathologie unterscheiden sich in ihren Reaktionen auf Schmerz und im sichtbaren Verhalten erheblich – Schmerzverhalten kann ohne feststellbare somatische Pathologie auftreten und trotz erfolgreicher Behandlung fortbestehen. Schließlich kann Schmerzverhalten auch ohne kausale Therapie einer vorhandenen körperlichen Erkrankung verändert werden. Schmerzverhalten wird inzwischen als eigenständiges Problemverhalten betrachtet, dessen Auftreten und Ausprägung entscheidend durch Lernfaktoren bestimmt wird.

Interaktionsmuster wie Mitleid, Schonung und Aufmerksamkeit – bei akuten Erkrankungen sinnvoll – können als wirksame Verstärker zur Chronifizierung von Schmerzverhalten beitragen, indem

Rückzugstendenzen von Angehörigen, aber auch durch Behandler unterstützt werden.

2.5.2 Kognitionen

Unsere Vorstellungen über Ursachen und Prognose, Erwartungen und Bewertungen von Schmerz und Aufmerksamkeit auf Schmerz führen bei vergleichbaren körperlichen Schädigungen zu Unterschieden in Schmerzstärke, Beeinträchtigung von Stimmung und Aktivität. Experimentelle Studien belegen, dass diese kognitiven Faktoren auch bei identischen physikalischen Schmerzreizen für die Unterschiede in den Reaktionen der Personen entscheidend sind (Hirsch u. Liebert 1998). Verhalten und Gefühle werden durch Kognitionen sehr direkt beeinflusst – und beeinflussen wiederum die Kognitionen selbst.

Inzwischen kann mit Hilfe bildgebender Verfahren belegt werden, dass bei diesen Vorgängen komplexe Wechselwirkungen unterschiedlicher Regionen des Gehirns stattfinden (Petrovic u. Ingvar 2002), dass Kognitionen in einem sehr realen Sinne »im Kopf« – im Gehirn also – und nicht als bloße Vorstellungen existieren.

Eine dominierende Kognition bei vielen Patienten mit Schmerzen ist das »Katastrophisieren«. Gemeint ist damit

- Anhaltendes Grübeln über Schmerz
- Überschätzung der bedrohlichen Aspekte
- Unterschätzung der eigenen Fähigkeiten zur erfolgreichen Bewältigung der Beschwerden

In einer Vielzahl von Studien ist Katastrophisieren als bedeutsamer Prädiktor für die ungünstigen Auswirkungen von Schmerz identifiziert worden (Severeijns et al. 2001, 2002). Insbesondere das Ausmaß von Behinderung wird stärker durch Befürchtungen als durch die somatischen Befunde bestimmt (Burton et al. 1996).

Schmerz erzwingt Aufmerksamkeit: Sich auf Schmerz zu konzentrieren, sich ihm zuzuwenden, ist ein normaler und biologisch sinnvoller Vorgang. Die mit Schmerz verbundenen Gedanken wiederum – Erwartungen, Bewertungen und Vorstellungen zur Ursache – stehen in Wechselwirkung mit Verhalten und Gefühlen, mit Depressionen und Ängsten. Wall brachte dieses scheinbare (methodische) Dilemma auf den Punkt, indem er feststellt:

»Unser Gehirn sitzt nicht passiv herum und ‚liest' die Informationen, die vom Gewebe und dem Rückenmark ausgehen. Es schickt Impulse aus, die bereits die eingehenden Informationen verändern.« (Wall 1999)

Behandlungsprogramme, die sich auf diese Aspekte konzentrieren und die nach kognitiv-behavioralen Prinzipien arbeiten, sind wirksam und kostengünstig (Morley et al. 1999).

Auch ohne die Anwendung psychologischer Verfahren im engeren Sinne sollten Behandler darauf achten, Patienten nicht ungewollt zu verunsichern und eventuelle Katastrophenerwartungen durch unklare oder missverständliche Informationen zu fördern. Diesem Aspekt wurde bisher im Verhältnis zu seiner tatsächlichen Bedeutung zu wenig Aufmerksamkeit in der Ausbildung und damit auch in der Schmerzbehandlung geschenkt.

2.5.3 Depression, Angst und Furcht

Ängste und bedrückte Stimmung kommen bei jedem Menschen vor. Der Übergang zu psychischen Störungen mit klinischer Bedeutung ist im Sinne eines Kontinuums zu verstehen. Depressive Störungen finden sich bei Schmerzpatienten im Vergleich mit der Bevölkerung häufiger (Banks u. Kerns 1996, Romano u. Turner 1985). Der Anteil von Schmerzpatienten mit klinisch relevanten Depressionen liegt bei 15–54%, wenn zuverlässige diagnostische Verfahren verwendet werden. Dabei steigt der Anteil mit dem (von der Zeitdauer unabhängigen) Ausmaß der Chronifizierung (Wurmthaler et al. 1996). Depression und Schmerz ähneln sich: vor allem somatische Symptome, die im Rahmen depressiver Verstimmungen vorkommen, finden sich auch bei Schmerzpatienten häufig (Williams u. Richardson 1993).

Schmerz hat Auswirkungen auf unterschiedliche Lebensbereiche, auf das Selbstverständnis der betroffenen Personen und auf ihre Rollen in Beruf, Familie und Freizeit. Sozialer Rückzug, Verlust von Anerkennung und zunehmende Misserfolge sind Komponenten bei der Entwicklung depressiver Symptome (Harris et al. 2003). Die Schmerzstärke selbst zeigt dagegen meist keinen direkten Zusammenhang mit dem Ausmaß bedrückter Stimmung. Kognitiv-behaviorale Modelle beschreiben Prozesse, die Depression und Schmerz gemeinsam sind:

Kognitionen, die automatisch ablaufen und mit einer negativen Sicht der eigenen Person, der Umwelt und der Zukunft verbunden sind. Insbesondere Katastrophisieren ist auch hier eine zentrale und gut untersuchte Variable, die in schmerztherapeutischen Behandlungsprogrammen als Zielvariable eine zunehmende Rolle spielt.

Ängste verstärken die Schmerzwahrnehmung und deren Folgen: Schmerzen zu erleben ist regelmäßig mit der Annahme verbunden, dass eine körperliche Schädigung die »eigentliche« Schmerzursache ist. Dass Aktivität schadet, dass Bewegung und Belastung zur Verschlimmerung dieser Schädigung führen und dass der »Körper für die Heilung Ruhe braucht«, sind übliche Vermutungen. Die Konsequenz dieses weit verbreiteten Konzeptes ist Vermeidungsverhalten, das Patienten oft dann noch fortführen, wenn Schmerzen bereits jahrelang bestehen und pathologische Ursachen ausgeschlossen sind. Das entsprechende Verhalten – z. B. Hinken, Schonung, häufiges Reiben oder Berühren der schmerzenden Stelle – kann bei längst ausgeheilter Verletzung fortbestehen, verbunden mit der Furcht vor bestimmten Bewegungen, mit messbaren Änderungen der Aktivität in den betroffenen Muskelgruppen und mit Einschränkungen der Mobilität. Die daraus resultierende Behinderung ist somit keine »subjektive« Einschätzung der Patienten, sondern eine körperlich begründbare Funktionsstörung, deren Entwicklung sich im Rahmen des »Angst-Vermeidungs«-Konzeptes erklären lässt (Geisser et al. 2004, Vlaeyen et al. 1999). Das Ausmaß der erlebten Behinderung hängt dabei enger mit der Stärke der Furcht als mit der Schmerzintensität zusammen (Crombez et al. 1999).

Die Behandlung zielt auf die Konfrontation mit den bisher vermiedenen Bewegungen bzw. Situationen und auf den Abbau von Problemverhalten (z. B. Schonung, Überforderung), das mit nachteiligen physiologischen sowie kognitiv-emotionalen Konsequenzen verbunden ist. Für den klinischen Alltag ist es wichtig, ungünstige Kognitionen und für die Patienten nachteiliges Verhalten zu identifizieren und nicht zusätzlich durch falsche Anweisungen (Schonung, Rückzug) oder bedrohliche Informationen zu fördern (»Seien Sie vorsichtig, sonst sitzen Sie im Rollstuhl«; Locher u. Nilges 2001). Für Rückenschmerzen sind diese Faktoren inzwischen als zentral für die Chronifizierung belegt und gut erforscht. Entsprechende Untersuchungen für Kopf- und Gesichtsschmerzen stehen noch weitgehend aus.

2.6 Psychologische Faktoren in der Behandlung

In der interdisziplinären Schmerztherapie wird die aktive Rolle der Patienten betont. Unmittelbare Schmerzreduktion ist zwar die regelmäßige Erwartung von Patienten und Behandlern, bei chronifizierten Beschwerden jedoch selten realistisch. Ein erstes und zentrales Therapieziel ist es, den Handlungsspielraum der Patienten zu erweitern, Möglichkeiten zu finden, von Schmerz nicht vereinnahmt zu werden und dennoch ein zufrieden stellendes Leben zu führen. Dabei gibt es günstige und ungünstige Strategien. Welche Ergebnisse die Bemühungen, Schmerz zu bewältigen, langfristig haben, ist nicht immer eindeutig vorhersagbar und widerspricht gelegentlich unseren Annahmen. Die Unterscheidung von chronischen und akuten Schmerzen ist auch bei der Diskussion günstiger und ungünstiger Bewältigungsstile notwendig.

Ablenkung ist kurzfristig durchaus hilfreich und sinnvoll, kann langfristig jedoch zu erheblichen Nachteilen führen und in Form von Durchhaltestrategien zur Chronifizierung beitragen (Cioffi u. Holloway 1993). Aktives Handeln und Eigenverantwortung werden betont: den Zahnarzt aufsuchen, bei Gesichtsschmerzen Kaugummi kauen (eher ungünstig), Eisbeutel auflegen (nur kurzfristig wirksam), sind Beispiele für handlungsorientierte Formen der Bewältigung. Nur wenn tatsächlich Optionen bestehen, macht aktives Handeln Sinn.

Aktives Handeln kann jedoch in vielen Situationen »absurd« sein und Teil des Problems werden: eine »zweite Meinung« zu hören macht Sinn, die Konsultation möglichst vieler erreichbarer Koryphäen der Zahnmedizin führt bei Patienten regelmäßig zu einem Zustand vollständiger Verwirrung. Nicht selten eskalieren diese Kämpfe gegen Schmerz und die wiederholten ergebnislosen Versuche. Manche Patienten ziehen gegen sich selbst in einen »Krieg«, setzen immer invasivere Maßnahmen durch, und kämpfen schließlich gegen vermeintlich unfähige Behandler, die dem Drängen nachgaben.

Wenn Kontroll- und Veränderungsmöglichkeiten fehlen und Handeln, das auf die Lösung eines Problems zielt, keine Erfolge zeigt, was bei Schmerz sehr häufig der Fall ist, stehen Anpassungsprozesse im Vordergrund. Das bedeutet, eigene Standards zu verändern, Situation oder Ziele neu zu bewerten: Aufgabe des Ziels »Schmerzfreiheit«, Vergleiche mit anderen Patienten, die schlechter dran sind, und eine Aufwertung erreichbarer Ziele (z. B. ein glückliches Familienleben zu führen) gehören dazu.

Flexibilität bei der Anpassung persönlicher Ziele und damit eine akzeptierende Haltung ist bei Schmerz ein wichtiger »Schutzfaktor« gegen Depression (Schmitz et al. 1996, McCracken u. Eccleston 2003). Akzeptieren heißt nicht Resignieren, sondern

- Verzicht auf Kampf gegen Schmerz
- Realistische Auseinandersetzung mit Schmerz
- Interesse an positiven Alltagsaktivitäten

Diese Form der Auseinandersetzung mit Schmerz ist mit geringerer Depressivität, stärkerer Aktivität und weiteren günstigen Folgen in vielen Bereichen verbunden (McCracken et al. 2003).

Für Behandler bedeutet dies, mit Patienten realistische Ziele zu vereinbaren und zurückhaltend zu sein, wenn es um Versprechungen wie »Schmerzfreiheit« u. ä. Wunschvorstellung geht.

Bei allen Schmerzformen spielen psychologische Faktoren eine Rolle und sollten bei der Behandlung berücksichtigt werden (Turk 2002). Dies bedeutet, Patienten in angemessener Weise über ihre Beschwerden zu informieren, sie nach ihren Vorstellungen, Befürchtungen und Erwartungen zu fragen, realistische Erwartungen zu wecken und unrealistische zu berichtigen – auch und gerade bei Patienten mit scheinbar »einfachen« akuten Schmerzen. Bei Patienten mit chronischen Schmerzen bedeutet es, eine Balance zwischen Überforderung (»Damit müssen sie leben!«) und Überversorgung (»Da ist jetzt gerade eine ganz neue Methode in Amerika herausgekommen, das wäre vielleicht noch 'ne Idee«) anzustreben.

Wenn somatische und psychologische Behandlungskomponenten bei Schmerzpatienten direkt mit den jeweiligen Monotherapien verglichen wurden, sind kombinierte Behandlungen gegenüber entweder somatischen oder psychosozialen Programmen allein deutlich wirksamer (Turk 2001). Für die Zahnmedizin liegen Studien vor, die eine deutliche Verbesserung der Behandlungsresultate ohne einen wesentlich erhöhten Aufwand erwarten lassen (Turk et al. 1996).

Literatur

Banks SM, Kerns RD (1996) Explaining high rates of depression in chronic pain: a diathesis-stress framework. Psychol Bull 119:95–110

Beecher HK (1956) Relationship of significance of wound to pain experienced. JAMA 161:1609–1613

Bilkey W (1995) Confusion, fear, and chauvinism: Perspectives on the medical sociology of chronic pain. Perspect Biol Med 39:270–280

Blumer D, Heilbronn M (1982). Chronic pain as a variant of depressive disease. The pain-prone disorder. J Nerv Ment Dis 170:381–406

Burton AK, Tillotson KM, Symonds TL, Burke C, Mathewson T (1996) Occupational risk factors for the first-onset and subsequent course of low back trouble. A study of serving police officers. Spine 21:2612–2620

Chapman CR, Okifuji A (2004) Pain: Basic Mechanisms and Conscious Experience. In: Dworkin RH, Breitbart WS (eds.) Psychosocial Aspects of Pain: A Handbook for Health Care Providers. Seattle, IASP Press, S 3–27

Chertok L, Bourguignon O, Velluet L (1974) The general praticioner and the patient with backache. Int J Psychiatry in Med 5:243–252

Cioffi D, Holloway J (1993) Delayed costs of suppressed pain. J Pers Soc Psychol 64:274–282

Crombez G, Vlaeyen JW, Heuts PH, Lysens R (1999) Pain-related fear is more disabling than pain itself: evidence on the role of pain-related fear in chronic back pain disability. Pain 80:329–339

Dilling H, Dittmann V (1990) Die psychiatrische Diagnostik nach der 10. Revision der internationalen Klassifikation der Krankheiten. Nervenarzt 61:259–270

Dworkin SF, LeResche L (1992) Research diagnostic criteria for temporomandibular disorders. J Craniomand Disord Facial Oral Pain 6:301–355

Eccleston C, Williams AC, Stainton-Rogers W (1997) Patients' and professionals' understandings of the causes of chronic pain: blame, responsibility and identity protection. Soc Sci Med 45:699–709

Eich E, Rachman S, Lopatka C (1990) Affect, pain, and autobiographical memory. J Abnorm Psychol 99:174–178

Engel GL (1951) Primary atypical facial neuralgia. Psychosom Med 13:375–396

Engel GL (1959) »Psychogenic« pain and the pain-prone patient. Am J Med 26:899–918

Esser G, Steigleider P, Lange S, Ihle W, Blanz B, Schmidt MH (2002) Die Validität des autobiographischen Gedächtnisses – Ergebnisse einer prospektiven Längsschnittstudie von der Kindheit bis zum Erwachsenenalter. Kindheit und Entwicklung 11:228–237

Geisser ME, Haig AJ, Wallbom AS, Wiggert EA (2004) Pain-related fear, lumbar flexion, and dynamic EMG among persons with chronic musculoskeletal low back pain. Clin J Pain 20:61–69

Geissner E (1996) Die Schmerzempfindungsskala (SES). Hogrefe, Göttingen

Glaser M (1928) Atypical neuralgia, so called. A critical analysis of one hundred and forty-three cases. Arch Neurol Psychiat 20:537–558

Harris S, Morley SJ, Barton SB (2003) Role loss and emotional adjustment in chronic pain. Pain 105:363–370

Hirsch MS, Liebert RM (1998) The physical and psychological experience of pain: the effects of labeling and cold pressor temperature on three pain measures in college women. Pain 77:41–48

IASP (1986) Classification of chronic pain. Pain Supplement 3

Kröner-Herwig B (2003) Die Schmerzpersönlichkeit – Eine Fiktion? In: Basler HD, Franz C, Kröner-Herwig B, Rehfisch HP (Hrsg.) Psychologische Schmerztherapie, 5. Aufl. Springer, Berlin, S 137–146

Linton SJ (2000) A review of psychological risk factors in back and neck pain. Spine 25:1148–1156

Locher H, Nilges P (2001) Wie chronifiziere ich meine Schmerzpatienten. Orthopädische Praxis 37:672–677

McCracken LM, Eccleston C (2003) Coping or acceptance: what to do about chronic pain? Pain 105:197–204

Melis M, Lobo Lobo S, Ceneviz C, Zawawi K, Al-Badawi E, Maloney G, Metha N (2003) Atypical Odontalgia: A Review of the Literature. Headache 43:1060–1074

Morley SJ, Eccleston C, Williams AC (1999) Systematic review and metaanalysis of randomized controlled trials of cognitive behaviour therapy and behaviour therapy in chronic pain in adults, excluding headache. Pain 80:1–13

Petrovic P, Ingvar M (2002) Imaging cognitive modulation of pain processing. Pain 95:1–5

Romano JM, Turner JA (1985) Chronic pain and depression: does the evidence support a relationship? Psychol Bull 97:18–34

Rugh JD, Solberg WK (1985) Psychologische Aspekte bei Schmerzen und Dysfunktion des Kiefergelenks. In: Zarb GA, Carlsson GE (eds.), Physiologie und Pathologie des Kiefergelenks. Quintessenz, Berlin, S 267–300

Saß H, Wittchen HU, Zaudig M (1996) Diagnostisches und statistisches Manual psychischer Störungen – DSM-IV. Hogrefe, Göttingen

Schmitz U, Saile H, Nilges P (1996) Coping with chronic pain: flexible goal adjustment as an interactive buffer against pain-related distress. Pain 67:41–51

Severeijns R, van den Hout MA, Vlaeyen JW, Picavet HS (2002) Pain catastrophizing and general health status in a large Dutch community sample. Pain 99:367–376

Severeijns R, Vlaeyen JW, van den Hout MA, Weber WE (2001) Pain catastrophizing predicts pain intensity, disability, and psychological distress independent of the level of physical impairment. Clin J Pain 17:165–172

Turk DC (2001) Combining somatic and psychosocial treatment for chronic pain patients: perhaps 1+1 does = 3. Clin J Pain 17:281–283

Turk DC (2002) Remember the distinction between malignant and benign pain? Well, forget it. Clin J Pain 18:75–76

Turk DC, Rudy TE, Kubinski JA, Zaki HS, Greco CM (1996) Dysfunctional patients with temporomandibular disorders: evaluating the efficacy of a tailored treatment protocol. J Consult Clin Psychol 64:139–146

Türp JC, Nilges P (2000) Diagnostik von Patienten mit chronischen orofaszialen Schmerzen. Quintessenz 51:721–727

Vlaeyen JW, Seelen HA, Peters M, de Jong P, Aretz E, Beisiegel E, Weber WE (1999) Fear of movement/(re)injury and muscular reactivity in chronic low back pain patients: an experimental investigation. Pain 82:297–304

Von Korff M, Dworkin SF, LeResche L (1990) Graded chronic pain status: An epidemiological evaluation. Pain 40:279–291

Von Korff M, Ormel J, Keefe FJ, Dworkin SF (1992) Grading the severity of chronic pain. Pain 50:133–149

Wall PD (1996) Comments after 30 years of the gate control theory. Pain Forum 5:12–22

Wall PD (1999) Pain. The science of suffering. Weidenfels and Nicolson, London

Williams AC, Richardson PH (1993) What does the BDI measure in chronic pain? Pain 55:259–266

Wittchen HU, Wunderlich U, Gruschwitz S, Zaudig M (1997) Strukturiertes klinisches Interview für DSM-IV. Hogrefe, Göttingen

Wurmthaler C, Gerbershagen HU, Dietz G, Korb J, Nilges P, Schillig S (1996) Chronifizierung und psychologische Merkmale – Die Beziehung zwischen Chronifizierungsstadien bei Schmerz und psychophysischem Befinden, Behinderung und familiären Merkmalen. Zeitschrift für Gesundheitspsychologie 4:113–136

Zakrzewska JM (1995) The burning mouth syndrome remains an enigma [editorial]. Pain 62:253–257

Evidenzbasiertes diagnostisches und therapeutisches Vorgehen

J. C. Türp

Die Prinzipien der evidenzbasierten Medizin (EbM, engl.: *evidence-based medicine*) finden auch in der Schmerzdiagnostik und -therapie immer häufiger Beachtung. So widmete sich in den Jahren 1997 und 1998 eine Artikelserie in der Fachzeitschrift *Der Schmerz* dieser Thematik, und ein Jahr später erschien das erste, spezifisch den Prinzipien der EbM folgende Lehrbuch zur Schmerztherapie (McQuay u. Moore 1999). Die EbM zielt auf eine systematische Beurteilung der Zweckmäßigkeit (§ 70 SGB V [Sozialgesetzbuch V]) bzw. des Nutzens (§ 135 SGB V) klinischen Handelns (Raspe 2000). Traditionell beruhen klinische Entscheidungen zu diagnostischen, prognostischen, therapeutischen oder präventiven Fragestellungen auf erworbenem Wissen, Erfahrung und Intuition [1]. Die EbM ist bestrebt, patientenorientierte Entscheidungen durch den systematischen Rückgriff auf wissenschaftliche Erkenntnisse – d. h. auf qualitativ hochwertige wissenschaftliche Studienergebnisse – zu ergänzen und abzusichern (Türp u. Antes 2000).

In der klinischen Praxis fußt die EbM auf der Integration folgender drei Bereiche (Sackett 2002):

1. Den gegenwärtig besten wissenschaftlichen Nachweisen aus systematischer, meist patientenorientierter Forschung (externe Evidenz)*.
2. Der klinischen Expertise, d. h. dem Können und der Urteilskraft des Behandlers (interne Evidenz).
3. Den Wertvorstellungen und Präferenzen der betroffenen Patienten. Hierbei spielt die Frage eine Rolle, ob die gefundene Evidenz (z. B. eine Therapie und seine Folgen) den Wertvorstellungen und Wünschen des Patienten gerecht wird (Grass et al. 2001).

3.1 Zum Begriff »evidenzbasiert«

Ein Blick in ein deutsches Wörterbuch (Wahrig-Burfeind 2000) zeigt, dass dem Begriff »Evidenz« – abgeleitet von dem lateinischen Substantiv evidentia (»Augenscheinlichkeit, Offensichtlichkeit«) – die Bedeutung »Augenschein, Offenkundigkeit, völlige Klarheit« zukommt. Das englische Wort »evidence« hat dagegen darüber hinaus auch die Bedeutung von »Beweis« (Dudenredaktion 1990) [2]. In diesem Sinn ist auch »Evidenz« in dem Begriff »evidenzbasierte Medizin« zu verstehen.

Der Begriff »evidenzbasierte Medizin« hat sich im deutschsprachigen Raum trotz anfänglicher, sporadisch auch heute noch geäußerter Kritik als Terminus technicus etabliert. Windeler (2001) macht

* Auch wenn die externe Evidenz in erster Linie auf klinische, patientenorientierte Studien zurückgreift, kann die jeweils benötigte Evidenz abhängig von der Fragestellung z. B. auch in Grundlagendisziplinen gefunden werden.

deutlich, dass sich das Prädikat »evidenzbasiert« nicht auf die vermeintliche Güte einer diagnostischen oder therapeutischen Maßnahme bezieht, sondern auf (zahn)ärztliches Handeln:

»Derjenige handelt ,evidenzbasiert', der sich aktiv um die vorliegende Evidenz kümmert, dieses Kümmern transparent macht und sein Handeln erkennbar daran ausrichtet. [...] In der Umkehrung handelt also derjenige nicht ,evidenzbasiert', der sich ohne eigenes Kümmern um und/oder ohne kompetente Bewertung von Informationen im Sinne externer Evidenz auf Tradition, Autorität, seine Erfahrung, seine Lehrer oder ihm zugesandte Werbematerialien verlässt. [...] Dieses – aus der Definition rührende – Verständnis von EbM macht auch deutlich, dass die sehr weit verbreitete Sprechweise, medizinischen Untersuchungs- oder Behandlungsmethoden das Etikett ,evidenzbasiert' oder ,nicht evidenzbasiert' zuzuschreiben, unangemessen ist. Dieser Sprachgebrauch sollte schon deshalb vermieden werden, weil die Aussage: ,Dieses Verfahren ist evidenzbasiert' in der verbreiteten Interpretation, dass der Nutzen belegt sei, völlig verkennt, dass der Begriff, wenn überhaupt, etwas zur Qualität der Evidenz, sicher aber nicht zum Ergebnis aussagt. Qualitativ gute Evidenz für die Unwirksamkeit oder gar Schädlichkeit eines Verfahrens hieße natürlich auch, dass das Verfahren ,evidenzbasiert' – schlecht – ist.«

Man kann demnach festhalten, dass »evidenzbasiert« »*nicht ein Qualitätsmerkmal für medizinische Methoden, sondern eines für medizinische Entscheidungen, für medizinisches Handeln*« ist (Windeler 2001).

3.2 Persönliche Voraussetzungen

Die Praxis der EbM verlangt ein (wissenschaftlich-)begründetes Handeln für patientenorientierte (zahn)medizinische Entscheidungen [3]. Voraussetzung dafür ist eine skeptische Grundhaltung – »*Skepsis im Wissen um die allgemein menschliche (und damit auch ärztliche) Anfälligkeit für Selbst- und Fremdtäuschungen*« (Raspe u. Lühmann 2002). Wer nach den Prinzipien der EbM handelt, ist daher skeptischem (Bördlein 2002) bzw. kritischem Denken [4] (Türp u. Antes 2002) aufgeschlossen. Aus diesem Grunde ist »*Zweifel am bisherigen Vorgehen und an der Gültigkeit von Lehrmeinungen in der Medizin*« (Köbberling 2000) eine wesentliche Komponente der EbM: »*Der ständige Zweifel als wesentliche Grundlage und Triebkraft des Erkenntnisgewinns in der Wissenschaft und der Medizin*« erfordert den »*kritikfähigen und jederzeit zum Zweifel bereiten*« Wissenschaftler und Behandler (Köbberling 2000). Denn »*[n]ur dort, wo sich der wissenschaftliche Zweifel frei entfalten kann, kann die Wissenschaft blühen und gedeihen.*« Allerdings: »*Den meisten Menschen fällt es leicht, zu glauben* [5], *aber schwer, zu zweifeln. Skepsis und Zweifel aber sind für den Fortschritt der Wissenschaft unentbehrlich*« (Wolf 1999).

Über die Bereitschaft zum »pflichtgemäßen Handeln« und kritischen Denken hinaus benötigt der Behandler, der die Prinzipien der EbM in seine klinische Praxis integrieren möchte, ein Mindestmaß an klinisch-epidemiologischen, medizinisch-statistischen Kenntnissen. Inzwischen sind mehrere empfehlenswerte EbM-spezifische Lehrbücher in deutscher Sprache auf dem Markt, die die entsprechenden Grundlagen vermitteln (Antes et al. 2003, Kunz et al. 2000, Perleth u. Antes 2002; s. auch die »EbM-Splitter« unter http://www.ebm-netzwerk.de).

3.3 Die interne Evidenz: Vom Wert der individuellen klinischen Erfahrung

Der Wert der aus der täglichen Routine am Patienten gewonnenen persönlichen klinischen Erfahrung (interne Evidenz) für die Diagnosestellung und den sicheren Ablauf handwerklicher Tätigkeiten ist unschätzbar. Für das Treffen klinischer Handlungsentscheidungen wird die Rolle der individuellen Erfahrung demgegenüber differenzierter gesehen; sie ist für eine handlungswissenschaftliche Fundierung medizinischen Handelns notwendig, aber nicht hinreichend (Raspe 2000). Dass persönliche Erfahrung – »*nicht getestetes Wissen aus Beobachtung*« (Bördlein 2002) – trügerisch und »*ausgesprochen fehlerbehaftet*« sein kann, ist aus vielen Bereichen des täglichen Lebens bekannt. Bei der Versorgung von Patienten kann das alleinige Vertrauen auf die eigene Erfahrung mit erheblichen negativen Folgen verbunden sein.

Denn, so der große klinische deutsche Epidemiologe Paul Martini, »*diese Erfahrungen werden nicht einer rigorosen Prüfung unterzogen, ob sie wirklich allen Einwänden standhalten, ob nicht andere Erfah-*

rungen sie und ihre Auslegungen als irrig erweisen können. Erfahrungen, die so selbst als problematisch charakterisiert sind, werden nach wie vor als Grundlagen von Schlüssen verwendet. Obwohl diese selbst erst noch der Prüfung bedürfen würden, wird auf ihnen weiter gebaut, ja weiter spekuliert. So gesellt sich eine Form der Kausalität, die zu wenig verpflichtet, zu Grundsätzen, die meist spekulativ erworben sind, die dennoch für ihre Anhänger fest wie Felsen zu stehen scheinen, besser gesagt, für ihre Gläubigen« (Martini 1954).

Die mit ungezielten Beobachtungen und der akzidentell erworbenen Erfahrung einhergehenden Mängel liegen auf der Hand (u. a. fehlende Kontrollen; begrenzte Zahl und Dauer der Beobachtungen; unsystematische Dokumentationen derselben; geringe Möglichkeit der Erfassung seltener Ereignisse; Anfälligkeit für den Post-hoc-ergo-propter-hoc-Trugschluss (Raspe 2000, Türp u. Schwarzer 2003). Dazu gesellt sich als weiterer Faktor die Tatsache, dass *»das eigentümlich die Erinnerungen verformende Gedächtnis«* (Fried 2002) Selbsttäuschungen Vorschub leistet:

»Unser Gedächtnis ist alles andere als ein wahrheitsgetreuer Videorecorder. Von der anfänglichen Einkodierung über die Behaltensphase bis hin zum Abruf glättet unser Gedächtnis, fasst zusammen, strukturiert sinnvoll, kürzt ab« (Hell 1999).

Erfahrungen als wiederholte Erinnerungen neigen zum *»Schummeln, Schönfärben, Vortäuschen«* (Grass 2000). Dabei werden die Gedächtnisspuren u. a. von der Erwartungshaltung beeinflusst: *»Der Wunsch, etwas Bestimmtes zu glauben oder zu sehen, bzw. die Vorerwartung, können so stark werden, dass sie beim Gedächtnisabruf oder auch schon bei der Wahrnehmung lenkend eingreifen und die falsche Erinnerung auf Dauer zur einzig zugänglichen wird«* (Hell 1999).

Wolf Singer, Direktor des Frankfurter Max-Planck-Instituts für Hirnforschung, schlussfolgert: *»Wahrnehmungen und Erinnerungen sind also datengestützte Erfindungen«* (Singer 2002).

Aus diesen Gründen steht Evidenz aufgrund von Berichten und Meinungen von Expertenkreisen, Konsensuskonferenzen und/oder klinischer Erfahrung anerkannter Autoritäten [6] ohne transparente und nachvollziehbare Belege innerhalb der Hierarchie der wissenschaftlichen Evidenz an unterster Stelle [7] (http://www.cebm.net/levels_of_evidence.asp).

»Meinen« geht *»von mehreren Möglichkeiten aus und wählt – motiviert durch die subjektive Neigung – eine dieser Möglichkeiten aus. Damit ist jede Meinung einseitig und parteiisch und ihre Dauer ist der persönlichen Neigung unterworfen«* (Prechtl u. Burkhard 1999).

3.4 Externe kontra interne Evidenz

Welchen Stellenwert besitzt die externe Evidenz gegenüber der klinischen Erfahrung? David Sackett, der Grand Old Man der EbM, bemerkt, dass externe klinische Evidenz individuelle Erfahrung zwar ergänzen, aber niemals ersetzen kann. Er gibt folgende Empfehlung:

»Gute Ärzte nutzen sowohl klinische Expertise als auch die beste verfügbare externe Evidenz, da keiner der beiden Faktoren allein ausreicht: Ohne klinische Erfahrung riskiert die ärztliche Praxis durch den bloßen Rückgriff auf die Evidenz ‚tyrannisiert' zu werden, da selbst exzellente Forschungsergebnisse für den individuellen Patienten nicht anwendbar oder unpassend sein können. Andererseits kann ohne das Einbeziehen aktueller externer Evidenz die ärztliche Praxis zum Nachteil des Patienten leicht veraltetem Wissen folgen« (Sackett 2002).

Die externe Evidenz hilft, die Spreu vom Weizen zu trennen: Einerseits konnte mit Hilfe von Studien hoher methodischer Qualität belegt werden, dass viele weit verbreitete diagnostische und therapeutische Verfahren keine oder nur ungenügende Wirksamkeitsnachweise erbracht haben. *»Die Rechtfertigung für einzelne Verfahren beruhte häufig auf dem Urteil und den Wünschen von Ärzten und Patienten und nicht auf wissenschaftlicher Evidenz. Viele allgemein akzeptierte und anerkannte Verfahren wurden zudem in Situationen angewendet, für die kein Nutzen zu erwarten war. Dies betrifft nicht nur die üblicherweise vielbeachteten Großgerätetechnologien«* (Gawlik u. Gibis 2000).

Andererseits gelangt man bei Fragestellungen, zu denen keine externe Evidenz hoher Qualität verfügbar sind, zu der *»Erkenntnis, dass ein nicht kleiner Anteil der medizinischen Versorgung bestenfalls auf unsystematisch gewonnenen Erfahrungen beruht, womit sich oftmals keine medizinisch plausible Aussage zu deren Notwendigkeit bzw. Zweckmäßigkeit treffen lässt«* (Mayer et al. 2001).

Dabei ist zu bedenken: »*Während die Erfahrung im Laufe der Zeit zunimmt, veraltet das Fachwissen zunehmend*« (Bassler u. Antes 2000) – aber »*[h]äufig nehmen wir unsere Unwissenheit gar nicht mehr wahr*« (Kunz 2000).

3.5 Hindernisse

3.5.1 Autoritäre medizinische Tradition

Durch EbM wird Lehrbuchwissen konsequent in Frage gestellt. Dies entspricht den Grundsätzen der Wissenschaft, wonach wissenschaftliche Erkenntnis immer unvollständig ist, stets neu überprüft werden muss und keine absolute Wahrheit bietet (Lohmann 1999). Allerdings stößt dieses Prinzip nicht überall auf Gegenliebe. »*Durch Autoritäten und charismatische Meinungsbildner vermittelter Dogmatismus ist in unserem sehr hierarchisch strukturierten Medizinbetrieb nach wie vor verbreitet. Ein weniger autoritärer Umgang in den Kliniken würde wahrscheinlich die Verbreitung wissenschaftlicher Denkstrukturen fördern*«, merkt der Wuppertaler Internist Köbberling (1998) an. Und der Leipziger Mediziner Lohmann (1999) ergänzt: »*Unwissenschaftliches Denken führt zum Festhalten an vorgefassten Meinungen und Dogmen mit nachteiligen Folgen für den Patienten.*« Der Unterschied zwischen einem Wissenschaftler und einem Dogmatiker ist aber der, dass ersterer »*nicht grundlos glaubt oder ablehnt, sondern prüft*« (Bördlein 2002). Daher lautet die »*[e]rste Spielregel für Skeptiker: Die Beweispflicht liegt beim Behauptenden*« (Bördlein 2002).

3.5.2 Vorurteile

Lohmann (1999) führt aus: »*Eine wesentliche Gefahr des Eingangs unwissenschaftlichen Denkens in die Medizin dürfte darin zu sehen sein, dass Unexaktheit und mangelnde Kritik zu Gepflogenheiten generell im ärztlichen Alltag werden.*«

Köbberling (2000) verdeutlicht: »*Die Immunisierung gegenüber Zweifeln geschieht über verschiedene, zum Teil unbewusste Mechanismen. Auf vielen Ebenen der uns umgebenden Welt, Politik, Werbung oder Ideologien unterschiedlichster Art, findet eine Veränderung statt, indem Aussagen immer weniger nach ihrer inhaltlichen Richtigkeit beurteilt werden, als nach ihrer Brauchbarkeit für bestimmte Ziele. Eine solche Denkweise ist bei vielen Menschen zur absoluten und nicht mehr reflektierten Selbstverständlichkeit geworden. Zweifel bezüglich der Richtigkeit einer Aussage kann in einem derartigen Umfeld fast immer nur störend sein. Diese Denkweise findet immer weiteren Eingang auch in die Medizin. Aussagen, die dem Ziel der sozialen Absicherung, der Karriereförderung und damit der Einkommensmaximierung dienen, werden unabhängig vom Wahrheitsgehalt stabil gehalten.*«

Und er gibt zu bedenken: »*Ein Vorurteil wird umso stabiler, je mehr es zu den gängigen Vorstellungen der Medizin passt und je mehr die Falsifizierung der Überzeugungen zu Veränderungen des ärztlichen Handelns führen müsste, insbesondere, wenn diese Veränderungen nach dem allgemeinen Vorurteil zu Gefährdungen führen.*« (Köbberling 2000).

3.6 Fazit

Die EbM bietet einen viel versprechenden Weg zu mehr Wissenschaftlichkeit bei patientenorientierten Entscheidungen. Der seit vielen Jahrzehnten gehegte Wunsch nach einer systematischen Erschließung und Präsentation des für Diagnostik und Therapie wichtigen Wissens hat durch die EbM sowie durch die Aktivitäten verschiedener Organisationen, wie der Cochrane Collaboration (http://www.cochrane.de) und dem »Deutschen Netzwerk Evidenzbasierte Medizin« (http://www.ebm-netzwerk.de), entscheidende Impulse erfahren. Dabei ist die EbM »*nicht nur eine praktische, sondern auch eine theoretische Herausforderung, ein intellektuelles Abenteuer*« (Raspe 2000). EbM besitzt das Potenzial, Behandlern »*ein neues, auch intellektuelles Vergnügen an ihrer Arbeit zu geben*« (Raspe 2000), indem Aspekte des Alltagshandelns selbstkritisch hinterfragt werden und man zugleich »*die Gewähr hat, über die eindeutig belegten Fortschritte seines Faches auf dem Laufenden zu bleiben*« (Gerlach u. Beyer 2000).

Schließlich bietet die EbM die Chance, sich selbst und den Patienten gegenüber ehrlicher bezüglich diagnostischer, präventiver oder therapeutischer Möglichkeiten zu sein. »*Die Identifizierung von Inseln des Wissens bzw. von Grauzonen bei der Anwendung von Ergebnissen klinischer Forschung schafft Transparenz über den Verlauf der Grenzen des medizinisch Machbaren. [...] Gerade in den oft kom-*

plexen Problembereichen der ambulanten Versorgung kann EbM dazu beitragen, Unsicherheit als gegeben zu akzeptieren. Diese gemeinsam mit Patienten auszuhalten, kann nicht selten eine sinnvolle Alternative zu einem ansonsten möglichen polypragmatischen Aktionismus sein, der letztlich ohne therapeutische Konsequenzen bzw. ohne Nutzen für den Patienten bleibt« (Gerlach u. Beyer 2000).

Auf diese Weise kann der Behandler, der sich den Prinzipien der EbM verpflichtet fühlt, entscheidend dazu beitragen, »*eine medizinische Versorgung verfügbar zu machen, die angemessen in dem Sinne ist, dass sie Notwendiges und Sinnvolles bereithält und auf Überflüssiges und Sinnloses verzichtet«* (Windeler 2001). Gerade in der modernen Schmerzmedizin ist eine solche ärztliche Sicht unabdingbar.

Literatur

Antes G, Bassler D, Forster J (2003) Evidenz-basierte Medizin. Praxis-Handbuch für Verständnis und Anwendung der EBM. Thieme, Stuttgart

Bassler D, Antes G (2000) Wie erhalte ich Antworten auf meine Fragen? In: Kunz R, Ollenschläger G, Raspe H-H, Jonitz G, Kolkmann F-W (Hrsg.) Lehrbuch Evidenzbasierte Medizin in Klinik und Praxis. Deutscher Ärzte-Verlag, Köln, 89–97

Bördlein C (2002) Das sockenfressende Monster in der Waschmaschine. Eine Einführung ins skeptische Denken. Alibri, Aschaffenburg, 18, 33, 39, 52, 79, 94

Dudenredaktion, Oxford University Press (Hrsg.) (1990) Großwörterbuch Englisch. Dudenverlag, Mannheim, 249

Fried J (2002) Die Aktualität des Mittelalters. Gegen die Überheblichkeit unserer Wissensgesellschaft. Thorbecke, Stuttgart, 82

Gawlik C, Gibis B (2000) EbM in der Gesundheitsversorgungsplanung. In: Kunz R, Ollenschläger G, Raspe H-H, Jonitz G, Kolkmann F-W (Hrsg.) Lehrbuch Evidenzbasierte Medizin in Klinik und Praxis. Deutscher Ärzte-Verlag, Köln, 349–358

Gerlach FM, Beyer M (2000) EbM in der Praxis des niedergelassenen Arztes. In: Kunz R, Ollenschläger G, Raspe H-H, Jonitz G, Kolkmann F-W (Hrsg.) Lehrbuch Evidenzbasierte Medizin in Klinik und Praxis. Deutscher Ärzte-Verlag, Köln, 69–82

Grass G (2000) Ich erinnere mich. Was ein Schriftsteller mit den Deutschen teilt. Frankfurter Allgemeine Zeitung, 04.10.2000

Grass G, Sauerland S, Neugebauer EAM (2001) Einführung in die evidenzbasierte Medizin. Z ärztl Fortbild QualSich 95:275–276

Hell W (1999) Gedächtnistäuschungen. Skeptiker 12:155–164

Köbberling J (1998) Der Wissenschaft verpflichtet. Skeptiker 11:4–10 [nach einem Vortrag zur Eröffnung des 103. Kongresses der Deutschen Gesellschaft für Innere Medizin am 06.04.1997 in Wiesbaden]

Köbberling J (2000) Der Zweifel als Triebkraft des Erkenntnisgewinns in der Medizin. In: Kunz R, Ollenschläger G, Raspe H-H, Jonitz G, Kolkmann F-W (Hrsg.) Lehrbuch Evidenzbasierte Medizin in Klinik und Praxis. Deutscher Ärzte-Verlag, Köln, 18–29

Kunz R (2000) Vom Problem zur Frage. In: Kunz R, Ollenschläger G, Raspe H-H, Jonitz G, Kolkmann F-W (Hrsg.) Lehrbuch Evidenzbasierte Medizin in Klinik und Praxis. Deutscher Ärzte-Verlag, Köln, 84–88

Kunz R, Ollenschläger G, Raspe H-H, Jonitz G, Kolkmann F-W (Hrsg.) (2000) Lehrbuch Evidenzbasierte Medizin in Klinik und Praxis. Deutscher Ärzte-Verlag, Köln

Lohmann D (1999) Wissenschaftlichkeit in der Medizin. Sitzungsberichte der Sächsischen Akademie der Wissenschaften zu Leipzig. Mathematisch-naturwissenschftliche Klasse. Band 127, Heft 6. Verlag der Sächsischen Akademie der Wissenschaften, Leipzig

Martini P (1954) Einseitigkeit und Mitte in der Medizin. Bonner Akademische Reden. Heft 11. Hanstein, Bonn, 7–8

Mayer E-D, Boukamp K, Kruse F, Hansis ML, Windeler J (2001) Die evidenzbasierte wissenschaftliche Analyse als Grundlage MDK-interner Grundsatzgutachten. Z ärztl Fortbild Qualsich 95:113–119

McQuay HJ, Moore RA (1999) An Evidence-Based Resource for Pain Relief. Oxford University Press, Oxford

Meiners H (1994) Was bedeutet wissenschaftlich anerkannt? Dtsch Zahnärztl Z 49:972–976

Perleth M, Antes G (Hrsg.) (2002) Evidenz-basierte Medizin. Wissenschaft im Praxisalltag. 3. Aufl. MMT Münchner Medizinische Taschenbücher, München

Prechtl P, Burkard F-P (Hrsg.) (1999) Metzler Philosophie Lexikon, 2. Aufl. Metzler, Stuttgart, 167, 356

Raspe H, Stange EF (1999) Evidence-based medicine: Kontext und Relevanz evidenzgestützter Medizin. Z Gastroenterol 37:525–533

Raspe H (2000) Grundlagen und Theorie der evidenzbasierten Medizin (EbM). In: Kunz R, Ollenschläger G, Raspe H-H, Jonitz G, Kolkmann F-W (Hrsg.) Lehrbuch Evidenzbasierte Medizin in Klinik und Praxis. Deutscher Ärzte-Verlag, Köln, 38–49

Raspe H (2000) Möglichkeiten und Gefährdungen der evidenzbasierten Medizin in Deutschland. In: Kunz R, Ollenschläger G, Raspe H-H, Jonitz G, Kolkmann F-W (Hrsg.) Lehrbuch Evidenzbasierte Medizin in Klinik und Praxis. Deutscher Ärzte-Verlag, Köln, 50–61

Raspe H, Lühmann D (2002) Evidenz(en) in der klinischen Medizin. Ärztebl Schleswig-Holstein 55(1):60–61

Rogler G, Schölmerich J (2000) Evidence-based medicine – oder: Die trügerische Sicherheit der Evidenz. Dtsch Med Wschr 125:1122–1128

Sackett DL (2002) Was ist Evidenz-basierte Medizin? In: Perleth M, Antes G (Hrsg.) Evidenz-basierte Medizin Wissenschaft im Praxisalltag. 3. Aufl. MMV Medizin Verlag, München, 9–12

Singer W (2002) Wahrnehmen, Erinnern, Vergessen. Über Nutzen und Vorteil der Hirnforschung für die Geschichtswissenschaft. In: Singer W (Hrsg.) Der Beobachter im Ge-

hirn Essays zur Hirnforschung. Suhrkamp, Frankfurt/M., 77–86 [auch unter http://www.druckversion.studien-von-zeitfragen.net/Singer%20Historikertag.htm]
Türp JC, Antes G (2000) Evidenzbasierte Zahnmedizin. Dtsch Zahnärztl Z 55:394–400
Türp JC, Antes G (2002) Kritisches Denken. Dtsch Zahnärztl Z 57:212–213
Türp JC, Schwarzer G (2003) Zur Wirksamkeit therapeutischer Maßnahmen: Der Post-hoc-ergo-propter-hoc-Trugschluss. Schweiz Monatsschr Zahnmed 113:36–46
Wahrig-Burfeind R (2000) Wahrig Deutsches Wörterbuch. 7. Aufl. Bertelsmann Lexikon Verlag, Gütersloh, 444–445
Windeler J (2001) Evidenzbasierte Medizin in der Weiterentwicklung des Gesundheitssystems. Anmerkungen zu einer aktuellen Diskussion. Z ärztl Fortbild Qualsich 95:88–93
Wolf R (1999) Das elfte Gebot: »Du sollst dich nicht täuschen!« Skeptiker 12:140–149

Anmerkungen

[1] Zur Intuition: »Hier ist sich die Person nicht vollständig klar, wie sie zu einer Aussage kommt. Sie ‚weiß es einfach', dass es so ist. Und oft – so erlebt sie es zumindest – liegt sie damit auch richtig. [...] Jedoch ist die Intuition keine zuverlässige Methode der Erkenntnisgewinnung, da sie nicht objektivierbar und ihr Erfolg (ob die Intuition zutrifft) nicht voraussagbar ist.« (Bördlein 2002)

[2] Bei medizinische Sachverhalten sollte man statt von »Beweis« besser von »Nachweis« oder »Beleg« sprechen, denn »[d]er streng logische Beweis einer Erkenntnis ist in einer empirischen Wissenschaft wie der Medizin schlicht unmöglich.« (Rogler u. Schölmerich 2000)

[3] Bereits Marcus Tullius Cicero (106–43 v. Chr.) formulierte in seiner philosophischen Schrift »De officiis« (»Von den Pflichten«): »Jedwede Handlung muss frei sein von Unüberlegtheit und Nachlässigkeit, und nichts soll man tun, wofür man keinen einleuchtenden Grund angeben kann. Das nämlich ist etwa die Beschreibung pflichtgemäßen Handelns.«

[4] »Kritisches Denken ist eine absichtsvolle und zielgerichtete kognitive Aktivität« (Bördlein 2002).

[5] »Glauben heißt Für-wahr-halten in Abwesenheit von stützender Evidenz.« (Bördlein 2002) »Glauben beruht auf vollkommener subjektiver Gewißheit, die einer nachprüfbaren Begründung nicht bedarf, sofern eine solche Begründung überhaupt möglich ist. [...] Glauben ist grundsätzlich zu respektieren! Sofern aber die Handlungen des Glaubenden Dritte betreffen, ist es zulässig, wenn nicht notwendig, die Konsequenzen für die Betroffenen kritisch zu überprüfen, unter Einbeziehung auch der Motive des gläubig Handelnden« (Meiners 1994).

[6] »Publizierte Expertenmeinungen dissoziieren bisweilen kräftig von der publizierten Datenlage, daher sind Stellungnahmen auch von anerkannten Meinungsführern nicht immer stichhaltig und literaturkonform.« (Raspe u. Stange 1999)

[7] Zum Thema Konsensuskonferenzen bemerkt Köbberling (2000): »Schädlich für die Kultur des Zweifelns und die damit verbundene wissenschaftliche Denkweise in der Medizin ist ferner die modische Sucht nach ‚Konsensuskonferenzen' bzw. ‚Konsensus-Statements'. [...] Es ist viel bequemer, im Konsens die Unwahrheit zu sagen als im Streit die Wahrheit zu suchen.« Denn: »Viele Zweifel werden nur deshalb nicht geäußert, weil der Zweifler angesichts der großen Masse der Andersdenkenden Angst hat, für dumm gehalten zu werden.« Nach Lohmann (1999) sind Konsensuskonferenzen »Ausdruck einer ungenügenden wissenschaftlichen Fundierung.«

Schmerzen im Gesichtsbereich

4 **Klassifikation der Gesichtsschmerzen** –39

A. Hugger, J. C. Türp, H. J. Schindler

5 **Odontalgie** –51

M. Ommerborn, W. Raab

4 **Myalgie der Kiefermuskulatur: Ätiologie, Diagnostik, Therapie** –65

H. J. Schindler, J. C. Türp

7 **Arthralgie der Kiefergelenke** –77

A. Hugger

8 **Mund- und Zungenbrennen: Ätiologie, Diagnostik, Therapie** –91

J. C. Türp

9 **Kopf- und Gesichtsneuralgien, anhaltender idiopathischer Gesichtsschmerz** –97

C. Sommer

10 **Gesichtsschmerzen aus mund-, kiefer- und gesichtschirurgischer Sicht** –107

C. Lenzen

11 **Gesichtsschmerzen aus augenärztlicher Sicht** –127

D. Pauleikhoff, G. Spital

12 **Gesichtsschmerzen aus HNO-Sicht** –145

M. Nieschalk, F. Schmäl

Klassifikation der Gesichtsschmerzen

A. Hugger, J. C. Türp, H. J. Schindler

4.1 Klassifikationssysteme und Gesichtsschmerzen

Im Gegensatz zu den Kopfschmerzen gibt es bis heute keine international anerkannte, systematische Klassifikation der Gesichtsschmerzen, obwohl insbesondere von Bell (1985) und Okeson (1995, 2005) sowie speziell für persistierende idiopathische Schmerzen Woda et al. (2005) sinnvolle Gliederungen vorgestellt wurden. Ein gewichtiger Grund für diesen Umstand mag darin liegen, dass im Gesichtsbereich unterschiedliche medizinische Fachdisziplinen tätig sind und sich eine der International Headache Society äquivalente Fachgesellschaft mit entsprechendem Gewicht noch nicht etabliert hat.

Neben einer fehlenden einheitlichen Klassifikation besteht ein weiteres Problem darin, dass die Inhalte der Oberbegriffe »Gesichtsschmerzen«, »orofaziale Schmerzen« und »kraniofaziale Schmerzen« unklar bzw. unterschiedlich definiert werden, wobei selbst die topographische Abgrenzung des »Gesichts« bisweilen Schwierigkeiten verursacht. Wegweisend erscheint hier die Definition von Schumacher (1985), wonach sich das Gesicht nach rostral unter Einbeziehung der Stirn bis zur Haargrenze erstreckt. Lateral setzt sich das Gesicht über die Schläfe bis zur Ohrmuschel und weiter bis zum dorsalen Rand des Unterkiefers fort. Die kaudale Grenze stellt der horizontale Unterkieferrand dar. Die American Academy of Orofacial Pain (AAOP) assoziiert orofaziale Schmerzen mit den Hart- und Weichgeweben des Kopfes, des Gesichts und des Halses sowie mit allen intraoralen Strukturen (Okeson 1996). Aus praktischer Sicht und bei interdisziplinärer Betrachtung erscheint es jedoch sinnvoll, Gesichtsschmerzen topographisch genauer zu definieren und zwar als Schmerzzustände im Bereich der Augen, der Ohren, der Nase inklusive Nebenhöhlen, der Zähne inklusive Parodontien, der Mundhöhle (unter Einschluss von Lippen, Kieferknochen, Speicheldrüsen), des Rachens, der Wangen und des präaurikulären Bereichs. Diese Begriffsbestimmung von Gesichtsschmerzen präzisiert die Bereiche, in denen Schmerzen vom Patienten empfunden werden; dabei muss der angegebene Schmerzort nicht immer mit der eigentlichen Schmerzquelle identisch sein. In solchen Fällen liegt ein sog. heterotoper Schmerz vor. Grundsätzlich sollten Gesichtsschmerzen und orofaziale Schmerzen als synonyme Begriffe angesehen werden – im Gegensatz zu kraniofazialen Schmerzen, die den Kopfbereich einschließen.

Innerhalb der Schmerzklassifikation der **International Headache Society** (IHS) bilden sich die Gesichtsschmerzen vorzugsweise in den Klassifikationsgruppen 11 und 13 ab (▫ Tab. 4.1–4.4).

Angaben zur Zuordnung von Gesichtsschmerzen im Klassifikationskonzept chronischer Schmerzen

Tab. 4.1. Internationale Klassifikation von Kopfschmerzerkrankungen der International Headache Society (IHS), 2. Auflage 2003

Primäre Kopfschmerzerkrankungen	1. Migräne 2. Kopfschmerz vom Spannungstyp 3. Clusterkopfschmerz und andere trigemino-autonome Kopfschmerzerkrankungen 4. Andere primäre Kopfschmerzen
Sekundäre Kopfschmerzerkrankungen	5. Kopfschmerz zurückzuführen auf ein Kopf- und/oder HWS-Trauma 6. Kopfschmerz zurückzuführen auf Gefäßstörungen im Bereich des Kopfes oder des Halses 7. Kopfschmerz zurückzuführen auf nichtvaskuläre intrakraniale Störungen 8. Kopfschmerz zurückzuführen auf eine Substanz oder deren Entzug 9. Kopfschmerz zurückzuführen auf eine Infektion 10. Kopfschmerz zurückzuführen auf eine Störung der Homöostase 11. Kopf- oder Gesichtsschmerz zurückzuführen auf Erkrankungen des Schädels sowie von Hals, Augen, Ohren, Nase, Nasennebenhöhlen, Zähnen, Mund oder anderen Gesichts- oder Schädelstrukturen 12. Kopfschmerzen zurückzuführen auf psychiatrische Störungen
Kraniale Neuralgien, zentraler und primärer Gesichtsschmerz und andere Kopfschmerzen	13. Kraniale Neuralgien und zentrale Ursachen von Gesichtsschmerzen 14. Andere Kopfschmerzen, kraniale Neuralgien, zentrale oder primäre Gesichtsschmerzen

Tab. 4.2. Spezifizierung der Klassifikationsgruppe 11 (Tab. 4.1) der Internationalen Klassifikation von Kopfschmerzerkrankungen der International Headache Society (IHS), 2. Auflage 2003

11. Kopf- oder Gesichtsschmerz zurückzuführen auf Erkrankungen des Schädels sowie von Hals, Augen, Ohren, Nase, Nasennebenhöhlen, Zähnen, Mund oder anderen Gesichts- oder Schädelstrukturen	11.1 Kopfschmerz zurückzuführen auf Erkrankungen der Schädelknochen 11.2 Kopfschmerz zurückzuführen auf Erkrankungen des Halses 11.3 Kopfschmerz zurückzuführen auf Erkrankungen der Augen 11.4 Kopfschmerz zurückzuführen auf Erkrankungen der Ohren 11.5 Kopfschmerzen zurückzuführen auf eine Rhinosinusitis 11.6 Kopfschmerz zurückzuführen auf Erkrankungen der Zähne, Kiefer und benachbarter Strukturen 11.7 Kopf- oder Gesichtsschmerz zurückzuführen auf Erkrankungen des Kiefergelenkes 11.8 Kopfschmerzen zurückzuführen auf andere Erkrankungen des Schädels etc.

Tab. 4.3. Empfohlene Ergänzungen der IHS-Klassifikation Subgruppen 11.1, 11.7 und 11.8 (Tab. 4.2) durch die American Academy of Orofacial Pain (Okeson 1996)

11.1 Kopfschmerz zurückzuführen auf Erkrankungen der Schädelknochen (inklusive Unterkiefer)	11.1.1 Kongenitale/entwicklungsbedingte Erkrankungen: Aplasie, Hypoplasie, Hyperplasie, Dysplasie 11.1.2 Erworbene Erkrankungen: Neoplasie, Fraktur
11.7 Kopf- oder Gesichtsschmerz zurückzuführen auf *Erkrankungen des Kiefergelenkes*	11.7.1 Kongenitale/entwicklungsbedingte Erkrankungen: Aplasie, Hypoplasie, Hyperplasie, Neoplasie 11.7.2 Diskus-Derangement-Formen: Diskusverlagerung mit Reduktion, Diskusverlagerung ohne Reduktion 11.7.3 Dislokation 11.7.4 Entzündliche Erkrankungen: Kapsulitis/Synovitis, Polyarthritis-Formen, aktivierte Arthrose, Ankylose, kondyläre Fraktur
11.8 Kopfschmerzen zurückzuführen auf andere Erkrankungen des Schädels etc.: *Kaumuskelerkrankungen*	11.8.1 Myofaszialer Schmerz 11.8.2 Myositis 11.8.3 Myospasmus 11.8.4 Lokale Myalgie (unklassifiziert) 11.8.5 Myofibrotische Kontraktur 11.8.6 Neoplasie

Tab. 4.4. Spezifizierung der Klassifikationsgruppe 13 (Tab. 4.1) der Internationalen Klassifikation von Kopfschmerzerkrankungen der International Headache Society (IHS), 2. Auflage 2003

13. Kraniale Neuralgien und zentrale Ursachen von Gesichtsschmerzen	13.1 Trigeminusneuralgie 13.2 Glossopharyngeusneuralgie 13.3 Intermediusneuralgie 13.4 Laryngeus-superior-Neuralgie 13.5 Nasoziliarisneuralgie 13.6 Supraorbitalisneuralgie 13.7 Neuralgien anderer terminaler Äste 13.8 Okzipitalisneuralgie 13.9 Nacken-Zungen-Syndrom 13.10 Kopfschmerz durch äußeren Druck 13.11 Kältebedingter Kopfschmerz 13.12 Anhaltender Schmerz verursacht durch Kompression, Irritation oder Distorsion eines Hirnnerven oder einer der oberen zervikalen Wurzeln durch eine strukturelle Läsion 13.13 Optikusneuritis 13.14 Okuläre diabetische Neuropathie 13.15 Kopf- oder Gesichtsschmerz zurückzuführen auf einen Herpes zoster 13.16 Tolosa-Hunt-Syndrom 13.17 Ophthalmoplegische »Migräne« 13.18 Zentrale Ursachen von Gesichtsschmerzen 13.19 Andere kraniale Neuralgien oder andere zentral vermittelte Gesichtsschmerzen

Tab. 4.5. Schmerzen mit Bezug zu Kopf und Gesicht in der Klassifikation chronischer Schmerzen der International Association for the Study of Pain (IASP). (Merskey u. Bogduk 1994)

I. Relativ generalisierte Syndrome: (u. a.)	4. Komplexes regionales Schmerzsyndrom I (sympathische Reflexdystrophie) 5. Komplexes regionales Schmerzsyndrom II (Kausalgie) 6. Zentraler Schmerz 9. Fibromyalgie 10. Rheumatoide Arthritis 11. Aktivierte Arthrose 12. Kalziumpyrophosphatdihydratablagerung 13. Gicht 25. Arthropathia psoriatica und andere sek. Arthropathien 30. Osteomyelitis
Relativ lokalisierte Syndrome des Kopfes und Halses	
II. Neuralgien des Kopfes und Gesichts: (u. a.)	1. Trigeminusneuralgie 4. Akuter Herpes zoster 5. Postherpetische Neuralgie 14. Tolosa-Hunt-Syndrom 15. SUNCT-Syndrom
III. Kraniofazialer Schmerz muskuloskelettalen Ursprungs: (u. a.)	1. Akuter Spannungskopfschmerz 3. schmerzhafte Myoarthropathien des Kausystems 4. Aktivierte Arthrose des Kiefergelenkes 5. Rheumatoide Arthritis des Kiefergelenkes 6. Dystonie, faziale Dyskinesie
IV. Läsionen im Bereich des Ohres, Nase und Mundhöhle: (u. a.)	1. Sinusitis maxillaris 2. Odontalgie: Schmelz-Dentin-Defekte 3. Odontalgie: Pulpitis 4. Odontalgie: apikale Parodontitis und Abszess 5. Atypische Odontalgie 6. Glossodynie und Stomatodynie 7. Zahninfraktion
V. Primäre Kopfschmerzsyndrome, vaskuläre Erkrankungen, zerebrospinale Flüssigkeitssyndrome: (u. a.)	1. Migräne ohne Aura 2. Migräne mit Aura 6. Clusterkopfschmerz 7. Chron. paroxysmale Hemikranie 12. Arteriitis temporalis 15. Hemicrania continua
VI. Schmerzen psychologischen Ursprungs im Bereich des Kopfes, Gesichts, Halses	
VII. Subokzipitale und zervikale muskuloskelettale Erkrankungen: (u. a.)	1. Processus-styloideus-Syndrom (Eagle-Syndrom) 2. Zervikogener Kopfschmerz
VIII. Viszeraler Schmerz im Halsbereich: (u. a.)	1. Karzinom der Schilddrüse 2. Karzinom des Larynx 4. Chronische Pharyngitis 5. Karzinom des Pharynx

Tab. 4.6. Kodierungsempfehlung (mit 5-stelliger Ziffernfolge) zur Klassifikation chronischer Schmerzen der International Association for the Study of Pain (IASP) (Merskey u. Bogduk 1994)

1. Ziffer: Körperregion	z. B. Kopf/Gesicht/Mund, Zervikalregion
2. Ziffer: System	z. B. Nervensystem, muskuloskelettales System
3. Ziffer: Zeitliche Schmerzcharakteristik	z. B. kontinuierlich, paroxysmal
4. Ziffer: Schmerzintensität und -dauer	nach Patientenangabe
5. Ziffer: Ätiologie	z. B. traumabedingt, infektiös, degenerativ

Tab. 4.7. Kopf- und Gesichtsschmerzen in der Multi-Axialen Schmerzklassifikation (MASK) mit somatischem (MASK-S) und psychosozialem (MASK-P) Katalog (Pfingsten und Hildebrandt 2001)

Somatischer Klassifikationskatalog (MASK-S) – weitgehende phänomenologische Erfassung der Symptomatik mit 5-stelligem Code	
1. Ziffer: Schmerzgruppen	1 = Kopfschmerz 2 = Gesichtsschmerz 3 = Schmerz bei Durchblutungsstörungen 4 = Neurogener Schmerz 5 = Wirbelsäulenbedingter Schmerz 6 = Muskel- und Gelenkschmerz 7 = Viszeraler Schmerz 8 = Akuter perioperativer/posttraumatischer Schmerz 9 = Nicht klassifizierbarer Schmerz
2. Ziffer: Differenzierte Diagnose 3./4. Ziffer: Einbeziehung von Spezialdiagnostik 4./5. Ziffer: Ätiologische und anatomische Zuordnung	Für Kopf- und Gesichtsschmerzen Kodierung in Anlehnung an Vorschläge des IHS
Psychosozialer Katalog (MASK-P): phänomenologisch-deskriptiver Ansatz	
10 Achsen mit phänomenologischer Ausrichtung (u. a. motorisch-verhaltensbezogen, emotional, kognitiv) 11. Achse: Psychologische Diagnose	

der **International Association for the Study of Pain** (IASP) sowie in der Multi-Axialen Schmerzklassifikation (MASK) finden sich in den Tab. 4.5–4.7.

Darüber hinaus liegen für Gesichtsschmerzen weitere Gliederungsvorschläge vor bzw. werden spezielle Formen von Gesichtsschmerzen unterschieden. Zu nennen sind hier vor allem:

- **Research Diagnostic Criteria for Temporomandibular Disorders** (RDC/TMD) (Dworkin u. LeResche 1992) mit vier Schmerzdiagnosen:
  1. Myofaszialer Schmerz ohne eingeschränkte Kieferöffnung
  2. Myofaszialer Schmerz mit eingeschränkter Kieferöffnung
  3. Arthralgie eines oder beider Kiefergelenke
  4. Aktivierte Arthrose eines oder beider Kiefergelenke
- Einteilung **kraniofazialer Schmerzen** nach Hapak et al. (1994):
  - Muskuloskelettal/weichgewebig
  - Dentoalveolär
  - Neurologisch/vaskulär
- **Idiopathische orofaziale Schmerzformen** nach Woda u. Pionchon (1999):
  - Atypischer Gesichtsschmerz
  - Atypische Odontalgie
  - Stomatodynie
  - Idiopathische faziale Arthromyalgie

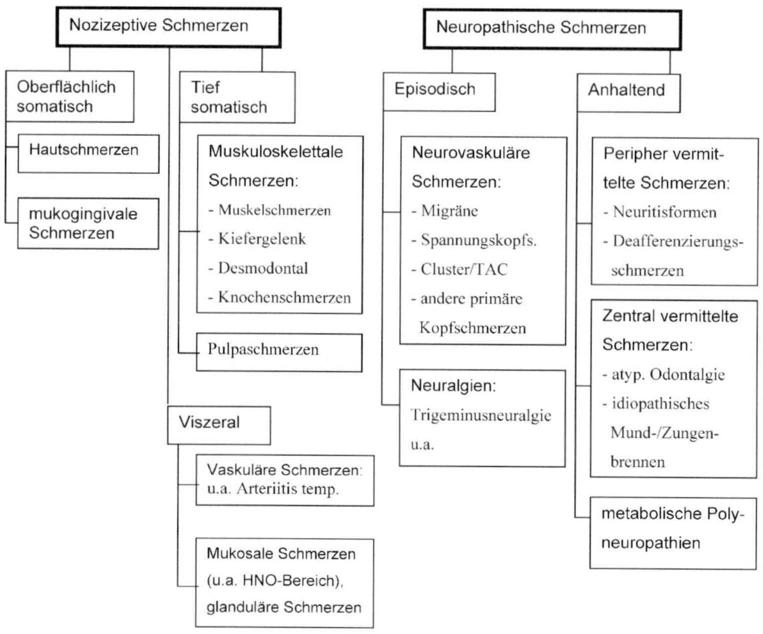

Abb. 4.1. Einteilungskonzept orofazialer Schmerzen (somatische Ebene, Achse I), modif. nach Okeson (2005) sowie Byers u. Bonica (2001)

4.2 Spezielle Einteilung der Gesichtsschmerzen

Neben den Klassifikationssystemen von IHS und IASP, die Gesichtsschmerzen im Rahmen der Kopfschmerzsystematik erfassen bzw. im Kontext der globalen Erfassung schmerzbezogener Erkrankungsformen darstellen, hat Okeson (2005) eine speziell auf Gesichtsschmerzen ausgerichtete pragmatische Einteilung vorgestellt, die in ihrer Gestaltung und Gruppierung wichtige Erkenntnisse und Gliederungsaspekte der heutigen Schmerzphysiologie, Schmerzdiagnostik und -therapie aufnimmt und integriert:

- Akute versus chronische (persistierende) Schmerzen
- Nozizeptive versus neuropathische Schmerzen
- Oberflächliche versus tiefe somatische Schmerzen sowie viszerale Schmerzen
- Lokalisierte versus generalisierte Schmerzen

Die von Okeson konzipierte Einteilung – im Sinne einer diagnostischen »Straßenkarte« (*roadmap*) – unterscheidet grundsätzlich zwei diagnostische Bereiche:

- Achse I beinhaltet die physische (somatische) Ebene
- Achse II die schmerzassoziierte psychologische Ebene

Die (von den Autoren modifizierte) Gliederung der Achse I gibt Abb. 4.1 wieder. Die Subklassen »Muskelschmerzen« und »Kiefergelenkschmerzen« dieser Einteilung werden in den ► Kap. 6 und 7 weiter spezifiziert.

4.2.1 Akute versus chronische (persistierende) Schmerzen

Akute Schmerzen treten in der Regel als Folge einer akuten Verletzung oder Erkrankung auf. Sie sind ein Alarmsignal und dienen dem Organismus als Schutz vor weiterer Schädigung. Akute Schmerzen gehen mit vegetativen Zeichen einher (Schwitzen, Vasokonstriktion, Hypertonie, Tachykardie, Pupillendilatation u. a.). Psychische Reaktionen (z. B. Angst) sind meist nur von kurzer Dauer. Im orofazialen Bereich treten akute Schmerzen am häufigsten im Bereich der Zähne und des Zahnhalteapparates auf.

Chronische Schmerzen haben die dem Akutschmerz innewohnende physiologische Funktion als »Wächter der Gesundheit« verloren. Oftmals ist kein eindeutiger Zusammenhang mit einer vorhandenen Gewebeschädigung vorhanden. Auch akute vegeta-

Tab. 4.8. Kategorien des Schmerzes vor dem Hintergrund zugrunde liegender (patho)physiologischer Mechanismen. (Nach Woolf et al. 1998)

Transienter Schmerz	Spezialisierung der Nozizeptoren auf Reize
Schmerz aufgrund von Gewebeverletzung (entzündlicher Schmerz)	Primäre Afferenz betreffend: – Sensibilisierung – Rekrutierung schlafender Nozizeptoren – Veränderungen des Phänotyps – Hyperinnervation ZNS-vermittelt: – Zentrale Sensibilisierung, Summation, Amplifikation
Schmerz basierend auf Verletzung/ Dysfunktion des Nervensystems selbst (neuropathischer Schmerz)	Primäre Afferenz betreffend: – Entstehung von spontaner und stimulusverursachter Aktivität in Axonen und Zellkörpern der Nozizeptoren abseits der peripheren Nerventerminalen – Veränderungen des Phänotyps ZNS-vermittelt: – Zentrale Sensibilisierung – Deafferenzierung des 2. Neurons – Disinhibition – Strukturelle Reorganisation

tive Zeichen fehlen weitgehend. Stattdessen treten schmerzassoziierte psychosoziale und verhaltensbezogene Folgeerscheinungen in den Vordergrund.

Traditionell erfolgte die Unterscheidung zwischen akuten und chronischen Schmerzen durch Festlegung einer zeitlichen Schwelle (z. B. chronisch: Schmerz, der länger als 3 oder 6 Monate anhält). In den letzten Jahren ist jedoch deutlich geworden, dass weniger zeitliche Parameter als vielmehr andere Merkmale für die Charakterisierung des chronischen Schmerzes maßgebend sind (Kröner-Herwig 1999):

- Deutliche schmerzbegleitende Beeinträchtigungen auf verschiedenen Ebenen des Erlebens und Verhaltens:
  - Kognitiv-emotional: Einschränkungen in der Befindlichkeit, gedrückte Stimmung, negative Gedanken
  - Verhaltensbezogen: verstärktes schmerzbezogenes Verhalten, vermindertes Alternativverhalten
  - Sozial: Beeinträchtigung der Kontaktfähigkeit, Einschränkungen bei der Ausübung täglicher Aktivitäten
  - Physiologisch-organisch: Einschränkungen der Mobilität
- Tendenz der Schmerzausbreitung auf verschiedenste Körperbereiche
- Entwicklung einer Dauerschmerzbelastung ohne Linderungsphasen
- Tendenz der Schmerzintensivierung
- Erfolglose (insbesondere kausale) Behandlungsversuche

Akute somatische Schmerzen weisen prinzipiell das Potenzial der Chronifizierung auf. Körpereigene, funktionell hemmende Systeme (»Antichronifizierungssysteme«: Endorphine, Endocannabinoide, monoaminerge absteigende Bahnen u. a.) sorgen zwar dafür, dass nicht jeder akute Schmerz chronisch wird (Zieglgänsberger u. Schadrack 2001). Dennoch sollte man sich auf diese endogenen Mechanismen nicht verlassen, denn (fast) jeder chronische Schmerz beginnt mit einem definierbaren akuten Ereignis (z. B. Entzündung, Trauma etc.).

! Chronische Schmerzen können im Gegensatz zu akuten Schmerzen durch therapeutische Interventionen oft nur gelindert werden. Trennscharfe diagnostische Kriterien gibt es nicht, die exakt zwischen akuten und chronischen Schmerzen unterscheiden können. Hinweise auf chronische Verläufe geben jedoch insbesondere Therapieresistenz und

▼

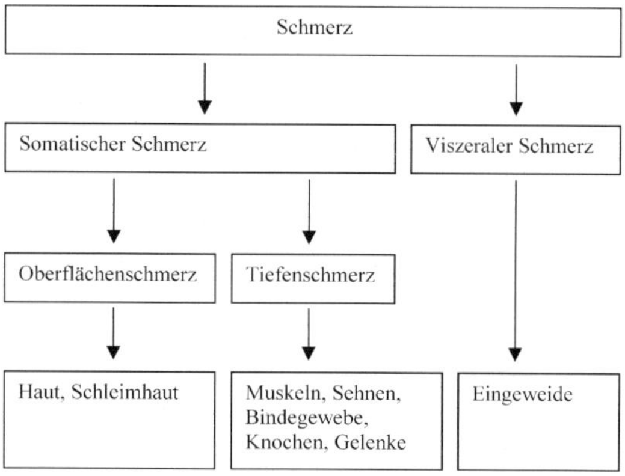

Abb. 4.2. Allgemeine Einteilung von Schmerzen nach dem Entstehungsort in unterschiedlichen Geweben (nach Schmidt, in Wörz 2001)

das Ausmaß der psychosozialen Beeinträchtigung der Patienten. Zur Vermeidung der Chronifizierung ist die rasche Beseitigung des akuten Schmerzes von ausschlaggebender Bedeutung.

4.2.2 Nozizeptive versus neuropathische Schmerzen

Nozizeptive oder nozizeptorvermittelte Schmerzen werden über die Reizung und Erregung von Nozizeptoren (»Schmerzrezeptoren«) vermittelt (Messlinger 1997) (Tab. 4.8). Das nozizeptive System der betroffenen Person ist bei dieser Art von Schmerzen intakt.

Zwei Arten von nozizeptorvermittelten Schmerzen werden unterschieden (Schaible u. Schmidt 2000):

1. Physiologischer Nozizeptorschmerz
   Dieser reizinduzierte akute Schmerz entsteht durch unmittelbare noxische Reizung von gesundem Gewebe. Als Reize kommen in Frage:
   - Mechanische. Beispiel: Einstich einer Injektionskanüle in die Schleimhaut des harten Gaumens
   - Chemische. Beispiel: Injektion von hypertoner Kochsalzlösung in den M. masseter im Rahmen eines Schmerzexperiments
   - Thermische. Beispiel: Applikation von Kohlensäureschnee auf einen Zahn (Kältetest zur Sensibilitätsprüfung)
   - Elektrische. Beispiel: Reizung eines Zahns mit elektrischem Strom (Sensibilitätsprüfung)
2. Im Zuge pathophysiologischer Prozesse entstehender Nozizeptorschmerz
   Zu dieser Schmerzart zählt klassischerweise der Entzündungsschmerz. Hierbei werden die Nozizeptoren durch Entzündungsmediatoren (u. a. Bradykinin, Prostaglandine, Leukotriene, Interleukine, Serotonin und Histamin) erregt und sensibilisiert
   - Infektiöse Pulpitis
   - Aktivierte Arthrose der Kiefergelenke

Bei neuropathischen (= neurogenen) Schmerzen sind periphere oder zentrale Neurone des nozizeptiven Systems geschädigt oder dysfunktionell (Handwerker 1999, Schaible u. Schmidt 2000). Das sympathische Nervensystem kann bei dem Schmerzgeschehen beteiligt sein (Baron u. Jänig 2001). Neuropathische Schmerzen können episodisch oder in Form von Dauerschmerzen in Erscheinung treten.

Unter anderem können folgende Ereignisse zu diesen Beschwerden führen:

- Periphere mechanische Verletzung (z. B. Nervdurchtrennung aufgrund einer Amputation; Nervkompression durch Muskeln, Sehnen und Gefäße)
- Metabolische Schädigung (z. B. diabetische Neuropathie)
- Virale Schädigung (z. B. postherpetische Neuralgie)
- Zentrale Verletzungen (z. B. zentrale Schmerzen bei Querschnittgelähmten)

! Nozizeptorvermittelten und neuropathischen Schmerzen liegen initial unterschiedliche schmerzgenerierende Mechanismen zugrunde. Dies erfordert folglich differenzierte medikamentöse Interventionen.

4.2.3 Oberflächliche versus tiefe somatische Schmerzen, viszerale Schmerzen

Je nach Entstehungsort können für die Sinnesmodalität Schmerz verschiedene Qualitäten unterschieden werden (Abb. 4.2). Schmerzen aus den Eingeweiden werden typischerweise als viszerale

Schmerzen bezeichnet (z. B. bei Appendizitis, akuter Pankreatitis, Nierenkolik, Gastritis), während Schmerzen aus den übrigen Körpergeweben als somatische Schmerzen bezeichnet und in Oberflächen- und Tiefenschmerz differenziert werden (Schmidt 2001, Mense u. Pongratz 2003). Oberflächliche somatische Schmerzen (Haut, Schleimhaut) können von den Patienten gut lokalisiert werden; sie weisen einen stechenden, schneidenden, brennenden »hellen« Schmerzcharakter auf, neigen nicht zu Übertragungsschmerzen und sind affektiv-emotional meist als erträglich einzustufen. Tiefe somatische Schmerzen (aus Muskeln, Sehnen, Gelenke, Knochen) besitzen einen eher reißenden, krampfenden, drückenden »dumpfen« Charakter. Sie werden oft in den tiefen somatischen Bereich und in die Haut übertragen (»übertragene Schmerzen«), was zu einer Fehllokalisation der eigentlichen Schmerzquelle führt, da sich der Bereich des empfundenen Schmerzes mehr oder weniger weit entfernt von der Schmerzquelle befinden kann (Jänig u. Häbler 2002, Mense 2003).

Neben zentraler Sensibilisierung scheint dafür im orofazialen Bereich vor allem die ausgeprägte Konvergenz primär-afferenter nozizeptiver Neurone des N. trigeminus (N. V) und der oberen Zervikalnerven – mit Informationen u. a. aus Zahnpulpa, Mundschleimhaut, Zunge, Kaumuskulatur, Kiefergelenken, Dura mater, Gesichtshaut, Halsregion – auf sekundär-afferente Neurone verantwortlich zu sein.

Bei tiefen somatischen (wie auch bei viszeralen) Schmerzen kommt es häufig vor, dass der vom Patienten angegebene Schmerzort nicht mit der Schmerzquelle identisch ist (sog. heterotoper Schmerz). Wichtig ist, die eigentliche Schmerzquelle im Rahmen der Schmerzdiagnostik zu identifizieren, um zielgerichtet und erfolgreich Schmerztherapie durchführen zu können.

4.2.4 Lokalisierte versus generalisierte Schmerzen

Patienten mit persistierenden Schmerzen in Bereichen des Gesichts – beispielsweise in Kaumuskeln und/oder Kiefergelenken – weisen zu einem großen Teil zusätzliche Schmerzen in anderen Körperregionen auf (Türp et al. 1998). So kann Kiefermuskelschmerz lokalisiert oder im Zuge eines generalisierten Geschehens auftreten. Bei einer Fibromyalgie (generalisierte Tendomyopathie) ist oft auch die Kiefermuskulatur (vor allem der M. masseter) (druck)schmerzempfindlich (Schindler u. Türp 2002). Kiefergelenkschmerz kann mono- oder biartikulär auftreten. Andererseits kann eine Arthralgie der Kiefergelenke als Teil einer polyartikulären Gelenkerkrankung vorkommen, z. B. bei rheumatoider Arthritis (chronische Polyarthritis) mit Befall der Kiefergelenke (Kopp 1994).

Die Erfassung aller Schmerzregionen im Körper ist für die Therapie bedeutsam. Lokalisierte Schmerzen sind einer (zahn)ärztlichen Behandlung zugänglicher und prognostisch günstiger zu bewerten als Schmerzen, die als generalisiert und auf mehrere Körperregionen verteilt angegeben werden (Raphael u. Marbach 2001). Darum sollte im (zahn)ärztlichen Patientengespräch gezielt nach weiteren Beschwerden gefragt werden. Als zusätzliche Maßnahme empfiehlt sich der Einsatz von Ganzkörperzeichnungen im Rahmen eines standardisierten Schmerzfragebogens (Türp u. Marinello 2002).

4.3 Empfohlenes Vorgehen für die klinische Untersuchung bei Gesichtsschmerzen

Anhand der aufgeführten Aspekte wird deutlich, dass bei Gesichtsschmerzen eine sinnvolle Strukturierung der klinischen Untersuchung überaus notwendig ist. Neben der somatischen Diagnostik darf die psychosoziale Ebene nicht außer Acht gelassen werden; für Letzteres stehen für die Praxis zuverlässige und praktikable Instrumente zur Verfügung (Graduierung Chronischer Schmerzen [GCS], ► Kap. 2).

Auf der somatischen Ebene sollte zwischen intra- und extraoralen Schmerzen unterschieden werden. Zwar gibt es potenziell viele Ursachen für intraorale Schmerzen, jedoch stellen zahnbezogene Schmerzquellen die größte Komponente dar. Somit ist es sinnvoll, zunächst dentale und parodontale Prozesse ins Auge zu fassen und zu überprüfen.

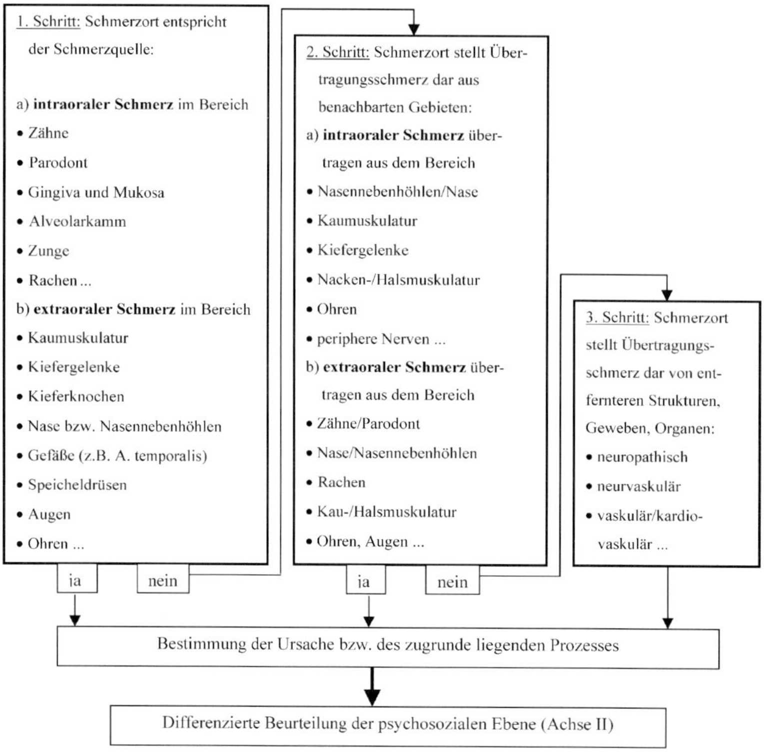

Abb. 4.3. Klinisch-diagnostischer Prozess im Rahmen der somatischen Diagnostik (Achse I) bei Gesichtsschmerzen, »schmerzdiagnostische Kaskade« (modif. nach Goulet 2001)

Für die Gruppe der extraoralen Gesichtsschmerzen bilden dagegen Myoarthropathien die zahlenmäßig häufigste Fraktion, so dass zunächst eine muskuloskelettale Untersuchung zweckmäßig erscheint, sofern der Patient in seiner Schmerzdarstellung nicht gezielt andere Bereiche (Augen, Ohren etc.) aufführt, und die Auswertung der Anamnese vermuten lässt, dass diese Bereiche vordringlich einer Untersuchung bedürfen.

Neben der Untersuchung derjenigen Strukturen, in oder an denen Schmerzen wahrgenommen werden, sollten benachbarte Gebiete und unter Umständen auch vom Schmerzort weiter entfernt liegendere Bereiche Berücksichtigung erfahren, um dem bereits dargestellten Phänomen heterotoper Schmerzen ausreichend Rechnung tragen zu können. Abb. 4.3 gibt eine leitende Empfehlung für den Prozess der somatischen Diagnostik.

Literatur

Baron R, Jänig W (2001) Neuropathische Schmerzen. In: Zenz M, Jurna I (Hrsg.) Lehrbuch der Schmerztherapie, 2. Aufl. Wissenschaftliche Verlagsgesellschaft, Stuttgart, S 65–87

Bell WE (1985) Orofacial pains – classification, diagnosis, management. 3rd ed. Year Book Medical, Chicago

Byers MR, Bonica JJ (2001) Peripheral pain mechanisms and nocicetor plasticity. In: Loeser JD (ed) Bonica's management of pain. 3rd ed. Lippincott Williams and Wilkins, Philadelphia, S 26–72

Dworkin SF, LeResche L (1992) Research diagnostic criteria for temporomandibular disorders: review, criteria, examinations and specifications, critique. J Craniomandib Disord Oral Facial Pain 6:301–355

Goulet JP (2001) The path of diagnosis. In: Lund JP, Lavigne GJ, Dubner R, Sessle BJ (eds) Orofacial pain – from basic science to clinical management. Quintessence, Chicago, S 167–181

Handwerker HO (1999) Einführung in die Pathophysiologie des Schmerzes. Springer, Berlin

Hapak L, Gordon A, Locker D, Shandling M, Mock D, Tenenbaum HC (1994) Differentiation between musculoligamentous, dentoalveolar, and neurologically based craniofacial pain with a diagnostic questionnaire. J Orofac Pain 8:357–368

International Headache Society (Hrsg.) (2003) Die internationale Klassifikation von Kopfschmerzerkrankungen, 2. Aufl. Nervenheilkunde 22:531–670

Jänig W, Häbler HJ (2002) Physiologie und Pathophysiologie viszeraler Schmerzen. Schmerz 16:429–446

Kopp S (1994) Rheumatoid arthritis. In: Zarb GA, Carlsson GE, Sessle BE, Mohl ND (eds) Temporomandibular joint and masticatory muscle disorders. 2nd ed. Munksgaard, Kopenhagen, S 346–366

Kröner-Herwig B (1999) Chronischer Schmerz - eine Gegenstandsbestimmung. In: Basler HD, Kröner-Herwig B, Rehfisch HP, Seemann H (Hrsg.) Psychologische Schmerztherapie. 4. Aufl. Springer, Berlin, S 3–21

Mense S (2003) Was ist das Besondere am Muskelschmerz? Schmerz 17:459–463

Mense S, Pongratz D (2003) Chronischer Muskelschmerz. Steinkopff, Darmstadt

Merskey H, Bogduk N (eds) (1994) Classification of chronic pain, 2nd ed. IASP Press, Seattle

Messlinger K (1997) Was ist ein Nociceptor? Schmerz 11:353–366

Okeson JP (ed) (1996) Orofacial pain: guidelines for assessment, diagnosis, and management. Quintessence, Chicago

Okeson JP (2005) Bell's orofacial pains: the clinical management of orofacial pain, 6th ed. Quintessence, Chicago [5th ed. 1995]

Pfingsten M, Hildebrandt J (2001) Nomenklatur/Definitionen. In: Zenz M, Jurna I (Hrsg.) Lehrbuch der Schmerztherapie, 2. Aufl. Wissenschaftliche Verlagsgesellschaft, Stuttgart, S 175–184

Raphael KG, Marbach JJ (2001) Widespread pain and the effectiveness of oral splints in myofascial face pain. J Am Dent Ass 132:305–316

Schaible HG, Schmidt RF (2000) Pathophysiologie von Nozizeption und Schmerz. In: Fölsch UR, Kochsiek K, Schmidt RF (Hrsg.) Pathophysiologie. Springer, Berlin, S 55–68

Schindler HJ, Türp JC (2002) Kiefermuskelschmerz - neurobiologische Grundlagen. Schmerz 16:346–354

Schmidt RF (2001) Physiologie und pathophysiologische Aspekte der Nozizeption und des Schmerzes. In: Wörz R (Hrsg.) Differenzierte medikamentöse Schmerztherapie. 2. Aufl. Urban und Fischer, München, S 1–52

Schumacher GH (1985) Funktionelle Anatomie des orofazialen Systems. Hüthig, Heidelberg, S 21

Türp JC, Kowalski CJ, O'Leary N, Stohler CS (1998) Pain maps from facial pain patients indicate a broad pain geography. J Dent Res 77:1465–1472

Türp JC, Marinello CP (2002) Schmerzfragebogen für Patienten mit chronischen orofazialen Schmerzen. Quintessenz 53:1333–1340

Woda A, Pionchon P (1999) A unified concept of idiopathic orofacial pain: clinical features. J Orofac Pain 13:172–184

Woda A, Tubert-Jeannin S, Bouhassira D, Attal N, Fleiter B, Goulet JP, Gremeau-Richard C, Louise Navez M, Picard P, Pionchon P, Albuisson E (2005) Towards a new taxonomy of idiopathic orofacial pain. Pain 116:396–406

Woolf CJ, Bennett GJ, Doherty M, Dubner R, Kidd B, Koltzenburg M, Lipton R, Loeser JD, Payne R, Torebjork E (1998) Towards a mechanism-based classification of pain? Pain 77:227–229

Zieglgänsberger W, Schadrack J (2001) Neurobiologische Erkenntnisse zur Entstehung und Aufrechterhaltung chronischer Schmerzen. In: Heinz A, Denke C, Ernst G, Przuntek H (Hrsg.) Somato-psychosomatische Entstehung und Therapie chronischer Schmerzen. Königshausen und Neumann, Würzburg, S 38–47

Odontalgie

M. Ommerborn, W. Raab,

5.1 Innervation von Zahnpulpa und Dentin

Die sensorischen Nervenfasern der Zahnpulpa wachsen im Laufe der Zahnentwicklung sekundär über das zunächst noch weite Foramen apicale in die Zahnpulpa ein. Nach Abgabe einiger weniger Axone an den Odontoblastensaum im Bereich des Wurzelkanals erreichen sie im koronalen Anteil den Raschkow-Plexus. Hier finden sich Fasern mit einem Durchmesser von 0,1–05 μm, deren Endigungen in enger räumlicher Beziehung zum Odontoblastensaum stehen und teilweise zusammen mit dem Odontoblastenfortsatz in den Dentinkanälchen verlaufen. Nach früheren Untersuchungen ging man davon aus, dass sich nur in jedem 200.–2000. Dentintubulus Nervenfasern befinden; aufgrund jüngerer Erkenntnisse wird der Anteil auf etwa die Hälfte aller Dentinkanälchen geschätzt (Byers 1980). Es konnte gezeigt werden, dass zumindest im Bereich von Prädentin und pulpanahem Dentin bis zu 7 Neurone in den Dentinkanälchen nachweisbar sind (Tsukada 1987).

Ein Beweis für das Vorhandensein spezifischer Verbindungen zwischen Odontoblastenkörper und Nervenfaser konnte bis heute noch nicht erbracht werden. Byers (1977) identifizierte eine enge räumliche Beziehung zwischen Odontoblastenfortsatz und Nervenendigungen, deren Ultrastruktur inzwischen eingehend untersucht wurde (Tsukada 1987). Hierbei wurde nachgewiesen, dass der Odontoblastenfortsatz in einigen Fällen die freien Nervenendigungen ähnlich einer Myelinscheide umhüllt. Trotz dieser engen räumlichen Beziehungen besteht jedoch keine eindeutige strukturelle Verbindung im Sinne einer gap- oder tight junction. Dieses Fehlen einer spezialisierten Verbindung führte zu der Annahme, dass die Nervenendigungen direkt an der Sensorik des Dentins beteiligt sind (Byers 1984). Dieser Annahme steht der uneinheitliche neuronale Versorgungsgrad des Dentins entgegen, wie auch die aus klinischer Erfahrung bekannte Tatsache, dass Lokalanästhetika an der freien Dentinoberfläche keine Erhöhung der Schmerzschwelle bewirken.

Wenngleich der sensorische Mechanismus von Pulpa und Dentin noch nicht abschließend geklärt ist, besteht doch Einigkeit hinsichtlich der neuronalen Versorgung. Die Neurone der Pulpa bestehen zu über 80% aus unmyelinisierten Fasern (Anderson et al. 1970). Den Rest bilden myelinisierte Axone, die den Aδ-Fasern und Aβ-Fasern zugeordnet werden können. Unter den C-Fasern findet sich ein hoher Anteil efferenter Fasern, die als postganglionäre Nervenfasern des Sympathikus und Parasympathikus in enger Beziehung zu den Gefäßen stehen.

Unklarheit besteht jedoch über die physiologische Funktion der afferenten C-Fasern. Sie finden sich ebenso wie die Aδ-Fasern als engmaschiges Geflecht in direktem Kontakt zum Odontoblastensaum sowie im Prädentin und Dentin. Die Reizschwellen der C-Fasern liegen wesentlich über denen der Aδ-Fasern. So konnten für C-Fasern bei elektrischer Reizung um bis zu 7fach erhöhte Schwellenstromstärken im Vergleich zu Aδ-Fasern nachgewiesen werden (Virtanen 1985). Auch bei direkter mechanischer Reizung des Dentins können keine Aktivitäten aus C-Fasern abgeleitet werden, wohl aber durch thermische Stimulation im noxischen Bereich, d. h. oberhalb von 43°C (Närhi et al. 1982). Diese tierexperimentellen Befunde stehen im Einklang mit Untersuchungen am Menschen. Die Reizzeit-Stromkurve der Wahrnehmungsschwellen für elektrische Pulpareize deckt sich in ihrem Verlauf mit der von Aδ-Fasern (Raab 1983).

Fazit

Nach den heutigen Erkenntnissen kann man folgende Zuordnung der sensorischen Versorgung von Zahnpulpa und Dentin treffen: Die Aδ-Fasern scheinen überwiegend durch mechanische Dentinreize erregbar, wohingegendie C-Fasern auf potenziell schädigende thermische Reize ansprechen. Letzteren dürfte auch die wesentliche Rolle an der Schmerzentstehung im Rahmen entzündlicher Reaktionen zukommen.

5.2 Innervation des Parodontiums

Im Gegensatz zur Pulpa, in der überwiegend Aδ- und C-Fasern repräsentiert sind, verfügt der Zahnhalteapparat über eine Vielzahl sensorischer Endstrukturen.

Im Wesentlichen lassen sich drei Formen neuronaler Endstrukturen unterscheiden (Griffin u. Harris 1974):

Formen neuronaler Endstrukturen

- Nicht-myelinisierte Fasern, freiendend, mit Axonverdichtung
- Spindelförmige Rezeptoren, bestehend aus markhaltigen Nervenfasern, umgeben von marklosen, mit einem Gesamtdurchmesser des Gebildes von 7–12 mm. Diese Struktur wird als Mechanorezeptor vom Typ I charakterisiert (Griffin u. Spain 1972)
- Ein weiterer Mechanorezeptor, Typ II, bildet einen Endring, der aus einem komplexen Aufbau markhaltiger und ringförmig angeordneter markloser Nervenendigungen besteht (Griffin 1972; Griffin u. Spain 1972)

Elektrophysiologische Untersuchungen der beiden Rezeptoren zeigen für Typ I eine sehr niedrige Schwelle gegenüber mechanischen Reizen sowie Leitungsgeschwindigkeiten von 42 m/sec (Mei et al. 1977). Demgegenüber wird die Schwelle des Rezeptors vom Typ II erst bei schädigenden mechanischen Reizen erreicht. Im Gegensatz zum Typ I spricht er ebenso auf chemische und thermische (50°C) Reize an. Somit kann im Parodontium neben den freien Nervenendigungen auch der Rezeptor vom Typ II als Nozizeptor betrachtet werden. Obwohl sich die Fasern von Pulpa und Parodontium stark verzweigen, bleibt es bei einer strikten Trennung pulpaler und parodontaler Anteile. 1972 konnte eine Arbeitsgruppe nachweisen, dass es bei Pulpareizungen zu keiner Mitbeteiligung von Fasern parodontalen Ursprungs kommt (Greenwood et al. 1972).

Das Parodontium verhält sich hinsichtlich seiner Innervation trotz enger räumlicher Nähe völlig verschieden von der der Zahnpulpa. Hier steht eindeutig die Mechanosensitivität im Vordergrund. Dieses hohe Maß an taktiler Empfindung ist wesentliche Voraussetzung für die Kaufunktion. So liegt die Wahrnehmungsschwelle, für die Tastempfindung der Zähne zwischen 8 und 30 μm. Nach Anästhesie antagonistischer Zähne können nur noch 90 μm und größer wahrgenommen werden (Siirilae u. Laine 1963). Dies zeigt, dass zum einen die Tastfunktion der Zähne auch unter Lokalanästhesie nicht zum Erliegen kommt, sie aber zu wesentlich höheren Werten verschoben ist.

Während für die Tastempfindung keine Schwellendifferenz zwischen Inzisivi und Molaren festgestellt werden kann, findet sich eine erhebliche

Schwellendifferenz bei der Wahrnehmung von Kräften. Sie liegt bei Molaren etwa um einen Faktor 10 höher als bei Frontzähnen (Linden 1975). Erklärt werden kann dies teilweise durch die Zunahme der Wurzeloberfläche im Molarenbereich. Frontzähne zeigen eine niedrigere Schwelle gegenüber axialen als horizontalen Kräften. Der erhebliche Verlust sensorischer Rückkopplung aus dem Parodontium wird am Patienten mit herausnehmbarem Zahnersatz deutlich. Hier liegt die mittlere taktile Schwelle um einen Faktor 6 höher. Taktile Wahrnehmung und Kraftempfindung stellen wesentliche Rückkopplungsmechanismen im Rahmen des Kauaktes dar, da so die Einleitung übermäßiger Impulse verhindert wird. Dies kann durch weitere Studien bestätigt werden, die nachweisen konnten, dass bereits eine Auslenkung von 2–3 µm des Zahnes in seiner Alveole zur Auslösung von Aktionspotentialen der zugehörigen Mechanorezeptoren des Parodontium führt (Yamada u. Kumano 1969).

Man unterscheidet hinsichtlich des Schwellen- und Adaptationsverhaltens zwei Fasergruppen: Eine Fasergruppe zeigt höhere Schwellen und ein rascheres Adaptationsverfahren, wohingegen sich die zweite Fasergruppe durch eine geringere Schwelle und ein langsameres Adaptationsverhalten ausweist. Mechanorezeptoren reagieren weitaus weniger auf Druck als auf Zugspannung. Die mechanosensitiven Fasern können jedoch auch hinsichtlich ihres Verteilungsmusters unterschieden werden, so finden sich für die jeweiligen Faserbündel rezeptive Felder, die sich nur auf einen Zahn beziehen, sowie rezeptive Felder, die sich auf zwei oder maximal drei Zähne beziehen. Die Verteilung der Fasern mit Ein-Zahn- oder Mehr-Zahnzuordnung beträgt etwa 50%. Die mechanorezeptiven Fasern des Parodontiums zeigen gleichzeitig eine Versorgung für die umgebende Gingiva. Die Schwellen für die mechanosensitiven Fasern des Parodontiums schwanken zwischen 10 und 200 mN. Hierbei findet sich auf Grund elektrophysiologischer Untersuchungen eine interessante Anordnung.

So zeigt sich, dass die mechanorezeptiven Strukturen mit hoher Schwelle und raschem Adaptationsverhalten überwiegend im Drehpunkt des betreffenden Zahnes lokalisiert sind, wohingegen die Fasern mit geringer Schwelle und langsamem Adaptationsverhalten überwiegend im apikalen Drittel lokalisiert sind. Diese Beobachtung führte zu der Hypothese, dass die mechanosensitiven Fasern sich hinsichtlich ihrer physikalischen und physiologischen Eigenschaften nicht so stark unterscheiden, wie man das bisher angenommen hatte, sondern dass das physiologische Korrelat der Erregung weniger die Kraft als die Dislokation ist. Betrachtet man die mechanosensitiven Fasern unter diesem Aspekt, so würden sie lediglich in Verbindung mit der jeweiligen Zahnbewegung ein unterschiedliches Verhalten aufweisen.

5.3 Dentinsensitivität

Es ist in der zahnärztlichen Praxis eine alltägliche Erfahrung, dass ein Patient bereits Schmerzen empfindet, wenn beim Präparieren die alleräußerste Schicht des Dentins erreicht wird. Viele Patienten klagen über Heiß-, Kalt-, Süß-, Sauer- oder gar Luftempfindlichkeit ihrer Zähne.

So empfindlich Dentin auf die genannten Reize reagiert, so gibt es andererseits algogene Substanzen, die keinerlei Schmerzhaftigkeit auslösen, wenn sie auf freiliegendes Dentin aufgetragen werden, wohl aber, wenn sie direkt auf die freigelegte Pulpa einwirken können, z. B. Acetylcholin und Kaliumchloridlösung. Diese Beobachtungen legen die Vermutung nahe, dass im Dentin ein besonderer Reizübermittlungsmechanismus bestehen muss, dass Dentin zumindest oberflächlich nicht innerviert ist und schmerzauslösenden Reizen trotz ihrer Verschiedenartigkeit zumindest anfangs ein gemeinsamer Übertragungsweg zu den Rezeptorzellen zur Verfügung steht. Bereits um die Jahrhundertwende entwickelte Gysi (1900) seine Theorie über die Dentinsensitivität, eine Theorie, die in den frühen 1960er-Jahren von Brännstöm (1963) zu neuem Leben erweckt wurde und heute weltweit als das sog. »hydrodynamische Modell« bekannt ist.

Dentin ist radial durchzogen von feinen Kanälen, den Dentintubuli, deren Anzahl und Durchmesser von pulpennah nach pulpenfern abnimmt. 1976 wurden elektronenmikroskopisch Werte für die anatomischen Tubulidurchmesser ermittelt, die pulpennah um 2,5 µm und an der Schmelz-Dentingrenze um 0,8 µm lagen (Garberoglio u. Brännström 1976). Der Durchmesser verringert sich also insgesamt etwa um den Faktor 3. In der gleichen Studie wurde gezeigt, dass die Anzahl der Tubuli im koronalen Dentin von etwa 65.000/mm^2 pulpennah auf etwa

16000/mm² im Bereich der Schmelz-Dentin-Grenze abnimmt, also ungefähr eine Verringerung um den Faktor 4. Der Tubuliinhalt besteht aus dem Zellfortsatz eines Odontoblasten, der etwa bis 0,7 mm in den Dentinkanal hineinreicht, wie mit Hilfe der Transmissionselektronenmikroskopie (TEM) und der Rasterelektronenmikroskopie (REM) gezeigt werden konnte (Thomas 1979, Weber u. Zaki 1986). Der Odontoblastenfortsatz ist im Dentinkanal von extrazellulärer Flüssigkeit umgeben.

Des Weiteren befinden sich kollagene Fasern, welche die organische Matrix des gesamten Dentins bilden, in den Tubuli. Nervenfasern, die in die Tubuli eindringen, liegen in enger Nachbarschaft zu den Odontoblastenfortsätzen. Die meisten dieser Fasern reichen nur wenig über 100 µm in das Prädentin, einige aber auch bis in das weiter peripher angeordnete Dentin (Gunji 1982).

5.3.1 Die hydrodynamische Theorie

Von den verschiedenen Theorien zur Reizweiterleitung im Dentin hat die hydrodynamische Theorie weltweit am meisten Bestätigung gefunden. Dentin verhält sich auf Grund seiner mineralischen und mit feinsten Kanälen verschieblichen Inhalts durchzogenen Struktur in gewissen Grenzen wie eine semipermeable Membran. Dies hat zur Folge, dass hypertone Lösungen, wie z. B. Glucoselösung, dem Tubuliinhalt Flüssigkeit entziehen, wenn sie auf freiliegendes Dentin aufgetragen werden. Durch die in den Tubuli herrschenden Kapillarkräfte wird sofort Flüssigkeit aus dem Pulpavakuum nachgezogen. Durch diese Ausgleichsbewegung kommt es zu einer Verschiebung des gesamten Tubuliinhalts in zentrifugaler Richtung, und zwar mit Spitzengeschwindigkeiten von 4 mm/sec (Berggren u. Brännström 1965). Derselbe Effekt tritt auf, wenn man der Dentinoberfläche auf andere Weise Flüssigkeit entzieht, wie z. B. durch Trocknen. Erwartungsgemäß konnte mit isotonen Lösungen, die auf freiliegendes Dentin aufgebracht wurden, keine Verschiebung des Tubuliinhalts nachgewiesen werden.

Problematischer ist das Verständnis eines Kälte- oder Hitzereizes. Bei Abkühlung kommt es zu einer Kontraktion und damit zu einer zentrifugalen Bewegung des Tubuliinhalts (Brännström u. Aström 1972). Umgekehrt soll eine Erwärmung eine Ausdehnung und damit eine zentripetal gerichtete Bewegung des Dentinkanalinhalts bewirken. Mediator vieler denkbarer Reize – ganz gleich ob osmotischer, mechanischer, verdunstender oder thermischer Natur – ist mit großer Wahrscheinlichkeit eine wie auch immer gerichtete Verschiebung des Tubuliinhalts. Untermauert wird die hydrodynamische Theorie u. a. durch die Tatsache, dass ein Verschluss der Dentinkanälchen eine weitgehende Desensibilisierung des Dentins bewirkt, eine Erfahrung, die durch zahlreiche Untersuchungen bestätigt wurde (Greenhill u. Pashley 1981, Muzzin u. Johnson 1989).

Ein wesentlicher Punkt ist weitgehend unklar geblieben: Wie wird die Bewegung des Tubuliinhalts zu einem wahrnehmbaren Schmerzimpuls? Es bestünde die Möglichkeit, dass der Odontoblast selbst als Rezeptorzelle wirkt (Trowbridge 1986). Übertragen auf den Odontoblasten würde dies bedeuten, dass eine Odontoblastenbewegung oder -deformation bei Verschiebung des Tubuliinhalts eine neutrale Stimulation auslöst, wobei allerdings eine chemische Synapse zwischen Odontoblasten und anlagernder Nervenfaser bestehen müsste. Nachdem verschiedene wissenschaftliche Arbeitsgruppen keinerlei synaptische Beziehungen zwischen Odontoblasten und Nervenfasern nachweisen konnten (Byers 1979, Gunji 1982), erscheint es unwahrscheinlich, dass der Odontoblast selbst eine unmittelbare Rezeptorzelle darstellt.

Auch eine andere mögliche Rolle des Odontoblasten bei der Reizübertragung wurde diskutiert (Berman 1984): Ein ausreichend starker Dentinreiz könnte den Odontoblasten beschädigen, woraufhin dieser eine Anzahl von Neurotransmittern sowie vasoaktive und schmerzauslösende Amine und Proteine freisetzen und über diese in benachbarten Nervenfasern Aktionspotenziale hervorrufen würde.

Keine der beiden genannten Theorien kann erklären, warum Dentin auch nach experimenteller Zerstörung der Odontoblastenschicht immer noch sensitiv ist (Lilja et al. 1982). Die zurzeit populärste Theorie zur Schmerzentstehung ist mangels besseren Wissens sehr allgemein gehalten und besagt, dass eine Verschiebung des Tubuliinhalts intrapulpal eine Druckänderung bzw. Volumenverschiebung bewirkt und mechanosensitive Nervenstrukturen im Prädentin oder sogar in der darunterliegenden Pulpa anregt.

5.4 Die neurogene Entzündung – lokale Antwort bei Schmerzen

Die Erregung dünner, unmyelinisierter Afferenzen durch noxische Reize führt nach Weiterleitung und Verarbeitung im Zentralnervensystem (ZNS) zur Wahrnehmung von Schmerzen und deren affektiver Verarbeitung. Diesem zentralen Prozess der Empfindung steht eine lokale Reaktion am Ort der Reizeinwirkung gegenüber. Sie ist gekennzeichnet durch eine Veränderung der regionalen Mikrozirkulation, die über den eigentlichen umschriebenen Ort der Reizeinwirkung hinaus erfolgt. Diese lokale Reizantwort trägt die klassischen Anzeichen einer akuten Entzündung mit Vasodilatation und Ödembildung. Hierbei muss es noch nicht zwangsläufig zu einer lokalen Gewebeschädigung gekommen sein.

Bereits um die Jahrhundertwende konnte (Bayliss 1902), basierend auf früheren Vorarbeiten (Stricker 1876), gezeigt werden, dass sich eine vergleichbare lokale Reaktion in der Haut auch durch die elektrische Stimulation afferenter Nerven erzeugen lässt. Dieser Effekt bleibt auch nach Sympathektomie erhalten, ist somit unabhängig von der vegetativen Versorgung. Hiermit war der Nachweis erbracht, dass die Vasodilatation unter diesen experimentellen Gegebenheiten an die intakte Funktion sensorischer Fasern gebunden ist. Dieser Mechanismus ist nicht von der glatten Muskulatur der Arteriolen, sondern von der Reaktion der Kapillaren abhängig (Lewis 1937). Aus dieser Beobachtung sowie der Tatsache, dass die Reizantwort erst nach Beendigung der Stimulation ihren Maximalwert erreicht, schlossen sie auf die lokale Freisetzung einer vasodilatatorischen Substanz. Dieser Mechanismus ist an die Intaktheit von afferenten C-Fasern gebunden und zeigt bei elektrischer Stimulation ein Maximum zwischen 2 Hz und 4 Hz (Celander u. Folkoiv 1953).

Dieser Reaktionsablauf wird als ein essentieller Schutzmechanismus angesehen, der durch die gesteigerte lokale Durchblutung eine Verminderung noxischer Wirkungen zum Ziel hat (Breslauer 1919). Wie gezeigt werden konnte, führt der Verlust dünner afferenter unmyelinisierter Fasern an sich zu keiner trophischen Störung des betreffenden Hautareals, jedoch infolge ungenügender Abwehrreaktion gegenüber schädigenden Reizen zu einer langsam fortschreitenden Schädigung. Prinzipiell gleichgeartete Reaktionen können auch von der Zahnpulpa erwartet werden.

Diesem Reaktionsmechanismus wird daher der Begriff »nocifensor system« zugeordnet und die Reaktion als »triple response« in einzelne Reaktionsphasen unterteilt (Lewis 1937):

Reaktionsphasen der »triple response«

- Regionale Dilatation der Kapillaren
- Gesteigerte Gefäßpermeabilität, als deren Folge es zur Plasmaextravasation und Ödembildung kommt
- Erweiterung der Arteriolen (Erythembildung)

Die beiden ersten Reaktionsphasen sind unmittelbar auf die Auswirkungen des Reizes zurückzuführen, wohingegen das Erythem indirekt als eine Weiterleitung der Reizeinwirkung zu verstehen ist. Eine Beteiligung des Sympathikus an diesem Ablauf kann ausgeschlossen werden (Chapman et al. 1961).

5.4.1 Neuropeptide

Im Ablauf der neurogenen Entzündung übernehmen die Neuropeptide eine wichtige Funktion. Am umfangreichsten untersucht ist die Wirkung von Substanz P (SP), welche bereits 1931 beschrieben und schließlich 1980 als nozizeptiver Transmitter nachgewiesen werden konnte (Euler u. Gaddum 1983). SP findet sich in den Ganglienzellen von dünn myelinisierten und marklosen Afferenzen. Sie wird in den Ganglienzellen des Hinterhorns synthetisiert und gelangt durch axonalen Transport nach peripher ebenso wie nach zentral (Keen et al. 1982). Dieser Transport erfolgt offensichtlich über verschiedene Systeme mit unterschiedlicher Geschwindigkeit. 70% der SP werden mit einer Geschwindigkeit von 1,3 mm/h in den Axonen transportiert, für den kleineren Teil erfolgt der Transport mit 4,9 mm/h. Im Jahr 1979 wurde die Beteiligung von SP bei der antidromen Vasodilatation sowie der neurogenen Plasmaextravasation belegt (Lembeck u. Holzer 1979).

Beide Effekte können durch die Applikation von Antihistaminika um 50% reduziert werden. Dies weist auf eine duale Wirkung von SP hin. Die direkte

Wirkung führt zu einer Relaxation der Gefäßmuskulatur, die indirekte zur Freisetzung von Histaminen aus Mastzellen, die ihrerseits wiederum eine Vasodilatation sowie Plasmaextravasation bewirken. In der Zahnpulpa kann eine Durchblutungserhöhung – wie in der Haut – durch die antidrome Stimulation des N. alveolaris inferior ausgelöst werden (Edwall et al. 1987). Es lassen sich in der Zahnpulpa – mit Ausnahme des ZNS – die höchste Konzentration an SP nachweisen, wodurch diesen Reaktionsmechanismen eine wesentlich stärkere Funktion im Ablauf einer schmerzhaften Pulpareizung zukommt (Brodin et al. 1981). Im koronalen Pulpaabschnitt findet sich eine Vielzahl unmyelinisierter Neurone mit SP, die sowohl an Blutgefäßwänden als auch an der Odontoblastenschicht enden. SP kann bis zu einer Tiefe von 20 µm im Prädentin nachgewiesen werden.

Calcitonin Gene-related Peptide (CGRP), ein weiteres Neuropeptid, zeigt eine ähnliche Verteilung wie SP mit einer Häufung in afferenten C- und Aδ-Fasern. Innerhalb der Pulpa weicht CGRP im Verteilungsmuster von dem von SP ab. Es findet sich eine deutliche Häufung im koronalen Pulpaabschnitt mit einer höchsten Konzentration in den Pulpahörnern. In diesem Bereich kann es sogar bis zu einer Tiefe von 200 µm im Prädentin nachgewiesen werden (Silverman u. Kruger 1987). Hinsichtlich der vasodilatatorischen Wirkung ist CGRP um ein Vielfaches stärker wirksam als SP, es ist jedoch kein Histaminliberator (Brain u. Williams 1985). Beide Substanzen unterscheiden sich auch hinsichtlich ihres Angriffspunktes am Gefäßsystem. CGRP ist primär an den Arteriolen und SP an den Kapillaren wirksam. Diese Tatsache wird auch zur Erklärung einer gegenseitigen Verstärkung der Effekte beider Substanzen herangezogen, die deutlich über die Summe der Einzelwirkungen hinausgeht.

Aus der Vielzahl der im Laufe der letzten Jahre gefundenen Neuropeptide wurden bisher neben den beiden bereits genannten die Neuropeptide »Vasoaktives Intestinales Polypeptid (VIP)« und das »Neuropeptid Y« unter anderem in den sympathischen Efferenzen der Pulpa nachgewiesen.

Fazit

Vom klinischen Standpunkt aus betrachtet muss man somit bei einer schmerzhaften Reaktion der Zahnpulpa immer auch von einer neurogenen Entzündung ausgehen. Die neurogene Entzündung per se ist reversibel, da sie sich auf Vasodilatation und Plasmaextravasation beschränkt. Für die Induktion der neurogenen Entzündung spielt es keine Rolle, ob sie durch pathologische Reize, wie Karies, oder therapeutische Maßnahmen, wie Kariesexkavation, ausgelöst wurde. Entscheidend ist, dass jede Stimulation, die zu einer Schmerzsensation führt, auch von einer lokalen, reversiblen und von der Reizdauer abhängigen Entzündung begleitet ist.

5.5 Folgen wiederholter Schmerzreizungen

Schmerz hat die Aufgabe eines Warners, mit dem Ziel, den potenziell schädigenden Reiz zu eliminieren. Es ist daher sinnvoll, wenn bei wiederholten Schmerzreizen Reaktionen mit dem Ergebnis einer Wahrnehmungsverstärkung auftreten. Diese Mechanismen sind sowohl peripherer als auch zentraler Art.

Das in den letzten Jahren zunehmend in den Vordergrund getretene Phänomen ist die periphere Reaktion des »nerve sprouting«. Nachweisbar wurde sie durch immunhistologische Untersuchungen auch an der Zahnpulpa. Es konnte gezeigt werden, dass z. B. die traumatische Okklusion, der freiliegende Zahnhals (Haugen u. Johansen 1988, Pashley 1986) oder forcierte kieferorthopädische Bewegungen zu einer verstärkten Darstellung der Nervenendigungen im Bereich der Reizeinwirkung führt (Kvinnsland et al. 1991). Sie erreicht innerhalb eines Zeitraumes von 4–6 Tagen ihren Maximalwert. Es kommt zu einer zahlenmäßigen Zunahme und zu einem tieferen Eindringen neuronaler Strukturen im Dentin. Diese Reaktion kann bis zu einem Zeitraum von etwa 4 Wochen nach dem Trauma nachgewiesen werden. Klinisch erklärt werden kann hiermit die scheinbare Diskrepanz zwischen Reiz und Schmerzbewertung, z. B. die »Überempfindlichkeit« der Zähne bei okklusalen Interferenzen oder nach parodontalchirurgischen Maßnahmen (Kimberly u. Byers 1988, Taylor et al. 1988). Dieses Phänomen ist nicht allein auf pulpale Strukturen beschränkt, sondern lässt sich in allen mit schmerzleitenden Fasern versorgten Geweben nachweisen. Das Nerve sprouting ist somit auch Erklärung für die verstärkte Perkussionsempfindlichkeit nach funktioneller Überbelastung. Therapeutisch wichtig ist die Tatsache, dass es sich nicht um eine Schwellenänderung als Folge einer primär entzündeten Pulpa handelt. Die Reizausschaltung führt zu einem Abklingen der Beschwerden. In der Konsequenz bedeutet dies die prophylaktische Vermeidung wiederholter, wenn auch geringer Reize.

Bei entzündlichen Veränderungen erfolgt zusätzlich die Nozizeptorensensibilisierung, die durch pH-Abfall, lokale Entzündungsmediatoren und erhöhten Gewebsdruck ausgelöst wird. Sie führt zu einer weiteren Absenkung der Reizschwelle. Ursprünglich unterschwellige Reize können nun Schmerzen auslösen. Allein die Variabilität der peripheren Veränderungen zeigt, dass ein Rückschluss vom Beschwerdebild auf den lokalen Entzündungsgrad wenig Erfolg versprechend ist (Curro 1978, Ekblom u. Hansson 1987). Diesen peripheren Phänomenen steht als zentrale Reaktion die Bahnung gegenüber. Weiderholte Schmerzen an einem Zahn führen zu einer verstärkten Wahrnehmung durch Schwellenänderungen im ZNS. Die Folge der beschriebenen Reaktionen ist immer eine Zunahme der Beschwerden (Olgart 1985).

5.6 Überempfindliches Dentin

Dem Zustand, der mit dem Begriff »überempfindliches Dentin« beschrieben wird, liegt eine Vielzahl möglicher Ursachen zugrunde. Dentinschmerz ist überwiegend als scharfer Schmerz, ausgelöst durch Aδ-Fasern, beschrieben. Die Fragestellung, was einen adäquaten Reiz für die Aktivierung von Aδ-Fasern darstellt, wird heute noch etwas kontrovers diskutiert, man kann jedoch davon ausgehen, dass sie sich in den meisten Fällen um eine vergleichsweise rasche Auswärtsbewegung von Flüssigkeit in den Dentinkanälchen handelt (Brännström 1986). Bei eröffneten Dentinkanälchen findet unter physiologischen Bedingungen immer ein konstanter Auswärtsfluss von Dentinflüssigkeit statt, da der pulpale den an der Dentinoberfläche vorhandenen Druck überschreitet. Wird dieser Flüssigkeitsauswärtsstrom durch Austrocknen der Oberfläche, Sondieren oder osmotisch wirksame Substanzen, wie Zucker oder Salz, aktiviert, kommt es zu einer weiteren Flüssigkeitsverschiebung in Richtung Peripherie, wobei die Kapillarkräfte der Dentintubuli für einen raschen Flüssigkeitsnachstrom sorgen. Es kommt zum Dentinschmerz. Gleiche Reaktionen lassen sich durch physikalische Reizung auslösen.

Üblicherweise geht man davon aus, dass überempfindliches Dentin mit einer mehr oder minder ausgeprägten Öffnung der Dentintubuli zur Oberfläche hin verbunden ist. Dies trifft jedoch nur für einen gewissen Zeitraum zu, da frisch eröffnetes Dentin in der Regel durch Fibrin verschlossen wird, wodurch der nachfolgende Flüssigkeitsaustritt an die Oberfläche verringert wird. Der klinische Zustand, z. B. eines empfindlichen Zahnhalses, muss nicht zwangsläufig mit einem mehr oder minder ausgeprägten Umfang an eröffneten Dentintubuli verbunden sein (Yoshiyama et al. 1990). Sowohl im Human- wie auch im Tierexperiment lässt sich bestätigen, dass mit zunehmender Verblockung der offenen Dentinkanälchen das klinische Bild des empfindlichen Zahnhalses abnimmt. Es finden sich jedoch immer wieder Bedingungen, bei denen dieser Zustand nicht erreicht werden kann.

Fazit
Man kann also nach dem heutigen Stand davon ausgehen, dass der empfindliche Zahnhals nicht nur Folge und Ausdruck eröffneter Dentinkanälchen ist, sondern dass es sich hier um ein Geschehen mit unterschiedlichen Reaktionsmechanismen handelt. Hierzu gehören entzündliche lokale Veränderungen, Nerve sprouting und periphere Nozizeptorensensibilisierung. Bis heute konnte noch kein Nachweis erbracht werden, dass sich überempfindliches Dentin sowohl in struktureller als auch in physiologischer Hinsicht von gesundem Dentin unterscheidet.

5.7 Entzündungsschmerz

Der chronische Zahnschmerz kann als Entzündungsfolge beschrieben werden. Es ist zu berücksichtigen, dass das spontane Auftreten von Schmerzen Hinweis auf eine akute Entzündung oder auf die Exazerbation einer chronischen Entzündung ist. Alle primär chronischen Verlaufsformen sind asymmetrisch. Die Ursachen für den Entzündungsschmerz sind vielgestaltig und laufen in mehreren Kaskaden nebeneinander ab.

Die freien Nervenendigungen können durch Noxen, z. B. Bakterientoxine, direkt erregt werden. Als Folge einer lokalen Gewebeschädigung bewirken die im Rahmen der Entzündung freiwerdenden Mediatoren, wie die Leukotriene und Prostaglandine, eine Vasodilatation und eine damit verbundene Plasmaextravasation (Curro 1978, Schrör et al. 1987). Beides führt zu einer Erhöhung des lokalen Gewebedruckes und zu einer pH-Absenkung. Bradykinin und Histamin, freigesetzt aus Mastzellen, unterstützen diese Reaktion. Gleichsinnig wirkt auch Serotonin, das aus den Blutplättchen freigesetzt wird.

Gewebedruckerhöhung und pH-Abfall bewirken eine Erniedrigung der Schwelle der Nozizeptoren. Die Entzündungsmediatoren führen jedoch nicht nur zu den beschriebenen Veränderungen, sondern können ihrerseits indirekt eine Reizung der freien Nervendigungen verursachen. Die Folge sind Hyperalgesie, Spontanschmerzen und die Entwicklung von Dauerschmerzen. Ein klinisches Beispiel für diese Schwellenabsenkung sind pulsierende Schmerzen als Folge der arteriellen Blutdruckschwankungen (Taylor et al. 1988).

Die den Schmerz auslösende Erregung der freien Nervendigungen geht lokal mit der Freisetzung von Neuropeptiden einher (Goodale 1981, Gronblad et al. 1984, Raab et al. 1988, Raab 1989, Heyeraas et al. 1990). Am umfangreichsten untersucht sind Substanz P und CGRP. Die Neuropeptide werden im Ganglion Gasseri gebildet und gelangen über axonalen Transport nach peripher, wo sie nach ihrer Freisetzung ebenfalls Vasodilatation und Plasmaextravasation auslösen bzw. verstärken. In dieser Hinsicht sind sie als Entzündungsmediatoren einzustufen, die durch sie induzierte Reaktion wird als »neurogene Entzündung« bezeichnet. Sie überlagert sich mit der vorbestehenden Entzündung und unterhält sie zusätzlich. Die Neuropeptide bewirken in ihrer zweiten Funktion als Schmerzmediatoren eine direkte Erregung der freien Nervendigungen (Goodale 1981).

Zahnschmerz bei Entzündungen wird häufig als dumpf und ausstrahlend beschrieben. Eine Erklärung bietet die Aktivierung von afferenten C-Fasern, die aufgrund ihrer höheren Schwelle erst unter entzündlichen Bedingungen rekrutiert werden (Rydenhag et al. 1986). Entzündungsschmerzen können durch äußere Reizeinwirkung verstärkt oder abgeschwächt werden. Entscheidend hierfür ist, inwieweit die lokale Entzündungsreaktion beeinflusst wird.

Therapeutisch wird dies z. B. durch die Applikation von kortisonhaltigen Präparaten genutzt. Hierdurch wird die Aktivierung von Entzündungsmediatoren, wie den Leukotrienen und Prostaglandinen, vermindert – die Schmerzen lassen nach (Fry et al. 1965, Beissner 1968). In diesen Mechanismus – wenn auch an anderer Stelle – greifen die peripheren Analgetika ein (Haegerstam u. Edwall 1977, Brune 1984). Die schmerzstillende Wirkung erfolgt ebenfalls über die Entzündungshemmung. In gleicher Weise reagiert Eugenol, das als Phenol antiphlogistische Eigenschaften aufweist. Diese Wirkung ist jedoch an geringste lokale Konzentrationen gebunden, da sonst die eiweißdenaturierende Wirkung in den Vordergrund tritt (Anamura et al. 1988).

5.8 Schmerzlokalisation

Die Lokalisierbarkeit von Zahnschmerz ist, wie die Erfahrung zeigt, eher dürftig. Eine der möglichen Ursachen ist die Konvergenz im Bereich des Trigeminus, d. h. Impulse, die aus benachbarten Zähnen nach zentral verlaufen, haben eine gemeinsame Endstrecke (Dostrovsky 1984). Mit Hilfe der elektrischen Pulpastimulation kann dies sehr leicht dargestellt werden: für die gleichzeitige Reizung benachbarter Zähne wird eine geringere Stromstärke benötigt, als die Summe der Einzelwerte erwarten ließe. Klinisch bedeutet dies, dass durch die an sich unterschwellige, aber gleichzeitige Reizung mehrerer Zähne Schmerz wahrgenommen wird.

Bei der Lokalisation von Schmerzen und ihrer Beziehung zur Ursache (Schmerzquelle) muss zwischen folgenden Zuordnungsformen unterschieden werden (Umbach 1960, Okeson 2005):

Zuordnungsformen

- Primärer Schmerz: wahrgenommener Schmerzort und eigentliche Schmerzquelle fallen zusammen.
- Heterotoper Schmerz: Der Schmerzort entspricht nicht der eigentlichen Schmerzquelle. Eine weitere Differenzierung erfolgt in übertragene, projizierte und zentral verursachte Schmerzen.

Für die Praxis können einige grundsätzliche Aussagen zur Übertragung von Zahnschmerzen gemacht werden: Übertragene Schmerzen werden intraoral häufig im Gegenkiefer angegeben. Schmerzen, die vom Seitenzahngebiet ausgehen, überschreiten die Mittellinie nicht. Aufgrund der überlappenden Innervation kommt es lediglich im Bereich zwischen den Eckzähnen zur Ausstrahlung über die Mittellinie.

Klinisch können sich Zahnschmerzen manifestieren als Folge der Erkrankungen von Organen, die in räumlicher Nachbarschaft zur angegebenen Schmerzlokalisation stehen (Langen 1968, Kaldarar u. Golland 1979, Aiken 1981, Kreisberg 1982, Goldberg 1983, Dworkin u. Burgess 1987, Kleier 1985). Das häufigste Beispiel sind Schmerzen im Bereich der Oberkieferseitenzähne, wenn eine Sinusitis maxillaris vorliegt. Auch Erkrankungen des Auges, wie Iritis und Iridozyklitis, können Schmerzen im Bereich der Oberkiefereckzähne und -prämolaren auslösen. Entzündungen des Mittelohres strahlen möglicherweise zum horizontalen Unterkieferast aus; zusätzlich findet sich in aller Regel auch eine Schmerzsymptomatik im aufsteigenden Unterkieferast sowie im Bereich des Ohres (Silverglade 1980).

Neoplasmen im Bereich des Gesichtsschädels können durch direkte Nervirritation zu Zahnschmerzen führen (Aiken 1981). Über den gleichen Mechanismus kann die Osteodystrophia deformans ein ähnliches Beschwerdebild verursachen. Daneben befindet sich eine Gruppe von Erkrankungen vaskulären Ursprungs, die eine Zahnschmerzsymptomatik vortäuschen kann. Hier wären die Migräne und der Clusterkopfschmerz zu nennen. In diesen Fällen liegt jedoch häufig eine Begleitsymptomatik vor, die eine Zuordnung erleichtert (Faermark 1972, Brooke 1978, Ferraro 1982, Guttenberg et al. 1989).

Die Ursache für Zahnschmerzen kann auch in intrakraniellen Prozessen zu suchen sein, die eine Irritation der Trigeminusäste zur Folge haben. Hierzu gehören intrakranielle Läsionen und Neoplasmen. Irritationen im Bereich der oberen Halswirbelsäule – in vielen Fällen ausgelöst durch ein Schleudertrauma – können auch Zahnschmerzen hervorbringen. Weitere Erkrankungen, die mit symptomatischen Zahnschmerzen einhergehen, sind Erkrankungen der Koronararterien einschließlich des Myokardinfarktes. Ferner dürfen Kopf- und Gesichtsneuralgien sowie Myoarthropathien des Kausystems in diesem Zusammenhang nicht unberücksichtigt bleiben (► Kap. 6, 7, 9).

5.9 Diagnostik von Zahnschmerzen

Die Diagnostik von Zahnschmerzen ist, wie bereits erwähnt, dadurch erschwert, dass sich die Zahnpulpa durch die umgebenden Zahnhartsubstanzen einer direkten Inspektion entzieht. Schmerz ist häufig das einzige Kardinalzeichen einer Entzündung. Umso mehr muss daher Sorgfalt bei der Anamnese und Befunderhebung gefordert werden.

Schmerzanamnese

Die Schmerzanamnese kann auf wenige Fragen beschränkt werden:

- Wann und wobei trat der Schmerz zum ersten Mal auf?
- Wie lange dauern die einzelnen Schmerzattacken?
- Wodurch sind sie auslösbar?
- An welchem Zahn treten sie auf?

Die Frage nach Medikamenten sollte immer auch die Frage nach Analgetika und schmerzdistanzierenden Medikamenten beinhalten. Da Analgetika, Barbiturate und Psychopharmaka das Schmerzgeschehen deutlich modulieren, wird die Befunderhebung – und damit die exakte Diagnosestellung – erheblich erschwert oder gar unmöglich gemacht. Die Frage nach der Schmerzqualität ist bei Zahnschmerzen von untergeordneter Bedeutung. Die Erfahrung zeigt, dass Patienten identische Reize mit stark differierenden Begriffen belegen. Diese semantischen Probleme sind bei Anamnese und Diagnosestellung eher hinderlich und zeitraubend.

Die Diagnostik von Zahnschmerzen soll hier auf den Aspekt der Eingrenzung der Lokalisation beschränkt werden. Neben der klinischen Inspektion sind Sensibilitätsprüfung und Perkussionsprobe die wichtigsten Untersuchungsschritte.

5.9.1 Sensibilitätsprüfung

Für die Sensibilitätsprüfung stehen elektrische und thermische Verfahren zur Verfügung. Dabei ist es möglich, die Funktionsfähigkeit neuronaler Strukturen der Zahnpulpa nachzuweisen. Sie erlauben mit gewissen Einschränkungen einen Rückschluss auf die Vitalität des Markorgans. Eine Vitalitätsprobe mit direkter Bestimmung der pulpalen Mikrozirkulation wird derzeit noch nicht klinisch angewendet.

Potenzielle Ursachen für eine Fehlinterpretation der Sensibilitätsprüfu ngsresultate

Falsch-positive Befunde:

- Reizung parodontaler Rezeptoren
- Reizung des Nachbarzahnes durch Kontakt metallischer Füllungen
- Infizierte Nekrose (Gangrän) [bei elektrischen Prüfverfahren]
- Falsche Angaben des Patienten

Falsch-negative Befunde:

- Milchzahn
- Nicht abgeschlossenes Wurzelwachstum
- Vitalamputation (thermisch)
- Überkronung (elektrisch)
- Feuchte Zahnoberfläche (elektrisch)
- Trauma
- Periphere Nervläsion

Für die elektrische Sensibilitätstestung können bipolare und monopolare Reizgeräte verwendet werden. Beide arbeiten mit Rechteckimpulsen. In Abhängigkeit von der Größe der Reizelektrode liegt die Schwelle für pulpale Neurone zwischen 6 und 40 µA, die für parodontale zwischen 176 und 250 µA. Es besteht somit ein ausreichender Sicherheitsabstand, um zwischen pulpalen und parodontalen Rezeptoren differenzieren zu können.

! Bei der Anwendung muss sichergestellt werden, dass ein geschlossener elektrischer Kreislauf besteht, der bei monopolaren Geräten und der Verwendung von Gummihandschuhen durch den Patientenkontakt mit dem Griffstück gewährleistet werden kann. Um eine Ableitung des Stromes durch die Zahnoberfläche zur Gingiva zu vermeiden, muss der Zahn vollständig getrocknet werden. Der elektrische Kontakt zum Zahn sollte nicht durch Benetzen der Elektrode mit Wasser, sondern durch Polier- oder Zahncreme erfolgen. Dies ermöglicht eine bessere optische Kontrolle von Kontakt und eventuellem Speichelzutritt. Es ist zu berücksichtigen, dass die Reizschwelle für die elektrische Stimulation von mesial nach distal im Mittel um einen Faktor 2 zunimmt. Die Angabe von elektrischen Reizschwellen, wie es bei einigen Geräten der Fall ist, ist ohne diagnostische Bedeutung. Bei sehr hohen Werten ist jedoch zusätzlich eine Überprüfung durch thermische Verfahren angezeigt, da der Verdacht einer Stimulation parodontaler Rezeptoren nahe liegt

Aufgrund der unzuverlässigen Anwendungen wird von Chloräthyl oder kaltem Wasser zur thermischen Sensibilitätsprobe abgeraten. Auch von der Prüfung mittels erhitzter Guttapercha sollte Abstand genommen werden, da die Möglichkeit einer thermischen Schädigung der Pulpa unverhältnismäßig groß ist. Die Schmerzrezeptoren der Zahnpulpa reagieren erst ab einer Temperatur von etwa 43°C mit Schmerz. Demgegenüber zeigt eine akut entzündete Pulpa mitunter eine erniedrigte Schwelle gegenüber Wärme.

! Empfehlenswert ist der Gebrauch von CO_2-Schnee (-78,5°C) oder von Dichlordifluormethan (Frigen, ca. -25°C). Die möglichen Fehlerquellen sind bei den thermischen Verfahren geringer einzuschätzen als bei den elektrischen. Aufgrund des größeren thermischen Gradienten ist dem CO_2-Schnee der Vorzug zu geben. Entscheidend für die Sensibilitätsprobe ist die Schmerzprovokation. Die Angabe von Empfindungen, wie »kalt« oder »klopfend«, spricht für eine Stimulation extrapulpaler sensorischer Strukturen. Die Applikation von CO_2-Schnee auf metallische Füllungen führt – entgegen häufiger Annahme – nicht zu einem verbesserten Antwortverhalten.

5.9.2 Perkussionsprobe

Die Perkussionsprobe gibt Hinweise, ob entzündliche Veränderungen im Bereich des apikalen Parodontiums vorliegen. Sie dient der Abgrenzung pulpaler und parodontaler Ursachen. Auch parodontale Abszesse oder forcierte Vorgehensweise können zu positiven Perkussionsergebnissen führen. Man sollte einen positiven Befund immer dahingehend überprüfen, ob möglicherweise eine gelockerte Füllung, eine Fraktur oder Infraktion des Zahnes vorliegt.

Befunde mit häufig positiv ausfallender Perkussionsprobe

- Apikale Parodontitis
- Desmodontales Trauma
- Weiterleitung aus Entzündungen der Umgebung
- Gelockerte Füllung
- Infraktion
- Fraktur

Differentialdiagnostisch ist die apikale Parodontitis gegenüber dem desmodontalen Trauma abzugrenzen. Letzteres ist fast immer mit einer erhöhten Zahnbeweglichkeit verbunden. Der positive Perkussionsbefund im Falle des desmodontalen Traumas oder einer funktionellen Überbelastung ist, wie bereits dargestellt, auch durch das Nerve sprouting zu erklären. Zusätzlich zu diesen Mechanismen kommt es ebenso zu einer Abnahme der peripheren Reizschwelle.

Bei vertikalen Frakturen und Infraktionen wird häufig beobachtet, dass die Perkussionsprobe an einer der Höckerspitzen positiv, an der anderen jedoch negativ ausfällt. Zur Abklärung hat sich hierbei der Aufbisstest mittels Interdentalkeil bewährt, mit dessen Hilfe häufig ein Lwoslassschmerz provoziert werden kann. Diese Beobachtung ist auf das schnelle Zurückstellen der Fragmente bei Entlastung zurückzuführen. Bei einem positiven Perkussionsbefund an mehreren Zähnen im Oberkiefer muss in jedem Fall die Möglichkeit einer Sinusitis maxillaris in Betracht gezogen werden.

5.9.3 Diagnostische Limitationen, diagnostische Lokalanästhesie

Sensibilitätsprüfung und Perkussionsprobe sollten nie an einem Einzelzahn durchgeführt, sondern immer im Vergleich zu den Nachbar- und Gegenzähnen gesehen werden. Bei einem fraglichen Perkussionsbefund kann dieser durch einen Aufbisstest (z. B. Watterolle, Interdentalkeil) überprüft werden. Bei festsitzendem prothetischem Ersatz sind Sensibilitätstest und Perkussionsprobe meist ohne ausreichenden diagnostischen Hinweis. Hier kann in berechtigten Zweifelsfällen eine Probetrepanation hilfreich sein

In einigen wenigen Fällen wird es nicht möglich sein, mit der bisher eingeschlagenen Vorgehensweise eine Diagnose zu treffen, vor allem dann, wenn die Lokalisation des Zahnes Probleme bereitet. Besteht keine eindeutige Sicherheit hinsichtlich des betreffenden Zahnes, ist es hilfreich, eine diagnostische Lokalanästhesie durchzuführen. Steht die Fragestellung Ober- oder Unterkiefer im Vordergrund, so ist eine Infiltrationsanästhesie oder Leitungsanästhesie im Bereich des betreffenden Astes angezeigt. Weitaus häufiger ist es notwenig, zwischen zwei oder drei Nachbarzähnen zu differenzieren. In diesem Fall kann die Blockade mittels intraligamentärer Injektion erfolgen. Bei mehrwurzeligen Zähnen sollte pro Wurzel ein Depot gesetzt werden. Durch die intraligamentäre Anästhesie wird meistens nur eine Reduktion des Beschwerdebildes zu erzielen sein. Die diagnostische Lokalanästhesie ermöglicht eine Eingrenzung der Schmerzursache und gegebenenfalls den Ausschluss dentogener Ursachen.

Literatur

Aiken A (1981) Facial pain – toothache or tumour? Int J Oral Surg 10 (Suppl 1):187–190

Anamura S, Dohi T, Shirakawa M, Okamoto H, Tsujimoto A (1988) Effects of phenolic dental medicaments on prostaglandin synthesis by microsomes of bovine tooth pulp an rabbit kidney medulla. Arch Oral Biol 33:555–560

Anderson DJ, Hannam AG, Mathews B (1970) Sensory mechanisms in mammalian teeth and their supporting structures. Physiol Rev 50:171–195

Bayliss WH (1902) Further researches on antidromic nerve impulses. J Physiol 28:276-299

Beissner H (1968) Vergleichend-sequentialanalytische, kurzfristige klinische Prüfung einiger Stoffe auf ihre Wirkung als potentielle Pulpitismittel. II. Untersuchung über die momentane Wirksamkeit von Tanderil auf den pulpitischen Schmerz im Vergleich zu Ledermix und einem Placebo. Schweiz Monatschr Zahnheilkd 78:674–684

Berggren G, Brännström M (1965) The rate of flow in dentinal tubules due to capillary attraction. J Dent Res 44:408–415

Berman LH (1985) Dentinal sensation and hypersensitivity. J Peridontol 56:216–222

Brain SD, Williams TJ (1985) Inflammatory oedema induced by synergism between calcitonin gene-related peptide (CGRP) and mediators of increased vascular permeability. Br J Pharmacol 86:855–860

Brännström M (1963) Dentine sensitivity and aspiration of odontoblasts. J Am Dent Assoc 66:366–370

Brännström M (1986) The hydrodynamic theory of dentinal pain: sensation in preparations, caries, and the dentinal crack syndrome. J Endod 12:453–457

Brännström M, Aström A (1972) The hydrodynamics of the dentine; its possible relationship to dentinal pain. Int Dent J 22:219–227

Breslauer F (1919) Die Pathogenese der trophischen Gewebsschäden nach der Nervenverletzung. Chir Deut Z 150:50–81

Brodin E, Gazelius B, Olgart L, Nilsson G (1981) Tissue concentration and release of substance P-like immunoreactivity in the dental pulp. Acta Physiol Scand 111:141–149

Brooke RI (1978) Periodic migrainous neuralgia. a cause of dental pain. Oral Surg Oral Med Oral Pathol 46:511–516

Brune K (1984) Peripher wirkende Analgetika. In: Zimmermann, M, Handwerker, HO (Hrsg) Schmerz. Konzepte und ärztliches Handeln. Springer, Berlin

Byers MR (1977) Fine structure of trigeminal receptors in rat molars. In: Anderson DJ, Matthews B (Hrsg) Pain in the trigeminal region. Elsevier, Amsterdam

Byers MR (1979) Large and small trigeminal nerve endings and their association with odontoblasts in rat molar dentin and pulp. In: Bonica JJ, Liebeskind JC, Able-Fassard DG (eds) Advances in pain research and therapy. Raven, New York, S 265–270

Byers MR (1980) Development of sensory innervation in dentin. J Comp Neurol 191:413–427

Byers MR (1984) Dental sensory receptors. Int Rev Neurobiol 25:39–94

Celander O, Folkow B (1953) The correlation between the stimulation frequency and the dilator response evoked by ‚antidromic' excitation of the thin afferent fibres in the dorsal roots. Acta Physiol Scand 29:371–376

Chapman LF, Ramos AO, Goodell H, Wolff HG (1961) Neurohumoral features of efferent fibres in man. Their role in vasodilatation, inflammation and pain. Arch Neurol 4:617–650

Curro FA (1978) The peripheral nervous System and its role in mediating pain. Dent Clin North Am 22:51–61

Dostrovsky JO (1984) An electrophysiological study of canine premolar and molar tooth pulp afferents and their convergence on medullary trigeminal neurons. Pain 19:1–12

Dworkin SF, Burgess JA (1987) Orofacial pain of psychogenic origin: current concepts and classification. J Am Dent Assoc 115:565–571

Edwall B, Gazelius B, Berg JO, Edwall L, Hellander K, Olgart L (1987) Blood flow changes in the dental pulp of the cat and rat measured simultaneously by laser Doppler flowmetry and local 125I clearance. Acta Physiol Scand 131:81–91

Ekblom A, Hansson P (1987) Thermal sensitivity is not changed by acute pain or afferent Stimulation. J Neurol Neurosurg Psychiatry 50:1216–1220

Euler US, Gaddum JH (1931) J Physiol (London) 72, 74–87, zitiert nach: Otsuka M, Konishi S (1983) Substance P – the first neurotransmitter? Trends in Neurosci:317–320

Faermark W (1972) Dental pain and »histaminic cephalgia«. J Am Soc Psychosom Dent Med 19:57–61

Ferraro EF (1982) Differential diagnosis of orofacial pain. Compend Contin Educ Dent 3:435–439

Fry AE, Neely AR, Ruhlman DC, Phatak NM (1965) Topical use of corticosteroids for the relief of pain sensitivity of dentin and pulp. Clinical observations. J Oral Ther Pharmacol 2:88–93

Garberoglio R, Brännström M (1976) Scanning electron microscopic investigation of human dentinal tubules. Arch Oral Biol 21:355–362

Goldenberg AS (1983) The Symptoms of an angiosarcoma mimicking pulpal pain. J Endod 9:65–70

Goodale DB (1981) The role of substance P in simultaneously mediating oral pain and inflammation. Anesth Prog 28:41–43

Greenhill JD, Pashley DH (1981) The effects of desensitizing agents on the hydraulic conductance of human dentin in vitro. J Dent Res 60:686–698

Greenwood F, Horiuchi H, Matthews B (1972) Electrophysiological evidence on the types of nerve fibres excited by electrical stimulation of teeth with a pulp tester. Arch Oral Biol 17:701–709

Griffin CJ (1972) The fine structure of end-rings in human periodontal ligament. Arch Oral Biol 17:785–797

Griffin CJ, Spain H (1972) Organization and vasculature of human periodontal ligament mechanoreceptors. Arch Oral Biol 17:913–921

Griffin CJ, Harris R (1974) Innervation of human periodontium I. Classification of periodontal receptors. Aust Dent J 19:51–56

Gronblad M, Liesi P, Munck AM (1984) Peptidergic nerves in human tooth pulp. Scand J Dent Res 92:319–324

Gunji T (1982) Morphological research on the sensitivity of dentin. Arch Histol Jpn 45:45–67

Guttenberg SA, Emery RW, Milobsky SA, Gebala M (1989) Cranial arteritis mimicking odontogenic pain: report of case. J Am Dent Ass 119:621–623

Gysi A (1900) An attempt to explain the sensitiveness of dentine. Brit J Dent Res 43:865–868

Haegerstam G, Edwall L (1977) Sodium acetylsalicylate and the role of prostaglandins in the mechanism of intradental pain. Acta Odontol Scand 35:63–67

Haugen E, Johansen JR (1988) Tooth hypersensitivity after periodontal treatment. A case report including SEM studies. J Clin Peridontol 15:399–401

Heyerass KJ, Raab WH, Kim S (1990) Effect of sensory nerve Stimulation on pulpa blood flow and tissue: pressure [abstract 94]. J Dent Res 69 (special issue):120

Kaldarar G, Golland G (1979) Herpes zoster in der Mundregion. Schweiz Monatsschr Zahnheilk 89:125–126

Keen P, Hamar AJ, Spears F, Winter L (1982) Biosynthesis, axonal transport and turnover of neuronal substance P. Ciba Found Symp 91:145–164

Kimberly CL, Byers MR (1988) Inflammation of rat molar pulp and periodontium causes increased caicitonin gene-related peptide and axonal sprouting. Anat Rec 222:289–300

Kleier DJ (1985) Referred pain from a myofascial trigger point mimicking pain of endodontic origin. J Endod 11:408–411

Kreisberg MK (1982) Atypical odontalgia: differential diagnosis and treatment. J Am Dent Ass 104:852–854

Kvinnsland L, Heyeraas KJ, Byers MR (1991) Regeneration of caicitonin gene-related peptide immunoreactive nerves in replanted rat molars and their supporting tissues. Arch Oral Biol 36:815–826

Langen D (1968) Schmerz und Schmerzbeeinflussung. Psychother Psychosom 14 (Suppl):137–140

Lembeck F, Holzer P (1979) Substance P as neurogenic mediator of antidromic vasodilation and neurogenic plasma extravasation. Naunyn-Schmiedebergs Arch Pharmacol 301:175–183

Lewis T (1937) The nocifensor System of nerves and its reactions, lecture II. Brit Med J 1:491–494

Lilja J, Nordenvall KJ, Brännström M (1982) Dentin sensitivity, odontoblasts and nerves under desiccated or infected experimental cavities. Swed Dent J 6:93–103

Linden RW (1975) Touch thresholds of vital and nonvital human teeth. Exp Neurol 48(2):387–390

Mei N, Hartmann F, Aubert M (1977). Periodontal mechanoreceptors involved in pain. In: Anderson DJ, Matthews B (eds) Pain in the trigeminal region. Elsevier, Amsterdam

Muzzin KB, Johnson R (1989) Effects of potassium oxalate on dentin hypersensitivity in vivo. J Peridontol 60:151–158

Närhi M, Jyväsjärvi E, Hirvonen T, Huopaniemi T (1982) Activation of heat-sensitive nerve fibres in the dental pulp of the cat. Pain 14: 317–326

Okeson JP (2005) Bell's orofacial pains, 6th ed. Quintessence, Chicago

Olgart LM (1985) The role of local factors in dentin and pulp in intradental pain mechanisms. J Dent Res 64 (special issue):572–578

Pashley DH (1986) Dentine permeability, dentine sensitivity an treatment trough tubule occlussion. J Endod 12:465–474

Raab WHM (1983) Gemittelte Hirnrindenpotentiale des Menschen nach elektrischer Reizung der Zahnpulpa und des Parodontiums. Med Diss Erlangen

Raab WH (1989) Zur Entstehung des Plasmaextravasates in der Zahnpulpa. Dtsch Zahnärztl Z 44:686–688

Raab WH, Magerl W, Müller H (1988) Changes in dental blood flow following electrical tooth pulp Stimulation – influences of capsaicin and guanethidine. Agents and Actions 25:237–239

Rydenhag B, Shyu BC, Olausson B, Andersson SA (1986) Influence of changes of tooth temperature on reflex and central activity evoked by stimulation of tooth pulp afferents. Brain Res 367:337–340

Schrör K, Sinzinger H, Weidner G, Bräuker H (1987) Prostaglandine und Leukotriene bei Entzündung und Schmerz. Albert-Roussel, Wiesbaden

Siirilae HS, Laine P (1963) The tactile sensibility of the parodontium to slight axial loadings of the teeth. Acta Odontol Scand 21:415–429

Silverglade D (1980) Dental pain without dental etiology: a manifestation of referred pain from otitis media. J Dent Child 47:358–359

Silverman JD, Kruger L (1987) An interpretation of dental innervation based upon the patter of calcitonin generelated peptide (CGRP)-immunoreactive thin sensory axons. Somatosens Res 5:157–175

Stricker S (1876) Untersuchungen über die Gefäßwurzeln des Ischiadicus. Sitzungsber Kaiserl Akad Wiss Wien 3:173–185

Taylor PE, Byers MR, Redd PE (1988) Sprouting of CGRP nerve fibers in response to dentin injury in rat molars. Brain Res 461:371–637

Thomas HF (1979) The extend of the odontoblast process in human dentin. J Dent Res 58 (special issue D):2207–2218

Trowbridge HO (1986) Review of dental pain-histology and physiology. J Endod 12(10):445–452

Tsukada K (1987) Ultrastructure of the relationship between odontoblast processes and nerve fibres in dentinal tubules of rat molar teeth. Arch Oral Biol 32:87–92

Umbach W (1960) Differentialdiagnose und Therapie der Gesichtsneuralgien. Thieme, Stuttgart

Virtanen AS (1985) Electrical stimulation of pulp nerves – comparison of monopolar and bipolar electrode coupling. Pain 23:279–88

Weber DF, Zaki AE (1986) Scanning and transmission electron microscopy of tubular structures presumed to be human odontoblast processes. J Dent Res 65:982–986

Yamada M, Kumano T (1969) Mobility and assessment of the tactile sensation of teeth. Int Dent J 19:295–296

Yoshiyama M, Noiri Y, Ozaki K, Uchida A, Ishikawa Y, Ishida H (1990) Transmission electron microscopic characterization of hypersensitive human radicular dentin. J Dent Res 69:1293–1297

Myalgie der Kiefermuskulatur
Ätiologie, Diagnostik, Therapie

H. J. Schindler, J. C. Türp

Nach den Zahnschmerzen (Odontalgien) sind die Myalgien der Kiefermuskulatur die am häufigsten beklagten Schmerzen im Kausystem. Zusammen mit den Arthralgien werden sie unter dem Begriff »Myoarthropathien« (MAP) (Palla 1998), im englischen Sprachgebrauch »Temporomandibular Disorders« (TMD), zusammengefasst (Okeson 2003). Muskelschmerzen sind schlecht lokalisierbar und zeichnen sich durch einen dumpf-drückenden oder ziehenden Charakter aus. Die Schmerzen sind in der Regel von geringer bis mittlerer Intensität und werden bei Unterkieferbewegungen (z. B. beim Kauen) und bei Muskelbelastungen (z. B. bei Palpation des Muskels) verstärkt wahrgenommen. Schmerzbedingte Bewegungseinschränkungen und Schonhaltungen des Unterkiefers können beobachtet werden. Nicht selten wird der Muskelschmerz in andere Bereiche übertragen (Zähne oder Zahngruppen, Kiefergelenke, Mittelohr, Schläfe, Auge) und dort vom Patienten empfunden (Wright 2000). Hier stimmt die Schmerzlokalisation nicht mit der Schmerzquelle überein, und eine Abgrenzung zu anderen Schmerzbildern kann schwierig werden. Die meisten Kiefermuskelschmerzen sind gut behandelbar und eher episodischer Natur. Zu einem nicht unwesentlichen Anteil bleiben sie jedoch trotz therapeutischer Interventionen über lange Zeit bestehen. In diesen Fällen sind oft gleichzeitig auch in anderen Körperbereichen Schmerzen vorhanden (Türp et al. 1998a); diese werden von den Patienten aber nur selten beim Zahnarzt angegeben (Türp et al. 1997b). Über einen längeren Zeitraum anhaltende Kiefermuskelschmerzen können bei den Betroffenen zu erheblichen psychosozialen Belastungen und Reaktionen führen, z. B. zu Beeinträchtigungen bei der Verrichtung der täglichen Aktivitäten und bei der Kontaktfähigkeit, depressiver Verstimmung und anderen Störungen der emotionalen Befindlichkeit (Türp et al. 1997a).

Myofaszialer Schmerz repräsentiert die gewichtigste Klasse der Myalgien der Kiefermuskulatur. Die Autoren möchten darauf hinweisen, dass der Begriff »myofaszialer Schmerz« im Sinne eines regionalen Weichgewebs-Schmerzsyndroms verwendet wird (Mense u. Simons 2001). Er schließt alle Muskelschmerzformen ein, die initial mit diskreten Läsionen wie Triggerpunkten, Mikrotraumen und Muskelerschöpfung in Verbindung gebracht werden. Diese lokalen Störungen können durch unterschiedlichste Einflüsse bedingt sein. (Spasmen, Ko-Kontraktionen, Kontrakturen; Beruf, Sport; Kauen, Parafunktionen; u.a.). Eine Reihe anderer Krankheitsbilder, die ebenfalls Myalgien verursachen, müssen bei der therapeutischen Entscheidungsfindung differenzialdiagnostisch abgeklärt werden. Vorrangig sind hier die Fibromyalgie und der episodische Spannungskopfschmerz zu nennen (◘ Abb. 6.1).

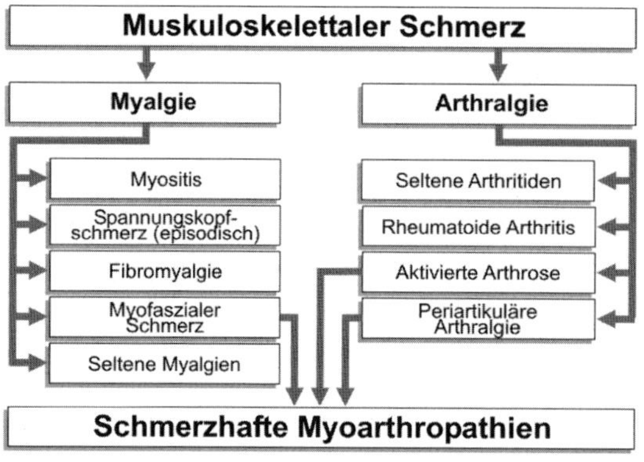

Abb. 6.1. Klassifikation der schmerzhaften Myoarthropathien des Kausystems

6.1 Ätiologie

6.1.1 Hypothesen zur lokalen Pathogenese von Kiefermuskelschmerzen

Heterogene Aktivierbarkeit als Grundlage für lokalen Muskelschmerz

Bei myofaszialen Schmerzen als den am häufigsten vorkommenden Myalgien im Kiefer-Gesichts-Bereich werden lokale Überlastungen als Risikofaktoren angenommen. Die (zahn)medizinische Fachliteratur hat bisher die möglichen Zusammenhänge zwischen der heterogenen intramuskulären Aktivierbarkeit der Kiefermuskulatur und dem Entstehen von regionalen Mikroläsionen kaum berücksichtigt. Das klassische Verständnis von der Aktivierung des individuellen Extremitätenmuskels geht von einer sog. homogenen Aktivierung aus. Der Kraftzuwachs in einem individuellen Muskel wird dabei durch sequentielle Erregung der unterschiedlich großen, den gleichen synaptischen Input erhaltenden Motoneuronen des Muskels (sog. *size principle*) erklärt (Henneman et al. 1965). Dieses Modell, das im Wesentlichen aus Experimenten an der Extremitätenmuskulatur abgeleitet wurde, liefert jedoch keine zufriedenstellenden Erklärungsansätze für das Entstehen eines allgemein vermuteten pathofunktionellen Mikrotraumas. Befunde aus jüngerer Zeit, die eine heterogene Aktivierbarkeit der Kiefermuskulatur belegen (Belser u. Hannam 1986, Blanksma et al. 1992, Blanksma u. van Eijden 1996, Schindler et al. 1998, Schindler et al. 2000, Schindler u. Türp 2001), lassen hingegen Wechselwirkungen erkennen, die mit klinischen Beobachtungen besser in Einklang zu bringen sind. Heterogene Aktivierbarkeit bedeutet, dass die Motoneuronen des Muskels in regional zuständige Subpopulationen unterteilt sind, die differenziert angesteuert werden können, d. h. unterschiedlichen synaptischen Input erhalten.

Eine solche »funktionelle Kompartimentierung« des einzelnen Kiefermuskels macht eine lokale Überlastung von Muskelfasern bei motorischen Aufgaben erheblich plausibler als eine homogene Aktivierung. Die selektiven Entleerungen der ATP-Speicher kleiner Fasergruppen (Edwards 1988) oder die Annahme, dass bestimmte motorische Einheiten eine anhaltende stereotype Aktivierung bis zur funktionellen Erschöpfung erfahren können (Armstrong et al. 1993, Hägg 1991), finden durch diesen Ansatz ein einleuchtendes Erklärungsmodell. Insbesondere die Kiefermuskulatur liefert durch die ihr eigene »Gruppierung« von Muskelfasern der gleichen motorischen Einheit die strukturelle Basis für ein solches Rekrutierungsverhalten. Neuere tierexperimentelle Befunde an Ratten bestätigen diese Vorstellung. So konnte gezeigt werden, dass es nach dem Kürzen der Kauflächen der Zähne einer Kieferhälfte nach Kaubelastungen zu fokalen Mikroläsionen im gleichseitigen M. masseter kommt (Bani et al. 1999).

Prädispositionen

Bei der Analyse von möglichen Kausalzusammenhängen zwischen potenziellen Risikofaktoren und Schmerzentstehung ist zu berücksichtigen, dass die betroffenen Gewebe eine Reihe funktioneller, struktureller oder hormoneller Vorbelastungen aufweisen können. So bestimmen zahlreiche periphere Faktoren – darunter Muskelmasse, Muskelanatomie, Fasertyp, Neuropeptidgehalt der muskulären Nozizeptoren und Afferenzen, Membranpermeabilität, Enzymkonzentration, Energiegehalt, Energiestoffwechsel, Ionengradienten und Kapillardichte – nicht nur die aktuelle lokale Antwort des Muskelgewebes auf Belastungen, sondern sie modifizieren auch die individuelle »noxische« Dosis (Armstrong et al. 1993). Diese teilweise unbekannten Variablen ergeben in Verbindung mit der heterogenen Aktivierbarkeit der Kiefermuskulatur eine Vielzahl von individuellen Dispositionen, die es schwer machen, einzelne Schmerz auslösende Faktoren oder biomechanische Belastungen zu identifizieren.

Inzwischen liegen auch Hinweise dafür vor, dass endogene oder exogen zugeführte Hormone, wie Östrogen, sowie der Nervenwachstumsfaktor (*nerve growth factor,* NGF) eine wichtige Rolle für die Genese schmerzhafter MAP spielen können. Diese neuen und in der zahnmedizinischen Literatur bislang kaum diskutierten Erkenntnisse bieten u. a. eine plausible Erklärung für die seit langem bekannte und durch epidemiologische Studien belegte Beobachtung, dass Frauen, insbesondere solche im gebärfähigen Alter, deutlich häufiger von Schmerzen im Bereich der Kiefermuskulatur betroffen sind als Männer.

Aus diesen Gründen ist der belastungsbedingte Schmerz als multifaktoriell bedingtes Geschehen zu werten (De Boever u. Carlsson 1994), das zusätzlich durch anhaltende Aktivierung absteigender motorischer Bahnen, z. B. bei psychischem Disstress oder hypervigilanter Disposition, verstärkt werden kann.

Biomechanische Risikofaktoren

Einige für die Kiefermuskulatur typische biomechanische Risikofaktoren, die mit Überlastungsschmerzen in Verbindung gebracht werden, sind:

Vermeidungsmuster aufgrund okklusaler Faktoren

Seit Jahrzehnten wird vermutet, dass Veränderungen an der Bezahnung (Zahnverlust, restaurative Maßnahmen, kieferorthopädische Interventionen, Auftreten okklusaler Interferenzen) neue, nicht-adaptierte (und eventuell nicht-adaptierbare) Bewegungsmuster auslösen würden, die zu inter- und/oder intramuskulären Dysbalancen führen und schließlich Schmerzen verursachen könnten (McCarroll 1988). Neuere epidemiologische Studien belegen allerdings, dass dem Einfluss okklusaler Faktoren hinsichtlich des Auftretens und der Unterhaltung von Kiefermuskelschmerzen ein deutlich geringerer Stellenwert zukommt, als dies traditionell angenommen wurde (Gesch et al. 2004).

Muskelverspannungen

Anhaltende Muskelverspannungen werden ebenfalls im Zusammenhang mit Überlastungen der Muskulatur gesehen. Insbesondere unphysiologische Kieferhaltungen im Sinne einer dauernden Aufrechterhaltung von Zahnkontakten in maximaler Verzahnung oder protrusiver Unterkieferhaltung (»Sonntagsbiss«) können solche lange andauernden Spannungszustände bewirken. Ähnlich interpretiert werden können Fehlhaltungen des Unterkiefer (z. B. in einer vorgeschobenen Position), die durch Obstruktion der oberen Atemwege ausgelöst werden sollen.

Parafunktionen

Studien aus jüngerer Zeit bestätigen Zähneknirschen und Kieferpressen (Bruxismus) sowie andere Parafunktionen konsistent als Risikofaktor bei MAP (Huang et al. 2002, Velly et al. 2003). Der neurobiologische Zusammenhang zwischen Parafunktionen und Kiefermuskelschmerzen ist jedoch weiterhin nicht endgültig geklärt (Lobbezoo u. Lavigne 1997). Bruxismus kann, muss aber nicht mit Kiefermuskelschmerzen einhergehen. Wenn Schmerzen vorhanden sind, sind diese in der Regel am Morgen am stärksten ausgeprägt (Dao et al. 1994). Die Schmerzen lassen sich als eine Form des Muskelkaters (engl.: *post-exercise muscle soreness*) interpretieren, wobei dieser allerdings andere Charakteristika aufweist als in den Extremitäten lokalisierter Muskelkater (Svensson 1997). Im Experiment führt mit moderater oder maximaler Kraft durchgeführte intermittierende Muskelanspannung (Kieferpressen) sehr schnell zu Muskelschmerzen. Besonders exzentrische Muskelarbeit unter hoher Belastung, wie dies teilweise für das Bruxieren anzunehmen ist, kann zu erheblichen Muskelläsionen führen.

Mikrotraumen

Zahlreiche Mechanismen wurden in der Vergangenheit für die Entstehung von Muskelschmerzen verantwortlich gemacht. Die gängige Modellvorstellung ist der Nozizeptorschmerz, der durch Überlastung der Muskulatur ausgelöst und durch eine Vielzahl von disponierenden Faktoren begünstigt werden kann. Als übergreifende pathophysiologische Erklärungsmodelle dienen im Wesentlichen das Mikrotrauma und die lokale Ischämie (Sessle 1999) sowie ihre strukturellen und/oder funktionellen Entsprechungen, myofaszialer Triggerpunkt und Muskelkater. Den Hypothesen ist gemeinsam, dass am Ende der pathogenetischen Kausalkette die Freisetzung von endogenen algetischen Substanzen aus Gewebszellen und afferenten Nervenfasern (z. B. Bradykinin, Histamin, Prostaglandin E, Serotonin, Kaliumionen, Adenosintriphosphat, Substanz P) steht, die dann die muskeleigenen Nozizeptoren erregen und/oder sensibilisieren.

Muskelermüdung

Ein weiterer peripherer Mechanismus bei der Entstehung von Muskelschmerz infolge von Überlastung wird in der Muskelermüdung vermutet. Unter Muskelermüdung (engl.: *fatigue*) versteht man die Abnahme der maximalen Kontraktionsfähigkeit eines Muskels aufgrund einer Reihe metabolischer und reflektorischer Ereignisse. Die hochfrequente Belastung einer Muskelfaser kann zu einem anhaltenden intrazellulären Kalziumanstieg führen. Erhöhung der intrazellulären Ca^{2+}-Konzentration soll dann über die Induktion der Cyclooxygenase den Ausstrom des Entzündungsmediators Prostaglandin E2 aus der Muskelzelle verstärken und durch die Aktivierung K^{+}-sensitiver Ionenkanäle eine deutliche Erhöhung der K^{+}-Ionenkonzentration im extrazellulären Milieu bewirken. Beide Effekte können zu einer Sensibilisierung von Nozizeptoren beitragen. Außergewöhnliche Belastungen der Muskulatur führen ähnlich wie Entzündungen auch zu einem Anstieg von Wasserstoffionen im Gewebe. Hohe Konzentrationen von Protonen (H^{+}) sind, wie jüngste Studien zeigen, ebenfalls in der Lage, Nozizeptoren zu erregen und/oder zu sensibilisieren (Hoheisel et al. 2004). Erstaunlich ist in diesem Zusammenhang, dass die Kiefermuskulatur im Gegensatz zur Extremitätenmuskulatur bereits deutlich vor den Ermüdungszeichen mit Schmerz reagiert (Plesh et al. 1995).

6.1.2 Erklärungsmodelle zur Chronifizierung des Muskelschmerzes

Bei einer Vielzahl von Patienten mit Kiefermuskelschmerzen ist kein zeitlich begrenzter Schmerzverlauf (wie bei akuten Läsionen) zu beobachten. Stattdessen wird der Muskelschmerz zum persistierenden Schmerz und hält mit gewissen Fluktuationen über viele Monate, bisweilen Jahre an. Zur Schmerzchronifizierung – d. h. der Entwicklung akuter zu chronischen Schmerzen – tragen periphere und zentrale Mechanismen bei.

Chronifizierung auf peripherer Ebene (periphere Sensibilisierung)

Die Sensibilisierung von Nozizeptoren und nozizeptiver afferenter Neuronen hängt in der Regel eng mit der Anwesenheit und der Konzentration sensibilisierender Substanzen zusammen, welche über eine noxische Dauerstimulation zu einer Schwellenerniedrigung und einer Zunahme der Aktionspozenzialfrequenz in den Afferenzen führen. Zu der sich ausbildenden peripheren Sensibilisierung trägt darüber hinaus die Sprossung neuer nozizeptiver Endigungen bei. Schmerzverstärkend wirkt sich die unter Vermittlung von Neuropeptiden (z. B. Substanz P; Calcitonin-Gen-verwandtes Peptid; Neurokinin A; vasoaktives intestinales Polypeptid) zustande kommende, mit Vasodilatation und Plasmaextravasation einhergehende »neurogene Entzündung« aus.

Chronifizierung auf zentralnervöser Ebene (zentrale Sensibilisierung)

Lang anhaltende nozizeptive Impulszuflüsse aus der Peripherie führen nach aktueller Vorstellung zu einer Reihe langfristiger Funktionsänderungen und Sensibilisierungen im zentralen Nervensystem (funktionelle Plastizität), die mit einer dauernden Erregung zentraler nozizeptiver Neuronen verbunden sind. Diese Vorgänge spielen eine entscheidende Rolle für das Auftreten einer sekundären (zentralen) Hyperalgesie, bei welcher persistierende Schmerzen auch ohne nozizeptive Information aus der Peripherie aufrechterhalten werden können. Ein weiterer Mechanismus für eine dauernde Erregung trigeminaler Neuronen ist in einer durch den anhaltenden erregenden Zufluss ausgelösten Dysfunktion der deszendierenden Schmerzhemmung zu sehen.

6.1.3 Motorisches System und Schmerz

Schmerz-Spasmus-Schmerz-Konzept

Reflexverschaltungen im Sinne der Schmerz-Spasmus-Schmerz-Hypothese (Simons 1996), wonach anhaltende Muskelschmerzen zu einem erhöhten Muskeltonus (»reflektorische Muskelverspannung«) führen und sich Schmerzen und muskuläre Hyperaktivität (und die damit eventuell einhergehenden Bewegungseinschränkungen) im Sinne eines Circulus vitiosus gegenseitig verstärken sollen, spielen nicht die Rolle, die ihnen in der Vergangenheit im Rahmen peripher orientierter Erklärungsmodelle zur Chronifizierung des Muskelschmerzes zugemessen wurde (Svensson 1997). Befunde aus jüngerer Zeit konnten nämlich zeigen, dass der schmerzhafte Muskel in der Regel nicht, wie in dem heute als überholt angesehenen Schmerz-Spasmus-Schmerz-Modell (Mense 1998) angenommen, mit einer Aktivitätssteigerung, sondern im Gegenteil mit einer Hemmung reagiert (Lund et al. 1991, Mense 1998, Stohler 1999, Svensson et al. 1998).

Schmerz-Adaptationsmodell

Aktuelle Vorstellungen über die Zusammenhänge zwischen chronischem Schmerz und motorischen Reaktionen gehen davon aus, dass nozizeptive Afferenzen aus der Kiefermuskulatur über hemmende und erregende Interneuronen die Aktivität der Motoneuronen beeinflussen. Dies soll in reziproker Weise geschehen: bei schmerzbedingter Hemmung der Aktivität des Agonisten kommt es zu einer erhöhten Aktivität (Ko-Kontraktion) des jeweiligen Antagonisten. Dies bedeutet, dass die (schmerzhafte) Kieferöffnung mit einer leichten Erhöhung der Aktivität der Kieferschließer (Antagonisten) einhergeht. Beim Kieferschluss ist die Aktivität der Kieferschließer (Agonisten) vermindert, und in den Kieferöffnern ist Aktivität festzustellen. Dadurch ist bei Kieferschluss die maximale Kontraktionskraft verringert, während die Kieferöffnung in Ausmaß (Amplitude) und Geschwindigkeit vermindert ist. Die damit einhergehenden Bewegungseinschränkungen (»Schienungseffekt«) werden als ein reflektorisch gesteuerter Adaptationsmechanismus zum Schutz der betroffenen anatomischen Strukturen und zur Verminderung der vorhandenen Schmerzen gedeutet (Lund et al. 1991). Auch die Erregung von Nozizeptoren anderer segmentaler Strukturen wie der Pulpa, der Haut und der Kiefergelenke soll analoge motorische Anpassungsmechanismen auslösen.

6.1.4 Folgen chronischer Kiefermuskelschmerzen

Chronische Kiefermuskelschmerzen sind in der Regel von psychosozialen und verhaltensbezogenen Folgen begleitet (z. B. Beeinträchtigungen der Ausübung täglicher Aktivitäten; vermindertes Wohlbefinden; Unlustgefühle). Auffallend ist, dass solche Beschwerden bei Patienten mit zusätzlichen Schmerzlokalisationen außerhalb des Kopf-Gesichts-Halsbereichs in der Regel stärker ausgeprägt sind als bei Personen, deren Schmerzen auf den Kopf-Gesichts- und eventuell Halsbereich begrenzt sind. Ferner sind bei Patienten mit chronischen Kiefermuskelschmerzen vermehrt unspezifische körperliche Symptome festzustellen (z. B. Schlafstörungen).

6.2 Diagnostik

Die Diagnostik von Kiefermuskelschmerzen sollte ausschließlich auf der Grundlage
1. der von den Patienten angegebenen Symptomatik sowie
2. der klinischen Befundung (Dworkin u. LeResche 1992)

erfolgen.

Neben dem ärztlichen Gespräch ist der Einsatz eines standardisierten Schmerzfragebogens empfehlenswert (Türp u. Marinello 2002).

Im Rahmen der klinischen Befundung stehen die Messung der Unterkieferbeweglichkeit (und dem dabei ggf. auftretenden Bewegungsschmerz) sowie die Muskelpalpation zur Ermittlung der Druckschmerzhaftigkeit im Mittelpunkt. Letztere erfolgt manuell; der Einsatz von Druckalgometern ist für diesen Zweck derzeit noch unüblich.

Eine vom *Interdisziplinären Arbeitskreis für Mund- und Gesichtsschmerzen* der Deutschen Gesellschaft zum Studium des Schmerzes (DGSS) erarbeitete Empfehlung zur Standarddiagnostik bei Schmerzen im Bereich der Kaumuskulatur und Kiefergelenke sieht ein diagnostisches Stufenkonzept vor, bei welchem eine Mindest- von einer Standard- und einer erweiterten Diagnostik unterschieden wird (Türp et al. 2000). Neben physischen Befunden (Achse I) werden schmerzassoziierte psychosoziale Parameter (Achse II) erfasst. Innerhalb der Achse I werden nur zwei muskelbezogene »Diagnosen« unterschieden (»myofaszialer Schmerz«; »myofaszialer Schmerz mit eingeschränkter Kieferöffnung«), die recht allgemein gehaltene Befunde sind (Dworkin u. LeResche 1992). Dies trägt dem eingangs erwähnten erweiterten Verständnis myofaszialer Schmerzen (regionales Weichgewebs-Schmerzsyndrom) Rechnung. Die symptombezogene Diagnose myofaszialer Schmerz, die sowohl akute als auch chronische Verläufe einschließt, zeigt naturgemäß eine geringe Trennschärfe zu anderen, ebenfalls mit Muskelschmerz verbundenen chronisch verlaufenden Leiden, wie dem Fibromyalgie-Syndrom oder dem episodischen Spannungskopfschmerz.

Die ermittelten Befunde in Achse II beeinflussen die weiteren diagnostischen und therapeutischen Entscheidungen vor allem dahingehend, dass mit zunehmender psychosozialer, in der Regel schmerzbedingter Beeinträchtigung des Patienten ein interdisziplinäres Vorgehen unter Beteiligung eines in der Schmerzdiagnostik und -therapie erfahrenen klinischen Psychologen unerlässlich wird. Das Ausmaß der psychosozialen Beeinträchtigung bietet zudem einen frühen Anhaltspunkt für Verlaufsformen, die therapeutisch nur in beschränktem Maße zu beeinflussen sind, nämlich den sog. dysfunktionalen Schmerz (Dahlström et al. 1997, Türp u. Nilges 2000, von Korff et al. 1992).

6.2.1 Differentialdiagnosen

Fibromyalgie

Fibromyalgie ist ein Leiden, das sich vor allem durch multilokuläre Muskelschmerzen, Muskelerschöpfung, Muskelsteifigkeit und Schlafstörungen auszeichnet. Die Diagnose basiert auf dem Vorhandensein von Druckschmerzhaftigkeit an mindestens 11 von 18 definierten Körperstellen, wobei Kiefermuskulatur und Kiefergelenke nicht zu den zu palpierenden Stellen gehören. Die Fibromyalgie lässt sich nur durch ganzkörperliches Erfassen der druckschmerzhaften Stellen und evtl. vorhandene typische Begleitsymptome von einem lokal begrenzten chronischen myofaszialen Schmerz der Kiefermuskulatur unterscheiden.

Episodischer Spannungskopfschmerz

Episodischer Spannungskopfschmerz ist durch temporalen, frontalen oder occipitalen dumpf-drückenden Schmerz charakterisiert. Die Muskulatur ist bei einem überwiegenden Anteil der Patienten (65%) druckschmerzhaft. Insbesondere der temporal lokalisierte Spannungskopfschmerz ist bei palpationsempfindlicher Muskulatur nicht von einem myofaszialen Schmerz zu unterscheiden.

Myositis

Die Myositis ist ein akutes Leiden, das durch eine generalisierte Entzündung des betroffenen Muskels und des Bindegewebes charakterisiert ist. Der in seiner Funktion eingeschränkte Muskel ist dabei druckschmerzhaft und geschwollen. Die häufigste Form der Myositis im Kieferbereich ist die Myositis ossificans traumatica, eine seltene, aber benigne heterotope Knochenbildung in einem Muskel (oder seiner Faszie) nach akutem Trauma oder wiederholter Verletzung (Aoki et al. 2002, Kim et al. 2002, Saka et al. 2002, Takahashi u. Sato 1999). In der Regel gibt hier die Anamnese die differentialdiagnostischen Hinweise.

Weitere Erkrankungen, die mit Muskelschmerzen verbunden sein können und differenzialdiagnostisch berücksichtigt werden müssen, sind

- Schilddrüsenunterfunktion
- Neuropathische Schmerzen
- Lupus erythematodes
- Sklerodermie
- Arteriitis temporalis
- Morbus Parkinson
- Hirntumoren

6.2.2 Komorbidität

Es gibt gute Belege dafür, dass sich Patienten mit myofaszialen Schmerzen der Kiefermuskulatur durch eine hohe Prävalenz (70%) für Kopfschmerzen auszeichnen (Okeson 1996) und umgekehrt, dass bei Kopfschmerzpatienten (50%) (Schokker et al. 1990) häufig Symptome für eine myogene Myoarthropathie zu finden sind (Türp u. Schindler 2005). Ähnliche Hinweise gibt es für die Komorbidität zwischen Fibromyalgie und myofaszialen Schmerzen (Dao et al. 1997, Plesh et al. 1996, Raphael et al. 2000). Allerdings stellt sich hier generell die Frage, ob dies in der Tat die Koexistenz unterschiedlicher Leiden repräsentiert oder ob nicht möglicherweise die geringe Trennschärfe der diagnostischen Instrumentarien oder gemeinsame pathogenetische Wegstrecken diese hohen Prävalenzen verursachen.

6.3 Therapie

Ziel der Behandlung von Kiefermuskelschmerzen ist die Schmerzlinderung und die Wiederherstellung der eingeschränkten Unterkieferbeweglichkeit und Kaufunktion (de Laat 1998). Um eine mögliche Chronifizierung zu vermeiden und die therapeutischen Erfolgsaussichten zu steigern, ist eine rasche Schmerzlinderung anzustreben (Palla 2002). Insbesondere beim chronisch-rezidivierenden oder persistierenden Schmerz sind Behandlungsansätze, die allein auf die somatischen Beschwerden ausgerichtet sind, häufig nicht erfolgreich; dies kommt unter anderem in der Unzufriedenheit vieler Patienten mit dem Behandlungsergebnis zum Ausdruck (Türp et al. 1998b). Da randomisierte klinische Studien zur Wirksamkeit der Behandlungsmaßnahmen bei Kiefermuskelschmerzen weitgehend fehlen (Türp u. Antes 2000), sollten sich die Therapieansätze im Wesentlichen an den Standards orientieren, die für vergleichbare muskuloskelettale Beschwerden in anderen Körperbereichen üblich sind – interdisziplinäre und multimodale Behandlungsstrategien, die auch die schmerzbegleitenden psychosozialen Beeinträchtigungen berücksichtigen (Dworkin 1996, Rudy u. Turk 1995). Dabei sollten nicht-invasive reversible Maßnahmen grundsätzlich Vorrang haben (National Institutes of Health 1996, Palla 1998).

Folgende wesentlichen therapeutischen Möglichkeiten werden empfohlen:

- Patientenaufklärung und Hinweise zur Vermeidung von Risikofaktoren
- Medikamentöse Therapie
- Schienentherapie
- Krankengymnastik
- Physikalische Therapie
- Akupunktur
- Psychologische Therapie

6.3.1 Patientenaufklärung

Der wichtigste Ansatz bei der Therapie von Kiefermuskelschmerzen ist die Aufklärung des Patienten über die möglichen Ursachen, Zusammenhänge und Therapiemöglichkeiten. Eine wesentliche Aufgabe besteht darin, das in der Regel somatisch dominierte Krankheitsmodell des Patienten zu erfassen und ggf. zu korrigieren. Nur wenn der Patient versteht, woher der Schmerz vermutlich kommt, kann er die auslösenden Faktoren vermeiden lernen und so Vorsorge betreiben (Palla 1998). Beispielhaft seien Parafunktionen erwähnt, die der Patient z. B. tagsüber durch Selbstbeobachtung zu kontrollieren erlernen kann.

6.3.2 Medikamentöse Therapie

Die effektivsten Medikamente bei der pharmakologischen Behandlung von Kiefermuskelschmerzen sind nicht-opioide Analgetika, Flupirtin, Myotonolytika und trizyklische Antidepressiva (Okeson 1996). Nicht-steroidale Antirheumatika zeigen hingegen im Kiefermuskelbereich geringe bis keine Wirkung (Dionne u. Berthold 2001). Diagnose und Schwere der Schmerzbilds bestimmen den Einsatz dieser Medikamente (Sommer 2002).

6.3.3 Schienentherapie

Okklusionsschienen sind die am häufigsten eingesetzten zahnärztlichen Therapiemittel beim Kiefermuskelschmerz. Die Wirkungsweise dieser orthopädischen Geräte wird sehr kontrovers diskutiert und ist bislang noch nicht geklärt (Dao u. Lavigne 1998). Die weltweit am besten dokumentierte Schiene ist die sog. Stabilisierungsschiene, auch Michigan-Schiene genannt (Türp 2002). Auch wenn die meisten Patienten mit Kiefermuskelschmerzen nach Inkorporation einer Michigan-Schiene einen Schmerzrückgang erfahren, so ist bislang nicht geklärt, ob die Beschwerdebesserung durch eine spezifische Wirkung der Schiene zustande kommt. Nach der bislang vorliegenden wissenschaftlichen Evidenz sind mit einer Michigan-Schiene ähnliche Behandlungsergebnisse zu erwarten wie mit einer weichen Schiene, einer nur den Gaumen bedeckenden Schiene, Physiotherapie oder Körperakupunktur (Türp et al. 2004).

Untersuchungen aus jüngerer Zeit konnten allerdings zeigen, dass die Kieferschließer nach dem Eingliedern von unterschiedlichen Okklusionsschienentypen deutliche Veränderungen des intramuskulären Aktivierungsmusters zeigen (Schindler et al. 1999, Schindler et al. 2000). Diese Ergebnisse lassen vermuten, dass die Schienen durch eine Neuorganisation des intramuskulären Funktionsmusters zu einer Entlastung schmerzhafter motorischer Einheiten beitragen könnten (◘ Abb. 6.2).

Dieser Sachverhalt bietet eine Erklärung für die Beobachtung, dass sehr unterschiedliche Schienentypen den gleichen therapeutischen Erfolg zeigen

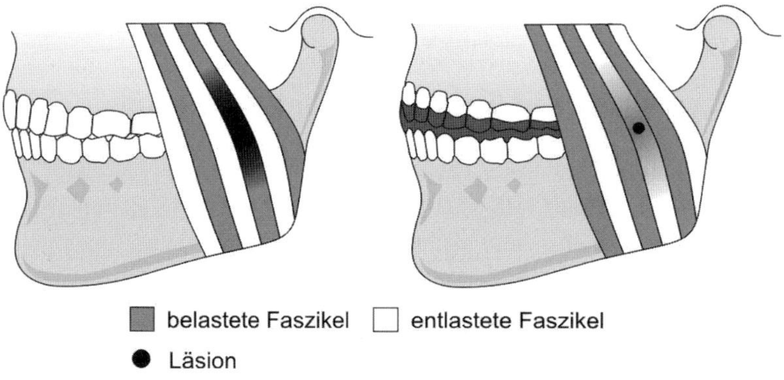

Abb. 6.2. Heterogene Aktivierbarkeit der Kiefermuskulatur und mögliche Wirkung von Okklusionsschienen

und dass insbesondere peripher generierte Muskelschmerzen (ohne zentrale Sensibilisierungsphänomene) von diesem Therapiemittel profitieren.

6.3.4 Krankengymnastik/Physiotherapie

Das gesamte Spektrum der physikalischen Therapie (Krankengymnastik, Wärme, Kälte, elektrophysikalische Maßnahmen, Massage, transkutane elektrische Nervenstimulation u. a.) wird zur Behandlung des Kiefermuskelschmerzes empfohlen. Trotz des Fehlens von Belegen für eine Langzeitwirkung (Feine u. Lund 1997, Feine et al. 1997) sind diese Maßnahmen anerkannter Bestandteil der Therapie von Kiefermuskelschmerzen (Okeson 1996).

6.3.5 Akupunktur

Es liegen Hinweise dafür vor, dass Akupunktur für die Behandlung von Kiefermuskelschmerzen wirksam sein kann (Johansson et al. 1991).

6.3.6 Psychologische Therapie

Viele Studien haben gezeigt, dass die Erfolgswahrscheinlichkeit von Behandlungsmaßnahmen bei Patienten mit Kiefermuskelschmerzen steigt, wenn innerhalb eines Behandlungsprogramms psychosoziale und verhaltensbezogene Faktoren berücksichtigt werden. Auf eine positive Wirkung von Biofeedback bei Patienten mit Kiefermuskelschmerzen deutet auch das Ergebnis einer vor kurzem veröffentlichten Metaanalyse hin (Crider u. Glaros 1999).

Diese Ergebnisse bieten eine Erklärung dafür, dass die kombinierte Anwendung intraoraler Okklusionsschienen und Biofeedback über eine Beobachtungszeit von 6 Monaten (Turk et al. 1993) bzw. 1 Jahr (Dworkin et al. 2002) therapeutisch deutlich wirksamer war als die alleinige Anwendung eines der beiden Behandlungsmittel; insbesondere wurde ein vermehrter Schmerzrückgang erzielt.

Für andere Entspannungsverfahren, einschließlich der progressiven Muskelentspannung, fehlen bislang entsprechende Studien. Vor allem solche Patienten, die ein hohes dysfunktionales Profil (Achse II) zeigen und/oder schlecht auf konservative Therapien ansprechen, benötigen ergänzende Hilfe durch entspannungs- und verhaltenstherapeutische Maßnahmen, z. B. Schmerzbewältigungsstrategien (Dworkin 1996).

6.4 Fazit

Die in den vergangenen Jahrzehnten vorherrschende Vorstellung von der biomechanischen Überlastung als wesentlichem Chronifizierungsfaktor für den Muskelschmerz ist angesichts neuerer Erkenntnisse deutlich zu modifizieren. Alle oben beschriebenen Sensibilisierungsmechanismen, angetrieben über plastische Veränderungen, haben das Potenzial, auf neuronaler Ebene ohne jeglichen noxischen Stimulus Schmerzwahrnehmung zu generieren. Auf der anderen Seite gleichen andere »chronische« Verläufe eher rezidivierenden akuten Schmerzattacken. Dies zeigt, dass der Begriff »chronisch« als in der Regel recht willkürlich gewählter zeitlicher Aspekt nur unzureichend den multifaktoriell bestimmten klinischen und/oder neurobiologischen Übergang vom akuten in ein chronisches Krankheitsbild beschreiben kann. Die fehlende Trennschärfe zwischen »akut« und »chronisch« ist es offensichtlich auch, die zu der sehr unterschiedlichen Interpretation biomechanischer Risikofaktoren führt. So ist es denkbar, dass z. B. eine anhaltende Dysfunktion von Rezeptoren oder zentralen Neuronen den Muskelschmerz ursächlich unterhält, d. h. biomechanische Überlastungskomponenten als mögliche Ursache für den Schmerz in den Hintergrund treten oder nicht mehr von Bedeutung sind. Auf der anderen Seite ist es ebenso möglich, dass über lange Zeiträume hinweg immer wieder akute, durch Überlastung ausgelöste Schmerzattacken auftreten, die, wenn überhaupt, erst sehr spät zu bleibenden neuroplastischen Veränderungen führen. Die klinische Beobachtung belegt beide Phänomene.

Zu dieser vorrangig somatischen Betrachtung kommt hinzu, dass auch das Ausmaß der psychosozialen Beeinträchtigung nicht zeitkorreliert ist. Daher sind klinische Konzepte, wie die Einteilung in verschiedene Schmerzstadien, wesentlich hilfreicher. Vor allem erlaubt die Berücksichtigung psychosozialer Komponenten durch sog. zweiachsige Diagnoseschemata (Achse I: somatische Befunde; Achse II: psychosoziale Parameter) bei der Klassifikation von Schmerzpatienten eine bessere, vom Zeitfaktor unabhängige Einschätzung der Schwere der Schmerzerkrankung. Im Rahmen der Therapie kommen die bewährten reversiblen, konservativen Prinzipien zum Tragen, die auch bei Muskelschmerzen in anderen Körperregionen mit Vorteil eingesetzt werden.

Literatur

Aoki T, Naito H, Ota Y, Shiiki K (2002) Myositis ossificans traumatica of the masticatory muscles: review of the literature and report of a case. J Oral Maxillofac Surg 60:1083–1088

Armstrong TJ, Buckle P, Fine LJ, Hagberg M, Jonsson B, Kilbom A, Kuorinka IA, Silverstein BA, Sjøgaard G, Viikari-Juntura ER (1993) A conceptual model for work-related neck and upper-limb musculoskeletal disorders. Scand J Work Environ Health 19:73–84

Bani D, Bani T, Bergamini M (1999) Morphologic and biochemical changes of the masseter muscles induced by occlusal wear: studies in a rat model. J Dent Res 78:1735–1744

Belser UC, Hannam AG (1986) The contribution of the deep fibers of the masseter muscle to selected tooth-clenching and chewing tasks. J Prosthet Dent 56:629–635

Blanksma NG, Van Eijden TM, Weijs WA (1992) Electromyographic heterogeneity in the human masseter muscle. J Dent Res 71:47–52

Blanksma NG, van Eijden TM (1995) Electromyographic heterogeneity in the human temporalis and masseter muscles during static biting, open/close excursions, and chewing. J Dent Res 74:1318–1327

Crider AB, Glaros AG (1999) A meta-analysis of EMG biofeedback treatment of temporomandibular disorders. J Orofac Pain 13:29–37

Dahlström L, Widmark G, Carlsson SG (1997) Cognitive-behavioral profiles among different categories of orofacial pain patients: diagnostic and treatment implications. Eur J Oral Sci 105:377–383

Dao TT, Reynolds WJ, Tenenbaum HC (1997) Comorbidity between myofascial pain of the masticatory muscles and fibromyalgia. J Orofac Pain 11:232–241

Dao TTT, Lund JP, Lavigne GJ (1994) Comparison of pain and quality of life in bruxers and patients with myofascial pain of the masticatory muscles. J Orofac Pain 8:350–356

Dao TTT, Lavigne GJ (1998) Oral splints: the crutches for temporomandibular disorders and bruxism? Crit Rev Oral Biol Med 9:345–361

De Boever JA, Carlsson GE (1994) Etiology and differential diagnosis. In: Zarb GA, Carlsson GE, Sessle BE, Mohl ND (Hrsg.) Temporomandibular Joint and Masticatory Muscle Disorders. Munksgaard - Mosby, Copenhagen, S 171–187

De Laat A (1998) Kauwspieren. Deel IX. Pijn in de kauwspieren. Ned Tijdschr Tandheelkd 105:82–83

Dionne RA, Berthold CW (2001) Therapeutic uses of non-steroidal anti-inflammatory drugs in dentistry. Crit Rev Oral Biol Med 12:315–330

Dworkin SF, LeResche L (1992) Research diagnostic criteria for temporomandibular disorders: review, criteria, examinations and specifications, critique. J Craniomandib Disord Facial Oral Pain 6:301–355

Dworkin SF (1996) The case for incorporating biobehavioral treatment into TMD management. J Am Dent Assoc 127:1607–1610

Dworkin SF, Huggins KH, Wilson L, Mancl L, Turner J, Massoth D, LeResche L, Truelove E (2002) A randomized clinical trial using research diagnostic criteria for temporomandibular disorders-axis II to target clinic cases for a tailored self-care TMD treatment program. J Orofac Pain 16:48–63

Edwards RH (1988) Hypotheses of peripheral and central mechanisms underlying occupational muscle pain and injury. Eur J Appl Physiol 57:275–281

Feine JS, Lund JP (1997) An assessment of the efficacy of physical therapy and physical modalities for the control of chronic musculoskeletal pain. Pain 71:5–23

Feine JS, Widmer CG, Lund JP (1997) Physical therapy: a critique. Oral Surg Oral Med Oral Pathol Oral Radiol Endod 83:123–127

Gesch D, Bernhardt O, Kirbschus A (2004) Association of malocclusion and functional occlusion with temporomandibular disorders (TMD) in adults: a systematic review of population-based studies. Quintessence Int 35:211–221

Hägg GM (1991) Static work and mylagia - a new explanation model. In: Andersson PA, Hobart DJ, Danoff JV (Hrsg.) Electromyographical Kinesiology. Elsevier, Amsterdam, S 141–144

Henneman E, Somjen G, Carpenter DO (1965) Functional significance of cell size in spinal motoneurons. J Neurophysiol 28:560–580

Hoheisel U, Reinohl J, Unger T, Mense S (2004) Acidic pH and capsaicin activate mechanosensitive group IV muscle receptors in the rat. Pain 110:149–157

Huang GJ, LeResche L, Critchlow CW, Martin MD, Drangsholt MT (2002) Risk factors for diagnostic subgroups of painful temporomandibular disorders (TMD). J Dent Res 81:284–288

Johansson A, Wenneberg B, Wagersten C, Haraldson T (1991) Acupuncture in treatment of facial muscular pain. Acta Odontol Scand 49:153–158

Kim DD, Lazow SK, Har-El G, Berger JR (2002) Myositis ossificans traumatica of masticatory musculature: A case report and literature review. J Oral Maxillofac Surg 60:1072–1076

Lobbezoo F, Lavigne GJ (1997) Do bruxism and temporomandibular disorders have a cause-and-effect relationship? J Orofac Pain 11:15–23

Lund JP, Donga R, Widmer CG, Stohler CS (1991) The pain-adaptation model: a discussion of the relationship between chronic musculoskeletal pain and motor activity. Can J Physiol Pharmacol 69:683–694

McCarroll RS (1988) Muscle balance and Occlusion: An Electromyographic Study. Vol. 14 CIP - Gegevens Koninklijke Bibliotheek, Den Haag

Mense E (1998) Pathophysiologie der Muskelverspannungen. In: Ettlin TM, Kaeser HE (Hrsg.) Muskelverspannungen. Ätiologie, Diagnostik und Therapie. Thieme, Stuttgart, S 5–12

Mense S, Simons DG (2001) Muscle Pain. Understanding Its Nature, Diagnosis, and Treatment. Lippincott, Williams & Wilkins, Philadalphia

National Institutes of Health (1996) National Institutes of Health Technology Assessment Conference Statement: Management of Temporomandibular Disorders. J Am Dent Assoc 127:1595–1603

Okeson JP (Hrsg.) (1996) Orofacial Pain. Guidelines for Assessment, Diagnosis, and Management. 3rd ed. Quintessence, Chicago: 14

Okeson JP (2003) Management of Temporomandibular Disorders and Occlusion. 5th ed. Mosby, St. Louis

Palla S (1998) Myoarthropathien des Kausystems. In: Palla S (Hrsg.) Myoarthropathien des Kausystems und orofaziale Schmerzen. Klinik für Kaufunktionsstörungen und Totalprothetik, Zentrum für Zahn-, Mund- und Kieferheilkunde der Universität Zürich, Zürich, S 3–16

Palla S (1998) Prinzipielles zur Therapie der Myoarthropathien. In: Palla S (Hrsg.) Myoarthropathien des Kausystems und orofaziale Schmerzen. Klinik für Kaufunktionsstörungen und Totalprothetik, Zentrum für Zahn-, Mund- und Kieferheilkunde der Universität Zürich, Zürich, S 145–157

Palla S (2002) Grundsätze zur Therapie des myoarthropathischen Schmerzes. Schmerz 16:373–380

Plesh O, Meyerhoff DJ, Weiner MW (1995) Phosphorus magnetic resonance spectroscopy of human masseter muscle. J Dent Res 74:338–344

Plesh O, Wolfe F, Lane N (1996) The relationship between fibromyalgia and temporomandibular disorders: prevalence and symptom severity. J Rheumatol 23:1948–1952

Raphael KG, Marbach JJ, Klausner J (2000) Myofascial face pain. Clinical characteristics of those with regional vs. widespread pain. J Am Dent Assoc 131:161–171

Rudy TE, Turk DC (1995) Integrating behavioral and dental treatments: utility of customizing protocols. In: Sessle BJ, Bryant PS, Dionne RA (Hrsg.) Temporomandibular Disorders and Related Pain Conditions. Vol. 4. IASP Press, Seattle, S 351–362

Saka B, Stropahl G, Gundlach KK (2002) Traumatic myositis ossificans (ossifying pseudotumor) of temporal muscle. Int J Oral Maxillofac Surg 31:110–111

Schindler HJ, Stengel E, Spieß WEL (1998) Elektromyographische Aktivität, Kraftentwicklung und Kinematik bei Kauen fester Nahrungstexturen. Dtsch Zahnärztl Z 53:551–556

Schindler HJ, Stengel E, Spieß WEL (1999) Die neuromuskuläre Wirkung von Aufbissschienen. Dtsch Zahnärztl Z 54:332–338

Schindler HJ, Rong Q, Spieß WEL (2000) Der Einfluss von Aufbissschienen auf das Rekrutierungsmuster des Musculus temporalis. Dtsch Zahnärztl Z 55:575–581

Schindler HJ, Türp JC (2001) Der Einfluss von experimentell erzeugtem Schmerz auf das Aktivierungsmuster des M. masseter. Dtsch Zahnärztl Z 56:266–269

Schokker RP, Hansson TL, Ansink BJ (1990) Craniomandibular disorders in patients with different types of headache. J Craniomandib Disord 4:47–51

Sessle BJ (1999) The neural basis of temporomandibular joint and masticatory muscle pain. J Orofac Pain 13:238–245

Simons DG (1996) Clinical and etiological update of myofascial pain from trigger points. J Musculoskelet Pain 4:93–121

Sommer C (2002) Pharmakologische Behandlung orofazialer Schmerzen. Schmerz 16:381–388

Stohler CS (1999) Craniofacial pain and motor function: pathogenesis, clinical correlates, and implications. Crit Rev Oral Biol Med 10:504–518

Svensson P (1997) Pain mechanisms in myogenous temporomandibular disorders. Pain Forum 6:158–165

Svensson P, Arendt-Nielsen L, Houe L (1998) Muscle pain modulates mastication: an experimental study in humans. J Orofac Pain 12:7–16

Takahashi K, Sato K (1999) Myositis ossificans traumatica of the medial pterygoid muscle. J Oral Maxillofac Surg 57:451–456

Turk DC, Zaki HS, Rudy TE (1993) Effects of intraoral appliance and biofeedback/stress management alone and in combination in treating pain and depression in patients with temporomandibular disorders. J Prosthet Dent 70:158–164

Türp JC (2002) Ist die Michigan-Schiene wissenschaftlich anerkannt? Dtsch Zahnärztl Z 57:393–395

Türp JC, Antes G (2000) EbM in der Zahnmedizin – Beispiel »Myoarthropathien des Kausystems«. In: Kunz R, Ollenschläger G, Raspe H-H, Jonitz G, Kolkmann F-W (Hrsg.) Lehrbuch Evidenzbasierte Medizin in Klinik und Praxis. Deutscher Ärzte-Verlag, Köln, S 330–338

Türp JC, Marinello CP (2002) Schmerzfragebogen für Patienten mit persistierenden orofazialen Schmerzen. Quintessenz 53:1333–1340

Türp JC, Nilges P (2000) Diagnostik von Patienten mit chronischen orofazialen Schmerzen. Die deutsche Version des »Graded Chronic Pain Status«. Quintessenz 51:721–727

Türp JC, Schindler HJ (2005) Funktionsstörungen im Kausystem – Können sie Kopfschmerzen verursachen? MMW Fortschr Med 147:686–687

Türp JC, Komine F, Hugger A (2004) Efficacy of stabilization splints for the management of patients with masticatory muscle pain. A qualitative systematic review. Clin Oral Invest 8:179–195

Türp JC, Kowalski CJ, Stohler CS (1997a) Greater disability with increased pain involvement, pain intensity and depressive preoccupation. Eur J Pain 1:271–277

Türp JC, Kowalski CJ, Stohler CS (1997b) Temporomandibular disorders – pain outside the head and face is rarely acknowledged in the chief complaint. J Prosthet Dent 78:592–595

Türp JC, Kowalski CJ, O'Leary N, Stohler CS (1998a) Pain maps from facial pain patients indicate a broad pain geography. J Dent Res 77:1465–1472

Türp JC, Kowalski CJ, Stohler CS (1998b) Treatment-seeking patterns of facial pain patients: many possibilities, limited satisfaction. J Orofac Pain 12:61–66

Türp JC, John M, Nilges P, Jürgens J, Ahlers MO, Böhner W, Busche E, Hugger A, Jakstat HA, Koch WH, Niederfeilner J, Paak S, Palatka P, Peschen-Rosin R, Schindler HJ, Sommer C, Sprotte G, Weißmann K, Wernze H (2000) Schmerzen im Bereich der Kaumuskulatur und Kiefergelenke. Empfehlungen zur standardisierten Diagnostik und Klassifikation von Patienten. Schmerz 14:416–428

Velly AM, Gornitsky M, Philippe P (2003) Contributing factors to chronic myofascial pain: a case-control study. Pain 104:491–499

Von Korff M, Ormel J, Keefe FJ, Dworkin SF (1992) Grading the severity of chronic pain. Pain 50:133–149

Wright EF (2000) Referred craniofacial pain patterns in patients with temporomandibular disorder. J Am Dent Assoc 131:1307–1315

Arthralgie der Kiefergelenke

A. Hugger

7.1 Allgemeine Begriffe und Grundlagen des Gelenkschmerzes

Arthralgie. Arthralgie bezeichnet Gelenkschmerz und ist eine rein subjektive, vom Patienten empfundene Sensation. Sie kann mit und ohne begleitende objektivierbare Zeichen an Gelenken und sonstige, auf eine Grunderkrankung hindeutende Symptome einhergehen. Im Gegensatz zum Gelenkschmerz ist die Gelenkschwellung – ebenso wie Rötung, Hyperthermie und Bewegungseinschränkung – ein wichtiger Hinweis auf einen objektivierbaren Gelenkprozess, wobei in der Regel auch gleichzeitig Gelenkschmerz besteht. Gelenkschwellungen erfordern in jedem Falle die Bemühung um ursächliche Abklärung (► s. Leitlinie für das Symptom Gelenkschwellung der Deutschen Gesellschaft für Rheumatologie, Keitel et al. 2000). Schwellungen im Gelenkbereich können lokaler Ausdruck einer Synovialitis, eines Gelenkergusses, einer Kapselfibrose oder einer knöchernen Konturauftreibung (z. B. Osteophythenbildung) sein.

Arthropathie. Unter Arthropathie werden im Allgemeinen akute bzw. chronische subjektive und/oder objektive Gelenkerkrankungen verstanden (Mohr 2000). Das Suffix »-pathie« steht des Weiteren für Erkrankungen, die primär weder entzündlich noch degenerativ sind, im weiteren Verlauf aber entzündliche oder degenerative Begleit- oder Folgeerscheinungen aufweisen können. Damit werden Arthritiden und Arthrosen als ätiopathogenetisch besonders gelagerte Erkrankungen vom Begriff Arthropathie abgetrennt (Palla 1998). Im Speziellen werden unter Arthropathien heute folgende Erkrankungen verstanden: metabolische Arthropathien (besonders Gicht, Chondrokalzinose, Ochondrose, Hämochromatose), endokrine Arthropathien (besonders bei Diabetes mellitus, Akromegalie, Hypothyreose), Hämophilie-Arthropathie, Arthropathie bei Neuropathie (Charcot-Gelenk), posttraumatische Arthropathie (Hackenbroch 2002).

Kapsulitis, Synovialitis, Retrodiszitis. Kapsulitis, Synovialitis sowie die für das Temporomandibulargelenk spezifische Retrodiszitis stellen im Gelenk lokal begrenzte, mehr oder minder deutlich entzündliche Erkrankungsformen dar, die einzelne Gewebestrukturen, nämlich die Gelenkkapsel bzw. kapsuläre Ligamente, die Synovialmembran oder das retrodiskale/retrokondyläre Gewebe betreffen. Im Gegensatz dazu ist die entzündliche Komponente bei der Arthritis auf das gesamte Gelenk bezogen, häufig vor dem Hintergrund, dass noch weitere Gelenke betroffen sein können – zeitlich vor oder nach der Manifestation etwa im Kiefergelenkbereich.

Arthritis. Bei der Arthritis geht allgemein der Erkrankungsprozess von der Synovialitis aus. Die beträchtlich vaskularisierte Synovialmembran ist bei infektiösen, postinfektiösen (sog. reaktiven) und autoimmunen Gelenkerkrankungen primärer Ort des Entzündungsgeschehens, das eine überwiegend granulozyten-, makrophagen- oder lymphozytenreiche Ausprägung haben kann (Aigner u. Krenn 2001). Die synovialen Deckzellen exprimieren vor allem unter pathologischen Prozessen eine Vielzahl von Adhäsionsmolekülen, Zytokinen und Chemokinen und setzen sie frei, wobei jedoch diese Vorgänge recht stereotyp ablaufen und krankheitsspezifische Veränderungen morphologisch nur bedingt erfassbar sind.

Die vorliegende Synovialitis bekommt oft einen chronischen Charakter, kann aggressive Eigenschaften durch aktivierte synoviale Fibroblasten (Pannusgewebe) annehmen und damit zu Knorpel- und Knochenzerstörung führen. Durch das Auftreten von Gelenkergüssen, die aus der entzündlich veränderten Synovialmembran als Exsudat resultieren, entstehen weiche, fluktuierende Kapselschwellungen, deren Druckempfindlichkeit deutlich bis erheblich ist und zu diagnostischen Zwecken genutzt werden kann. Mit der Manifestation von Gelenkergüssen werden die komplexen Schmiereigenschaften der Synovialflüssigkeit nachhaltig negativ verändert. Die Folgen sind erhöhte mechanische Druckbeanspruchung artikulierender Flächen und Erhöhung des intraartikulären Druckes, der wiederum zu einer Beeinträchtigung der Blutversorgung der Synovialmembran (Azidose), Herniation bzw. Verdickung/Fibrose des Synovialgewebes oder zur Einnahme funktionell ungünstiger Gelenkstellungen mit sich daraus bildender Kontraktur führen kann. Der Schmerz besteht bei akuter Arthritis in Ruhe und spontan, in der chronischen Form liegt morgens Schmerzempfindlichkeit vor, die im weiteren Verlauf in Anlauf- und Ermüdungsschmerz übergeht. Zeichen der Überwärmung und Rötung sind vor allem in der akuten Form feststellbar. Die Untersuchung des Blutes lässt die humoralen Zeichen der Entzündung erkennen, die Röntgenuntersuchung offenbart mit einer zeitlichen Verzögerung destruktive Erscheinungsformen, die später – insbesondere im chronischen Zustand – von reparativen Anzeichen begleitet sein können.

Arthrose. Bei der Arthrose fehlt es im Vergleich zur Arthritis im Allgemeinen an systemischen Bezügen. Der primäre Läsionsort ist bei der Arthrose der Gelenkknorpel bzw. der subchondrale Knochen; davon ausgehend kommt es zur Osteophytenbildung und Osteosklerose sowie zu passageren Reizzuständen im Sinne sekundärer Entzündungsreaktionen (Reiz- bzw. Begleitsynovialitis: Antwort auf Knorpelabbauprodukte und auf Knorpel-/Kapselgewebstrümmer; Detritussynovialitis) (Münzenberg 2002). Man spricht in diesem Fall von aktivierter Arthrose. Histopathologisch kommt es im Gelenkknorpel zur Knorpelmatrixzerstörung mit Degradation molekularer Einzelkomponenten (u. a. Proteoglykanen), Zerstörung von Netzstrukturen (Destabilisierung des Kollagennetzwerks), Rissbildung und Erosionen, in der Synovialmembran zur Ausbildung eines degenerativen Reaktionsmusters: fehlende oder geringfügigere entzündliche Infiltration und deutliche Aktivierung des ortsständigen Bindegewebes mit mehrkernigen Riesenzellen. Der Schmerz ist überwiegend mechanisch bedingt und bewegungsabhängig, am Anfang bei ungewohnter Belastung, später als Anlaufschmerz, am Ende als Dauerschmerz (◘ Tab. 7.1).

Charakteristisch ist die Geräuschbildung (Reibe-/Knirschgeräusche, Krepitation). Es kommt zu Bewegungseinschränkungen. Gelenkergüsse mit fluktuierenden Schwellungen treten in bestimmten Phasen der Arthrose im Rahmen von Entzündungsschüben auf (Reizerguss). Nach wiederholten Schüben zeigt die Synovialmembran Vernarbung und Verdickung, die Kapsel wird derber mit daraus resultierenden weiteren Funktionsbeschränkungen. Während die Labordiagnostik Unspektakuläres liefert, ergeben sich in der Röntgenuntersuchung typische Zeichen: verschmälerter Gelenkspalt (oft unregelmäßig); subchondrale Sklerosierung als Ausdruck von Spongiosaverdichtung; Randzacken- bzw. Osteophytenbildung; subchondrale Knochenzysten und Pseudozysten als Ausdruck umschriebener Nekrosen; Fehlstellungen (malalignment) und Instabilitäten knöcherner Strukturen; intra- und periartikuläre Ossifikate (Hackenbroch 2002). Das Röntgenbild ist im Rahmen der Diagnostik jedoch immer nur im Zusammenhang mit der klinischen Untersuchung

Tab. 7.1. Schmerzquellen bei aktivierter Arthrose. (Nach Kidd u. Jawad 2002; Miehle 2003)

Strukturen	Prozesse
Synovia/Synovialis	Synovialitis; gesteigertes Synovialvolumen, das Knorpelprodukte, Entzündungszellen, Entzündungsmediatoren enthält; Einklemmen von Synovialzotten
Gelenkknorpel	Knorpelfragmente, Kristall- und Enzymfreisetzung: Stimulierung inflammatorischer Mediatoren aus der Synovialis heraus
Knochen	Druckerhöhung auf subchondralen Knochen; erhöhter Gefäßdruck; trabekuläre Mikrofrakturen; Ischämie; Periostdehnung durch Osteophyten
Gelenkkapsel	(Über-)Dehnung durch Volumen bzw. Druck insbesondere an Stellen der Insertion in das Periost/Knochen
Meniskus, Diskus	Degeneration/Verletzung mit Reaktionsprozessen der Synovialis; (Über-)Dehnung spezieller Ligamente bzw. an der Kapselinsertion
Ferner	Ligamentschäden, muskelbezogene Affektionen, Bursitis...

von Bedeutung, da subjektive Beschwerden und objektive Befunde weit differieren können (Niethard u. Pfeil 2003). Mit dem Lebensalter nehmen degenerative Veränderungen zwar deutlich zu (Alter als ein Risikofaktor), jedoch sind Alter und Arthrose keinesfalls zwingend assoziiert. Der Übergang vom Altersgelenk, das nach jahrzehntelangem Gebrauch die Folgen des biologischen Alterunsgprozesses ausweist (verminderte Syntheseleistung der Chondrozyten und daraus folgender Änderung der Zusammensetzung der Knorpelgrundsubstanz), zur Gelenkerkrankung im Stadium der stummen/latenten Arthrose ist fließend, klinisch und röntgenologisch ist eine Differenzierung häufig kaum möglich (Hackenbroch 2000).

Klinische Stadien der Arthrose

- Stumme/latente Arthrose: ohne wesentliche Beschwerdesymptomatik festgestellte Arthrose
- Aktivierte Arthrose: zusätzlich (Reiz-/Begleit-)Synovialitis; deutliche, meist vom Bewegungsausmaß abhängige Schmerzen sowie Funktionseinschränkungen
- Dekompensierte Arthrose: zusätzlich Schmerzen bei jeder Bewegung im gesamten Ausmaß; ausgeprägte Fehlstellungen; konservativ nicht mehr beherrschbar

7.2 Spezielle Aspekte der Arthralgie der Kiefergelenke

Die Arthralgie im Kiefergelenkbereich erweckt auf den ersten Blick den Eindruck einfacher Bestimmbarkeit und Beurteilbarkeit. Neben der Angabe des Patienten über Schmerzempfindung im Kiefergelenkbereich – in Ruhe, bei Kieferöffnung oder anderen Unterkieferbewegungen – erscheint das Ergebnis der Palpation der Kiefergelenke von lateral bzw. von dorsal ausschlaggebend: Stellt sich nach Palpation eine Druckschmerzhaftigkeit im Sinne der Allodynie ein, wird eine mehr oder minder das gesamte Gelenk betreffende Gelenkentzündung angenommen.

Aus mehreren Gründen muss diese Schlussfolgerung aber als problematisch angesehen werden. Eine druckschmerzhafte Palpation kann nicht nur als periphere Sensibilisierung aufgrund lokaler Ursachen aufgefasst werden, sondern auch durch zentral wirkende Prozesse (zentrale Sensibilisierung bzw. Dysregulation) bedingt sein (Mense 2003). Viele druckdolente Kiefergelenke zeigen bei der Anwendung von Traktions- und Translationsbewegungen im Rahmen des Gelenkspieltests (engl.: »joint play«) negative Befunde, obwohl gerade bei dieser manualdiagnostischen Prüfung deutliche Befunde beim Vorliegen einer Gelenkentzündung anzunehmen wären. Divergente Befunde sind durchaus aufgrund der unterschiedlichen Belastungsart – lokal gegenüber global – der extra- bzw. periartikulären Gewebe zurückzuführen. Zudem ist häufig der Gelenkspieltest nicht ausführbar bzw. die Befundinterpretation erschwert, da eine wesentliche Voraussetzung zur Durchführung dieses Tests die weitgehend entspannte Kiefermuskulatur ist, d. h. der Untersucher sollte die Bewegungen passiv und ohne muskulären Widerstand ausführen können, was häufig nicht zu realisieren ist.

Ergebnisse aus anatomischen und epidemiologischen Studien werfen darüber hinaus die Frage auf, inwieweit die seitliche Palpation des Kiefergelenkes klar von der Palpation tiefer Anteile des Masseters aufgrund enger topographischer Nachbarschaftsverhältnisse zu trennen ist und welche Zuverlässigkeit (Reliabilität) diese Palpationsergebnisse aufweisen (Schmolke 1994, Wahlund et al. 1998).

Druckschmerzhaftigkeit im Kiefergelenkbereich berechtigt alleinig nicht zur Annahme, dass eine Gelenkentzündung vorliegt.

Entsprechend der Erkenntnis, dass Schmerzen im Bereich der Kiefergelenke und der Kiefermuskulatur grundsätzlich in das System muskuloskelettaler Schmerzen einzuordnen sind, erfordert die Beurteilung der Arthralgie eine differentialdiagnostische Vorgehensweise, wie sie auf dem Gebiet der Rheumatologie sinnvoll zur Anwendung gelangt. Hinsichtlich der Lokalisation des Schmerzes ist zu unterscheiden, ob der Schmerz sich artikulär/periartikulär, ossär oder extraartikulär manifestiert (Müller u. Zeidler 1998). Bezüglich des histomorphologischen Reaktionsmusters können entzündliche, degenerative, proliferativ/neoplastische Formen dem Geschehen zugrunde liegen. Bis auf den eigentlichen Knorpel können unterschiedliche Gewebestrukturen über freie und enkapsulierte Nervenendigungen Schmerzreize im Gelenkbereich erfassen, wobei das Synovialgewebe bedeutungsmäßig eine herausragende Stellung einnimmt (Engel 2001).

Genesebezogen lassen sich verschiedene Einflussfaktoren für Gelenkschmerzen benennen: infektiöse (spezifische bzw. unspezifische Erreger), traumatische, immunologische, trophische, metabolische, toxische, neoplastische Faktoren sowie Einflüsse durch ätiologisch unklare Systemerkrankungen (Müller u. Zeidler 1998). Aus schmerzphysiologischer Sicht muss beim Phänomen Gelenkschmerz immer an die unterschiedlichen Mechanismen und neurophysiologischen Grundlagen gedacht werden: nozizeptiver Schmerz versus neuropathischer Schmerz; u. a. periphere Sensibilisierung, periphere Ektopie, zentrale Sensibilisierung, zentrale Disinhibition (Schaible 2004).

Der im Gelenkbereich empfundene Schmerz (»Schmerzort«) muss seine Ursache (»Schmerzquelle«) nicht im Gelenk selbst haben. Schmerzübertragung und -projektion bedürfen der Berücksichtigung, um Fehldiagnosen zu vermeiden.

Hinsichtlich der Auswirkungen des Kiefergelenkschmerzes ist festzustellen, dass sich deutliche funktionelle Beeinträchtigungen z. B. in Form von Einschränkungen der Unterkiefermobilität, Veränderungen in der Kaukinematik und Reduktion der Beißkraft einstellen und im Sinne einer Schmerzadaptation interpretierbar sind (Lund 2001, Hansdottir u. Bakke 2004). Durch Reflexkreise können sich recht früh auf muskulärer Ebene Veränderungen ergeben mit dem Ziel, schmerzhafte Gelenke ruhig zu stellen bzw. vor Überlastung zu schonen; damit gesellt sich zur Arthralgie oft eine Myalgie in mehr oder minder deutlicher Ausprägung und zeitlichem Bezug hinzu (Niethard u. Pfeil 2003).

7.3 Diagnoseeinteilung

Für die Diagnosestellung ist eine ausführliche gewebe- bzw. pathologiespezifische Diagnoseklassifikation allgemein sowie im Zusammenhang mit der Beurteilung von Gelenkschmerz im Kiefergelenkbereich speziell wünschenswert, ebenfalls erscheint eine Einteilung für Diagnosen sinnvoll, die im Hinblick auf einzuschlagende Therapiemaßnahmen und prognostische Bewertungen entscheidende Weichenstellungen veranlassen. Klinisch jedoch ist häufig eine spezifisch gewebebezogene Differenzierung unter Kriterien der Validität und Reliabilität kaum zu erreichen, Ursachen und pathophysiologische Vorgänge sind wenig oder gar nicht bekannt, und Therapiemaßnahmen unterscheiden sich je nach spezifisch festgelegten Diagnosen bisweilen kaum oder gar nicht.

Aus diesem Spannungsverhältnis heraus erscheint eine Diagnoseeinteilung für den klinischen

Alltag von Vorteil, die die Arthralgie des Kiefergelenkes in folgende vier Bereiche differenziert:
1. Periartikuläre Arthralgie
2. Aktivierte Arthrose
3. Rheumatoide Arthritis
4. Seltene Arthritiden

Periartikuläre Arthralgie und aktivierte Arthrose können zusammen mit dem myofaszialen Schmerz zu schmerzhaften Myoarthropathien des Kausystems zusammengefasst werden (▶ Kap. 6: ◘ Abb. 6.1), die als lokalisierte muskuloskelettale Erkrankungsformen in der zahnärztlichen Praxis bzw. in Kombination mit Physiotherapie/Manualtherapie gut behandelbar sind. Demgegenüber erfordern die anderen aufgeführten Erkrankungsformen die Betreuung im ärztlichen Team (Zahnarzt, Rheumatologe, Internist, Kiefer-/Gesichtschirurg), da aufgrund der Komplexität bzw. Generalisierung der Erkrankung mehrere Fachrichtungen beteiligt sein sollten.

7.3.1 Periartikuläre Arthralgie

Periartikuläre Arthralgie (RDC/TMD Achse I, Gruppe IIIa [Dworkin u. LeResche 1992])

1. Schmerzen in einem oder in beiden Kiefergelenken bei Palpation (von lateral und/oder von posterior), zusätzlich
2. eine oder mehrere der folgenden Patientenangaben:
   - Schmerzen im Kiefergelenkbereich
   - Gelenkschmerzen bei maximaler aktiver Kieferöffnung
   - Gelenkschmerzen bei maximaler passiver Kieferöffnung
   - Gelenkschmerzen bei Seitwärtsbewegungen des Unterkiefers
2. Für die Diagnose »periartikuläre Arthralgie« dürfen keine Krepitationsgeräusche vorhanden sein

◘ **Tab. 7.2.** Untergliederung der periartikulären Arthralgie in gewebebezogene Schmerzformen. (Nach Okeson 1995)

Ligamentöser Schmerz	– Sehr umschriebener, momentaner, mit Unterkieferbewegungen assoziierter Schmerz – Im Zusammenhang mit Störungen der Kondylus-Diskus-Beziehung bzw. Störung der Oberflächenbeschaffenheit artikulierender Flächen, damit meist Gelenkknacken verbunden
Schmerz bei Kapsulitis/Synovialitis	– Druckschmerzhaftigkeit direkt über dem Gelenkbereich – Konstanter dumpfer Schmerz, der bei Unterkieferbewegungen Verstärkung erfährt – Eingeschränkte Unterkieferbeweglichkeit, oft weiches Endgefühl – Leichte palpierbare fluktuierende Schwellung kann vorhanden sein, ebenfalls ipsilaterale Disklusion der Seitenzähne – Tendenz zur Ausbreitung des Schmerzgebietes (Sensibilisierung) – Ursache: Trauma, übermäßige Unterkieferbewegungen, Folge von Diskusverlagerungen, Entzündung benachbarter Strukturen
Schmerz bei Retrodiszitis	– Druckschmerzhaftigkeit im Gelenkbereich (meist mehr posterior als lateral) – Konstanter dumpfer Schmerz mit Verstärkung bei (besonders ipsilateralem) Pressen und forcierter Retrusion bzw. ipsilateraler Laterotrusion; dagegen beim Einbringen eines ipsilat. Separators (Watterolle u. Ä.) Schmerzreduktion – Schwellung im retrodiskalen Gewebe kann zur Verlagerung des Kondylus mit ipsilateraler Disklusion der Seitenzähne führen – Oft eingeschränkte Unterkieferbeweglichkeit durch Arthralgie – Tendenz zur Ausbreitung des Schmerzgebietes (Sensibilisierung) – Ursache: Trauma, progressive Verlauf von Diskusverlagerungen (akute Phase)

Wie bei anderen großen und kleinen Gelenken des Körpers weisen für das Kiefergelenk die Artikulationsflächen des Tuberkulums, des Kondylus und der zentrale Bereich des Diskus keine Innervation in Form freier oder enkapsulierter Nervenendigungen auf. Aus dem Bereich des Gelenkes können daher Schmerzsensationen weitgehend nur durch Reizung von Nozizeptoren zustande kommen, die sich im umgebenden Gewebe, vor allem im Weichgewebe um die Artikulationsflächen herum befinden (Luder u. Bobst 1991).

Zu nennen sind hier:

- Diskale Ligamente (mediale und laterale Befestigung des Diskus am Kondylus)
- Gelenkkapsel
- Synovialmembran (Synovialis)
- Retrodiskales Gewebe

Durch mechanische Reize können sensibilisierte Nozizeptoren Schmerzsensationen auslösen und schließlich Schmerzempfindungen wahrgenommen werden, was für den Patienten als Arthralgie imponiert (Okeson 1995, 2003). Der Begriff »periartikuläre Arthralgie« versteht sich als Sammelbezeichnung für Schmerzsensationen, die ihren Ursprung in den genannten vier Bereichen haben. Klinisch ist eine Differenzierung mit Hilfe manualdiagnostischer Methoden (in Form orthopädischer Tests) zum Teil durch enge Nachbarschaftsbeziehung (Synovialmembran und Kapsel), zum Teil durch muskuläre Anspannung zur Schonung/Entlastung betroffener Gewebebereiche schwierig oder sogar gar nicht durchzuführen. ◘ Tabelle 7.2 stellt einen Versuch dar, Schmerzsensationen bei periartikulärer Arthralgie klinisch zu gruppieren.

7.3.2 Aktivierte Arthrose

Aktivierte Arthrose (RDC/TMD Achse I, Gruppe IIIb [Dworkin u. LeResche 1992])

1. Periartikuläre Arthralgie, zusätzlich:
2. Entweder a.) oder b.) oder beides:
   a) Krepitationsgeräusche im Kiefergelenk
   b) Röntgenschichtaufnahme mit folgenden Befunden (ein oder mehrere):
   - Erosion der Kortikalis
   - Ausgeprägte Schlifffflächen (an Stellen mechanischer Belastung:
   - Ventrokranialer Bereich des Kondylus, dorsaler Abhang des Tuberkulums)
   - Subchondrale Spongiosasklerosierung im Bereich des Kondylus und Tuberkulum
   - Randzackenbildung (Osteophyten)

Wie einleitend dargelegt, ist Arthrose nicht ohne Weiteres mit Arthralgie gleichzusetzen. Besonders in der Phase der stummen/latenten Arthrose berichtet der Patient kaum oder gar nicht über Schmerzsensationen. Diese Phase besteht zu Beginn der Arthroseausprägung sowie in unterschiedlich zeitlichem Ausmaß zwischen den aktivierten Schüben. Die stumme/latente Arthrose ist gekennzeichnet durch Reibegeräusche und durch die Abwesenheit von Ruhe- und Belastungsschmerzen, während die aktivierte Arthrose häufig mit einem Ruheschmerz verbunden ist, der bei Bewegung bzw. Belastung zunimmt.

In der Regel ist die aktivierte Arthrose mit einer sekundären Synovialitis vergesellschaftet, so dass Befunde der Synovialitis/Kapsulitis und auch Retrodiszitis mit in Erscheinung treten können. Die Unterkieferbewegungen, insbesondere Kieferöffnungen sind eingeschränkt, das Endgefühl weich-elastisch. Ergänzende klinische Tests in Form des Gelenkspiels (Traktion/Translation, falls überhaupt ausführbar) und des Kompressionstests (Durchführung kleiner translativer Bewegungen bei gleichzeitiger Applikation von kranial gerichtetem Druck in den Gelenkbereich) sind bei der aktivierten Arthrose schmerzhaft.

7.3.3 Spezielle Arthritisformen

Neben der periartikulären Arthralgie und der aktivierten Arthrose müssen in der Arthralgieübersicht die verschiedenen Arthritisformen Berücksichtigung erfahren. Die verschiedenen Formen der Arthritis, d. h. einer Entzündung, die das gesamte Gelenk mit Veränderungen an den Gelenkflächen umfasst, erfordern interdisziplinäres Vorgehen in der Diagnostik und Therapie. Da der Zahnarzt häufig als

■ **Tab. 7.3.** Übersicht zur rheumatoiden Arthritis. (KG: Kiefergelenk)

Rheumatoide Arthritis	– KG-Beteiligung nur äußerst selten als initiale Arthritis (RA) Gelenkmanifestation; ein Drittel der RA-Patienten entwickeln KG-Symptome innerhalb des ersten Jahres; ca. 40% berichten über KG-Symptome 5 Jahre oder länger nach RA-Auftreten; ca. 40% berichten über plötzliches Auftreten der KG-Symptome und bei 30% nach und nach; bei ca. 60% der Patienten mit KG-Beteiligung bilaterale Symptome, ca. 10% der Patienten sind mit schweren okklusalen und funktionellen Störungen im Kausystem betroffen – Mit Zunahme der RA-Krankheitsdauer steigt die Wahrscheinlichkeit der KG-Beteiligung; Zeichen einer ausgeprägten RA ist progressiv verlaufender, von posterior nach anterior sich verstärkender offener Biss bedingt durch bilateral kondyläre Resorptionen, auch fortschreitende Entwicklung einer Retrognathie mit Vogelgesicht; radiographische KG-Befunde (zu ca. 70%) sind zahlreicher als subjektive Beschwerden und klinische Befunde – Diagnostische Kriterien (mindestens 4 von 8) für lokale Beteiligung der Kiefergelenke bei RA (Kopp 1994): 1. Bilaterale Gelenkbeteiligung 2. Druckdolenz des Gelenkbereiches von lateral oder posterior 3. Krepitation 4. Gelenkschwellung in akuter Phase 5. Temperaturveränderung im/über dem Kiefergelenk 6. Anterior offener Biss 7. Röntgen: Erosionen an der kortikalen Kontur artikulierender Bereiche 8. Gelenkflüssigkeit: zahlreiche zelluläre Bestandteile: polymorphonukleare Leukozyten (akute Phase), mononukleare Leukozyten (Lymphozyten, Plasmazellen; chronische Phase)

erster Ansprechpartner für Patienten mit Kiefergelenkschmerzen fungiert, sollte er die Arthritisformen – speziell die rheumatische Arthritis – stets differentialdiagnostisch im Auge behalten. Wichtige Hinweise hierzu kann der Zahnarzt aus der strukturierten Anamneseerhebung erlangen, die ihn darüber informiert, ob die kiefergelenkbezogene Arthralgie als singuläre Erscheinung besteht oder im Kontext weiterer Gelenkbeteiligungen zu sehen ist.

In weitem Umfang ähneln die Arthritisformen in ihren klinischen histopathologischen Befunden der aktivierten Arthrose, wobei gegenüber der aktivierten Arthrose die Ausprägung mitunter massiver erfolgt (Björnland u. Refsum 1994) und im (unbehandelten) Endstadium die Ankylose droht. Besonderheiten sind in ■ Tab. 7.3 und 7.4 vermerkt.

7.4 Diagnostik

Für die Diagnosestellung im Rahmen der Arthralgie ist eine Basisdiagnostik essentiell, die eine schmerzbezogene Anamnese und klinische Untersuchung umfasst. Das anamnesebezogene Gespräch, das sich sinnvollerweise nach dem Ausfüllen eines Schmerzfragebogens durch den Patienten anschließt, sollte die Aspekte Hauptbeschwerden, Schmerzlokalisation, Schmerzbeginn, Schmerzzeiten, Schmerzqualität, Schmerzstärke, schmerzbeeinflussende Faktoren, Begleiterscheinungen und bisherige Behandlungen beinhalten (Türp u. Marinello 2002).

Speziell auf den Gelenkschmerz bezogen ergeben sich folgende Fragen:

Fragen zum Gelenkschmerz

- Wo? Welche Gelenke?
  Monoartikulär, oligo-/polyartikulär
- Wie? Wie begonnen?
  Akut versus schleichend
- Wie lokalisiert?
  Lokalisiert vs. ausstrahlend
- Wie stark?
  Schmerzstärke
- Wann? Seit wann?
  Zeitspanne
- Wie oft?
  Rhythmus des Auftretens
- Wie lange?
  Dauer der Schmerzattacken
- Warum?
  Vermeintliche Ursachen
- Behandlungsversuche?

Tab. 7.4. Übersicht zu weiteren Arthritisformen (KG: Kiefergelenk)

Juvenile rheumatoide Arthritis	– Häufige Beteiligung des KG (meist Arthritis bilateral); KG kann erstes Gelenk sein, das betroffen ist – Wachstumsstörung der Mandibula (einseitig mit Gesichtsasymmetrie, beidseitig mit Mikrognathie bzw. Vogelgesicht) und Malokklusion in 20–30% der Patienten
Arthritis psoriatica (AP)	– KG-Beteiligung in 20–30% der AP-Fälle – Symptome im Kausystem im Durchschnitt 7 Jahre nach AP-Beginn – KG ist häufig erstes peripheres Gelenk, das bei AP beteiligt ist
Spondylitis ankylosans (SA)	– 15–20% der SA-Patienten weisen KG-Beteiligung auf; KG-Beteiligung meist einige Jahre nach Ausbruch der Erkrankung
Arthritis urica, Gicht	– Uratkristalle in der Synovia – Sehr schmerzhafte Gelenkschwellung, Rötung
Chondrokalzinose, Pseudogicht	– Kalziumpyrophosphatkristalle in der Synovia – Sehr schmerzhafte Gelenkschwellung, Rötung
Arthritis bei system. Lupus erythematodes (SLE)	– KG-Beteiligung bei rund 20% der SLE-Patienten
Ferner: (post-)traumatische Arthritis, (post-)infektiöse Arthritis, Arthritis bei Sjögren-Syndrom, Arteriitis temporalis, Sklerodermie, Sarkoidose...	

Von besonderer Bedeutung ist das Einzeichnenlassen aller Schmerzbereiche des Patienten in ein Ganzkörperschema, da damit visuell deutlich wird, wie umschrieben oder wie komplex das Schmerzgeschehen zu bewerten ist. Ebenfalls bedeutsam ist das aus 7 Fragen bestehende Instrument »Graduierung Chronischer Schmerzen (GCS)«; nach Auswertung der Fragen wird ein erster Eindruck über das Ausmaß schmerzbezogener psychosozialer Dysfunktion erkennbar und gibt Hinweise darauf, ob neben der Diagnostik und Therapie im Bereich der »somatischen Achse« (Achse I) auch die »psychosoziale Achse« (Achse II) angemessen berücksichtigt werden muss (▶ Kap. 2).

Für die klinische Untersuchung ist es wichtig, beim Beschwerdebild Gelenkschmerz keinesfalls nur den Kiefergelenkbereich im Fokus zu halten, sondern auch mehr oder minder angrenzende Strukturen sowie den Funktionszustand des Kausystems mit in die Untersuchung einzubeziehen, ja sogar benachbarte Regionen zu berücksichtigen (Goulet 2001). Dieses Vorgehen bezieht seine Begründung vor allem aus dem Umstand, dass mitunter der vom Patienten lokalisierte Schmerzort (das Gelenk) nicht mit der Schmerzursache (Schmerzquelle) identisch sein muss: übertragener Schmerz bzw. projizierter Schmerz (Zimmermann 2004; ▶ Kap. 4).

Wichtige Kernelemente der klinischen Untersuchung sind dabei das Erfassen der Unterkiefermobilität und des Bewegungsmusters beim Kieferöffnen, die Palpation der Kiefermuskulatur und die Palpation/Auskultation der Kiefergelenke als sondierende Kernuntersuchungen im Hinblick auf Myoarthropathie (MAP) sowie der dental-parodontale und okklusale Status. So genannte orthopädische Tests (Endgefühl, Gelenkspiel, Widerstandstests) sollen der Differenzierung bezüglich der myogenen und arthrogenen Pathogenese bei MAP dienen.

Speziell für die Gelenkuntersuchung sind folgende Aspekte relevant:

Wichtiges zur Gelenkuntersuchung

- Inspektion
  Hautverfärbungen, offensichtliche Fehlstellungen und Deformationen
- Palpation
  Druckschmerz, Erguss/Kapselkonsistenz, knöcherne Veränderungen, Geräusche, Erwärmung

- **Funktionsprüfung**
  Bewegungsausmaß, Bewegungsschmerz, Endphasenschmerz, Schmerz bei Belastung und Widerstand, Stabilität

Bezüglich bildgebender Verfahren sind für die Kiefergelenkdiagnostik zahlreiche röntgenologische Verfahren für die zahnärztliche Praxis wie auch für die radiologische Fachpraxis angegeben worden, die heute zumeist nur noch historische Bedeutung besitzen (Isberg 2001, Mäurer u. Lorenz 2002). In der zahnärztlichen Praxis ist die Panoramaschichtaufahme weit verbreitet und erlaubt neben der Beurteilung der zahntragenden Kieferabschnitte auch eine erste sehr grobe Beurteilung der Kiefergelenke, insbesondere der Kontur der Kondylen und der Tubercula. Wesentliche Bedeutung gewinnt die Panoramaschichtaufnahme in der Basisuntersuchung vor allem in der Differentialdiagnostik im Hinblick auf dental-parodontale und ossäre Prozesse.

Für die Kiefergelenkdiagnostik erzielen spezielle Panoramaschichtaufnahmetechniken (sog. Funktionsaufnahmen) keinen wesentlichen zusätzlichen Informationsgewinn. Während früher in der Spezialpraxis konventionell röntgentomograpische Aufnahmetechniken sowie die kontrastmittelunterstütze Arthrographie große Bedeutung aufwiesen, sind dies heute im Wesentlichen die Magnetresonanztomographie (MRT) vor allem zur Beurteilung weichgewebiger Strukturen, auch unter dem Aspekt verschiedener Unterkieferpositionen, die Computertomographie (CT) zur Beurteilung ossärer Strukturen und die Arthroskopie zur direkten Visualisierung der artikulierenden Oberflächen und zur Durchführung kleiner, minimal-invasiver chirurgischer Maßnahmen in diesen Bereichen.

! Die genannten drei Verfahren sind keinesfalls als Instrumente der Basisdiagnostik einzusetzen, sondern erfordern spezielle, zielgerichtete Fragestellungen im Sinne der Differential- bzw. Ausschlussdiagnose, die sich meist erst nach Basisuntersuchung und Initialtherapie ergeben (◘ Tab. 7.5**). Der Einsatz der bildgebenden Verfahren erfordert eine klare Relevanz der zu erwartenden Befunde für die Diagnose und der sich daraus ableitenden Therapie bzw. Prognose.**

Für die Beziehung zwischen bildgebenden Befunden und Angaben über Schmerzen im Kiefergelenkbereich lassen sich zwar Hinweise auf Zusammenhänge zu einer Reihe von strukturbezogenen Befunden ermitteln (Kondylusmorphologie, Kondylus-Fossa-Relation, Diskuslage und Diskusmorphologie, Effusionszeichen in den Gelenkräumen, Signalgebung des kondylären Knochenmarks und

◘ Tab. 7.5. Indikation für die Anwendung bildgebender Verfahren im Kiefergelenkbereich. (Nach Brooks et al. 1997)

Verdacht auf Arthropathie, speziell Diskopathie	– Nur Gelenkknacken: keine bildgebende Untersuchung – Bei bestehenden Schmerzen oder Dysfunktionen, die durch konservative Therapiemaßnahmen nicht beeinflussbar sind und eine gelenkspezifische Diagnose erfordern: MRT
Verdacht auf Myopathie	– Bei persistierenden Schmerzen, die durch konservative Therapiemaßnahmen nicht beeinflussbar sind, sollte Hartgewebsbildgebung zum Aussschluss ossärer Ursachen der Symptome erfolgen; evtl. zusätzlich MRT
Abgrenzung, Ausschluss bzw. Spezifizierung von	– Entwicklungsstörungen gegenüber Neoplasien (z. B. beim klinischen Befund der fazialen, insbesondere progressiven Asymmetrie): Darstellung beider Gelenke röntgentomograpisch in 2–3 Ebenen, evtl. zusätzlich MRT – Entzündliche Erkrankungen und Traumafolgen (z. B. beim klinischen Befund der Gelenkschwellung): zunächst Panoramaschichtaufnahme, evtl. zusätzlich Röntgentomogramme bzw. MRT – Kondylusluxation: Panoramaschichtaufnahme, evtl. zusätzlich Röntgentomogramme – Kondylusfraktur: Röntgenaufnahmen in 2 Ebenen, evtl. zusätzlich Röntgentomogramme – Ankylose: Röntgentomogramme – Dysgnathieoperationen: Röntgentomogramme, auch MRT

des retrodiskalen Gewebes), jedoch bleibt der Zusammenhang komplex und im Einzelfall noch wenig voraussagbar (Hugger 2002).

»*The key point to emphasize is that joint imaging should be used as a diagnostic aid, not as a test of whether a patient's pain is justified or not*« (Jones 2001).

7.5 Differentialdiagnostik

Wichtige Aspekte zur Differentialdiagnostik

Differentialdiagnostisch sollte berücksichtigt werden:

- Myalgie der Kiefermuskulatur
- Odontogenbedingter Schmerz
- Benachbarte entzündliche oder neoplastische Veränderungen
- Übertragungsschmerz (von anderen Tiefenschmerzsensationen ausgehend)
- Projizierter neuropathischer Schmerz
- Heterotoper Schmerz zentralen Ursprungs
- Somatoforme Schmerzstörungen

7

7.6 Therapieempfehlungen

Bei der Analyse des Schrifttums hinsichtlich therapeutischer Verfahren bei Kiefergelenkarthralgie ist festzustellen, dass viele Studien die Behandlung der Arthralgie unter dem Überbegriff der Therapie myoarthropathischer Schmerzen subsumieren, dass die Beschreibung des Patientengutes oft uneinheitlich und unvollkommen ist sowie spezifische Einschluss-/Ausschlusskriterien fehlen oder von Studie zu Studie mehr oder minder variieren. Nähere Angaben zur Dauer, wie lange bei den untersuchten Patienten der Schmerz vor Beginn einer Behandlung bestand, zur Art und Anzahl möglicher Vorbehandlungen sowie zur Einschätzung, in welchem Maße chronisch-persistierende Schmerzen vorlagen, sind häufig, wenn überhaupt, nur unvollständig angeführt. Hinzu kommt, dass viele Studien zur Beurteilung der Therapiewirksamkeit unterschiedliche Outcome-Parameter benutzen und von der Methodik des Studiendesigns (u. a. im Hinblick auf die Aufstellung einer Vergleichs-/Placebogruppe, Bemessung einer ausreichenden Gruppengröße und Therapiedauer, Randomisierung, Verblindung) Probleme hinsichtlich der Aussagefähigkeit der Ergebnisse verursachen. Vor diesem Hintergrund müssen im Folgenden die Aussagen betrachtet werden, um eine angemessene Bewertung und Einschätzung zu erreichen.

Die Arthralgie bei Myoarthropathie, die kurz- und längerfristig fluktuiert und in Intensität und Beständigkeit häufig variiert, hat im Allgemeinen eine gute Prognose; eine Verschlechterung des Schmerzzustandes ist selten (Palla 1998, 2002). Die Schmerzen verbessern sich bzw. verschwinden oft spontan durch Abwarten im Laufe einer mehr oder weniger langen Zeitperiode (Kurita et al. 1998). Erklärbar wird dieser Umstand dadurch, dass Adaptationsvorgänge durch strukturelle Veränderungen in den betroffenen Geweben einsetzen, wie z. B. der Umbau bestimmter Anteile des retrodiskalen Gewebes mit Ausbildung eines Pseudodiskus, Remodellierung (Hugger et al. 1995). Zur Erzielung einer kurzfristigen Schmerzlinderung bzw. Schmerzfreiheit kann die Mehrzahl der Patienten mit einfachen noninvasiven reversiblen Maßnahmen gut behandelt werden. Im Kurz- und Langzeitvergleich ergeben verschiedene Behandlungsverfahren bei der Mehrzahl der Patienten gleich gute Ergebnisse; somit ist ein einzelner »Königsweg« nicht festzumachen. Komplementäre und alternativmedizinische Methoden kommen bei Myoarthropathie-Patienten häufig zur Anwendung; dabei werden »handgreifliche« Methoden wie Massage und Chiropraktik, aber auch Akupunktur aus Patientensicht positiv bewertet und diese Methoden vielfach mit konventionellen medizinischen Verfahren kombiniert (DeBar et al. 2003).

! Eine rasche Schmerzlinderung sollte in jedem Falle angestrebt werden, um das Risiko der Manifestierung durch den Schmerz verursachter neuroplastischer, peripherer bzw. zentraler Veränderungen und damit der Schmerzchronifizierung zu minimieren. Im Falle der Schmerzchronifizierung kann eine effektive Therapie nur multidisziplinär und multimodal erfolgen.

Richtungsweisend für die einzuschlagende Therapiestrategie bei arthrogenen Schmerzen ist die Abklärung folgender Punkte:

- Handelt es sich um eine akute oder chronisch-persistierende Problematik? Ziel der Behandlung der akuten Form ist die Schmerzbeseitigung und Wiederherstellung der Funktion. Bei chronisch-persistierender Problematik hat der Schmerz seine Aufgabe als Warnsignal verloren und ist zur Krankheit selbst geworden, mit zusätzlichen begleitenden Verhaltens- und Befindlichkeitsstörungen. Klinisch ergibt sich somit ein Mischbild aus somatischer und somatopsychischer/psychosomatischer Symptomatik. Ziel der Behandlung kann daher nicht die Schmerzbeseitigung sein, sondern häufig kann nur eine Schmerzlinderung und bessere Schmerzbewältigung erreicht werden.
- Besteht eine lokalisierte Gelenkschmerzproblematik oder ist die Kiefergelenkarthralgie Teil einer generalisierten Problematik? Bei Letzterem ist zwingend die Abstimmung mit dem fachärztlichen Kollegen (Rheumatologen, Orthopäden etc.) auch in therapeutischer Hinsicht erforderlich.
- Handelt es sich um aktivierte oder nichtaktivierte Zustände? Liegen Schmerzformen mit mehr oder weniger entzündlicher Komponente vor, wie bei der aktivierten Arthrose oder der anhaltenden bzw. häufig wiederkehrenden periartikulären Arthralgie, entstanden aus einer Diskopathie mit sekundärer Synovialitis/Kapsulitis oder Retrodiszitis? In solchen Fällen ist die Gabe von nicht-steroidalen Antiphlogistika (NSA bzw. nicht-steroidale Antirheumatika, NSAR) erwägenswert, um die Entzündung zu unterdrücken. Bei nicht-aktivierten Schmerzzuständen, wie sie intermittierend bei Diskopathie als ligamentärer Schmerz auftreten und gewissermaßen als mechanische Reizung entstehen und ohne nennenswerten Entzündungsanteil fortbestehen, können dagegen nicht-saure Analgetika in Form von Paracetamol zunächst adjuvant eingesetzt werden. Grundsätzlich erfordert nicht jede Arthrose eine Therapie: nur 20 –30% der Patienten mit radiologischem Arthrosebefund haben Beschwerden. Erst wenn die Arthrose mit Schmerzen versehen ist, wird sie zum »medikamentösen Behandlungsfall«; die Behandlung ist symptomatisch ausgerichtet (Empfehlungen der Arzneimittelkommission der deutschen Ärzteschaft 2001, Niethard u. Pfeil 2003).
- Liegt eine weitgehend arthrogen bestimmte Schmerzproblematik vor oder kommen myogene Schmerzaspekte bedeutsam hinzu? Bei Letzterem stellt sich die Frage, ob unter Umständen der Einsatz von Myotonolytika sinnvoll ist.

Zur Behandlung des myoarthropathischen Schmerzes werden im Einzelnen folgende Therapieformen empfohlen, die auch speziell für die Behandlung der Arthralgie Relevanz aufweisen und Anwendung finden (Fricton u. Schiffman 2001, Kidd u. Jawad 2002, Palla 2002, Svensson u. Sessle 2004).

! Es sei an dieser Stelle nochmals darauf hingewiesen, dass beim Vorliegen von chronisch-persistierenden Schmerzen mit begleitenden Verhaltens- und Befindlichkeitsstörungen ein multidisziplinäres Vorgehen mit multimodalen Therapieelementen erforderlich ist.

Patientenaufklärung. Information des Patienten über Diagnose und vermutete Ätiologie, über gute Prognose, über schmerzunterhaltende Faktoren (z. B. durch Parafunktionen) und über adäquate, d. h. zahnkontaktfreie Unterkieferruhelage.

Selbstbeobachtung. Sensibilisierung des Patienten über Fehlhaltungen und stereotype orale wie auch okklusale Gewohnheiten, die an der Schmerzgenese beteiligt sind, sowie deren aktive Vermeidung.

Entspannungstherapie. In Frage kommen z. B. autogenes Training, progressive Muskelrelaxation nach Jakobson, Biofeedback. Für Biofeedback ist eine deutlich bessere Reduktion myoarthropathischer Schmerzen im Vergleich zu Placebo feststellbar (Crider u. Glaros 1999). Biofeedback kann auch zur Unterstützung der Selbstbeobachtung zum Einsatz gelangen.

Physikalische Therapie, Physiotherapie, Manualtherapie. Nach Feine u. Lund (1997) können zur Wirksamkeit bei muskuloskelettalen Schmerzen folgende Aussagen getroffen werden: (a) Patienten erzielen kurzfristig Verbesserung, wenn sie diese Therapieformen angewandt bekommen, im Vergleich zur Situation ohne Anwendung, auch wenn der Langzeiterfolg dieser Therapieformen in der Mehrzahl der verfügbarer Studien nicht als besser bewertet wird als derjenige einer Placebobehandlung. (b) Das Behandlungsergebnis bei einer Patientengruppe, die mehrere verschiedene Formen von physikalischer Therapie etc. erhalten hat, ist nicht gleich im Vergleich zu derjenigen Gruppe, bei der nur eine Therapieform angewendet worden war. Die Gruppe, bei der mehrere Behandlungsmethoden zur Anwendung gelangten, erzielt bessere Ergebnisse. (c) Der Therapieerfolg nimmt mit der Zahl der Therapiesitzungen zu. (d) Der Therapieerfolg dürfte wesentlich durch die Verminderung von Angstgefühlen und Depression bestimmt sein. Patienten, die besser informiert und betreut sind und für die Zukunft weniger Furcht empfinden, dürften sich weniger auf den Schmerz in der Wahrnehmung konzentrieren. Eine aktuelle randomisiert kontrollierte Studie an Patienten mit Kiefergelenkschmerzen (Mindestdauer: 6 Monate) konnte bei Anwendung der pulsierenden Magnetfeldtherapie zeigen, dass nach einem Follow-up von 4 Monaten beide Patientengruppen (aktive Therapie gegenüber Placebo) eine signifikante Verbesserung der subjektiven Symptome aufwiesen (Peroz et al. 2004). Ein konsistenter spezifischer Behandlungseffekt durch die Magnetfeldtherapie konnte nicht nachgewiesen werden.

Schienentherapie. Okklusionsschienen sind wirksam bei der Behandlung lokalisierter Myalgie und Arthralgie (Kreiner et al. 2001). Untersuchungen mit Stabilisierungsschienen bei Patienten mit ausschließlicher Arthralgie ergaben, dass sowohl die Okklusionsschiene als auch die nicht Okklusionsflächen bedeckende Gaumenplatte (Kontrolle) zu einer Verbesserung der Beschwerden führten, dass aber nach 10 Wochen Symptomenlinderung signifikant häufiger bei der Schienengruppe auftrat und bei der 6- und 12-Monatsnachuntersuchung viele Patienten, die ursprünglich die Gaumenplatte getragen hatten, zur Stabilisierungsschiene gewechselt haben (Ekberg u. Nilner 2002). Die Wirkungsweise von Okklusionsschienen erscheint insgesamt komplex: u.a. Induktion einer Verhaltens- und Bewusstseinsänderung, Neuorganisation des intramuskulären Funktionsmusters auf der Basis heterogener Aktivierbarkeit (▶ Kap. 6). Spezielle schienentypspezifische Wirkmechanismen sind derzeit nicht nachweisbar (Palla 1998).

Medikamentöse Therapie. Bei den wenigen verfügbaren randomisiert kontrollierten Studien, die bei Patienten mit reinen arthrogenen Beschwerden zum Einsatz kamen, wurden unterschiedliche Wirkstoffe (Benzodiazepine, Kortikosteroide, Capsaicin u.a.) in unterschiedlicher Darreichungs- und Applikationsform (Tabletten, Gel, über Ionto- bzw. Phonophorese, über intraartikuläre Injektion) alleinig oder in Kombination mit anderen Therapieformen (Schiene, Übungstherapie, professionelle Physiotherapie) verwendet. Da zudem in den meisten Studien die medikamentöse Intervention nur über sehr kurze Zeiträume untersucht wurde und der Plazeboeffekt offenbar einen hohen Stellenwert einnahm, ist derzeit eine allgemein abgesicherte, auf Studien mit hohem Evidenzniveau basierte Aussage zur medikamentenbezogenen Behandlungsstrategie nicht möglich (List et al. 2003, Sommer 2002). Allerdings können die weiter oben bereits angeführten Bemerkungen bei aktivierten bzw. nichtaktivierten Zuständen als Handlungsempfehlungen dienen.

In Fällen mit anhaltend hoher, vor allem auf den Gelenkbereich fokussierter Schmerzsymptomatik müssen chirurgische Maßnahmen unter Würdigung der Differentialdiagnostik und unter Ausschöpfung nichtinvasiver, reversibler Therapieformen erwogen werden, wobei mit der Methode der Arthoskopie ein diagnostisches wie auch therapeutisches Verfahren für den Spezialisten zur Verfügung steht, das minimal-invasive Eingriffe (wie Spülung des oberen Gelenkraums, Lösung von Adhärenzen) ermöglicht. Daneben wird unter Arthrozentese eine Gelenklavage ohne arthroskopisches Instrumentarium verstanden, bei der neben isotonischer Kochsalzlösung auch pharmakologisch wirksame Substanzen (wie Kortikosteroide, Hyaluronat) eingesetzt werden können.

! Die Therapie der Kiefergelenkarthralgie sollte in jedem Fall die Patientenaufklärung – im Bedarfsfall ergänzt um Anleitung zur Selbstbeobachtung – sowie Instruktionen zu Heimübungen (bestehend aus Wärme- bzw. Kälteapplikationen, Massage, Koordinations- bzw. Dehnübungen) umfassen. Bei bestehenden okklusalen Auffälligkeiten (okklusale Parafunktionen, okklusale Instabilität bzw. Störkontakte in statischer Okklusion, Gleithindernisse in dynamischer Okklusion) ist die Anfertigung einer Stabilisierungsschiene

▼

sinnvoll. Bei Retrodiszitis kann eine anteriore Positionsierungsschiene – *kurzfristig* zur Stabilisierung der vom Patienten eingenommenen Schonhaltung –, bei Synovialitis/Kapsulitis sowie aktivierter Arthrose eine Stabilisierungsschiene zur Schmerzreduktion beitragen.
Die medikamentöse Therapie ist im Bedarfsfall sowie in Abhängigkeit zur angegebenen Schmerzstärke und zum Ausmaß der patientenbezogenen Beeinträchtigung einzusetzen. Professionelle Physiotherapie sollte Anwendung finden bei akuter Diskopathie, deutlicher Limitation der Unterkieferbeweglichkeit bzw. deutlichen Koordinationsstörungen sowie in Abhängigkeit zur patientenbezogenen Fähigkeit der Umsetzung des erforderlichen Heimübungsprogramms.

Bei bestehender rheumatoider Arthritis oder anderen speziellen Arthritisformen mit weitgehend oligo- bzw. polyartikulärer Manifestation erfolgt die Federführung in der Therapie hauptsächlich über den Rheumatologen, Internisten, Orthopäden bzw. Kiefer- und Gesichtschirurgen, wobei meist eine medikamentöse Basistherapie durchgeführt wird. In Abstimmung sollten zur Behandlung des lokalen Kiefergelenkschmerzes je nach Ausprägung die oben aufgeführten Therapieformen, insbesondere kiefergelenkbezogene physikalische Therapie/Physiotherapie/Manualtherapie in Form von Heimübungen und mit professioneller Unterstützung sowie Schienentherapie zur okklusalen Stabilisierung ergänzend zur Anwendung gelangen. Die okklusale Stabilisierung dient dabei zum Ausgleich einer je nach Ausprägung der kondylären Resorption mehr oder minder bedingten okklusalen Störung, die sich durch massive posteriore Okklusionskontakte und anteriore Nonokklusion intraoral manifestiert. In besonders aktivierten entzündlichen Phasen kann die durch den Spezialisten durchzuführende Arthrozentese oder Arthroskopie erforderlich sein.

Literatur

Aigner T, Krenn V (2002) Morphologie – biologische Grundlagen. In: Zeidler H, Zacher J, Hiepe F (2001) Interdisziplinäre klinische Rheumatologie. Springer, Berlin, S 64–72

Arzneimittelkommission der deutschen Ärzteschaft (2001) Empfehlungen zur Therapie von degenerativen Gelenkerkrankungen, 2. Aufl. Köln

Björnland T, Refsum SB (1994) Histopathologic changes of the temporomandibular joint disk in patients with chronic arthritic disease. Oral Surg Oral Med Oral Pathol 77:572–578

Crider AB, Glaros AG (1999) A meta-analysis of EMG biofeedback treatment of temporomandibular disorders. J Orofacial Pain 13:29–37

DeBar LL, Vuckovic N, Schneider J, Ritenbaugh C (2003) Use of complementary and alternative medicine for temporomandibular disorders. J Orofacial Pain 17:224–236

Dworkin SF, LeResche L (1992) Research diagnostic criteria for temporomandibular disorders: review, criteria, examinations and specifications, critique. J Craniomandib Disorders Facial Oral Pain 6:301–355

Ekberg E, Nilner M (2002) A 6- and 12-month follow-up of appliance therapy in TMD patients: a follow-up of a controlled trial. Int J Prosthodont 15:564–570

Engel JM (2001) Schmerz. In: Zeidler H, Zacher J, Hiepe F (Hrsg.) Interdisziplinäre klinische Rheumatologie. Springer, Berlin, S 239–246

Feine JS, Lund JP (1997) An assessment of the efficacy of physical therapy and physical modalities for the control of chronic musculoskeletal pain. Pain 71:5–23

Fricton JR, Schiffman E (2001) Management of masticatory myalgia and arthralgia. In: Lund JP, Lavigne GJ, Dubner R, Sessle BJ (eds) Orofacial pain – from basic science to clinical management. Quintessence, Chicago, S 235248

Goulet JP (2001) The path to diagnosis. In: Lund JP, Lavigne GJ, Dubner R, Sessle BJ (eds) Orofacial pain – from basic science to clinical management. Quintessence, Chicago, S 167–181

Hackenbroch MH (2000) Arthrosen. In: Miehle M, Fehr K, Schattenkirchner M, Tillmann K (Hrsg.) Rheumatologie in Praxis und Klinik, 2. Aufl. Thieme, Stuttgart, S 1082–1117

Hackenbroch MH (2002) Arthrosen – Basiswissen zu Klinik, Diagnostik und Therapie. Thieme, Stuttgart

Hansdottir R, Bakke M (2004) Joint tenderness, jaw opening, chewing velocity, and bite force in patients with temporomandibular joint pain and matched healthy control subjects. J Orofac Pain 18:108–113

Hugger A (2002) Bildgebende Diagnostik bei Schmersymptomatik im Kiefergelenkbereich. Schmerz 16:355–364

Hugger A, Mai JK, Kordass B, Stüttgen U (1995) Intraartikuläre Funktionsstörungen und ihre konservative Behandlung. Phillip J 12:355–361

Isberg A (2001) Temporomandibular joint dysfunction. Isis Medical Media

Jones A (2001) The future of imaging in assessment of chronic musculoskeletal pain. In: Turk DC, Melzack R (eds) Handbook of pain assessment, 2nd ed. Guilford, New York, S 693–704

Keitel W, Genth E, Gromnica-Ihle E, Häntzschel H et al. (2000) Leitlinie für das Symptom Gelenkschwellung – primärärztliches Problemmanagement und Überweisungsindikationen. Z Rheumatol 59:151–161

Kidd B (2003) Pathogenesis of joint pain in osteoarthritis. In: Brandt KD, Doherty M, Lohmander LS (eds) Osteoarthritis, 2nd ed. Oxford University Press, Oxford, S 185–189

Kidd BL, Jawad A (2002) Chronic joint pain. In: Jensen TS, Wilson PR, Rice ASC (eds) Chronic pain. Arnold, London, S 537–551

Kopp S (1994) Rheumatoid arthritis. In: Zarb GA, Carlsson GE, Sessle BJ, Mohl, ND (eds) Temporomandibular joint and masticatory muscle disorders, 2nd ed. Munksgaard, Copenhagen, S 346–366

Kreiner M, Betancor E, Clark GT (2001) Occlusal stabilization appliances – evidence of their efficacy. J Am Dent Ass 132:770–777

Kurita K, Westesson PL, Yuasa H, Toyama M, Machida J, Ogi N (1998) Natural course of untreated symptomatic temporomandibular joint disc displacement without reduction. J Dent Res 77:361–365

List T, Axelsson S, Leijon G (2003) Pharmacologic interventions in the treatment of temporomandibular disorders, atypical facial pain, and burning mouth syndrome - a qualitative systematic review. J Orofacial Pain 17:301–310

Luder HU, Bobst P (1991) Wall architecture and disc attachment of the human temporomandibular joint. Schweiz Monatsschr Zahnmed 101:557–570

Lund JP (2001) Pain and movement. In: Lund JP, Lavigne GJ, Dubner R, Sessle BJ (eds) Orofacial pain – from basic science to clinical management. Quintessence, Chicago, S 151–163

Mäurer J, Lorenz M (2002) Kiefergelenk. In: Vogl TJ (Hrsg.) Handbuch diagnostische Radiologie Kopf-Hals. Springer, Berlin, S 249–290

Mense S (2004) Mechanismen der Chronifizierung von Muskelschmerz. Orthopäde 33:525–532

Miehle W (2003) Medikamentöse Therapie rheumatischer Erkrankungen, 3. Aufl. Thieme, Stuttgart, S 14–59, 194–203, 248–259

Mohr W (2000) Gelenkpathologie. Springer, Berlin

Müller W, Zeidler H (1998) Differentialdiagnose rheumatischer Erkrankungen, 3. Aufl. Springer, Berlin

Münzenberg KJ (2002) Degenerative rheumatische Erkrankungen. In: Keck E (Hrsg.) Rheumatologie. Wissenschaftliche Verlagsgesellschaft, Stuttgart, S 296–305

Niethard FU, Pfeil J (2003) Duale Reihe Orthopädie, 4. Aufl. Thieme, Stuttgart

Okeson JP (1995) Bell's orofacial pains, 5th ed. Quintessence, Chicago, S 295–343

Okeson JP (2003) Temporomandibular disorders and occlusion, 5th ed. Mosby, St. Louis

Palla S (Hrsg.) (1998) Myoarthropathien des Kausystems und orofaziale Schmerzen. Selbstverlag, Zürich

Palla S (2002) Grundsätze zur Therapie des myoarthropathischen Schmerzes. Schmerz 16:373–380

Peroz I, Chun YH, Karageorgi G, Schwerin C, Bernhardt O, Roulet JF, Freesmeyer WB, Meyer G, Lange KP (2004) A multicenter clinical trial on the use of pulsed electromagnetic fields in the treatment of temporomandibular disorders. J Prosthet Dent 91:180–187

Schaible HG (2004) Spinal mechanisms contributing to joint pain. In: Chadwick DJ, Goode J (eds) Osteoarthritic joint pain. Wiley, Chichester, S 4–22

Schmolke C (1994) The relationship between the temporomandibular joint capsule, articular disc and jaw muscles. J Anat 184:335–345

Sommer C (2002) Pharmakologische Behandlung von orofazialen Schmerzen. Schmerz 16:381–388

Svensson P, Sessle BJ (2004) Orofacial pain. In: Miles TS, Nauntofte B, Svensson P (eds) Clinical oral physiology. Quintessence, Copenhagen, S 93–139

Türp JC, Marinello CP (2002) Schmerzfragebogen für Patienten mit chronischen orofazialen Schmerzen. Quintessenz 53:1333–1340

Wahlund K, List T, Dworkin SF (1998) Temporomandibular disorders in children and adolescents: reliability of a questionnaire, clinical examination, and diagnosis. J Orofac Pain 12:42–51

Wenneberg B (1994) Other disorders. In: Zarb GA, Carlsson GE, Sessle BJ, Mohl, ND (eds) Temporomandibular joint and masticatory muscle disorders, 2nd ed. Munksgaard, Copenhagen, S 367–388

Zimmermann M (2004) Physiologie von Nozizeption und Schmerz. In: Basler HD, Franz C, Kröner-Herwig B, Rehfisch HP (Hrsg.) Psychologische Schmerztherapie, 5. Aufl. Springer, Berlin, S 17–58

Mund- und Zungenbrennen
Ätiologie, Diagnostik, Therapie

J. C. Türp

Die Diagnostik und Therapie des Mund- und Zungenbrennens (Stomatodynie und Glossodynie) stellt für den (Zahn-)Arzt nach wie vor eine Herausforderung dar. Heute werden zwei Formen des Mundschleimhautbrennens unterschieden, eine sekundäre und eine primäre (Scala et al. 2003). Beim sekundären Mund- und Zungenbrennen lässt sich eine nachweisbare lokale, neurologische oder systemische Ursache identifizieren. Im Gegensatz dazu ist das primäre (= idiopathische) Mund- und Zungenbrennen (engl.: *burning mouth syndrome*) eine Ausschlussdiagnose. Man nimmt an, dass beiden Formen neuropathische Veränderungen zugrunde liegen (Forssell et al. 2002, Scala et al. 2003).

8.1 Pathophysiologie

8.1.1 Sekundäres Mund- und Zungenbrennen

Mögliche Ursachen des sekundären Mund- und Zungenbrennens sind in ◘ Tab. 8.1 zusammengefasst.

8.1.2 Primäres Mund- und Zungenbrennen

Beim idiopathischen Mund- und Zungenbrennen fehlen objektive Symptome. Pathologische Befunde lassen sich weder klinisch (Mundschleimhaut) noch mikrobiologisch feststellen. Allerdings schließen (zusätzliche) pathologische Mundschleimhautbefunde ein gleichzeitig vorhandenes idiopathisches Mund- und Zungenbrennen nicht aus. Man spricht in diesem Fall von einem »komplizierten Mund- und Zungenbrennen« (Scala et al. 2003).

Aufgrund des Fehlens klarer diagnostischer Kriterien sind nur wenige »harte« epidemiologische Daten vorhanden. Es ist jedoch erwiesen, dass vor allem Frauen während und nach der Menopause, typischerweise zwischen dem 38. und 78. Lebensjahr (Eguia et al. 2003, Scala et al. 2003), von diesem Schmerzbild betroffen sind – 6- bis 7-mal häufiger als Männer. Frauen in der Postmenopause weisen daher das größte Risiko für dieses Schmerzbild auf (Zakrzewska et al. 2005).

Seit kurzem liegen Hinweise dafür vor, dass betroffene Patienten im schmerzhaften Schleimhautbereich (Zunge) eine signifikant geringere Dichte sowie eine axonale Degeneration epithelialer Nervenfasern aufweisen. Das primäre Mund- und Zungenbrennen könnte somit durch eine trigeminale

Tab. 8.1. Mögliche Ursachen für sekundäres Mund- und Zungenbrennen (Auswahl)

Faktoren	Beispiele
Lokale	– Zungenveränderungen (Lingua geographica, Glossitis rhombica mediana, Lingua plicata, Lingua villosa) (Maier u. Tisch 2003) – Veränderung in Speichelmenge und -zusammensetzung (Chimenos-Küstner u. Marques-Soares 2002) – Pilzinfektion (Candida albicans) (Osaki et al. 2000) – Bakterielle Infektion (Klebsiella; Enterobacter; Helicobacter pylori; Fusobacterium; Spirochäten) – Lichen planus (Soto et al. 2004) – Pemphigoide Erkrankungen (Maier u. Tisch 2003) – Virale Infektionen (HIV, Scharlach, Lues, u. a.) – Nichtinfektiöse aphtöse Schleimhautläsionen – Leukoplakie – Erythroplakie – Karzinom – Mechanische Irritation bzw. Traumatisierung (z. B. Zungenpressen; scharfe Zahnkanten) – Prothesenstomatitis – Stomatitis medicamentosa (Maier u. Tisch 2003) – Kontaktstomatitis (zahnärztliche Materialien wie Nickel, Kobalt, u. a.) (Maier u. Tisch 2003) – Allergische Reaktionen auf Lebensmittel
Neurologische	– Verletzung des N. lingualis – Elektrogalvanische Spannungsdifferenzen zwischen verschiedenen Metallen in der Mundhöhle
Systemische	– Mangel an Vitamin B1, B2, B5, B6, B12 – Perniziöse Anämie mit Möller-Hunter-Glossitis – Eisenmangelanämie; Plummer-Vinson-Syndrom – Zinkmangel – Diabetes mellitus (Hatch 1989) – Frauen in der Menopause – Frühsymptom psychiatrischer Erkrankungen (z. B. Depression) – Nebenwirkung von Medikamenten (z. B. Angiotensin-II-Rezeptor-Antagonisten (Castells et al. 2002), Antidepressiva (Levenson 2003), Levodopa (Dirks et al. 2003)

Ein Teil der genannten Beispiele kann auch in Kombinationen auftreten (z. B. Zungenveränderungen mit Hyposalivation und Pilz- oder Bakterieninfektion).

sensorische Neuropathie der kleinen Nervenfasern hervorgerufen werden (Lauria et al. 2005).

Kardinalsymptom ist ein seit mindestens 4–6 Monaten bestehender, persistierender brennender Mundschleimhautschmerz. Zum Teil wird er von Kribbeln und Taubheitsgefühl begleitet. Der Schmerz ist bilateral-symmetrisch lokalisiert und von unterschiedlicher, meist mittlerer Stärke (Scala et al. 2003) mit einer Neigung der Intensitätszunahme gegen Abend. Hauptlokalisationen sind die vorderen zwei Drittel der Zunge (Zungenspitze, -ränder, -rücken), die Unterlippe, der harte Gaumen, die Alveolarregion, seltener die Wangen- und Mundbodenschleimhaut (Scala et al. 2003, van der Waal u. Schulten 2000). Idiopathisches Mund- und Zungenbrennen kann auch generalisiert auftreten; dann ist die gesamte Mundhöhle betroffen. Gegenüber nicht-betroffenen Personen sind Patienten mit primärem Mund- und Zungenbrennen durch eine vermehrte Schmerzempfindlichkeit insbesondere auf mechanische Reize gekennzeichnet, wobei sich diese neben der sensorischen auch auf die affektiv-emotionale Komponente der Schmerzempfindung bezieht (Ito et al. 2002). Allerdings führt Essen und Trinken in vielen Fällen zu einer Schmerzlinderung. Der Schlaf ist in der Regel nicht gestört.

■ Tab. 8.2. Symptomatische Trias beim primären Mund- und Zungenbrennen

Symptom	Mögliche begleitende Symptome
Anhaltender brennender Schmerz – Seit mindestens 4–6 Monaten – Bilateral-symmetrisch – Unterschiedlicher, meist mittlere Intensität	– Kribbeln – Taubheitsgefühl
Dysgeusie: bitter; metallisch	
Gefühl der Mundtrockenheit (Xerostomie)	

Als weitere (subjektive) Symptome neben dem Mundschleimhautschmerz kommen häufig vor:
- Veränderte Geschmacksempfindung (Dysgeusie: bitter und/oder metallisch)
- Gefühl der Mundtrockenheit (Xerostomie)

Das Auftreten dieser symptomatischen Trias (Scala et al. 2003) rechtfertigt die Verwendung des Begriffs »Syndrom« (■ Tab. 8.2).

Es gibt aber auch »oligosymptomatische« (Schmerz und Dysgeusie oder Schmerz und Xerostomie) oder »monosymptomatische« (nur Schmerz) Formen (Scala et al. 2003). Darüber hinaus weisen die betroffenen Patienten oft schmerzbezogene psychische Befunde auf, wie Ängstlichkeit und/oder depressive Verstimmung (Al Quran 2004, Bogetto et al. 1998, Eguia et al. 2003).

Das Wissen über den natürlichen Verlauf des idiopathischen Mund- und Zungenbrennens ist sehr beschränkt; es wird von teilweisen Spontanremissionen von rund 50% nach 6–7 Jahren berichtet (Grushka u. Sessle 1991).

Behandler und Patient stehen diesem Schmerzbild meist hilflos gegenüber:
- Die Schmerzen orientieren sich nicht an neuroanatomischen Grenzen.
- Aufgrund der unbekannten Ätiologie und Pathogenese ist eine kausale Therapie bislang nicht möglich.
- Die symptomatischen Behandlungsmöglichkeiten sind beschränkt.

Damit unterscheiden sich Glossodynie und Stomatodynie in ihren Hauptcharakteristika prinzipiell nicht von den im Urogenitalsystem lokalisierten idiopathischen »Dynien« – Vulvodynie; chronische Orchialgie (Orchidynie); Prostatodynie; Kokzygodynie; Proktodynie (► vgl. Gaitonde et al. 2002, Wesselmann u. Reich 1996).

Es mehren sich Hinweise, dass bei der primären Form das nigrostriatale dopaminerge System gestört ist, mit einem verringerten Gehalt an endogenem Dopamin im Putamen (Hagelberg et al. 2003).

8.2 Diagnostik

Mundschleimhautbrennen stellt eine Herausforderung an das diagnostische Geschick des (Zahn-)Arztes dar. Die Durchführung einer standardisierten Diagnostik ist von ausschlaggebender Bedeutung (Danhauer et al. 2002), wobei meist ein interdisziplinäres Vorgehen notwendig ist (Maier u. Tisch 2003, Rhodus et al. 2003). Neben Zahnärzten können vor allem – abhängig vom Einzelfall – Internisten, Dermatologen, Gastroenterologen, Psychologen, Neurologen, Ophthalmologen und Gynäkologen beteiligt sein (Rhodus et al. 2003).

Einen empfehlenswerten diagnostischen Leitfaden haben vor kurzem Scala et al. (2003) vorgestellt. Dieser beinhaltet auch eine – bei Patienten mit idiopathischem Mund- und Zungenbrennen für sehr wichtig gehaltene (Hakeberg et al. 2003) – psychosoziale Evaluation. Die Bestimmung von Tumormarkern wird demgegenüber nicht für sinnvoll erachtet (Vucicevic-Boras et al. 2003).

In Zusammenhang mit dem vermuteten Vorliegen einer Neuropathie der peripheren trigeminalen Nervenfasern wird eine Oberflächenbiopsie der Zunge empfohlen (Lauria et al. 2005).

8.3 Therapie

8.3.1 Sekundäres Mund- und Zungenbrennen

Bei dieser Form des Mundschleimhautbrennens kann häufig kausal therapiert werden. Beispiele sind die Gabe von Antimykotika, die Beseitigung mechanischer Irritationen, die Meidung bestimmter zahnärztlicher Materialien oder Lebensmittel, oder die Substitution von Vitaminen oder Eisen. In anderen Fällen ist nur eine symptomatische Behandlung möglich (Maier u. Tisch 2003, Rhodus et al. 2003).

8.3.2 Primäres Mund- und Zungenbrennen

Die Therapie beim primären Mund- und Zungenbrennen ist weiterhin beschränkt, und das Evidenzniveau der zur Auswahl stehenden Behandlungsmaßnahmen ist schwach (List el a. 2003, Zakrzewska et al. 2005). Keine überzeugenden Belege für eine Wirksamkeit liegen für Antidepressiva (Clomipramin; Minaserin; Trazodon), Benzydamin-Mundspüllösung (0,15%) und Hormonersatzbehandlung (Östrogen; Östrogen/Progesteron) vor. Dagegen sind Hinweise für einen therapeutischen Effekt der kognitiven Verhaltenstherapie vorhanden (Bergdahl et al. 1995).

Die wenigen Publikationen zu randomisierten und nicht-randomisierten klinischen Studien weisen zum Teil erhebliche methodische Mängel auf, so z. B. keine Kontrollgruppen; keine definierten Ein- und Ausschlusskriterien; keine standardisierten Zielgrößen; zu geringe Patientenzahlen (Tourne u. Fricton 1992, Zakrzewska et al. 2005). Diese Kritik gilt auch hinsichtlich einer einfachblinden randomisierten Kurzzeitstudie (8 Wochen; keine Plazebokontrolle), in welcher sowohl das Benzamid Amisulprid (50 mg/Tag) als auch die selektiven Serotonin-Wiederaufnahmehemmer Paroxetin (20 mg/Tag) und Sertralin (50 mg/Tag) zu einer Verringerung der Schmerzintensität und der schmerzassoziierten Depressivität und Ängstlichkeit führten (Maina et al. 2002).

Eine randomisierte kontrollierte Doppelblindstudie zur Wirkung von Alpha-Liponsäure (600 mg/Tag) zeigte viel versprechende Ergebnisse (Femiano u. Scully 2002): ein Jahr nach Beginn der Studie gaben 21 der 30 Patienten aus der Alpha-Liponsäure-Gruppe, aber niemand aus der Plazebogruppe (n=30), eine Beschwerdebesserung an. Es liegen ferner Anzeichen dafür vor, dass mit der Kombination von Alpha-Liponsäure (600 mg/Tag) und Psychotherapie bessere Ergebnisse zu erzielen sind als mit einer der beiden Behandlungsoptionen allein (Femiano et al. 2004).

In einer weiteren randomisierten plazebokontrollierten Doppelblindstudie lutschten die Patienten über einen Zeitraum von 14 Tagen dreimal täglich für jeweils 3 min eine 1-mg-Tabelle des Benzodiazepins Clonazepam. Der Speichel wurde ohne zu schlucken in der Nähe der schmerzenden Bereiche im Mund belassen. Nach 3 min spuckten die Patienten das Speichelgemisch aus. Zwei Wochen nach Therapiebeginn war in der Clonazepam-Gruppe im Vergleich zur Plazebogruppe eine statistisch signifikante Verringerung der Schmerzintensität festzustellen. Aufgrund dieser Ergebnisse wird eine lokale Wirkung von Clonazepam vermutet (Gremeau-Richard et al. 2004).

Es besteht dringender Bedarf an weiteren randomisierten klinischen Studien, in welchen die zur Diskussion stehenden Behandlungsmaßnahmen – aber auch weitere Medikamente, wie systematisch verabreichtes Clonazepam (Grushka et al. 1998) sowie topisch (Epstein u. Marcoe 1994, Grushka et al. 2002, Scala et al. 2003) und systemisch appliziertes Capsaicin (Petruzzi et al. 2004) – auf ihre Wirksamkeit überprüft werden.

8.4 Fazit

Trotz der in den letzten Jahren erzielten Fortschritte bei der Diagnostik des Mundschleimhautbrennens ist die Therapie weiterhin eingeschränkt. Dies trifft insbesondere auf das idiopathische Mund- und Zungenbrennen zu. Angesichts der weiterhin bescheidenen Datenlage ist die Verhinderung einer Polypragmasie oberstes Gebot (Reiß u. Reiß 1999). Der Einsatz zweifelhafter Diagnoseverfahren und die Durchführung invasiver und irreversibler Therapiemaßnahmen ist unter allen Umständen zu unterlassen (► vgl. Staehle 2000).

Solange das idiopathische Mund- und Zungenbrennen ein rätselhaftes Schmerzbild bleibt (Zakrzewska 1995), kommen einer genauen Aufklärung sowie Empathie und Verständnis mit den betroffenen Menschen eine ausschlaggebende Bedeutung zu (Pinto et al. 2003, Scala et al. 2003, Tourne u. Fricton 1992, van der Waal u. Schulten 2000, Zakrzewska 1995, Zakrzewska et al. 2005).

Literatur

Al Quran FA (2004) Psychological profile in burning mouth syndrome. Oral Surg Oral Med Oral Pathol Oral Radiol Endod 97: 339–344

Bergdahl J, Anneroth G, Perris H (1995) Cognitive therapy in the treatment of patients with resistant burning mouth syndrome: a controlled study. J Oral Pathol Med 24: 213–215

Bogetto F, Maina G, Ferro G, Carbone M, Gandolfo S (1998) Psychiatric comorbidity in patients with burning mouth syndrome. Psychosom Med 60:378–385

Castells X, Rodoreda I, Pedros C, Cereza G, Laporte JR (2002) Drug points: Dysgeusia and burning mouth syndrome by eprosartan. Br Med J 325:1277

Chimenos-Küstner E, Marques-Soares MS (2002) Burning mouth and saliva. Med Oral 7:244–253

Danhauer SC, Miller CS, Rhodus NL, Carlson CR (2002) Impact of criteria-based diagnosis of burning mouth syndrome on treatment outcome. J Orofac Pain 16:305–311

Dirks SJ, Paunovich ED, Terezhalmy GT, Chiodo LK (2003) The patient with Parkinson's disease. Quintessence Int 34:379–393

Eguia Del Valle A, Aguirre-Urizar JM, Martinez-Conde R, Echebarria-Goikouria MA, Sagasta-Pujana O (2003) Burning mouth syndrome in the Basque Country: a preliminary study of 30 cases. Med Oral 8:84–90

Epstein JB, Marcoe JH (1994) Topical application of capsaicin for treatment of oral neuropathic pain and trigeminal neuralgia. Oral Surg Oral Med Oral Pathol 77:135–140

Femiano F, Scully C (2002) Burning mouth syndrome (BMS): double blind controlled study of alpha-lipoic acid (thioctic acid) therapy. J Oral Pathol Med 31:267–269

Femiano F, Gombos F, Scully C (2004) Burning Mouth Syndrome: open trial of psychotherapy alone, medication with alpha-lipoic acid (thioctic acid), and combination therapy. Med Oral 9:8–13

Forssell H, Jaaskelainen S, Tenovuo O, Hinkka S (2002) Sensory dysfunction in burning mouth syndrome. Pain 99:41–47

Gaitonde P, Rostron J, Longman L, Field EA (2002) Burning mouth syndrome and vulvodynia coexisting in the same patient: a case report. Dent Update 29:75–76

Gremeau-Richard C, Woda A, Navez ML, Attal N, Bouhassira D, Gagnieu MC, Laluque JF, Picard P, Pionchon P, Tubert S (2004) Topical Clonazepam in Stomatodynia: a randomised placebo-controlled study. Pain 108:51–57

Grushka M, Sessle BJ (1991) Burning mouth syndrome. Dent Clin North Am 35:171–184

Grushka M, Epstein J, Mott A (1998) An open-label, dose escalation pilot study of the effect of clonazepam in burning mouth syndrome. Oral Surg Oral Med Oral Pathol Oral Radiol Endod 86:557–561

Grushka M, Epstein JB, Gorsky M (2002) Burning mouth syndrome. Am Fam Physician 65: 615–620

Hagelberg N, Forssell H, Rinne JO, Scheinin H, Taiminen T, Aalto S, Luutonen S, Nagren K, Jaaskelainen S (2003) Striatal dopamine D1 and D2 receptors in burning mouth syndrome. Pain 101:149–154

Hakeberg M, Hallberg LR-M, Berggren U (2003) Burning mouth syndrome: experiences from the perspective of female patients. Eur J Oral Sci 111:305–311

Hatch CL (1989) Glossodynia as an oral manifestation of diabetes mellitus. Ear Nose Throat 68:782–785

Ito M, Kurita K, Ito T, Arao M (2002) Pain threshold and pain recovery after experimental stimulation in patients with burning mouth syndrome. Psychiatry Clin Neurosci 56:161–168

Lauria G, Majorana A, Borgna M, Lombardi R, Penza P, Padovani A, Sapelli P (2005) Trigeminal small-fiber sensory neuropathy causes burning mouth syndrome. Pain 115:332–337

Levenson JL (2003) Burning mouth syndrome as a side effect of SSRIs. J Clin Psychiatry 64:336–337

List T, Axelsson S, Leijon G (2003) Pharmacologic interventions in the treatment of temporomandibular disorders, atypical facial pain, and burning mouth syndrome. A qualitative systematic review. J Orofac Pain 17:301–310

Maier H, Tisch M (2003) Mundtrockenheit und Mundschleimhautbrennen. Ursachen und Therapiemöglichkeiten. HNO 51:739–747

Maina G, Vitalucci A, Gandolfo S, Bogetto F (2002) Comparative efficacy of SSRIs and amisulpride in burning mouth syndrome: a single-blind study. J Clin Psychiatry 63:38–43

Osaki T, Yoneda K, Yamamoto T, Ueta E, Kimura T (2000) Candidiasis may induce glossodynia without objective manifestation. Am J Med Sci 319:100–105

Petruzzi M, Lauritano D, De Benedittis M, Baldoni M, Serpico R (2004) Systemic capsaicin for burning mouth syndrome: short-term results of a pilot study. J Oral Pathol Med 33:111–114

Pinto A, Sollecito TP, DeRossi SS (2003) Burning mouth syndrome. A retrospective analysis of clinical characteristics and treatment outcomes. N Y State Dent J 69:18–24

Reiß M, Reiß G (1999) Einige Gesichtspunkte zur Glossodynie. Schweiz Med Wochenschr 129:1461–1466

Rhodus NL, Carlson CR, Miller CS (2003) Burning mouth (syndrome) disorder. Quintessence Int 34:587–593

Scala A, Checchi L, Montevecchi M, Marini I, Giamberardino MA (2003) Update on burning mouth syndrome: overview and patient management. Crit Rev Oral Biol Med 14:275–291

Soto Araya M, Rojas Alcayaga G, Esguep A (2004) Association between psychological disorders and the presence of oral lichen planus, burning mouth syndrome and recurrent aphthous stomatitis. Med Oral 9:1–7

Staehle HJ (2000) Fragwürdige Behandlungsmethoden. Der Patientin wurde das Gebiss verstümmelt. Zahnärztl Mitt 90:494–501

Tourne LP, Fricton JR (1992) Burning mouth syndrome. Critical review and proposed clinical management. Oral Surg Oral Med Oral Pathol 74:158–167

Van der Waal I, Schulten EAJM (2000) Burning mouth syndrome. Dtsch Zahnärztl Z 55:230–233

Vucicevic-Boras V, Lukinac LJ, Cekic-Arambasin A (2003) Evaluation of tumour markers in patients with burning mouth syndrome. Oral Oncol 39:742–744

Wesselmann U, Reich SG (1996) The dynias. Sem Neurol 16:63–74

Zakrzewska JM (1995) The burning mouth syndrome remains an enigma [editorial]. Pain 62:253–257

Zakrzewska JM, Forssell H, Glenny AM (2005) Interventions for the treatment of burning mouth syndrome. The Cochrane Library, Issue 1. Wiley, Chichester

Kopf- und Gesichtsneuralgien, anhaltender idiopathischer Gesichtsschmerz

C. Sommer

Bei Gesichtsschmerzen ist aufgrund der je nach Diagnose sehr unterschiedlichen therapeutischen Konsequenzen eine korrekte Diagnosestellung in besonderer Weise die Voraussetzung für eine erfolgreiche Behandlung. Hierzu müssen zum einen Gesichtsschmerzen mit behandelbarer Ursache, also symptomatische Gesichtsschmerzen, ausgeschlossen werden, zum anderen muss die Differenzialdiagnose innerhalb der primären Gesichtsschmerzerkrankungen korrekt gestellt werden.

9.1 Neuralgien im Gesichts- und Kopfbereich

Der Begriff der Neuralgie ist unscharf definiert. Die Internationale Gesellschaft zum Studium des Schmerzes (IASP) versteht darunter lediglich einen Schmerz im Versorgungsgebiet eines Nerven. Geläufige klinische Definitionen beinhalten einen paroxysmalem Charakter und eine hohe Intensität des Schmerzes. Traditionellerweise wird der Schmerz als unabhängig von einer strukturellen Läsion angesehen, mit verbesserten Untersuchungsmethoden lassen sich jedoch in vielen Fällen pathologische Veränderungen am betroffenen Nerven finden. Theoretisch kann eine Neuralgie im Versorgungsgebiet jedes Hirnnerven auftreten, der sensible Fasern enthält. Die häufigste Gesichtsneuralgie ist die Trigeminusneuralgie. Seltener sind die Okzipitalisneuralgie, die Glosspharyngeusneuralgie und die Neuralgien des N. intermedius und des N. laryngeus superior. Ein Sonderfall ist die postherpetische Neuralgie im Trigeminusbereich, die überwiegend mit einem Dauerschmerz einhergeht und hier nicht speziell besprochen wird.

9.1.1 Trigeminusneuralgie

Definition und klinisches Bild

Die Trigeminusneuralgie ist charakterisiert durch kurze, Sekunden dauernde, äußerst heftige Schmerzattacken im Versorgungsgebiet eines oder mehrerer Äste des N. trigeminus (► Übersicht: IHS-Definition). Anfangs gibt es oft Monate bis Jahre dauernde Phasen der Spontanremission. Die Attacken, die als einschießend, messerstichartig oder elektrisierend empfunden werden, können spontan auftreten oder durch Trigger wie Berührung der Haut, Kauen, Sprechen, Zähneputzen oder Rasieren ausgelöst werden. Am häufigsten sind der 2. und/oder 3., seltener der 1. Trigeminusast betroffen. Die Schmerzattacken können spontan oder getriggert hunderte Male am Tag auftreten, meist in Clustern. Letzteres führt dazu, dass das diagnostisch wegweisende atta-

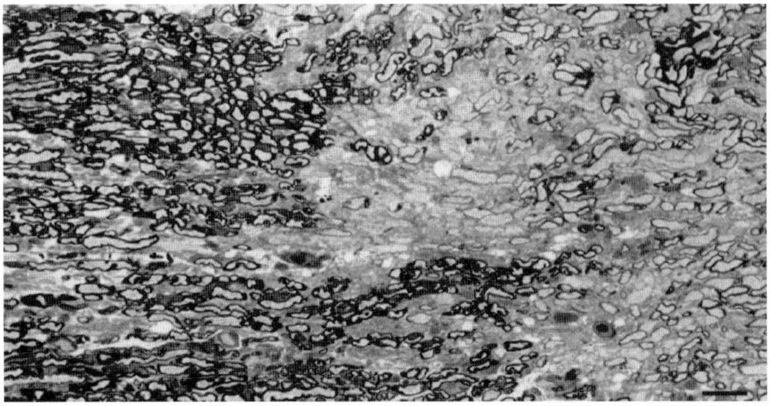

Abb. 9.1. Chronische Kompression durch eine Arterie führt zu Demyelinisierung von Fasern des N. trigeminus an der Eintrittszone in die Brücke, hier gezeigt an einem Toluidinblau-gefärbten Semidünnschnitt aus einem Autopsiefall. Balken = 25 µm. (Aus: Love u. Coakham 2001, mit freundlicher Genehmigung von Oxford University Press)

ckenartige Auftreten oft erst bei genauer Befragung der Patienten offensichtlich wird, da viele die rasche Abfolge von einzelnen Attacken als länger andauernden Schmerz erleben. Die Angst von neuen Attacken kann dazu führen, dass die Patienten tagelang keine Nahrung und Flüssigkeit zu sich nehmen und dass so vor allem ältere Menschen in lebensbedrohliche exsikkierte Zustände kommen. Es kann zu Suizidalität kommen.

9

IHS-Definition der Trigeminusneuralgie (Headache Classification Committee 2004)

- Einseitige kurzdauernde (Sekunden bis zu 2 min) Schmerzen in der Verteilung eines oder mehrerer Trigeminusäste
- Mindestens eines der folgenden Charakteristika:
- Starke Intensität, scharf, oberflächlich, stechend
- Ausgelöst durch Triggerzone oder Triggerfaktoren
- Stereotypes Attackenmuster beim einzelnen Patienten
- Keine neurologischen Ausfälle
- Ausschluss anderer Ursachen für Gesichtsschmerzen

Die Trigeminusneuralgie ist überwiegend eine Erkrankung des höheren Lebensalters mit einer Prävalenz von 1:30.000. Die meisten Patienten sind über 75 Jahre alt; Frauen sind häufiger betroffen als Männer. Eine Subgruppe sind jüngere Patientinnen mit multipler Sklerose (MS), von denen 1–5% eine Trigeminusneuralgie entwickeln. Symptomatische Trigeminusneuralgien anderer Ursache (Kleinhirn-Brückenwinkel-Tumor, Aneurysma, ischämischer Insult) sind selten (Love u. Coakham 2001). Bei diesen Erkrankungen liegen fast immer zusätzliche Zeichen einer Trigeminusneuropathie vor, also Dauerschmerzen und sensible Ausfälle. Hierbei ist zu beachten, dass bei genauer Untersuchung auch bei der Trigeminusneuralgie diskrete sensible Defizite und pathologische evozierte Potenziale beobachtet werden können (Bowsher et al. 1997, Leandri et al. 1998).

Pathophysiologie

Aufgrund neuer Erkenntnisse zur Pathophysiologie der Trigeminusneuralgie spricht man heute nicht mehr von der »idiopathischen«, sondern von der »typischen« oder »klassischen« Trigeminusneuralgie. Der gemeinsame Pathomechanismus sowohl der Trigeminusneuralgie des älteren Menschen wie auch der Trigeminusneuralgie bei multipler Sklerose ist eine Demyelinisierung in der proximalen Trigeminuswurzel am Eintritt in den Hirnstamm, in der sog. »dorsal root entry zone« (Devor et al. 2002). In dieser Region erstreckt sich ZNS-Gewebe einige Millimeter entlang der Nervenwurzel, so dass der pathologische Vorgang im ZNS-Gewebe vonstatten geht (Love u. Coakham 2001).

Die häufigste Ursache der Demyelinisierung ist die Kompression durch eine arteriosklerotisch verhärtete und elongierte Arterie, meist die A. cerebelli superior (Abb. 9.1). Pathologisch findet man in der Trigeminuswurzel demyelinisierte Axone, die zum Teil ohne Myelinscheide und ohne dazwischenliegende Astrozytenfortsätze direkten Membran-zu-

Membran Kontakt haben. Diese entmarkten Axone entwickeln Spontanaktivität, zudem kann eine pulsatile Kompression durch ein darüberliegendes Gefäß weitere ektope Aktivität in den Axonen hervorrufen. Der enge Kontakt der Axone erlaubt ephaptische Weiterleitung von Impulsen, was eine Erklärung für die Triggermechanismen bieten kann. Nach einer operativen neurovaskulären Dekompression sistieren die Schmerzen bei den meisten Patienten sofort. Dies erklärt man durch den Wegfall der Kompression und Distorsion der Fasern und somit Reduktion der ektopischen Impulsgeneration (Love u. Coakham 2001). Durch zunehmende Demyelinisierung und schließlich auch irreversiblen axonalen Schaden kann bei der Trigeminusneuralgie nach längerer Zeit zusätzlich ein Dauerschmerz entstehen. In einem solch späten Stadium ist der Operationserfolg bei neurovaskulärer Dekompression deutlich geringer (Tyler-Kabara et al. 2002).

Diagnostik

Wie bei den meisten Kopf- und Gesichtsschmerzsyndromen beruht die Diagnostik ganz wesentlich auf einer korrekten Anamneseerhebung. Die Patienten sind nach der Lokalisation des Schmerzes zu befragen (Versorgungsgebiet eines Trigeminusastes), nach den zeitlichen Charakteristika (einschießend, für Sekunden andauernd, intermittierend Beschwerdefreiheit), sowie nach Triggerfaktoren. Bei der körperlichen Untersuchung kann die Triggerbarkeit der Schmerzen nachgewiesen werden und manifeste neurologische Ausfälle sollten ausgeschlossen werden. Sind solche Ausfälle nachweisbar, z. B. eine Hypästhesie im Versorgungsgebiet des betroffenen Trigeminusastes, so ist eine weiterführende Diagnostik erforderlich. Hinweise auf eine symptomatische Trigeminusneuralgie (oder korrekter: »Trigeminusneuropathie«) sind auch eine atypische Schmerzschilderung mit persistierendem Schmerz zwischen den Attacken, bilateraler Befall, oder ein junges Erkrankungsalter. In diesen Fällen muss mittels kranialer Kernspintomographie (MRT) nach einer raumfordernden Läsion und nach Demyelinisierungsherden als Zeichen einer MS geforscht werden. Die MRT kann auch dazu dienen, im Fall der klassischen Trigeminusneuralgie einen pathologischen Gefäß-Nerv-Konflikt darzustellen. Hierbei kann eine Sensitivität von bis zu 88% erreicht werden, die Spezifität liegt jedoch bei nur 50%, da auch bei Kontrollpersonen Gefäß-Nerven-Kontakte nachgewiesen werden können (Boecher-Schwarz et al. 1998, Hutchins et al. 1990). Weitere diagnostische Verfahren, die eine Läsion des N. trigeminus erhärten können, sind elektrophysiologische Verfahren wie der Blinkreflex, Masseter-Reflex und die evozierten Potenziale des N. Trigeminus (Trigeminus-SEP). Bei Verdacht auf MS müssen zusätzlich eine Liquordiagnostik und weitere elektrophysiologische Diagnostik erfolgen.

Therapie

Medikamentöse Behandlung

Die einzelnen Attacken bei der Trigeminusneuralgie sind zu kurz, um einer Akutbehandlung zugänglich zu sein. Ziel der medikamentösen Behandlung ist daher, durch eine geeignete Prophylaxe das Auftreten der schmerzhaften Attacken zu verhindern (◘ Tab. 9.1). Die Kenntnisse über die Pathophysiologie der Erkrankung sind vereinbar mit einer Wirkung von Natriumkanalblockern. Das Medikament der ersten Wahl ist Carbamazepin, dessen Wirksamkeit in mehreren randomisierten kontrollierten Studien gezeigt worden ist (Sommer 2002). Initial sprechen bis zu 90% der Patienten auf Carbamazepin an. Bei schwer betroffenen Patienten kann man unter Inkaufnahme initialer Nebenwirkungen (Müdigkeit, Schwindel, Übelkeit) rasch von 200 auf 400–800 mg täglich steigern. Eine retardierte Form ist von Vorteil. Im Verlauf werden häufiger höhere Dosen erforderlich, die bei den älteren Betroffenen oft zu Nebenwirkungen wie Sedierung, Ataxie und Verwirrtheitszuständen führen.

Eine zweite Möglichkeit der Akutbehandlung ist, sofern die kardiale Situation es zulässt, die Schnellaufsättigung mit Phenytoin (z. B. 2-mal tägl. 250 mg i.v., oral weiter mit 3- bis 4-mal 100 mg und nach Serumspiegelkontrollen). Diese ist erfahrungsgemäß rasch wirksam, kontrollierte Studien zu Phenytoin bei der Trigeminusneuralgie gibt es allerdings nicht. Ein weiteres Alternativpräparat ist Baclofen (30–75 mg/die), die Wirkung wurde in mehreren kontrollierten Studien gezeigt, wird aber in der Praxis oft als nicht ausreichend empfunden. Neuere Medikamente, bisher nur in kleinen kontrollierten oder in offenen Studien untersucht, sind Lamotrigin (400 mg, evtl. als Zusatzmedikation) und Gabapentin, die auch in zuvor therapierefraktären Fällen

Tab. 9.2. Medikamentöse Behandlung der Trigeminusneuralgie

Generikum (Handelsname)	Dosis	Wirksamkeit/Nachweis	Evidenz[1]	Nebenwirkungen
Carbamazepin (CBZ) (Tegretal, Timonil, Sirtal)	600–1200(–1600) mg, einschleichend, in 2 Dosen eines Ret.-Präp.	Initiale Ansprechrate bis 90%	↑↑	Müdigkeit, Ataxie, Übelkeit, kognitive Störungen bei älteren Patienten, Allergien, Hyponatriämie, Herzrhythmusstörungen, Neutropenie
Oxcarbazepin (Trileptal, Timox)	900–1800 mg	Wahrscheinlich ähnlich CBZ	(↑)	Ähnlich wie Carbamazepin, geringer
Baclofen (Lioresal, Lebic)	15–80 mg, langsam einschleichend	Ansprechrate ca. 75%, schwächer als CBZ	↑	Müdigkeit, Übelkeit, Muskelschwäche
Lamotrigen (Lamictal)	400 mg, langsam einschleichend	Bisher nur in Kombination mit Carbamazepin oder Phenytoin getestet	↑	Allergien, Übelkeit, Müdigkeit, Schwindel
Phenytoin (Phenhydan, Zentropil, Epanutin)	300 mg abends, ggf. initial Schnellaufsättigung (Kurzinfusion 2×250 mg)	In Einzelfällen Schnellaufsättigung rasch wirksam	↔	Müdigkeit, Ataxie, Übelkeit, Dysarthrie, Chorea, Gingivahypertrophie, Hirsutismus, Vitamin D-Mangel
Valproinsäure (Ergenyl, Orfiril Convulex)	600–1200 mg, 1 oder 2 Dosen eines Ret.-Präp.	Nur 1 offene Studie	↔	Übelkeit, Erbrechen, Gewichtszunahme, Tremor, Verwirrtheit
Gabapentin (Neurontin)	900–2400 mg	Offene Studien	(↑)	Schwindel, Müdigkeit, Ödeme
Misoprostol (Cytotek)	200–400 mg	Nur 1 offene Studie	↔	Bauchschmerzen, Übelkeit

[1] ↑↑ Aussage zur Wirksamkeit wird gestützt durch mehrere adäquate, valide klinische Studien (z. B. randomisierte klinische Studien) bzw. durch eine oder mehrere valide Metaanalysen oder systematische Reviews. Positive Aussage gut belegt.
↑ Aussage zur Wirksamkeit wird gestützt durch zumindest eine adäquate, valide klinische Studie (z. B. randomisierte klinische Studie). Positive Aussage belegt.
(↑) Aussage zur Wirksamkeit wird durch mehrere unkontrollierte Studien gestützt. Positive Aussage nicht sicher belegt.
↔ Es liegen keine sicheren Studienergebnisse vor, die eine günstige oder ungünstige Wirkung belegen. Dies kann bedingt sein durch das Fehlen adäquater Studien, aber auch durch das Vorliegen mehrerer, aber widersprüchlicher Studienergebnisse.

wirksam sein können. Positive Erfahrungsberichte liegen auch über Valproinsäure, Oxcarbazepin und Topiramat vor, zu keinem der Medikamente gibt es jedoch Daten aus randomisierten, kontrollierten Studien.

Interventionelle Behandlung

Eine interventionelle Behandlung ist indiziert, wenn die medikamentöse Therapie erfolglos ist oder wenn deren Nebenwirkungen die Lebensqualität merklich beeinträchtigen (Evers et al. 2003). Man unterscheidet prinzipiell die mikrovaskuläre Dekompression im Kleinhirnbrückenwinkel, perkutane Verfahren am Ganglion Gasseri und die radiochirurgische Behandlung.

Ausgehend von der Hypothese einer vaskulären Kompressionsneuropathie wird heute bei Patienten mit therapierefraktärer Trigeminusneuralgie und gutem Allgemeinzustend die mikrovaskuläre Trigeminuswurzel-Dekompression über einen retrosigmoidalen Zugang durch die hintere Schädelgrube als Eingriff der ersten Wahl betrachtet (Gardner 1962, Jannetta 1967). Hier wird nach subokzipitaler Kraniotomie die Austrittszone des N. trigeminus dargestellt. Wenn eine den Nerven berührende Arterie in der Nachbarschaft identifiziert wird, so wird diese vom Nerven getrennt. Die Kurz- und Langzeiterfolge des Verfahrens sind gut mit Akuterfolgen von 87–98% und Langzeiterfolgen über 8 Jahre von immerhin 60%, die Komplikationsrate beträgt 1–2%, wobei schwerwiegende Komplikationen selten sind (Nurmikko u. Eldridge 2001).

Für ältere Patienten und Patienten in schlechtem Allgemeinzustand ist die selektive perkutane Hochfrequenz-Thermoläsion im Ganglion Gasseri eine Alternative (Sweet u. Wepsic 1974). In intravenöser Kurznarkose wird eine spezielle Nadel unter Durchleuchtungskontrolle von 2–3 cm seitlich des Mundwinkels in das Foramen ovale geführt. Durch die Nadel wird die Radiofrequenzsonde zur temperaturgesteuerten Ausschaltung des N. trigeminus eingeführt (60–70°C für 60–70 sek). Die Thermokoagulation kann auch bei Patienten mit MS durchgeführt werden (Berk et al. 2003). Mögliche Nebenwirkungen bestehen in auf die strukturelle Läsion zurückzuführenden Sensibilitätsstörungen und Dysästhesien, seltener sind Keratitiden, Anästhesia dolorosa und Kaumuskelstörungen sowie Rezidive (ca. 20% in 10 Jahren), die eine Wiederholung des Eingriffs erfordern. Andere Techniken wie die retroganglionäre Glyzerinapplikation oder die perkutane Ballonkompression haben sich aufgrund der hohen Rezidivquote bzw. Komplikationsrate nicht bewährt (Taha u. Tew 1996). Bei der radiochirurgischen Behandlung mittels Gamma-Knife liegt der Erfolg initial bei 86% und beträgt nach 33 Monaten noch 75% (Kondziolka et al. 2002). Komplikationen sind Hypästhesie oder Dysästhesien in 10% der Fälle.

Praxis

! In der Praxis wird man bei einem älteren Patienten mit Trigeminusneuralgie zunächst Carbamazepin oder Oxcarbazepin und bei Versagen oder Unverträglichkeit ein Alternativmedikament anwenden. Wenn dies auch nicht zu Beschwerdefreiheit führt, ist unter der Annahme einer neurovaskulären Kompression ein chirurgischer Eingriff indiziert. Bei der Trigeminusneuralgie bei MS sind in therapierefraktären Fällen die Medikamente Misoprostol, Gabapentin, Lamotrigin, Kombinationsbehandlungen von Gabapentin mit Lamotrigin bzw. Carbamazepin, wie auch die Thermokoagulation erfolgreich angewendet worden.

9.1.2 Andere Gesichtsneuralgien

Alle anderen Kopf- und Gesichtsneuralgien sind extrem selten. Charakteristisch sind einschießende, stechende oder elektrisierende Schmerzen im sensiblen Versorgungsgebiet des jeweiligen Nerven.

Glossopharyngeusneuralgie. Bei der Glossopharyngeusneuralgie treten die Schmerzen einseitig im Ohr, im Pharynx, im Zungengrund, im Hals oder in der Tonsille auf. Typische Trigger sind Sprechen, Schlucken, Kauen, Husten und Gähnen. Als pathognomonisch (aber nicht immer vorhanden) gilt die Schmerzauslösung durch Berührung der Tonsille. In der klassischen Arbeit von Rushton et al. wurden 217 Patienten aus einem Zeitraum von 55 Jahren beschrieben, wobei häufig Spontanremissionen beobachtet wurden (Rushton et al. 1981). Eine Besonderheit der Glossopharyngeusneuralgie ist das Auftreten von Synkopen, deren Ursache in einer pathologischen Erregung des motorischen Vaguskerns oder von sensiblen Fasern des Karotissinus angesehen wird (Schmidt u. Malin 1995). Therapeutisch gelten ähnliche Prinzipien wie bei der Trigeminusneuralgie, einschließlich der Möglichkeit der neurovaskulären Dekompression (Patel et al. 2002). Da die Glossopharyngeusneuralgie nicht selten symptomatisch auftritt, müssen durch Bildgebung und Endoskopie entsprechende raumfordernde oder destruierende Läsionen ausgeschlossen werden.

Neuralgie des N. intermedius. Die Neuralgie des N. intermedius gilt als extrem selten und wird in der Tiefe des Ohrs verspürt. Die Triggerzone liegt an der Hinterwand des Gehörgangs. Die Behandlung entspricht der der Trigeminusneuralgie.

Neuralgie des N. laryngeus superior. Auch die Neuralgie des N. laryngeus superior ist extrem selten. Die Schmerzen werden im seitlichen Halsdreieck verspürt. Triggerfaktoren sind Schlucken, lautes Sprechen oder Kopfdrehungen (Bruyn 1983). Symptomatische Formen treten bei Erkrankungen des Kehlkopfs auf. Therapeutisch kann Carbamazepin eingesetzt werden, bei therapierefraktären Fällen besteht die Möglichkeit, den R. internus des Nerven zu durchtrennen (Schmidt u. Malin 1995).

Okzipitalisneuralgie. Die Okzipitalisneuralgie kann im Versorgungsgebiet des N. occipitalis major (Hinterhauptsschuppe) oder des N. occipitalis minor (lateral hiervon) auftreten. Auch hier sind symptomatische Formen häufig, so dass eine gründliche Lokaldiagnostik erfolgen muss. Therapeutisch können Blockaden des Nerven erforderlich sein (Kapoor et al. 2003).

9.2 Anhaltender idiopathischer Gesichtsschmerz (früher: atypischer Gesichtsschmerz)

9.2.1 Definition und klinisches Bild

Hierbei handelt es sich um einen täglich überwiegend kontinuierlich vorhandenen, einseitigen und schlecht lokalisierbaren Dauerschmerz im Gesichtsbereich. Der Schmerzcharakter ist meist dumpf, seltener brennend. Die Diagnose darf nur gestellt werden, wenn die bekannten primären Gesichtsschmerzsyndrome sowie sekundäre Gesichtsschmerzen ausgeschlossen wurden. Die Röntgendiagnostik von Gesicht und Kiefer muss unauffällig sein. Eine Verletzung oder Operation von Gesicht, Zähnen und Kiefer kann initial den Schmerz ausgelöst haben, aktuell darf jedoch kein pathologischer Lokalbefund zu erheben sein. Ursprünglich wurde der Begriff »atypischer Gesichtsschmerz« von Frazier und Russell (1924) geprägt, um die Trigeminusneuralgie von anderen Formen des Gesichtsschmerzes zu unterscheiden. Heute ist der atypische Gesichtsschmerz bzw. in der neuen Terminologie »anhaltender idiopathischer Gesichtsschmerz« viel enger definiert.

Diagnostische Kriterien des anhaltenden idiopathischen Gesichtschmerzes (Headache Classification Committee 2004)

- Anhaltender Gesichtsschmerz, der nicht die Kriterien einer kranialen Neuralgie erfüllt und nicht auf eine andere Erkrankung zurückzuführen ist.
- Der Schmerz ist täglich und über den größten Teil des Tages hinweg vorhanden.
- Anfangs ist der Schmerz einseitig und in einer umschriebenen Region des Gesichts lokalisiert, sitzt tief und ist schwer lokalisierbar.
- Der Schmerz ist nicht mit Gefühlsstörungen oder anderen klinischen Zeichen assoziiert.
- Apparative Untersuchungen inkl. Röntgenaufnahmen des Kiefer-Gesichts-Bereichs zeigen keine relevanten pathologischen Befunde.

Es gibt keine verlässlichen Daten zur Prävalenz. 60–70% der Patienten sollen Frauen im mittleren Lebensalter sein (Feinmann et al. 1984). In spezialisierten neurologischen oder interdisziplinären Schmerzambulanzen werden Patienten mit atypischem Gesichtsschmerz etwas häufiger gesehen als Patienten mit Trigeminusneuralgie. Viele der Patienten werden primär vom Zahnarzt oder Kieferorthopäden behandelt.

Die Patienten beschreiben einen Dauerschmerz, der in der Intensität variieren kann, aber in der Regel nicht attackenartig auftritt. Der Schmerz ist meist einseitig, die Seitenbetonung kann wechseln. Eine eindeutige Zuordnung zum Innervationsgebiet des N. trigeminus oder der zervikalen Nerven kann nicht getroffen werden. Am häufigsten ist die Oberkieferregion betroffen, der Schmerz kann auch auf Auge, Nase, Wange, Schläfe oder Unterkiefer lokalisiert werden. Wird der Schmerz überwiegend in einem Zahn empfunden, spricht man von einer atypischen Odontalgie (► Kap. 6). Der Schmerz besteht überwiegend tagsüber und unterbricht den Schlaf nur selten. Der Schmerzcharakter wird als tief, dumpf und bohrend beschrieben, hin und wieder werden affektiv gefärbte Beschreibungen wie quälend oder zermarternd benutzt (Melzack et al. 1986).

Im Gegensatz zur Trigeminusneuralgie ist die Schmerzstärke leicht bis mäßiggradig, und es bestehen keine einschießenden Sekundenschmerzen oder eindeutige Triggerzonen. Attackenartig auftretende Schmerzverstärkungen widerlegen nicht die Diagnose (Pfaffenrath et al. 1992). Dysästhesien und Parästhesien oder ein subjektives Taubheitsgefühl können bestehen, objektivierbare sensible Ausfälle oder andere lokale pathologische Zeichen dürfen nicht vorhanden sein. Manche Patienten beschreiben ein subjektives Schwellungsgefühl, ohne dass eine Schwellung manifest ist.

Bei vielen Patienten sind ein Trauma im Gesichtsbereich oder chirurgische Eingriffe in Kiefer- oder Nasen- bzw. Nasennebenhöhlenbereich vorangegangen. Die Eingriffe wurden zum Teil primär wegen einer Schmerzsymptomatik vorgenommen, können jedoch auch anders indiziert gewesen sein. Vorbestehende Schmerzen können durch einen solchen Eingriff verstärkt werden (Jones u. Cooney 2003). Zahlen zur Inzidenz von anhaltenden Gesichtsschmerzen nach solchen oder ähnlichen Eingriffen liegen jedoch nicht vor.

Ein Teil der Patienten klagt über zusätzliche Schmerzsymptome, wie chronischer Rücken- oder Nackenschmerz, temporomandibuläre Dysfunktion, Migräne, Colon irritabile oder eine Dysmenorrhoe (Feinmann 1996). Es ist daher erforderlich, im Anamnesegespräch nach entsprechenden Symptomen zu fragen. Ein Ganzkörperschema, in das der Patient alle Schmerzbereiche einzeichnen soll, kann helfen, ein generalisiertes Schmerzsyndrom und weitere schmerzhafte Komorbiditäten zu erkennen.

Psychische Erkrankungen kommen bei Patienten mit atypischem Gesichtsschmerz gehäuft vor. In einer Serie wurden bei 16% affektive Störungen, bei 15% eine somatoforme Störung, bei 6% eine Psychose und bei 16% andere psychische Störungen gefunden (Remick u. Blasberg 1985). Da ähnliche Zahlen für viele chronische Schmerzsyndrome vorliegen, kann eine kausale Beziehung zwischen der psychischen Erkrankung und dem Gesichtsschmerz hierdurch nicht bewiesen werden.

9.2.2 Pathophysiologie

Die Pathogenese ist unklar, zumal sich hinter der Diagnose vermutlich verschiedene Schmerzsyndrome mit unterschiedlichen zugrunde liegenden Schmerzmechanismen verbergen. Früher wurden generell psychogene Ursachen angenommen (Feinmann et al. 1984). Andere Theorien diskutieren eine Entleerung zentraler Serotonin- und Opioidspeicher als gemeinsames pathogenetisches Prinzip von Depression und atypischem Gesichtsschmerz (Lehmann u. Buchholz 1986). Ein Therapieerfolg von trizyklischen Antidepressiva, den man nach diesen pathogenetischen Überlegungen annehmen müsste, ist jedoch nur bei einem Teil der Patienten zu beobachten. Nach multiplen Operationen im HNO- oder ZMK-Gebiet werden Verletzungen terminaler Nerven diskutiert, letztlich das trigeminale Korrelat eines Phantomschmerzes. Allerdings ist bei weiteren Zeichen einer strukturellen Schädigung des N. trigeminus die Diagnose »anhaltender idiopathischer Gesichtsschmerz« per definitionem ausgeschlossen.

Eine neuere elektrophysiologische Studie bei 17 Patienten unterschied mittels Blinkreflex und Masseterreflex drei pathologische Muster:

1. Patienten mit einer elektrophysiologisch nachweisbaren Trigeminusneuropathie (ohne MRT-Auffälligkeit)
2. Patienten mit vermehrter Erregbarkeit im Blinkreflex
3. Patienten mit normalen Befunden (Jääskelainen et al. 1999)

Die Autoren sahen in Gruppe 2 die vermehrte Erregbarkeit als Folge eines vorausgegangenen Mikrotraumas der Nervenendigungen an und schlossen hieraus auf einen neuralen Mechanismus der Gesichtsschmerzen. In einer PET-Untersuchung wurde bei 6 Patienten mit atypischem Gesichtsschmerz nach Hitzereizen auf dem Handrücken gegenüber einer Kontrollgruppe ein erhöhter Blutfluss im anterioren Cingulum und ein reduzierter Blutfluss im präfrontalen Kortex gefunden und eine abnorme zeitliche Summation thermischer Reize diskutiert. Dieses Aktivierungsmuster wurde als »hyperemotionale« Reaktion auf sensorische Information und als Hinweis auf Defizite im inhibitorischen System gedeutet (Derbyshire et al. 1994). Eine weitere PET-Studie mit 7 Patienten untersuchte das dopaminerge System und fand eine vermehrte Verfügbarkeit des D2-Rezeptors im linken Putamen bei den Patienten im Vergleich zu Kontrollen (Hagelberg et al. 2003). Die Relevanz dieser Befunde für die Pathophysiologie der Erkrankung muss noch überprüft werden.

9.2.3 Diagnostik

Die Diagnose wird durch die Erhebung der Anamnese und eines normalen neurologischen Untersuchungsbefundes gestellt. Bei der Anamneseerhebung müssen neben dem Erkrankungsverlauf, Dauer, Charakter und Häufigkeit der Schmerzen die bisherigen medikamentösen Therapieversuche und operativen Interventionen sowie deren Ergebnis abgefragt werden. Der McGill-Schmerzfragebogen kann helfen, zwischen atypischem Gesichtsschmerz und Trigeminusneuralgie bzw. Myoarthropathien des Kiefergelenks zu unterscheiden (Melzack et al. 1986, Mongini et al. 2000). Für die Praxis ist es wichtig, stark affektiv beladene Schilderungen zu erkennen, die auf eine mögliche psychische Erkrankung hinweisen. Ein Ganzkörperschema hilft, ein generalisiertes Schmerzsyndrom und weitere schmerzhafte Komorbiditäten zu erkennen.

Die elektrophysiologische Ableitung von Blinkreflex und Masseterreflex kann eine Trigeminusläsion unter Umständen mit höherer Sensitivität nachweisen als die Kernspintomographie (Jääskelainen et al. 1999). Weitere apparative Zusatzuntersuchungen dienen dem Ausschluss von Ursachen für symptomatischen Gesichtsschmerz.

9.2.4 Therapie

Bei symptomatischen Formen von Gesichtsschmerzen sollte nach Möglichkeit die zugrunde liegende Ursache behandelt werden. Beim idiopathischen Gesichtsschmerz ist der wichtigste Punkt, dem Patienten keinen weiteren Schaden zuzufügen. Chirurgische und zahnärztliche Eingriffe sind trotz des meist vorhandenen Wunsches des Patienten nach weiteren Eingriffen unbedingt zu vermeiden, sofern nicht eine eindeutige organisch begründete Operationsindikation vorliegt. Eine pharmakologische Behandlung sollte versucht werden, jedoch kann hierfür aufgrund des Fehlens von kontrollierten Studien keine auf hoher Evidenz basierende Empfehlung gegeben werden (Sommer 2002). Die einzigen Medikamente, die in Studien mäßigen Erfolg erbrachten, Phenelzin und Dothiepin (Antidepressiva), sind in Deutschland nicht zugelassen. Nach klinischer Erfahrung haben trizyklische Antidepressiva die höchste Erfolgsrate (Paulus et al. 2003).

Tab. 9.2. Therapie des anhaltenden idiopathischen Gesichtsschmerzes[1]

Medikament/ Verfahren	**Dosierung**
Amitriptylin (ret. Präparat)	10–100 mg tgl., p.o., vorwiegend z.N.
Clomipramin	25–150 mg tgl. p.o.
Doxepin	10–100 mg tgl. p.o., vorwiegend z.N.
Gabapentin	1200–2400 mg tgl. p.o.
Carbamazepin (ret. Präparat)	400–1200 mg tgl. p.o.
Oxcarbazepin	600–1800 mg tgl. p.o.
TENS	
Verhaltenstherapie	

[1] Für keine der Therapien ist die Wirksamkeit in kontrollierten Studien erwiesen.

Ein Therapieversuch mit einem trizyklischen Antidepressivum, möglichst einem retardierten Präparat, sollte analog dem Vorgehen beim Kopfschmerz vom Spannungstyp gemacht werden. Antikonvulsiva wie Carbamazepin, Oxcarbazepin und Gabapentin können ebenfalls versuchsweise eingesetzt werden, ggf. auch in Kombination mit einem Antidepressivum (Tab. 9.2). Wichtig ist, diese Medikamente bei ausbleibendem Erfolg nach angemessener Probephase (2 Monate in ausreichender Dosierung) wieder auszuschleichen. Die lokale Applikation von Capsaicin-Salbe oder Clonidin-Creme kann versucht werden, ein positiver Effekt wurde allerdings nur in offenen Studien beschrieben (Vickers et al. 1998). Die transkutane elektrische Nervenstimulation (TENS) war ebenfalls in einer offenen Studie erfolgreich (Eriksson et al. 1984).

Zusätzlich werden verhaltenstherapeutische Maßnahmen empfohlen, um Ängste abzubauen und den Patienten zu einer realistischeren Schmerzeinschätzung und zur Schmerzbewältigung zu verhelfen (Paulus et al. 2003).

9.2.5 Praxis

Behandlung von anhaltendem idiopathischem Gesichtsschmerz

- Aufklärung des Patienten über das Wesen der Erkrankung und über die Nutzlosigkeit weiterer operativer Eingriffe
- Nach Ausschluss von Kontraindikationen und nach Aufklärung des Patienten über das Medikament ein trizyklisches Antidepressivum einschleichen, bei sedierenden Medikamenten Hauptdosis zur Nacht geben, retardiertes Präparat
- In die Benutzung eines TENS-Gerätes einweisen
- Unter Führen eines Schmerzkalenders den Therapieerfolg über ca. 8 Wochen, nachdem eine ausreichende bzw. die maximal tolerierte Dosis des Medikaments erreicht wurde, beobachten
- Bei ausreichender Schmerzlinderung die Dosis beibehalten, ggf. Reduktionsversuch nach 3 Monaten auf eine Erhaltungsdosis
- Bei Nichtansprechen auf ein trizyklisches Antidepressivum probatorische Behandlung mit einem Antikonvulsivum (► s. Text)
- Bei mangelndem Ansprechen auf Pharmakotherapie und TENS begleitende Verhaltenstherapie
- Es gibt keine gute Evidenz dafür, mit der einen oder mit der anderen Medikamentengruppe zu beginnen. Die Präferenz für die trizyklischen Antidepressiva wurde in Analogie zum Spannungskopfschmerz gewählt. Die Auswahl des Medikaments sollte sich jedoch primär an der individuellen Situation des Patienten und am Nebenwirkungsprofil der Medikamente orientieren

Literatur

Berk C, Constantoyannis C, Honey CR (2003) The treatment of trigeminal neuralgia in patients with multiple sclerosis using percutaneous radiofrequency rhizotomy. Can J Neurol Sci 30:220–3

Boecher-Schwarz HG, Bruehl K, Kessel G, Guenthner M, Perneczky A, Stoeter P (1998) Sensitivity and specificity of MRA in the diagnosis of neurovascular compression in patients with trigeminal neuralgia. A correlation of MRA and surgical findings. Neuroradiology 40:88–95

Bowsher D, Miles JB, Haggett CE, Eldridge PR (1997) Trigeminal neuralgia: a quantitative sensory perception threshold study in patients who had not undergone previous invasive procedures. J Neurosurg 86:190–192

Bruyn GW (1983) Superior laryngeal neuralgia. Cephalalgia 3:235–240

Derbyshire SW, Jones AK, Devani P, Friston KJ, Feinmann C, Harris M, Pearce S, Watson JD, Frackowiak RS (1994) Cerebral responses to pain in patients with atypical facial pain measured by positron emission tomography. J Neurol Neurosurg Psychiatry 57:1166–1172

Devor M, Govrin-Lippmann R, Rappaport ZH (2002) Mechanism of trigeminal neuralgia: an ultrastructural analysis of trigeminal root specimens obtained during microvascular decompression surgery. J Neurosurg 96:532–543

Eriksson MB, Sjolund BH, Sundbarg G (1984) Pain relief from peripheral conditioning stimulation in patients with chronic facial pain. J Neurosurg 61:149–155

Evers S, Paulus W, Richter HP, Förderreuther S (2003) Trigeminusneuralgie. In: Diener HC (Hrsg.) Leitlinien für Diagnostik und Therapie in der Neurologie, 2. Aufl. Thieme, Stuttgart, S 341–346

Feinmann C (1996) Idiopathic orofacial pain: a multidisciplinary problem. The contribution of psychiatry and medicine to diagnosis and management. In: Campbell JN (ed) Pain – an updated review. IASP Press, Seattle, S 397–402

Feinmann C, Harris M, Cawley R (1984) Psychogenic facial pain: presentation and treatment. Br Med J (Clin Res Ed) 288:436–438

Frazier CH, Russel EC (1924) Neuralgia of the face: an analysis of seven hundred and fifty-four cases with relation to pain and other sensory phenomena before and after operation. Arch Neurol Psychiatry 11:557–563

Gardner WJ (1962) Concerning the mechanism of trigeminal neuralgia and hemifacial spasm. J Neurosurg 19:947–958

Hagelberg N, Forssell H, Aalto S, Rinne JO, Scheinin H, Taiminen T, Nagren K, Eskola O, Jääskelainen SK (2003) Altered dopamine D2 receptor binding in atypical facial pain. Pain 106:43–48

Headache Classification Committee of the International Headache Society (2004) The International Classification of Headache Disorders, 2nd edition. Cephalalgia 24 suppl 1:1–160

Hutchins LG, Harnsberger HR, Jacobs JM, Apfelbaum RI (1990) Trigeminal neuralgia (tic douloureux): MR imaging assessment. Radiology 175:837–841

Jääskelainen SK, Forssell H, Tenovuo O (1999) Electrophysiological testing of the trigeminofacial system: aid in the diagnosis of atypical facial pain. Pain 80:191–200

Jannetta PJ (1967) Arterial compression of the trigeminal nerve at the pons in patients with trigeminal neuralgia. J Neurosurg 26 suppl:159–162

Jones NS, Cooney TR (2003) Facial pain and sinonasal surgery. Rhinology 41:193–200

Kapoor V, Rothfus WE, Grahovac SZ, Amin Kassam SZ, Horowitz MB (2003) Refractory occipital neuralgia: preoperative assessment with CT-guided nerve block prior to dorsal cervical rhizotomy. AJNR Am J Neuroradiol 24:2105–2110

Kondziolka D, Lunsford LD, Flickinger JC (2002) Stereotactic radiosurgery for the treatment of trigeminal neuralgia. Clin J Pain 18:42–47

Leandri M, Eldridge P, Miles J (1998) Recovery of nerve conduction following microvascular decompression for trigeminal neuralgia. Neurology 51:1641–1646

Lehmann HJ, Buchholz G (1986) Atypische Gesichtsneuralgie oder depressiver Gesichtsschmerz? Fortschr Neurol Psychiatr 54:154–157

Love S, Coakham HB (2001) Trigeminal neuralgia: pathology and pathogenesis. Brain 124:2347–2360

Melzack R, Terrence C, Fromm G, Amsel R (1986) Trigeminal neuralgia and atypical facial pain: use of the McGill Pain Questionnaire for discrimination and diagnosis. Pain 27:297–302

Mock D, Frydman W, Gordon AS (1985) Atypical facial pain: a retrospective study. Oral Surg Oral Med Oral Pathol 59:472–474

Mongini F, Italiano M, Raviola F, Mossolov A (2000) The McGill Pain Questionnaire in patients with TMJ pain and with facial pain as a somatoform disorder. Cranio 18:249–256

Nurmikko TJ, Eldridge PR (2001) Trigeminal neuralgia-pathophysiology, diagnosis and current treatment. Br J Anaesth 87:117–132

Patel A, Kassam A, Horowitz M, Chang YF (2002) Microvascular decompression in the management of glossopharyngeal neuralgia: analysis of 217 cases. Neurosurgery 50:705–710; discussion 710–711

Paulus W, Evers S, May A, Steude U, Wolowski A, Pfaffenrath V (2003) Therapie und Prophylaxe von Gesichtsneuralgien und anderen Formen der Gesichtsschmerzen - Überarbeitete Empfehlungen der Deutschen Migräne- und Kopfschmerzgesellschaft. Schmerz 17:74–91

Pfaffenrath V, Rath M, Keeser W, Pollmann W (1992) Atypischer Gesichtsschmerz – die Qualität der IHS-Kriterien und psychometrische Daten. Nervenarzt 63:595–601

Remick RA, Blasberg B (1985) Psychiatric aspects of atypical facial pain. J Can Dent Assoc 51:913–916

Rushton JG, Stevens JC, Miller RH (1981) Glossopharyngeal (vagoglossopharyngeal) neuralgia: a study of 217 cases. Arch Neurol 38:201–205

Schmidt D, Malin JP (1995) Erkrankungen der Hirnnerven. Thieme, Stuttgart

Sommer C (2002) Pharmakologische Behandlung orofazialer Schmerzen. Schmerz 16:381–388

Sweet WH, Wepsic JG (1974) Controlled thermocoagulation of trigeminal ganglion and rootlets for differential destruction of pain fibers. 1. Trigeminal neuralgia. J Neurosurg 40:143–156

Taha JM, Tew JM, Jr. (1996) Comparison of surgical treatments for trigeminal neuralgia: reevaluation of radiofrequency rhizotomy. Neurosurgery 38:865–871

Tyler-Kabara EC, Kassam AB, Horowitz MH, Urgo L, Hadjipanayis C, Levy EI, Chang YF (2002) Predictors of outcome in surgically managed patients with typical and atypical trigeminal neuralgia: comparison of results following microvascular decompression. J Neurosurg 96:527–531

Vickers ER, Cousins MJ, Walker S, Chisholm K (1998) Analysis of 50 patients with atypical odontalgia. A preliminary report on pharmacological procedures for diagnosis and treatment. Oral Surg Oral Med Oral Pathol Oral Radiol Endod 85:24–32

Gesichtsschmerzen aus mund-, kiefer- und gesichtschirurgischer Sicht

C. Lenzen

Die Diagnostik und Behandlung von Gesichtsschmerzen aus mund-, kiefer- und gesichtschirurgischer Sicht gliedert sich sehr übersichtlich, wenn die anatomischen Strukturen des Gesichtes in Haut, subkutanes Bindegewebe, Lymphknoten, Muskulatur, große und kleine Speicheldrüsen, knöcherne Strukturen und Mundschleimhaut eingeteilt werden. Pathophysiologisch können Schmerzen prinzipiell durch Infektionen, durch Tumorerkrankungen und Neoplasien, traumatische Ereignisse, Autoimmunreaktionen, Allergien und Altersveränderungen ausgelöst werden. Die Ursachen für Gesichtsschmerzen auf mund-, kiefer- und gesichtschirurgischem Gebiet beruhen in erster Linie auf einer Reizung eines der Trigeminusäste, des Nervus ophthalmicus für das obere Gesichtsdrittel, des Nervus maxillaris für das mittlere Gesichtsdrittel oder des Nervus mandibularis für das untere Gesichtsdrittel bzw. einer Reizung ihrer Endäste. Da die Ursachen für Gesichtsschmerzen manchmal schwierig zu diagnostizieren sind – insbesondere wenn tiefere Gewebsschichten betroffen sind –, sollen mit Hilfe der strukturierten Gliederung mögliche Ursachen dargestellt werden, um so eine weitgehend gezielte Therapie zu erreichen.

10.1 Schmerzsymptomatik im Bereich der äußeren Gesichtshaut

10.1.1 Infektionen der äußeren Gesichtshaut

Entzündungen der Haut sind außerordentlich häufig und reichen von banalen reaktiven Entzündungsvorgängen bis hin zu ausgedehnten schweren Krankheitsbildern. Erstes Leitsymptom ist in den meisten Fällen eine lokalisierte Schmerzsymptomatik. Die Ursache kann häufig durch die begleitende Schwellung und Hautrötung festgestellt werden.

Infektionen im Gesichthautbereich sind exogener oder endogener Natur und können dadurch eine Schmerzsympotomatik auslösen. Allerdings können Entzündungen, die ihre Ursache intraoral oder in tieferen Gewebeschichten haben, sich bis nach extraoral ausdehnen, so dass die Ursache nicht sofort eruierbar ist.

Zu jeder Untersuchung der äußeren Gesichtshaut gehört deshalb auch die Untersuchung der Mundhöhle und der Nasennebenhöhlen

Bei den Infektionen kann prinzipiell zwischen bakteriell, viral, mykotisch, thermisch, allergisch, autoimmunologisch und iatrogen, z. B. durch Faltenunterspritzung verursachten, unterschieden werden. Anamneseerhebung und genaue Inspektion des Hautareals führen zur Diagnose. Meistens sind die typischen Entzündungszeichen im Sinne von »rubor, calor, tumor, dolor et functio laesa« vorhanden.

Therapeutisch kommen neben medikamentöser Behandlung chirurgische Maßnahmen bei Persistenz oder Abszessbildung in Betracht (Demas u. Bridenstine 1999, Nikkels u. Pierard 2002, Ross et al. 1998, Scutari u. Dodson 1996).

10.1.2 Tumorerkrankungen der äußeren Gesichtshaut

Tumorerkrankungen der Haut kommen sehr häufig vor, sind aber selten schmerzhaft und meistens einer visuellen Beurteilung gut zulänglich. Pathophysiologisch kann zwischen benignen und malignen Hauttumoren unterschieden werden. Die Therapie der Wahl ist die lokale Exzision zur pathohistologischen Sicherung. In Abhängigkeit der Diagnose können weitere Therapien notwendig sein (Abeldano et al. 2004, Manfredi et al. 2004, Reifenberger 2004).

10.1.3 Traumatische Ereignisse

Schmerzen im Gesichtsbereich nach traumatischen Ereignissen können durch äußerlich sichtbare, aber auch unsichtbare Verletzungen bedingt sein. Manchmal führen Bagatelltraumen erst nach einer Latenzphase zu einer Schmerzsymptomatik, die anamnestisch von dem Patienten nicht im Zusammenhang mit dem Trauma gesehen wird. Durch Narbenbildung – insbesondere durch Fixierung der äußeren Haut an darunter liegenden Gewebeschichten – kann es zu einer Schmerzsymptomatik kommen. Auch nach ausgedehnten Operationen (z. B. Parotidektomie) können Wochen bis Monate später Hyperästhesien der Haut im ehemaligen Operationsbereich entstehen, die extrem therapierefraktär sein können.

Diagnostik

Nach genauer Anamneseerhebung kann durch die Inspektion der äußeren Haut, Beurteilung von Asymmetrien im Seitenvergleich, detaillierten Sensibilitätsprüfungen und Palpation der Haut eine klinische Verdachtsdiagnose gestellt werden. Bei weiterhin unklarer Ursache sollten bildgebende Verfahren wie Sonographie, Kernspintomographie (Magnetresonanztomographie, MRT) oder Computertomographie (CT) durchgeführt werden.

Therapie

Therapeutisch kann bei Ausschluss einer infektiösen Ursache eine abwartende Haltung angezeigt, bei Persistenz über einige Wochen aber auch eine chirurgische Revision mit Narbenlösung notwendig sein. In Einzelfällen können Injektionen mit einem Lokalanästhetikum den Ursachenbereich eingrenzen (Guntinas-Lichius 2003, Kreyden u. Scheidegger 2004, Schnider et al. 2001).

10.2 Schmerzlokalisation im subkutanen Weichgewebe

Das subkutane Weichgewebe zwischen äußerer Gesichtshaut und den knöchernen Strukturen beinhaltet im Kopf-Hals-Bereich das subkutane Fettgewebe, Muskulatur, Speicheldrüsen und Lymphknoten. All diese Strukturen können durch pathologische Vorgänge eine Schmerzsymptomatik auslösen.

10.2.1 Infektionen des Weichgewebes

Infektionen des subkutanen Bindegewebes

Entzündungen des Subkutangewebes sind einerseits durch isolierte Schmerzsymptomatik, in den meisten Fällen aber auch durch sichtbare Schwellungen charakterisiert. Phlegmone und Logenabszesse gehen in der Regel im Kiefer- und Gesichtsbereich von odontogenen oder kutanen Entzündungen aus.

Unter einer *Phlegmone* versteht man eine diffuse, sich ausbreitende akute Entzündung innerhalb festen Gewebes, die durch Hyperämie, Leukozyteninfiltration und Ödem ohne Zellnekrose oder Eiterung charakterisiert ist. Sie betrifft meist die Haut und das subkutane Gewebe, aber auch tiefere Schichten können betroffen sein. Im Kiefer- und Gesichtsbereich kommt eine Phlegmone meistens im Rahmen eines odontogen bedingten, sich ausbreitenden Logeninfiltrates oder eines Logenabszesses vor. Die Logenabszesse sind von einer erheblichen Schmerzsymptomatik und einer schmerzhaften

Funktionseinschränkung der Kaumuskulatur begleitet. Neben odontogenen Auslösern finden sich bei den nicht odontogenen Ursachen postoperativ auftretende Wundinfektionen, Lymphadenitiden, infizierte Weichteilwunden nach Verletzungen, infizierte Tumoren, Fremdkörperinfektionen, fortgeleitete Haut- und Schleimhauterkrankungen sowie ausgedehnte Osteomyelitiden mit Weichteilbeteiligung am häufigsten.

Diagnostik

Die Diagnostik besteht aus der Erhebung der Anamnese sowie einer extra- und intraoralen klinischen Untersuchung. Mit Hilfe von Nativröntgenbildern, der Sonographie und unter Umständen auch einer Kernspintomographie der Kopf-Hals-Region kann die Ausdehnung des Entzündungsprozesses bestimmt werden.

Therapie

Die Therapie besteht in einer Drainierung der Abszesshöhle durch Inzision. Ab Abklingen der akutentzündlichen Symptomatik muss der verursachende Herd saniert werden. Gleichzeitig werden eine hochdosierte parenterale antibiotische Therapie sowie eine intensivmedizinische Kreislaufüberwachung durchgeführt (Branstetter u. Weissman 2003, Cantatore et al. 2002, Collee 1982, Richtsmeier u. Johns 1979).

Infektionen des Speicheldrüsen

Bei den Speicheldrüseninfektionen handelt sich meist um bakterielle oder virale Entzündungen. Daneben gibt es die Form der Immunsialadenitis und der myoepithelialen Sialadenitis. Meist klagen die Patienten über lokalisierte Schmerzen präaurikulär oder submandibulär, ohne dass sich zunächst visuell eine Ursache erkennen lässt.

! Die Schmerzsymptomatik bei Sialadenitiden steht häufig in zeitlichem Zusammenhang zur Nahrungsaufnahme, da durch Aktivierung der Speichelproduktion eine Größenzunahme der Drüse resultiert.

Bakteriell bedingte Entzündungen (*Sialadenitis, Sialangitis*) sind die häufigsten Speicheldrüsenerkrankungen. Die Infektionen kommen über eine kanalikuläre, hämatogene oder lymphogene Ausbreitung zustande. Die akute eitrige, oft auch abszedierende Sialadenitis wird meist durch Streptokokken und Staphylokokken ausgelöst. Die postoperative Parotitis, begünstigt durch Elektrolytverschiebungen und Wasserverlust, ist eine auch beidseitig auftretende besondere Verlaufsform. Die kleinen, intraoralen Speicheldrüsen können als Komplikation einer Stomatitis ebenfalls betroffen sein. Ein chronischer bzw. rezidivierender Verlauf der Entzündung führt zur Atrophie und Vernarbung.

Speichelsteine findet man in etwa 1% der Normalbevölkerung. Am häufigsten treten diese in der Glandula submandibularis auf (!90%), in der Glandula parotis und noch seltener in der Glandula sublingualis. Weitere Ursachen einer Sialolithiasis können metabolische Störungen (Hyperkalzämie, Diabetes, Gicht), Gangobstruktionen mit Sekretstau und das Auftreten partikulärer Kristallisationszentren, z. B. bei Entzündungen, sein. Die Sialolithiasis der großer Speicheldrüsen führt umgekehrt wieder zur Sialadenitis. Durch den Speichelstau entstehen Schwellungen, ggf. auch krampfartige Schmerzen insbesondere bei der Nahrungsaufnahme. Langfristig kommt es zur chronischen Sialadenitis und zur Atrophie. Weitere Komplikationen sind die aszendierende eitrige Sialadenitis sowie Abszesse mit Bildung innerer oder äußerer Fisteln.

Eine weitere Sonderform ist die radiogene *Sialadenitis*, die bei entsprechender Strahlendosis ebenfalls in eine Atrophie und Fibrose übergeht.

Die *Sialadenose* ist eine nicht entzündliche Erkrankung des Drüsenparenchyms in Zusammenhang mit endokrinen Störungen (insbesondere bei Hypophysen- und Schilddrüsenerkrankungen), bei Dystrophien (Lebererkrankungen, Hunger), bei neurogenen Störungen oder als Ausdruck von Medikamentennebenwirkungen (z. B. Langzeitbehandlung mit Isoproterenol). Die Sialadenose geht mit einer Vergrößerung der Drüsen einher.

Unter den *viralen Sialadenitiden* ist die Parotitis epidemica (Mumps) und die Zytomegalovirusinfektion zu nennen. Mumps ist eine Kinderkrankheit, die durch eine meist einseitige Schwellung der Glandula parotis auffällt und zu deren Komplikationen ein Hörverlust oder eine Orchitis bzw. Epididymitis zählen. Die Zytomegalie befällt Kleinkinder und rezidiviert bei Abwehrschwäche auch im Erwachsenenalter.

Auch bei verschiedenen granulomatösen Erkrankungen können die Speicheldrüsen, Autoimmunerkrankungen und Kollagenosen mit einbezogen sein. Das *Sjögren-Syndrom* geht mit einer lymphoplasmazellulären Infiltration und sog. lymphoepithelialen Läsionen der kleinen und großen Speicheldrüsen, oft auch der Tränendrüsen einher. Weiteres histologisches Merkmal sind myoepitheliale Proliferate (*»myoepitheliale Sialadenitis«*). Die reduzierte Sekretproduktion bewirkt die »Sicca«-Symptomatik. Typischerweise betroffen sind die Tränen- und die Speicheldrüsen. In seltenen Fällen geht aus den vom Sjögren-Syndrom betroffenen Speicheldrüsen ein niedrig malignes Lymphom hervor. Das Sjögren-Syndrom kann auch in Form einer symmetrischen beidseitigen Tränen- und Speicheldrüsenerkrankung auftreten und wird dann als Mikulicz-Krankheit bezeichnet.

Diagnostik

Die Diagnostik der Sialadenitis umfasst die klinische Untersuchung, Inspektion der äußeren Haut sowie der intraoralen Schleimhaut und der Ausführungspapillen. Darüber hinaus sollte eine bimanuelle Palpation des Mundbodens zur Beurteilung der Glandula submandibularis und der Wange zur Beurteilung der Glandula parotis durchgeführt werden. Bei akuten Entzündungen wird eine druckdolente Schwellung getastet und vom Patienten eine deutliche Schmerzsymptomatik angegeben. Bildgebend kann mit Hilfe von Nativröntgendiagnostik ein Steinnachweis versucht werden. Besser eignen sich die Sonographie, die Kernspintomographie oder unter Umständen auch die Computertomographie. Die Sialographie der Ausführungsgänge hat nur noch sehr begrenzten Stellenwert. Zur endgültigen Diagnosesicherung ist häufig eine histologische Sicherung entweder durch Probeentnahme aus der Glandula parotis oder durch Exstirpation der Glandula submandibularis oder sublingualis notwendig.

Therapie

Therapeutisch wird zwischen konservativen oder operativen Maßnahmen unterschieden. Im akut entzündeten Stadium sollte eine Antibiotikatherapie zum Einsatz kommen. Zusätzlich sollte eine eventuell vorliegende Grunderkrankung behandelt werden. Mit Hilfe von Vitamin-C-Lutschtabletten kann eine Stimulation der Salivation erfolgen.

Operativ ist nur bei hoch akuter, abszedierender Entzündung eine Inzision und Drainage notwendig. Bei Nachweis eines Sialolithen nahe des Ostiums kann eine Schlitzung des Ausführungsganges im Sinne eine Marsupialisation Erfolg bringen. Bei chronisch rezidivierender Sialadenitis führt nur eine Sialadektomie zur langfristigen Beseitigung der Schmerzsymptomatik. Therapie der Wahl ist die Exstirpation der Glandula submandibularis oder Glandula sublingualis. Die Glandula parotis sollte erst nach gründlichster Diagnostik und bei rezidivierenden Sialadenitiden entfernt werden, da bei einem operativen Eingriff eine Schädigungsgefahr des N. facialis besteht (Chambers et al. 2004, Fox et al. 2000, McQuone 1999, Rabinov 2000, Witherow et al. 2004).

Infektion der Lymphknoten

Alle pathogenen Mikroorganismen wie Bakterien, Viren, Protozoen, Rickettsien oder Pilze können eine Lymphadenitis verursachen. Die Lymphknotenschwellung kann generalisiert, wie bei systemischen Infektionen, oder häufiger auf regionale Lymphknoten beschränkt sein. Generalisierte Lymphknotenvergrößerungen werden häufig bei infektiöser Mononukleose, Zytomegalievirusinfektionen, Toxoplasmose, Bruzellose, sekundärer Syphilis und disseminierter Histoplasmose gefunden. Infektionen mit regionaler Lymphadenopathie werden durch Streptokokkeninfektion, Tuberkulose oder nichttuberkulöse Mykobakterien, Katzenkratzkrankheit, Lymphogranuloma venereum, Ulcus molle, Herpes simplex und anderen Viruserkrankungen verursacht.

Das hervorstechende Merkmal einer akuten Lymphadenitis ist die schmerzhafte Lymphknotenvergrößerung, hervorgerufen durch Ödem und leukozytäre Infiltration. Sie kann asymptomatisch verlaufen oder von Schmerz und Druckempfindlichkeit begleitet sein. Bei manchen Infektionen ist die darüberliegende Haut ebenfalls infiltriert. Hautfisteln können durch Abszessbildung und Ulzeration entstehen.

Diagnostik

Die Diagnose der Lymphadenitis wird meist klinisch gestellt, wobei häufig begleitende Nasen-Racheninfektionen zur akuten Lymphadenitis führen. Manchmal können Biopsie und Kultur eines Lymphknotenpunktates notwendig sein. Mit Hilfe der Virusserologie können zusätzlich Hinweise auf die Ursache der Lymphknotenvergrößerung gefunden werden. Bei Persistenz der Beschwerden und der Lymphknotenvergrößerung können Sonographie und ggf. Kernspintomographie bei der Differenzierung einer Lymphadenopathie von einer submandibulären Sialadenitis helfen.

Therapie

Die Behandlung hängt von der zugrunde liegenden Ursache ab. Mit Abklingen des Primärprozesses bildet sich gewöhnlich die Lymphknotenvergrößerung zurück, doch bleibt bei rezidivierenden Lymphadenopathien eine harte, nicht schmerzhafte Lymphadenopathie zurück. Abszesse erfordern chirurgische Drainage. Persistierend (länger als 4 Wochen) vergrößerte Lymphknoten sollten zur weiteren Diagnosesicherung im Kopf-Hals-Bereich exstirpiert und pathohistologisch untersucht werden (Albright u. Pransky 2003, Bodenstein u. Altman 1994).

Infektion der Muskulatur

Die entzündlichen Erkrankungen der Skelettmuskulatur umfassen die seltenen infektiösen Myositiden, die nicht infektiösen Myositiden mit Autoimmuncharakter und die entzündlichen tumorartigen Läsionen mit fokaler Symptomatik. Symptomatisch ist die Myositis durch schmerzhaft eingeschränkte Muskelfunktion gekennzeichnet.

! Wegen seiner hohen Letalität nimmt unter den bakteriellen Myositiden der Gasbrand eine hohe Stellung ein. Typisches Symptom der Gasbrand-Myositis ist das sog. »Perlenkissen-Knistern«. Diese steht aber fast ausschließlich mit einem Trauma und offener Muskelverletzung in Verbindung.

Autoaggressive Muskelentzündungen kommen als Polymyositis oder Dermatomyositis in 30% der Muskelentzündungen vor. Sie werden zum Formenkreis der Kollagenosen gezählt, kommen aber gelegentlich auch im Rahmen eines paraneoplastischen Syndroms vor. Es handelt sich hierbei um eine chronische entzündliche Myopathie, deren Genese bis heute unklar ist.

Diagnostik

Neben einer genauen Muskelfunktionsprüfung und Beurteilung der bewegungsabhängigen Schmerzsymptomatik sind bildgebende Verfahren, wie Sonographie und Kernspintomographie, hilfreich. Bei persistierenden Muskelerkrankungen ist eine Muskelbiopsie notwendig.

Therapie

Die Therapie der infektiösen Muskelerkrankungen beinhaltet eine antimikrobielle Therapie, autoaggressive Muskelentzündungen gehören therapeutisch in die Hand eines Endokrinologen (Granite 1976, Meislin 1986).

10.2.2 Tumorerkrankungen des Weichgewebes

Tumorerkrankungen des Subkutangewebes

Benigne und maligne Tumoren des Subkutangewebes sind durch Inspektion und Palpation meist gut diagnostizierbar, pathophysiologisch handelt es sich meist um Lipome oder Fibrome bzw. bei Entartung um entsprechende Sarkome. Mit Hilfe bildgebender Verfahren (CT, MRT, Sonographie) kann die Größe bestimmt werden. Eine histologische Sicherung durch Exstirpation ist bei Persistenz von mehr als 4 Wochen erforderlich. Unter Umständen kommen weitere therapeutische Maßnahmen bei Vorliegen eines Malignoms in Betracht. Hierzu zählen Radiatio und Chemotherapie. Eine Schmerzsymptomatik kann durch Hautdehnung, Periostreizung oder schmerzhafte Funktionseinschränkung von Mundöffnung und Schluckfunktion entstehen.

Tumorerkrankungen der Speicheldrüsen

Benigne Speicheldrüsenerkrankungen

Schmerzsymptomatik und Schwellung präaurikulär oder submandibulär haben in vielen Fällen ihre Ursache in einer entzündlichen oder neoplastischen Läsion der Glandula parotis, Glandula submandibularis oder Glandula sublingualis. Die meisten Speicheldrüsentumoren leiten sich von Epithelien des Speichelgangsystems her und treten in 80% in der Parotis auf. Mesenchymale Tumoren machen im Erwachsenenalter nur 2% aller Speicheldrüsentumoren aus, im Kleinkindesalter hingegen ist das Parotishämangiom der häufigste Speicheldrüsentumor. Die Schmerzsymptomatik ist meist zeitlich abhängig von der Nahrungsaufnahme.

Das *pleomorphe Adenom*, meist der Glandula parotis, ist ein umschriebener Tumor, bei dem epitheliales Gewebe mit einem Mukoid oder Chondroid anmutenden Gewebe vermischt ist. Diese können von einer unterschiedlich bindegewebigen Kapsel umgeben sein. Morphologisch ist der Tumor durch knotige und zystische Konfigurationen gekennzeichnet. Erst bei Erreichen einer gewissen Größe und dadurch bedingter äußere Sichtbarkeit kommt es zur Diagnostik.

Diagnostik

Nach anamestischem Ausschluss einer infektiologischen Ursache besteht die Diagnostik aus Sonographie, CT und MRT. Die histologische Sicherung sollte durch eine Enukleation des Tumors im Bereich der Glandula parotis oder durch Exstirpation der Glandula submandibularis erfolgen. Eine Punktion zur Gewinnung einer Zytologie kommt aufgrund ihrer hohen Ungenauigkeit nicht in Frage.

Therapie

Die Therapie der Wahl bei benignen Parotistumoren besteht in einer Enukleation unter Umständen mit Darstellung und Erhalt des N. facialis. Beim pleomorphen Adenom neigt dies bei unvollständiger Entfernung zu Rezidiven. In etwa 5% der pleomorphen Adenome kommt es zu einer Umwandlung in ein Karzinom. Bei Tumoren der Glandula sublingualis und submandibularis ist die vollständige Exstirpation sinnvoll.

10

Speicheldrüsenmalignome

Die malignen Tumoren der Speicheldrüsen umfassen das adenoid-zystische Karzinom, das Mukodermoidkarzinom, das Adenokarzinom, das Azinuszellkarzinom und weitere seltene Karzinome. Die Dignität der Speicheldrüsentumoren kann nur durch Exstirpation und pathohistologische Untersuchung beurteilt werden. Gekennzeichnet sind alle Speicheldrüsentumoren durch eine Schwellung, die meist erst im fortgeschrittenen Stadium sichtbar wird. Auch können submandibuläre Schmerzen bei der Kopfbewegung, bei weiter Mundöffnung und druckdolente Resistenzen erste Hinweiszeichen auf Speicheldrüsentumoren sein.

Diagnostik

Diagnostisch sollte mit Hilfe der Sonographie, der CT und der MRT die Größe des Tumors bestimmt werden. Dadurch können erste Hinweise über Ausdehnung und bezüglich der Dignität gewonnen werden.

Therapie

Neben der vollständigen Entfernung des Tumors ist zusätzlich eine Ausräumung der regionalen Lymphknotenstationen sowie unter Umständen eine Bestrahlung und eine Chemotherapie notwendig. Dies ist abhängig von der genauen histologischen Malignomdiagnose und der pathohistologischen Differenzierung (Agulnik u. Siu 2004, Bradley 2004, Frentzel-Beyme 2004, Herbst et al. 2004, Hillel et al. 2004, Kundi et al. 2004, Licitra et al. 2004, Loning u. Jakel 2004, Mardi u. Sharma 2004, Musthyala et al. 2004, Okahara et al. 2003, Riedlinger et al. 2005, Stennert et al. 2004, Tse et al. 2004, Witt 2004).

Tumorerkrankungen der Lymphknoten

Gutartige Lymphknotenvergrößerungen

Lymphknotenvergrößerungen äußern sich meistens durch eine Druckdolenz, eine Schmerzhaftigkeit beim Schlucken oder bei der Nahrungsaufnahme. Häufig treten die Lymphknotenvergrößerungen submandibulär auf. Sie können allerdings auch im Bereich der Wangen bzw. in der Parotisregion vorkommen.

Bei den gutartigen Lymphknotenvergrößerungen handelt es sich in aller Regel um reaktive Lymphadenitiden. Diese können als spezifische und unspezifische Lymphadenitiden auftreten. Neoplastische Läsionen kommen als gutartige angiofollikuläre Hyperplasien auf. Man findet sie meistens bei Jugendlichen im Halsbereich. Es handelt sich hierbei um ausgebrannte Keimzentren mit teils hyalinisiertem, teils sklerosiertem lymphatischem Gewebe ohne Sinus.

! Lymphknotenvergrößerungen, die sich nach 4 Wochen nicht zurückbilden oder eher an Größe zunehmen, sind hochgradig malignomverdächtig.

Diagnostik

Bimanuelle Palpation und Beurteilung der Verschieblichkeit leiten die Diagnostik ein. Mit Hilfe bildgebender Verfahren (Sonographie, CT, MRT) kann ihre Größe und zum Teil auch ihr Infiltrationsverhalten insbesondere im Rahmen einer zeitlichen Verlaufskontrolle bestimmt werden.

Therapie

Persistierend vergrößerte Lymphknoten, größer als 1 cm im Durchmesser, sollten zur pathohistologischen Diagnosesicherung selektiv exstirpiert werden.

Maligne Lymphknotentumore

Die primären malignen Neoplasien des lymphatischen Gewebes gliedern sich in Non-Hodgkin- und Hodgkin-Lymphome. 70% treten als Non-Hodgkin-Lymphome, 30% als Hodgkin-Lymphome auf. Ihre Morbidität liegt bei ca. 3 Erkrankungen pro 100.000 Einwohnern. Die sekundären malignen Neoplasie der Lymphknoten sind am häufigsten Metastasen von primären Mundhöhlenkarzinomen oder der Mundhöhlen angegliederten Organe.

Diagnostik

Sonographie, CT, MRT stellen die zentralen diagnostischen Möglichkeiten dar. Von einer Punktion sollte dringend abgeraten werden. Die histologische Diagnose kann nur durch eine Exstirpation sicher gestellt werden.

Therapie

Die Therapie der Wahl ist die Exstirpation eines oder mehrerer vergrößerter Lymphknoten. Aus der genauen Klassifikation ergeben sich anschließend weiterführende onkologische Therapiemaßnahmen, da es sich um eine Systemerkrankung handelt (Lentsch u. McMasters 2003, Nayak u. Deschler 2003, Shah et al. 2004, Weber et al. 2003).

Tumorerkrankungen des Muskelgewebes

Auch bei den Tumorerkrankungen des Muskelgewebes, die sehr selten sind, muss zwischen benignen und malignen Neoplasien der quergestreiften Muskulatur unterschieden werden. Zu den benignen Tumoren zählt das sehr seltene *Rhabdomyom*. Diese können insbesondere in der Kaumuskulatur vorkommen. Sie müssen von einer Muskelhypertrophie insbesondere im Masseterbereich unterschieden werden. Bewegungsabhängige Schmerzen sowie druckdolente Resistenzen weisen auf einen intramuskulären Prozess hin.

Die bösartige Variante das Rhabdomyoms ist das *Rhabdomyosarkom*, das zu den häufigsten Weichteilsarkomen bei Kindern unter 15 Jahren gehört. Dabei handelt es sich um unscharf begrenzte Weichteiltumore. Sie können die gesamte kranio-faziale Muskulatur betreffen. Eine Sonderform ist das embryonale Rhabdomyosarkom, das einen Häufigkeitsgipfel innerhalb der ersten 5 Lebensjahre aufweist und meist im Kopf-Hals-Bereich oder im Urogenitaltrakt zu finden ist. Da die Rhabdomyosarkome sehr frühzeitig hämatogen metastasieren, während Lymphknotenmetastasen zum Zeitpunkt der Diagnose meist fehlen, ist die Prognose eher als schlecht einzustufen.

Diagnostik

Mit Hilfe der manuellen Untersuchung sowie bildgebender Verfahren (Sonographie und MRT) kann die anatomische Lokalisation des Tumors bestimmt werden. Anschließend ist eine Probeexzision notwendig.

Therapie

Die Therapie der Wahl der malignen Muskeltumoren ist die chirurgische Entfernung mit anschließender Chemotherapie. Die gutartigen Muskeltumoren sollten nur bei persistierender Schmerzsymptomatik oder Funktionseinschränkung der betroffenen Muskulatur chirurgisch entfernt werden. Unter Umständen können physiotherapeutische Maßnahmen weiterhelfen (Brookes u. van Velzen 1990).

10.3 Knochenschmerz im Kiefer- und Gesichtsbereich

10.3.1 Knocheninfektionen

Osteomyelitis von Ober- und Unterkiefer

Unter *Osteomyelitis* versteht man die disseminierte Infektion des Markraumes im Knochen. Die Osteomyelitis wird meist durch aerobe und anaerobe Bakterien, aber auch durch Pilze oder Viren ausgelöst. Dabei können die Erreger entweder per continuitatem über eine offene Knochenwunde (z. B. nach Zahnextraktion) oder hämatogen in den Markraum gelangen. Die Unterkieferosteomyelitis kommt wesentlich häufiger vor als die Oberkieferosteomyelitis, da der Unterkiefer aufgrund seines erhöhten Kompaktaanteils schlechter durchblutet ist als der spongiöse Oberkiefer. Andere Gesichtsschädelknochen spielen statistisch bei der Osteomyelitis keine Rolle. Eine Kieferosteomyelitis kann durch eine chronisch apikale Parodontitis, posttraumatisch oder hämatogen bei reduziertem Immunsystem entstehen.

Die periapikale Parodontitis ist die häufigste Ursache einer Osteomyelitis, gefolgt von parodontalen Infektionen, infizierten Zysten und verlagerten Zähnen. Darüber hinaus können traumatische Verletzungen der Kieferknochen mit und ohne Fremdkörpereinschluss weitere Ursachen darstellen. Auch ein chirurgischer Eingriff kann durch Keimverschleppung in die Operationswunde Auslöser einer Kieferosteomyelitis sein.

Diese Formen der Osteomyelitis, die durch fortgeleitete Infektionen entsteht, treten fast ausschließlich bei Erwachsenen auf. Die hämatogene Osteomyelitis wird dagegen häufiger bei Kindern beobachtet.

Bei einem Patienten mit lokalisierten Kieferknochenschmerzen, Gesichtsschwellung, Fieber und Krankheitsgefühl sollte eine Osteomyelitis vermutet werden. Die Leukozyten müssen nicht erhöht sein, die Blutsenkungsgeschwindigkeit (BSG) und das C-reaktive Protein sind gewöhnlich erhöht.

Charakteristisch für eine fortgeschrittene Unterkieferosteomyelitis ist das sog. Vincent-Syndrom. Greift die Entzündung auf den N. alveolaris inferior über, kommt es zu einer Hypästhesie oder sogar Anästhesie im Ausbreitungsgebiet des N. mentalis. Im Oberkiefer kann aus einer Osteomyelitis eine begleitende Sinusitis der Nasennebenhöhlen entstehen.

Diagnostik

Die Diagnostik beginnt mit Inspektion und Palpation und schließt die Vitalitätsprüfung der Zähne und eine Sensibilitätsprüfung des N. maxillaris und N. mandibularis ein. Radiologische Befunde sind erst 3–4 Wochen nach Infektionsbeginn zu sehen und zeigen Knochendestruktion, Weichteilschwellung, periostale Abhebung und wolkige Auflockerungen des betroffenen Knochenbereiches. Bei unklaren Röntgenbildern kann das Computertomogramm das Ausmaß der Erkrankung definieren. Radioisotopenszintigramme zeigen früher als das Röntgenbild pathologische Befunde, allerdings kann bei dieser Untersuchung nicht zwischen Infektion, Fraktur und Tumorbildung unterschieden werden. Mit Hilfe eines Kernspintomogramms kann die begleitende Weichteilentzündung in ihrem Ausmaß dargestellt werden. Knochenbiopsie oder mikrobiologische Untersuchung eines Abszesses liefern Gewebe zur Anlage von Bakterienkulturen.

Therapie

Bei der Indikation zur Therapie muss zwischen Zufallsbefunden, die klinisch keinerlei Symptomatik bieten, und Befunden mit Symptomatik unterschieden werden. Schmerzen, Schwellung, Weichteilinduration, Fistelbildung, freiliegender Knochen mit Sequesterbildung, Osteolysen, eine pathologische Fraktur, eine Sensibilitätsstörung, Fieber, Okklusionsstörung, Zahnbeweglichkeit, Lymphadenitis und Lymphangitis stellen klare Indikationen für eine gezielte Therapie dar. Ziel der Therapie ist die Beseitigung der Infektion, die Wiederherstellung der Funktion mit Erhalt der funktionell wichtigen Strukturen, eine Rezidivprophylaxe, die Vermeidung eines Übergangs von einer akuten in eine chronische Form, die Frakturprophylaxe und die Vermeidung der Ausbreitung. Bei der Therapie muss zwischen *konservativer* und *operativer* unterschieden werden.

Konservative Therapie. Die konservative Therapie besteht in einer hochdosierten parenteralen antibiotischen Therapie mit einem Breitspektrum-Penicillin unter Umständen kombiniert mit einem Antibiotikum, dass selektiv anaerobe Keime bekämpft (z. B. Metroniazol). Diese Therapie sollte mindestens 14 Tage stationär durchgeführt werden. Mit Hilfe der hyperbaren Sauerstofftherapie, die ebenfalls mindestens 10-mal erfolgen sollte, können – wie in der Literatur aufgeführt – chronische Osteomyelitiden und Osteoradionekrosen erfolgreich unterstützend behandelt werden. Anschließend sollte sich eine erneute 14-tägige parenterale antibiotische Therapie anschließen. Falls diese konservative Therapie nicht zu einer klinischen und radiologischen Befundbesserung führt, bleibt nur die operative Therapie. Abszessbildungen sollten schon während der konservativen Therapie inzidiert und drainiert werden, Sequester sollten operativ entfernt werden.

Operative Therapie. Bei der operativen Maßnahme steht das Debridement sowie die Dekortikation des befallenen Kieferabschnittes im Vordergrund. Verursachende Zähne müssen entfernt werden. Es sollte gleichzeitig eine ausreichende Knochenanfrischung bis zu vitalem Knochengewebe erfolgen. Bei ausgedehnten Befunden ist meistens im Unterkiefer eine partielle Resektion oder sogar eine Kontinuitätsresektion mit einzeitiger autologer Beckenknochenrekonstruktion indiziert. Unter Umständen bestehende internistische Begleiterscheinungen, die das Fortbestehen der Osteomyelitis begünstigen könnten, wie z. B. Diabetes mellitus, müssen begleitend behandelt werden. Insbesondere müssen Risikofaktoren im Sinne von Durchblutungsstörungen, Resistenzschwächen und Virulenz der Erreger ermittelt und behandelt werden. Da es sich bei den Osteomyelitiden häufig um aerobe und anaerobe Mischinfektionen handelt, sollte während der operativen Maßnahme eine Knochenprobe nicht nur zur pathohistologischen, sondern auch zur mikrobiologischen Untersuchung entnommen werden.

Komplikationen

Komplikationen einer Osteomyelitis bestehen in einer pathologischen Fraktur, ausgedehnten Knochenverlusten, einer Persistenz der Osteomyelitis, einer Beeinträchtigung der Kaufunktion, einer Mitbeteiligung und eines Verlustes von angrenzenden Zähnen sowie einer Resistenzbildung gegenüber der eingesetzten Antibiotikatherapie. Auch der Übergang in ein chronisches Stadium stellt eine Komplikation dar, die teilweise zu einem jahrelangen Erkrankungs- und Therapieverlauf führt (Baltensperger et al. 2004, Bernier et al. 1995, Chuong et al. 1995, Eyrich et al. 2003, Hudson 1993, Loh u. Ling 1993, Nemeth 2000).

Osteoradionekrose

Eine Sonderform der Osteomyelitis stellt die *Osteoradionekrose* dar. Bei Bestrahlung des Knochens mit energiereichen Strahlen im Rahmen einer Tumorerkrankung müssen in Abhängigkeit von der Dosis stets latente Schäden in Kauf genommen werden. Bei der therapeutischen Anwendung von Röntgenstrahlen werden Dosen zwischen 50–70 Gy appliziert. Liegt Knochengewebe im Strahlengang, so sterben Osteozyten und Osteoblasten ab, und es kommt durch Gefäßverschwielung zur Insuffizienz weiter kapillärer Stromgebiete im Bereich des Knochens. Der durch ionisierende Strahlen nekrotische Kieferknochen kann ohne klinische Symptome jahrelang unverändert bleiben, ist aber in höchstem Maße infektionsgefährdet. Da im Kieferbereich über die Zähne oder eine kleine Verletzung der Mundschleimhaut (z.B. Prothesendruckstelle) der Knochen rasch infiziert werden kann, resultiert ein fortschreitender eiternder Knochenprozess, der viel Ähnlichkeit mit einer Kieferosteomyelitis aufweist.

Bei der infizierten Osteoradionekrose stellt man nicht die geringste Abwehrreaktion fest, wenn die Infektion den radiogen geschädigten Knochen erreicht hat und sich ungehindert rasch ausbreitet. Weiterhin spielt sich im Gegensatz zur Osteomyelitis der initiale Prozess ausschließlich an der Oberfläche ab. Da der bevorzugt im Unterkiefer vorkommende fortschreitende Prozess durch keine antibiotische Therapie aufgehalten werden kann, kommt es häufig zu pathologischen Frakturen, bei denen es nur eine geringe Chance einer Heilung gibt, da eine Knochenneubildung nach Osteoblastentod, Periostnekrose und chronischem Gefäßschaden schlecht möglich ist. Auch die umgebenden Weichgewebe, die ebenfalls radiogene Schäden aufweisen, werden in den infektiösen Einschmelzungsprozess einbezogen und können dadurch erhebliche Substanzverluste erleiden. Manchmal liegen erhebliche Teile des nekrotischen Knochens intraoral oder auch extraoral frei.

Die Infektion des toten Materials führt zu Fötor; die Patienten sind in schlechter Allgemeinverfassung. Durch die entzündliche Beteiligung der umliegenden Nerven bestehen dumpfe Schmerzen. Die großflächig infizierte Osteoradionekrose ist ein schweres Krankheitsbild mit hoher Letalitätsrate durch Sekundärkomplikationen.

Diagnostik und Therapie

Diagnostik und Therapie entsprechen der bei der Osteomyelitis.

Prophylaxe

Muss im vorbestrahlten Gebiet ein Zahn extrahiert werden, sollte alles versucht werden, den Übergang in die infizierte Osteoradionekrose zu vermeiden. Mindestens 24 h vor der Extraktion wird mit der hochdosierten, möglichst parenteralen Abschirmung durch ein bakterizid wirkendes Antibiotikum begonnen. Die Mundhöhle wird gereinigt und desinfiziert, Konkremente an den vorhandenen Zähnen entfernt. Die Extraktion soll so atraumatisch wie möglich erfolgen; der dichte Nahtverschluss der Wunde ist unerlässlich. Die Nahrungsaufnahme nach der Extraktion geschieht am besten für die ersten Tage durch eine Ernährungssonde. Die parenterale antibiotische Therapie sollte mindestens 7 Tage fortgeführt werden.

Das Bild der infizierten Osteoradionekrose ist derart schwer, dass die Extraktion im bestrahlten Gebiet Indikation zur stationären Behandlung darstellt. Bei ausgebildetem Krankheitsbild ist der Versuch einer konservativen und zurückhaltenden Therapie meistens sinnlos. Unter hoher antibiotischer Abschirmung wird der gesamte pathologisch veränderte Knochen entfernt. Häufig führt dies zu einer Kontinuitätsresektion. Wenn ausreichend Weichgewebe zur Deckung vorhanden ist, kann der entstandene Defekt sofort durch eine autologe Beckenkammosteoplastik ersetzt werden.

Vor dem Beginn einer therapeutischen Röntgenbestrahlung müssen durch eine genaue klinische intraorale Untersuchung alle möglichen odontogenen Infektionsherde ausgeschaltet werden. Dazu zählen auch verlagerte Zähne. Alle avitalen Zähne, aber auch Zähne mit großen Füllungen und entzündlicher tiefer Taschenbildung müssen vor Beginn der Bestrahlung entfernt werden (Baltensperger et al. 2004, Bernier et al. 1995, Chuong et al. 1995, Eyrich et al. 2003, Hudson 1993, Loh u. Ling 1993, Nemeth et al. 2000). Eine Fluoridierungsschiene sollte während der gesamten Bestrahlungsbehandlung getragen werden.

10.3.2 Osteopathien und Neoplasien

Primäre Knochenneoplasien

Bei den Knochentumoren werden gut- und bösartige Tumore unterschieden. Die gutartigen Knochentumore sind die häufigeren. Die Ursachen für ihre Entstehung sind bisher nicht geklärt. Einige Knochentumore werden jedoch vererbt, was auf die Bedeutung genetischer Faktoren hinweist. Zu den wichtigsten Symptomen gehören Verformungen von Knochen und Gelenken, Druckschäden an Nerven und Gefäßen mit Sensibilitätsstörungen sowie Schmerzen. Die Behandlung besteht vorwiegend in einer operativen Entfernung des Tumors.Weiterhin unterscheidet man zwischen primären und sekundären Knochentumoren. Primäre Knochentumore entwickeln sich aus den in den Knochen vorkommenden Zellarten, wogegen sekundäre Knochentumore durch eine Absiedlung von Zellen verschiedener Krebsarten entstehen und demnach Metastasen sind, wie z. B. Unterkiefermetastasen eines Bronchial-, Mamma-, Prostata-, Schilddrüsenkarzinoms oder eines Hypernephroms.

Die Einteilung der Knochentumore erfolgt nach der Art des Ursprungsgewebes. Dementsprechend werden Tumore unterschieden, die vom Knochen, Knochenmark oder vom Knorpel ausgehen. Entsprechend ihrem Verhalten kann man die Knochentumore als osteolytisch oder osteoplastisch bezeichnen. Es können auch Mischformen vorkommen.

In ■ Tab. 10.1 sind die einzelnen Tumore aufgeführt. Eine Besonderheit stellen die sog. »Tumor-like-lessions« dar; es handelt sich dabei um Erkrankungen, die Tumore vortäuschen können, aber keine sind.

Angaben zur Gesamthäufigkeit von gutartigen Knochentumoren existieren nicht. Innerhalb der Knochentumore tritt das solitäre Osteochondrom allerdings am häufigsten auf. Chondroblastome und Chondromyxoidfibrome sind dagegen selten. Die wichtigsten Vertreter der malignen Knochentumore sind das Osteosarkom und das Ewing-Sarkom. Das Osteosarkom ist der häufigste maligne Knochentumor, mit 3,5–7% aller Tumore. Insgesamt ist die 5-Jahres-Überlebensrate im Kieferbereich mit 35–53% deutlich besser als diejenige im übrigen Skelett, die 5–30% beträgt. Der Unterkiefer scheint geringgradig häufiger betroffen zu sein als der Oberkiefer. Bemerkenswert ist die unterschiedliche Prognose in Korrelation mit der Lokalisation. Oberkiefertumore haben eine deutlich schlechtere 5-Jahres-Überlebensrate (25%) als Unterkiefertumore (41%), wahrscheinlich aufgrund der Tatsache, dass sich die Oberkiefertumore lange unentdeckt in der Kieferhöhle entwickeln können und daher wesentlich später bemerkt werden.

Symptomatik

Die klinische Symptomatik ist unspezifisch und besteht in Schmerzen und Schwellung. Darüber hinaus können Unterkiefertumore häufig Parästhesien oder Hypästhesien der Unterlippe hervorrufen, weil sie den N. mandibularis infiltrieren. Fortgeschrittene Oberkiefertumore können zur Verlegung der Nasenwege, Nasenbluten und eitrigem Ausfluss sowie bei Beteiligung der Orbita zur Verdrängung eines Auges und zu Sehstörungen führen. Die Metastasierung erfolgt offenbar später als bei den Tumoren des

Tab. 10.1. Formen der primären Knochenneoplasien im Ober- und Unterkiefer

Ursprungsgewebe	Benigne Tumore	Maligne Tumore	Tumor-like lessions
Knorpel	Osteochondrom Chondrom Chondroblastom Chondromyxoidfibrom	Chondrosarkom	
Knochen	Osteom Osteoid-Osteom Osteoblastom Ossifizierendes Fibrom	Osteosarkom	Fibröse Dysplasie Juvenile Knochenzyste Aneurysmatische Knochenzyste
Knochenmark	Eosinophiles Granulom	Ewing-Sarkom Retikulo-Sarkom Plasmozytom	
Ungeklärt	Riesenzell-Tumor	Riesenzell-Tumor	

übrigen Skeletts. Die Beschwerden sind abhängig von der jeweiligen Tumorart und vom Tumorsitz.

Zu den häufigen Symptomen der Knochentumoren im Kiefer- und Gesichtsbereich gehören:
- Schmerzen
- Deformation des Kiefergelenkes und der kraniofazialen Knochen mit Funktionsstörungen
- Hemmung des Knochenwachstums mit konsekutiver Gesichtsasymmetrie
- Druckschäden an Nerven und Gefäßen
- Frakturen

Bei den Osteochondromen und Chondromen können solitäre und multiple Tumoren unterschieden werden. Die solitären Formen beschränken sich auf einen einzelnen Knochen, während die multiplen Formen an vielen, bis zu 100 verschiedenen Stellen auftreten können.

Erste Hinweise auf das Vorliegen eines Knochentumores ergeben sich bereits aus dem Beschwerdebild der Patienten, insbesondere wenn es zu Asymmetrien des Gesichtsschädels gekommen ist.

Diagnostik

Die Diagnose von Knochentumoren wird in der Regel auf Grund von Veränderungen im Röntgenbild gestellt. Zusätzliche Untersuchungen, wie z. B. CT oder MRT, geben gezielte Auskunft über die Ausdehnung und das Infiltrationsverhalten. Zur Sicherung der Diagnose muss eine Gewebeprobe entnommen werden.

Therapie

Die Behandlung richtet sich nach der jeweiligen Tumorart sowie dem Sitz des Tumors. Der benigne Knochentumor wird meist operativ entfernt. Lediglich bei sehr langsam wachsenden Tumoren, die wenig Beschwerden verursachen und nicht die Gefahr einer Fraktur bergen, kann man eine abwartende Haltung einnehmen und die Patienten engmaschig beobachten.

Die Behandlung der malignen Knochenneoplasien besteht in einer Kombination aus Chemotherapie, Operation und Strahlentherapie, die individuell festgelegt wird. In den letzten Jahren ist die Prognose des Osteosarkoms im Allgemeinen und auch diejenige des Osteosarkoms im Kieferbereich im Speziellen durch die Fortschritte in der Chemotherapie erheblich verbessert worden. Die heutigen Behandlungsprotokolle sehen eine präoperative Chemotherapie vor, welche den Tumor, bei Ansprechen auf die Therapie, verkleinern soll und auf diese Weise eine relativ konservative Chirurgie erlaubt. Die Chemotherapie muss dann nach der chirurgischen Entfernung des Tumors weitergeführt werden, insbesondere um etwa vorhandene oder entstehende Metastasen, meist in der Lunge, zu bekämpfen.

Tab. 10.1. Kieferzysten

Odontogene Kieferzysten	Fissurale Kieferzysten	Pseudozysten
Keratozyste	Nasopalatinalzyste	Einfache Knochenzyste
Seitliche Parodontalzyste	Nasolabialzyste	Aneurysmatische Knochenzyste
Follikuläre Zyste	Naseneingangszyste	Statische Knochenzyste
Radikuläre Zyste	Mediane Gaumenzyste	
Residualzyste	Globulomaxilläre Zyste	

Das Ewing-Sarkom ist außerordentlich strahlenempfindlich und auch einer Chemotherapie zugänglich. Mit entsprechenden Behandlungsprotokollen ist die ursprünglich sehr schlechte Prognose, mit einer 5-Jahres-Überlebensrate von 5% und weniger, heute wesentlich besser und erreicht Werte bis 40%.

Differentialdiagnose

Entsprechend den klinischen Symptomen und den unspezifischen Röntgenbefunden kommen alle intraossären malignen Tumore, ferner auch eine Osteomyelitis, differentialdiagnostisch in Frage. Histologisch muss der Tumor von anderen Rundzellsarkomen differenziert werden, insbesondere vom malignen Non-Hodgkin-Lymphom, vom Neuroblastom und von der lymphoblastischen Leukämie. Die Differentialdiagnose gegenüber dem Neuroblastom ist vor allem bei Kindern unter 5 Jahren wichtig (Alawi 2002, Atanasov et al. 2004, Brown 2003, Carnelio et al. 2002, Chindia 2001, Gannon u. Thompson 2004, MacDonald-Jankowski 2004, Marx et al. 2002, Regezi 2002, Saito et al. 2001, Zwetyenga et al. 2001).

Odontogene Knochentumore und Kieferzysten

Auch die odontogenen Knochentumore (▶ Übersicht) und Kieferzysten (Tab. 10.2) können primär durch eine Schmerzsymptomatik auftreten. Im Unterkiefer können neuralgiforme Beschwerden bei Arrosion des N. alveolaris inferior auftreten. Bei schmerzloser Größenzunahme und dadurch bedingter Periostreizung kann ebenfalls eine Schmerzsymptomatik das erste Hinweiszeichen eines odontogenen Knochentumors sein.

Übersicht der odontogenen Tumore

- Ameloblastom
- Kalzifizierender epithelialer odontogener Tumor
- Plattenepithelialer odontogener Tumor
- Malignes Ameloblastom
- Odontom
- Ameloblastisches Fibrom
- Ameloblastisches Fibrodentinom
- Odontogenes Fibrom
- Odontogenes Myxom
- Zementoblastom

Diagnostik

Für die Diagnostik sind Nativröntgenaufnahmen, Computertomogramme und bei Infiltration des umgebenden Weichgewebes Magnetresonanztomogramme erforderlich.

Therapie

Die Therapie besteht in der Exkochleation des odontogenen Tumors bzw. in der Zystektomie oder Zystostomie. Dies geschieht in Abhängigkeit von der genauen histologischen Diagnose und der Größe des Prozesses. Eventuell ist eine weitergehende Knochenresektion mit autogener Rekonstruktion notwendig (Gupta et al. 2002, Kampijo et al. 1999, Kaneda et al. 2003, Manor et al. 2003, Rozylo-Kalinowska u. Rozylo 2002, Yoshiura et al. 2003).

10.3.3 Traumatische Knochenverletzungen

Schmerzen im Gesichtsbereich nach traumatischen Ereignissen können durch äußerlich sichtbare, aber auch unsichtbare Verletzungen bedingt sein. Manchmal führen Bagatelltraumen erst nach einer Latenzphase zu einer Schmerzsymptomatik, die anamnestisch von dem Patienten nicht im Zusammenhang mit dem Trauma gesehen wird. Insbesondere im Stirnbereich können intrazerebrale Verletzungen, die zunächst übersehen worden sind, zu einer Schmerzsymptomatik führen. Neben traumatischen Ereignissen können aber auch vorangegangene Operationen zu persistierenden Knochenbeschwerden führen.

Diagnostik

Nach genauer Anamneseerhebung kann durch die Inspektion der äußeren Haut und Schleimhaut, Beurteilung von Asymmetrien im Seitenvergleich, detaillierten Sensibilitätsprüfungen, Palpation der Haut bzw. Schleimhaut sowie der darunter liegenden Knochen- und Weichteilstrukturen und Funktionsprüfung der muskulären Strukturen eine klinische Verdachtsdiagnose gestellt werden. Diese kann bei dem Verdacht auf eine Knochenbeteiligung durch Nativröntgendiagnostik, eventuell ergänzt durch ein CT, weiter verifiziert werden.

Therapie

Therapeutisch kann eine abwartende Haltung angezeigt sein, bei Persistenz über einige Wochen aber auch eine chirurgische Revision mit Neurolyse notwendig sein. Frische knöcherne Verletzungen müssen bei Dislokation chirurgisch reponiert und stabilisiert werden. In Dislokation verheilte Strukturen sollten bei Beschwerdepersistenz revidiert oder ggf. reosteotomiert werden. Persistierende Schmerzen nach operativen Knocheneingriffen sollten sehr zurückhaltend invasiv therapiert werden. Nicht selten führen mechanische Manipulationen durch den Patienten zu diesen Beschwerden.

10.4 Schmerzlokalisationen im Bereich der Mundschleimhaut

Viele Haut- bzw. Allgemeinerkrankungen manifestieren sich u. a. als Veränderungen der Mundschleimhaut. Oft erscheinen Läsionen in der Mundhöhle, bevor sie an anderen Lokalisationen auftreten. Manche Veränderungen der oralen Mukosa sind Vorläufer bösartiger Degenerationen. Dem Erstbehandler kommt bei der ersten Diagnose dieser Erkrankungen eine große Bedeutung zu. Die interdisziplinäre Kooperation zwischen Zahnärzten, Hautärzten, Internisten und Mund-, Kiefer- und Gesichtschirurgen kann zur frühzeitigen Erkennung der Erkrankungen beitragen und die durch sie verursachten akuten und chronischen Beschwerden lindern helfen. Wenn sich ein Patient mit einer Schmerzsymptomatik der oralen Mukosa vorstellt, sollte bei der Anamnese nach gleichzeitig vorliegenden extraoralen Läsionen gefragt und bei der intraoralen Untersuchung auf weitere Schleimhauteffloreszenzen geachtet werden (detaillierte Darstellung der Mundschleimhauterkrankungen in Straßburg u. Knolle 1991).

10.4.1 Mundschleimhautinfektionen

Infektionen der Mundschleimhaut können je nach Ätiologie als Gingivitis, Glossitis, Cheilitis oder als Parodontitis auftreten. Die Mundschleimhautinfektionen werden in primäre und sekundäre unterteilt. Die primären Mundschleimhautinfektionen haben ihren Ausgangspunkt in der Schleimhaut, bei den sekundären können die Ursachen regional, in angrenzenden Strukturen, oder ganz außerhalb des Kiefer- und Gesichtsbereiches liegen. Charakteristisch für die Mundschleimhautinfektionen ist in den meisten Fällen eine ausgeprägte Schmerzsymptomatik.

Primäre Mundschleimhautinfektionen

Für primäre Mundschleimhautinfektionen kommen ursächlich Bakterien und Viren in Betracht. Das morphologische Korrelat dieser Entzündungen entspricht der Klassifikation der allgemeinen Entzündungslehre und ist durch eine oberflächliche Schleimhautulzeration charakterisiert. Durch diese Ulzerationen kommen Nervendigungen mit dem Mundhöhlenmilieu in Kontakt, so dass sich dadurch meist die Schmerzsymptomatik erklärt.

Durch eine erhebliche Schmerzsymptomatik sind Infektionen mit Herpes-simplex-Viren als *Gingivostomatitis herpetica* charakterisiert. Hierbei handelt es sich um eine sehr schmerzhafte bläschenförmige Mundschleimhautentzündung, die durch Herpes-simplex-Viren Typ I verursacht werden. Sie kann als Infektion der Lippen, im Sinne eines Herpes labialis, oder der Mundschleimhaut als Stomatitis aphthosa auftreten. In den meisten Fällen führt eine einmalige Infektion im Kindesalter zu einer Immunität. Pathophysiologisch findet sich eine Bläschenbildung der Mundschleimhaut mit Stomatitis. Diese Bläschen sind leicht mechanisch lädierbar und lassen nach ihrer Ruptur flache Schleimhauterosionen zurück, die durch Fibrinausschwitzung makroskopisch trüb weiß-gelblich aussehen. Faktoren wie Trauma, Stress, Immunsuppression und -dysfunktion können dann zu einer Reaktivierung und Symptomatik führen. Die Gingivstomatitis herpetica ist eine Allgemeinkrankheit, die oft mit allgemeinem Krankheitsgefühl, Mattigkeit und hohem Fieber einhergeht. Komplikationen können Herpesmeningitis, Herpesenzephalitis und Herpessepsis sein. Besonders ungewöhnliche und vielfach auch schwere Verlaufsformen der Rezidivmanifestationen werden bei Immundefekten, Leukämie, Aids und bei Patienten, die mit Immunsuppressiva behandelt werden, beobachtet.

Der *Zoster bzw. Herpes zoster* ist die Zweitmanifestation einer Infektion durch das Varicella-Zoster-Virus, einem Virus der Herpesgruppe. Am häufigsten sind der erste Trigeminusast und die Thorakalregion betroffen. Die Mundschleimhaut ist nur dann befallen, wenn die Erkrankung den Bereich des zweiten oder dritten Astes des N. trigeminus betrifft. An der Mundschleimhaut bleiben die Bläschen nur kurze Zeit bestehen, denn das Blasendach ist dünn und reißt schnell ein, so dass aphthen-ähnliche, fibrinös belegte Erosionen oder Ulzera entstehen. Die Effloreszenzen an der Mundschleimhaut sind einseitig angeordnet, sofern es sich nicht um eine uncharakteristische Begleitstomatitis handelt, die die gesamte Mundschleimhaut befällt. Die typischen Mundschleimhautläsionen eines Herpes zoster jedoch betreffen jedoch beim Befall des N. maxillaris einseitig den Gaumen, die Gaumenbögen, die Uvula, die Gingiva des Oberkiefers sowie die oberen Anteile der Wangen- und Lippenschleimhaut. Ein Zoster im Bereich des N. mandibularis ist an der Zunge, den kaudalen Anteilen der Wangen- und Lippenschleimhaut, der Gingiva des Unterkiefers und am Mundboden lokalisiert. Oft sind Schmerzen vorhanden, die sich wie Zahnschmerzen äußern können.

Bei der *Hand-, Fuß-, Mundkrankheit* handelt es sich um eine Infektion mit dem Coxsackie-A-Virus. Es tritt eine vesikulöse Stomatitis auf, die meistens das Hauptsymptom der Krankheit darstellt. Diese Bläschen sind unregelmäßig verstreut und vornehmlich am harten Gaumen, seltener der Wangenschleimhaut, an Zunge und Gingiva sowie Pharynx lokalisiert. Die Bläschen bleiben nur kurze Zeit bestehen und formen sich vielfach in aphthen-ähnliche kleine Herde um. An der Haut treten gleichzeitig längliche Bläschen auf, vor allem an den Fingern und an den Handtellern und Fußsohlen. Kurzdauernd ist Fieber vorhanden.

Diagnostik

Die Diagnostik beinhaltet neben die Anamneseerhebung und der Inspektion die körperliche Untersuchung einschließlich der Palpation der Lymphknotenstationen. Bei unklarer Diagnose und Persistenz länger als 14 Tage kann eine Probebiopsie weiterhelfen.

Therapie

Die Therapie ist rein symptomatisch, milde desinfizierende Schleimhautlösungen, analgetische Therapie und eventuell antibiotische Begleitbehandlung zur Verhinderung einer bakteriellen Superinfektion sind die einzigen therapeutischen Möglichkeiten. Eine ursächliche Behandlung ist nicht möglich.

Sekundäre Mundschleimhautinfektionen

Sekundäre Mundschleimhautinfektionen haben ihren Ursprung nicht in der Mundschleimhaut, sondern in angrenzenden Strukturen, wie den Zähnen oder dem Kieferknochen, und werden in die Schleimhaut fortgeleitet, oder sie nehmen ihren Ausgang von außerhalb der Mundhöhle gelegenen Infektionsquellen. Sie können dabei aber durch die Beteiligung der Mundschleimhaut erstmals auffällig werden. Zu den lokal fortgeleiteten Infektionen, die die Mundschleimhaut sekundär einbeziehen, gehören die akute Exazerbation einer chronisch apikalen Parodontitis, infizierte Kieferzysten, die Dentitio difficilis, Wundinfektionen nach zahnärztlichen Eingriffen und übersehene infizierte Frakturen.

Generalisierte bakterielle oder virale Infektionskrankheiten wie Scharlach, Masern oder Windpocken können die Mundschleimhaut mit ulzerierenden Bläschen einbeziehen oder manchmal ausschließlich die Mundhöhle befallen.

Im Rahmen von HIV-Infektionen treten verschiedene Infektionskrankheiten an der Mundschleimhaut auf, besonders häufig ist der Herpes simplex. Herpesläsionen der Zunge erscheinen als weißlich-gelbliche, flache Papeln mit eingesunkenem Zentrum. Harter Gaumen und Gingiva sind bei HIV-Infizierten häufig befallen. Mundschleimhautinfektionen können das erste bzw. dasjenige Symptom sein, das letztlich den Patienten zum Arzt führt. Neben viralen Krankheiten häufen sich bei Aids-Patienten auch Extremformen bakterieller Erkrankungen, so beispielsweise die akute nekrotisierende und ulzerierende Gingivitis, die nicht nur sehr schmerzhaft ist, sondern oft auch das Allgemeinbefinden des Patienten in erheblichem Maße herabsetzt.

Orale Manifestationen einer Infektion mit Treponema pallidum (Syphilis) oder eine Infektion mit durch Salmonellen, Yersinien oder Chlamydien im Sinne eines Morbus Reiter sind in der heutigen Zeit seltene Ereignisse und können meist durch gründliche Anamneseerhebung diagnostiziert werden.

Diagnostik

Die Diagnostik der sekundären Mundschleimhautinfektionen beinhaltet neben der Anamneseerhebung und der Inspektion die körperliche Untersuchung einschließlich der Palpation der Lymphknotenstationen. Eine nativradiologische Untersuchung gibt Hinweise auf eine fortgeleitete lokoregionale Ursache, wie eine chronisch apikale Parodontitis, infizierte Kieferzysten, eine Dentitio difficilis oder eine Wundinfektionen nach vorangegangenem zahnärztlichem Eingriff.

Therapie

Die Therapie der sekundären Mundschleimhautinfektionen muss ursachenbezogen durchgeführt werden. Generalisierte bakterielle oder virale Infektionskrankheiten wie Scharlach, Masern oder Windpocken werden symptomatisch behandelt, spezifische Infektionen gehören in die Hand des Spezialisten.

10.4.2 Nicht-infektiöse Mundschleimhautveränderungen

Die nicht-infektiösen Mundschleimhautveränderungen können durch Allergien, aufgrund internistischer Begleiterkrankungen, durch Autoimmunerkrankungen oder durch eine medikamentöse Therapie ausgelöst werden und häufig von einer erheblichen Schmerzsymptomatik begleitet sein.

Allergische Reaktionen der Mundschleimhaut

Allergische Reaktionen der Mundschleimhaut äußern sich in Enanthem, Mukosa-Ödem und als Erythema multiforme exsudativum mit meist ausgeprägter Schmerzsymptomatik und häufig eingeschränkter Nahrungsaufnahme. Unter den verursachenden Stoffen finden sich Analgetika, Antiphlogistika und Antipyretika am häufigsten, gefolgt von Psychopharmaka und Werkstoffen der restaurativen Zahnmedizin.

Diagnostik

Die Diagnostik der allergischen Mundschleimhautreaktionen beginnt mit der Anamnese und der zeitlich häufigen Übereinstimmung zwischen Allergenzufuhr und dem Auftreten der Symptome. Bei entsprechendem klinischem Verdacht können Epikutantestungen, durchgeführt vom Allergologen/Dermatologen, die Verdachtsdiagnose verifizieren. Bei Verdacht auf eine Allergie gegenüber Dentalmaterialien sollte dem Allergologen/Dermatologen eine Probe des Materials in passender Zustandsform zur Allergietestung zur Verfügung gestellt werden.

Therapie

Die Therapie besteht in erster Linie im Absetzen oder im Austausch der Medikamente bzw. Werkstoffe. Da häufig Träger- oder Füllstoffe der Medikamente die allergischen Reaktionen auslösen, können mitunter Pharmaka mit gleichem Wirkstoff in anderer Galenik das Problem lösen (Fisher 1987, Holmstrup 1992, Leggat u. Kedjarune 2003).

Mundschleimhautveränderungen aufgrund internistischer Begleiterkrankungen

Die Mundhöhle ist als Eingangsbereich für das digestorische System oft ein Manifestationsort von Stoffwechselstörungen, deren erstes Symptom häufig eine ausgeprägte Schmerzsymptomatik darstellt. Hierzu zählen Mangelerscheinungen, Endokrinopathien, chronische Erkrankungen und hämatologische Erkrankungen. Obwohl zahlreiche internistische Erkrankungen auch eine orale Manifestation beinhalten, soll an dieser Stelle nur auf die schmerzhaften eingegangen werden.

Bei der *Xerostomie* mit Mundtrockenheit und Schleimhautbrennen müssen Vitamin A -, Vitamin B-, Eisenmangel, aber auch Speicheldrüsenentzündungen untersucht werden. Die *ulzerös-nekrotisierende Gingivitis* findet sich bei Vitamin-C-Mangel (Skorbut). Die *pseudomembranöse Stomatitis* tritt bei chronischer Niereninsuffizienz auf. Die Leberinsuffizienz führt zu Zahnfleischbluten mit Schmerzsymptomatik bei der Zahnpflege. Bei der *Zungenpapillenatrophie* mit Zungenbrennen muss eine perniziöse Anämie, ein Diabetes mellitus und Lebererkrankung ausgeschlossen werden. Eine schwere *Stomatitis* kann durch eine Panzytopenie, eine Agranulozytose oder eine Leukämie ausgelöst werden. *Gingivahyperplasien* mit zum Teil schmerzhaften Einbissverletzungen entstehen durch antiepileptische Hydantoin-Medikation oder bei bestehender Schwangerschaft.

Diagnostik

Jede Schleimhautveränderung, die sich nicht innerhalb von 14 Tagen durch eine lokale Therapie deutlich zurückbildet, sollte durch weitere internistische und bioptische Untersuchungen abgeklärt werden.

Therapie

Die Therapie der sekundären Mundschleimhautveränderungen hängt von der zugrunde liegenden Erkrankung ab und gehört in die Hand eines spezialisierten Internisten (Abdollahi u. Radfar 2003, Bean 1987, Cummings 1973, Eversole 1994, Paleri u. Lindsey 2000, Petersen 1986, Scully 1999, Williams 1993, Woolfe et al. 1980).

Mundschleimhautveränderungen aufgrund von Autoimmunerkrankungen

Es gibt eine Reihe von blasenbildenden Dermatosen, die mit ihrer Schleimhautbeteiligung die erste Manifestation darstellen. Ihre Ursache ist bis heute unklar. Es wird ihnen eine autoimmunologische Regulationsstörung zugrunde gelegt. Hierzu zählen das Schleimhautpemphigoid, das bullöse Pemphigoid und der Pemphigus vulgaris. Durch Verletzung und Eröffnung der Blasen kann es zu einer schmerzhaften Erosion kommen. Im Fall einer schmerzhaften Blasenbildung der Mundhöhle sollte eine Biopsie erfolgen und die anschließende Therapie an einen Dermatologen übergeben werden.

Das *Erythema exsudativum multiforme* ist eine Krankheit der Haut und der Mundschleimhaut mit allgemeinem Krankheitsgefühl, Gelenkschmerzen, vor allem der großen Gelenke, und Fieber. Mehr als 80% der Patienten weisen auch orale Manifestationen auf, während die Erkrankung nur in seltenen Fällen auf die Mundschleimhäute beschränkt bleibt. Häufig tritt ein Erythema exsudativum multiforme als Folgekrankheit eines Herpes simplex oder anderer Infektionen auf. Auch können verschiedene Arzneimittel diese Erkrankung auslösen. Das Erythema multiforme ist durch rezidivierendes Auftreten charakterisiert, das sich durch Fieber und Schüttelfrost ankündigt. Die Krankheitsschübe können mehrmals pro Jahr auftreten. Mikroskopisch finden sich Degenerationen innerhalb des Epithels mit intraepithelialer Blasenbildung. Die Ätiologie des Erythema multiforme ist unbekannt. Wahrscheinlich handelt es sich dabei nicht um eine eigenständige Entität, sondern eher um einen Symptomkomplex, der durch viele Faktoren wie Medikamente, psychischem Stress oder Allgemeinerkrankungen ausgelöst werden kann. Die Symptomatik kann durch systemische Gabe von Kortikosteroiden gemildert werden (Abdollahi u. Radfar 2003, Bean 1987, Cummings 1973, Eversole 1994, Paleri u. Lindsey 2000, Petersen 1986, Scully 1999, Williams 1993, Woolfe et al. 1980).

10.4.3 Neoplasien der Mundschleimhaut

Präkanzerosen

Bei den Neoplasien der Mundschleimhaut ist zwischen benignen und malignen Neoplasien und ihren Vorstadien zu unterscheiden. Die benignen Schleimhautneoplasien gehen nicht primär mit einer Schmerzsymptomatik einher, können aber durch sekundäre Einbissverletzungen eine erhebliche Schmerzsymptomatik hervorrufen.

In der Mundhöhle kommen eine Reihe von Schleimhautveränderungen vor, die fakultative oder obligate Präkanzerosen sind und ohne Behandlung in ein invasiv wachsendes Mundhöhlenkarzinom übergehen können. Diese haben in der Regel eine Schmerzsymptomatik als erstes klinisches Zeichen eines pathologischen Prozesses.

Die klassische präkanzeröse Läsion der Mundschleimhaut ist die *Leukoplakie*, die als weißer, nicht abwischbarer Fleck der Mundschleimhaut definiert ist, der keiner anderen Krankheit zugeordnet werden kann. Sie ist eine Erkrankung des höheren Lebensalters und bevorzugt Schleimhautstellen des inneren Mundwinkels, der Wangeninnenseite, des Mundbodens, des Sublingualraumes, der Zunge sowie der Ober- und Unterkieferalveolarfortsätze und des harten Gaumens. An ihrer Entstehung sind Nikotin- und Alkoholabusus sowie mechanische Faktoren beteiligt. Morphologisch sind alle Leukoplakien durch eine abnorme Verhornung oder eine Verminderung des epithelialen Glukogengehaltes ausgezeichnet.

Es werden folgende Leukoplakietypen mit unterschiedlicher Prognose voneinander unterschieden:

- Plan-homogene Form: Sie imponiert als flacher weißer Fleck, wobei das Plattenepithel insgesamt verbreitert ist. Der Dysplasiegrad ist niedrig, das Malignitätsrisiko gering und die Prognose günstig.
- Gefleckte oder getüpfelte Form: Sie fällt durch eine rauhe manchmal zottige Oberfläche auf. Dieser Leukoplakietyp ist zwar wesentlich seltener als der plane Typ, weist jedoch ein höheres Malignitätsrisiko auf und ist ohne chirurgische Intervention diagnostisch ungünstig. Es sollte eine vollständige Exzision angestrebt werden.

Von der Leukoplakie muss die *Erythroplakie* abgegrenzt werden, die als leuchtend roter, nicht abwischbarer Schleimhautfleck keiner anderen Krankheit zugeordnet werden kann. Die Erythroplakie stellt eine obligate Präkanzerose dar (Freihofer 1978, Wegmann 1978).

! Grundsätzlich sprechen ein nicht heilendes Schleimhautulkus, ein veränderter Prothesensitz, eine nicht heilende Extraktionswunde, spontane Zahnlockerungen bzw. spontane Mundschleimhautblutungen für das Vorhandensein einer Präkanzerose bzw. eines manifesten Karzinoms. Daraus ist abzuleiten, dass jede Schleimhautveränderung in der Mundhöhle, die innerhalb von 10 Tagen trotz konservativer Therapie nicht abheilt, bis zur endgültigen histologischen Klärung karzinomverdächtig ist.

Malignome der Mundschleimhaut

Als maligner Tumor kommt in der Mundhöhle am häufigsten das Plattenepithelkarzinom vor. Adenokarzinome, adenoidzystische Karzinome oder Mukoepidermoidkarzinome der seromukösen Schleimhautspeicheldrüsen sind sehr selten. Meistens imponiert das oropharyngeale *Plattenepithelkarzinom* mit einem exophytischen Wachstumsmuster, das aus einer leukoplakischen Läsion hervorgeht und meist zentral ulzeriert. Sein histologischer Differenzierungsgrad kann auch innerhalb desselben Tumors stark variieren. Seine Prognose ist je nach Lokalisation unterschiedlich. Lippenkarzinome haben eine bessere Prognose als Mundboden- oder Zungenkarzinome. Meistens ist ein manifestes Mundhöhlenkarzinom mit einer schlechten Mundhygiene, einem Nikotin- und Alkoholabusus vergesellschaftet.

Diagnostik

Diagnostisch ist ausschließlich die pathohistologische Untersuchung maßgeblich. Da die Plattenepithelkarzinome der Mundhöhle zunächst lymphogen metastasieren, sind die regionalen Lymphknotenstationen submandibulär, im jugulodigastrischen Winkel und entlang der tiefen Halsgefäßscheide bei der prätherapeutischen Untersuchung zu beurteilen. Bildgebend eignen sich CT, MRT und Sonographie. Zytologische Untersuchungen sollten wegen ihrer Ungenauigkeit nicht durchgeführt werden.

Therapie

Therapeutisch kommt prinzipiell die radikal chirurgische Tumorentfernung mit regionaler Lymphknotenausräumung, eine Bestrahlungstherapie unter Umständen in Kombination mit einer Chemotherapie in Betracht. Richtige Auswahl der einzelnen Therapieverfahren sowie ihre Kombination hängen von der TNM(Tumor-Nodi lymphatici-Metastasen)-Klassifikation und dem histologischen Grading sowie dem Allgemeinzustand des Patienten ab. Bei einem klinisch eindeutigen Plattenepithelkarzinom sollte die Diagnostik vor einer histologischen Sicherung durchgeführt werden, da schon durch die Probeentnahme eine Verfälschung der Lymphknotenbeurteilung resultieren kann. Grundsätzlich gehört zum prätherapeutischen Staging auch die radiologische Untersuchung des Thorax, des Abdomens sowie des Skelettsystems sowie eine hals-nasen-ohrenärztliche Untersuchung, um ein Zweitmalignom bzw. eine Fernmetastasierung auszuschließen. Nach anschließend erfolgter pathohistologischer Sicherung sollte die interdisziplinäre Festlegung des geeigneten Therapieregims erfolgen.

Da die Lymphknotenmetastasierung eng mit der Tumorgröße korreliert, haben kleine, noch nicht metastasierte Plattenepithelkarzinome der Mundhöhle eine 5-Jahres-Überlebungsrate von über 80%. Diese sinkt rapide bei Auftreten von Lymphkotenmetastasen. Prävention sowie Früherkennung einer Präkanzerose oder eines manifesten Karzinoms sind die beste Voraussetzung für eine erfolgreiche Tumorbehandlung (Balkissoon et al. 2004, Bettendorf et al. 2004, Hermann et al. 2004, Hsu et al. 2004, Hunter et al. 2005, Palme et al. 2004, Pich et al. 2004, Reichart 2003, Rhodus 2005, Schliephake 2003, Sudbo et al. 2003).

10.4.4 Altersveränderungen

Schmerzen im Gesichtsbereich aufgrund von Altersveränderungen können durch Atrophien der Gesichtsweichteile oder der knöchernen Strukturen bedingt sein. Die am häufigsten auftretende Ursache einer Schmerzsymptomatik im Bereich des Unterkiefers mit Ausstrahlung in den Unterlippenbereich ist die hochgradige Alveolarkammatrophie des Unterkiefers bei Zahnlosigkeit. Aufgrund der Knochenatrophie reduziert sich die Knochenhöhe oberhalb des N. alveolaris inferior und oberhalb des Foramen mentale. Wenn das Foramen oder sogar teilweise der N. alveolaris inferior an die Oberfläche des Unterkieferknochens gelangt, kann durch den Prothesendruck eine neurologisch bedingte Schmerzsymptomatik entstehen. Pathophysiologisch handelt es sich um eine mechanische Reizung des Nerven mit Druckirritation.

Diagnostik

Einen ersten diagnostischen Hinweis kann eine reversible Schmerzsymptomatik unter einer Prothesenkarenz geben. Mit Hilfe weiterer Nativröntgendiagnostik ist die Diagnose eindeutig zu stellen. Unter Umständen kann ein Computertomogramm einen weiteren Aufschluss bringen.

Therapie

Therapeutisch kann durch autologe Unterkieferknochenaugmentation mit anschließender implantatgetragener Prothetik die Druckatrophie und die dadurch bedingte Neuropathie erfolgreich behandelt und ihr Neuauftreten langfristig verhindert werden.

Literatur

Abdollahi M, Radfar M (2003) A review of drug-induced oral reactions. J Contemp Dent Pract 4(1):10–31

Abeldano AM, Saadi ME, Brea P, Kien MC, Chouela E (2004) Amelanotic lentigo maligna melanoma. Skinmed 3(1):41–44

Agulnik M, Siu LL (2004) An update on the systemic therapy of malignant salivary gland cancers: role of chemotherapy and molecular targeted agents. Curr Med Chem Anti-Canc Agents 4(6):543–551

Alawi F (2002) Benign fibro-osseous diseases of the maxillofacial bones. A review and differential diagnosis. Am J Clin Pathol 118 Suppl:S 50–70

Albright JT, Pransky SM (2003) Nontuberculous mycobacterial infections of the head and neck. Pediatr Clin North Am 50(2):503–514

Atanasov DT, Indjov SI, Lalabonova HK, Neichev DS (2004) Sarcomas of the mandible. Literature review and case reports. Folia Med (Plovdiv) 46(2):31–35

Balkissoon J, Rasgon BM, Schweitzer L (2004) Lymphatic mapping for staging of head and neck cancer. Semin Oncol 31(3):382–393

Baltensperger M, Gratz K, Bruder E, Lebeda R, Makek M, Eyrich G (2004) Is primary chronic osteomyelitis a uniform disease? Proposal of a classification based on a retrospective analysis of patients treated in the past 30 years. J Craniomaxillofac Surg 32(1):43–50

Bean SF (1987) Diagnosis and management of chronic oral mucosal bullous diseases. Dermatol Clin 5(4):751–760

Bernier S, Clermont S, Maranda G, Turcotte JY (1995) Osteomyelitis of the jaws. J Can Dent Assoc 61(5):441–2, 445–448

Bettendorf O, Piffko J, Bankfalvi A (2004) Prognostic and predictive factors in oral squamous cell cancer: important tools for planning individual therapy? Oral Oncol 40(2):110–119

Bodenstein L, Altman RP (1994) Cervical lymphadenitis in infants and children. Semin Pediatr Surg 3(3):134–141

Bradley PJ (2004) Adenoid cystic carcinoma of the head and neck: a review. Curr Opin Otolaryngol Head Neck Surg 12(2):127–132

Branstetter BF 4th, Weissman JL (2003) Infection of the facial area, oral cavity, oropharynx, and retropharynx. Neuroimaging Clin N Am 13(3):393–410

Brookes CN, van Velzen D (1990) Rhabdomyosarcoma, presenting as a facial swelling in a child. A case report and review of the literature. Br J Oral Maxillofac Surg 28(2):117–121

Brown J (2003) Mechanisms of cancer invasion of the mandible. Curr Opin Otolaryngol Head Neck Surg 11(2):96–102

Cantatore JL, Klein PA, Lieblich LM (2002) Cutaneous dental sinus tract, a common misdiagnosis: a case report and review of the literature. Cutis 70(5):264–267

Carnelio S, Pai K, Rao N, Solomon M, Ahasan A (2002) Metastatic osteosarcoma to the maxilla: a case report and a review of the literature. Quintessence Int 33(5):397–399

Chambers MS, Garden AS, Kies MS, Martin JW (2004) Radiation-induced xerostomia in patients with head and neck cancer: pathogenesis, impact on quality of life, and management. Head Neck 26(9):796–807

Chindia ML (2001) Osteosarcoma of the jaw bones. Oral Oncol 37(7):545–547

Chuong R, Piper MA, Boland TJ (1995) Osteonecrosis of the mandibular condyle. Pathophysiology and core decompression. Oral Surg Oral Med Oral Pathol Oral Radiol Endod 79(5):539–545

Collee JG (1982) The role of anaerobes and possible indications for anti-anaerobe chemotherapy in infections of the head, neck and thorax. J Antimicrob Chemother 19810 Suppl A:145–151

Cummings NA (1973) The oral-mucosal manifestations of rheumatic diseases. Rheumatology 4(0):60–97

Demas PN, Bridenstine JB (1999) Diagnosis and treatment of postoperative complications after skin resurfacing. J Oral Maxillofac Surg 57(7):837–841

Eversole LR (2994) Immunopathology of oral mucosal ulcerative, desquamative, and bullous diseases. Selective review of the literature. Oral Surg Oral Med Oral Pathol 77(6):555–571

Eyrich GK, Baltensperger MM, Bruder E, Graetz KW (2003) Primary chronic osteomyelitis in childhood and adolescence: a retrospective analysis of 11 cases and review of the literature. J Oral Maxillofac Surg 61(5):561–573

Fisher AA (1987) Contact stomatitis. Dermatol Clin 5(4):709–717

Fox RI, Stern M, Michelson P (2000) Update in Sjogren syndrome. Curr Opin Rheumatol 12(5):391–398

Freihofer HP Jr (1978) Clinical symptoms of precancerosis. Schweiz Monatsschr Zahnheilkd 88(5):486–496

Frentzel-Beyme B (2004) Sonography of head and neck. Schweiz Rundsch Med Prax 93(17):701–706

Gannon FH, Thompson L (2004) Ossifying fibroma of the jaw. Ear Nose Throat J 83(7):458

Granite EL (1976) Anatomic considerations in infections of the face and neck: review of the literature. J Oral Surg 34(1):34–44

Guntinas-Lichius O (2003) Management of Frey's syndrome and hypersialorrhea with botulinum toxin. Facial Plast Surg Clin North Am 11(4):503–513

Gupta M, Kaste SC, Hopkins KP (2002) Radiologic appearance of primary jaw lesions in children. Pediatr Radiol 32(3):153–168

Herbst H, Hamilton-Dutoit S, Jakel KT, Niedobitek G (2004) Undifferentiated salivary gland carcinomas. Pathologe 25(1):56–62

Hermann RM, Fuzesi L, Pradier O, Christiansen H, Schmidberger H (2004) Presence of human papillomavirus-18 and Epstein-Barr virus in a squamous cell carcinoma of the tongue in a 20-year-old patient. Case report and review of the current literature. Cancer Radiother 8(4):262–265

Hillel A, O'Mara W, Nemechek A, Mushatt DM (2004) Head and neck manifestations in HIV infection. J La State Med Soc 156(5):245–253

Holmstrup P (1992) Oral mucosa and skin reactions related to amalgam. Adv Dent Res 6:120–124

Hsu S, Singh B, Schuster G (2004) Induction of apoptosis in oral cancer cells: agents and mechanisms for potential therapy and prevention. Oral Oncol 40(5):461–473

Hudson JW (1993) Osteomyelitis of the jaws: a 50-year perspective. J Oral Maxillofac Surg 51(12):1294–1301

Hunter KD, Parkinson EK, Harrison PR (2005) Profiling early head and neck cancer. Nat Rev Cancer 5(2):127–135

Kamijo R, Miyaoka K, Tachikawa T, Nagumo M (1999) Odontogenic ghost cell carcinoma: report of a case. J Oral Maxillofac Surg 57(10):1266–1270

Kaneda T, Minami M, Kurabayashi T (2003) Benign odontogenic tumors of the mandible and maxilla. Neuroimaging Clin N Am 13(3):495–507

Kreyden OP, Scheidegger EP (2004) Anatomy of the sweat glands, pharmacology of botulinum toxin, and distinctive syndromes associated with hyperhidrosis. Clin Dermatol 22(1):40–44

Kundi M, Mild K, Hardell L, Mattsson MO (2004) Mobile telephones and cancer – a review of epidemiological evidence. J Toxicol Environ Health B Crit Rev 7(5):351–384

Leggat PA, Kedjarune U (2003) Toxicity of methyl methacrylate in dentistry. Int Dent J 53(3):126–131

Lentsch EJ, McMasters KM (2003) Sentinel lymph node biopsy for melanoma of the head and neck. Expert Rev Anticancer Ther 3(5):673–683

Licitra L, Locati LD, Bossi P, Cantu G (2004) Head and neck tumors other than squamous cell carcinoma. Curr Opin Oncol 16(3):236–241

Loh FC, Ling SY (1993) Acute osteomyelitis of the maxilla in the newborn. J Laryngol Otol 107(7):627–628

Loning T, Jakel KT (2004) Salivary gland tumors – tumor typing and grading. Pathologe 25(1):38–45

MacDonald-Jankowski DS (2004) Fibro-osseous lesions of the face and jaws. Clin Radiol 59(1):11–25

Manfredi M, Vescovi P, Bonanini M, Porter S (2004) Nevoid basal cell carcinoma syndrome: a review of the literature. Int J Oral Maxillofac Surg 33(2):117–124

Manor R, Anavi Y, Kaplan I, Calderon S (2003) Radiological features of glandular odontogenic cyst. Dentomaxillofac Radiol 32(2):73–79

Mardi K, Sharma J (2004) True malignant mixed tumor (carcinosarcoma) of parotid gland a case report. Indian J Pathol Microbiol 47(1):64–66

Marx SJ, Simonds WF, Agarwal SK, Burns AL, Weinstein LS, Cochran C, Skarulis MC, Spiegel AM, Libutti SK, Alexander HR Jr, Chen CC, Chang R, Chandrasekharappa SC, Collins FS (2002) Hyperparathyroidism in hereditary syndromes: special expressions and special managements. J Bone Miner Res 17 Suppl 2:N37–43

McQuone SJ (1999) Acute viral and bacterial infections of the salivary glands. Otolaryngol Clin North Am 32(5):793–811

Meislin HW (1986) Pathogen identification of abscesses and cellulitis. Ann Emerg Med 15(3):329–332

Musthyala NB, Low SE, Seneviratne RH (2004) Lymphadenoma of the salivary gland: a rare tumour. J Clin Pathol 57(9):1007

Nayak LM, Deschler DG (2003) Lymphomas. Otolaryngol Clin North Am 36(4):625–646

Nemeth Z, Somogyi A, Takacsi-Nagy Z, Barabas J, Nemeth G, Szabo G (2000) Possibilities of preventing osteoradionecrosis during complex therapy of tumors of the oral cavity. Pathol Oncol Res 6(1):53–58

Nikkels AF, Pierard GE (2002) Treatment of mucocutaneous presentations of herpes simplex virus infections. Am J Clin Dermatol 3(7):475–487

Okahara M, Kiyosue H, Hori Y, Matsumoto A, Mori H, Yokoyama S (2003) Parotid tumors: MR imaging with pathological correlation. Eur Radiol 13 Suppl 4:L25–33

Paleri V, Lindsey L (2000) Oral ulcers caused by hydroxyurea. J Laryngol Otol 114(12):976–977

Palme CE, Gullane PJ, Gilbert RW (2004) Current treatment options in squamous cell carcinoma of the oral cavity. Surg Oncol Clin N Am 13(1):47–70

Petersen JK (1986) Complications in patients on therapeutic drugs. Int Dent J 36(2):83–86

Pich A, Chiusa L, Navone R (2004) Prognostic relevance of cell proliferation in head and neck tumors. Ann Oncol 15(9):1319–1329

Rabinov JD (2000) Imaging of salivary gland pathology. Radiol Clin North Am 38(5):1047–57

Regezi JA (2002) Odontogenic cysts, odontogenic tumors, fibroosseous, and giant cell lesions of the jaws. Mod Pathol 15(3):331–341

Reichart PA (2003) Oral precancerous conditions – an overview. Mund Kiefer Gesichtschir 7(4):201–207

Reifenberger J (2004) Hereditary tumor syndromes. Cutaneous manifestations and molecular pathogenesis of Gorlin and Cowden syndromes. Hautarzt 55(10):942–951

Rhodus NL (2005) Oral cancer: leukoplakia and squamous cell carcinoma. Dent Clin North Am 49(1):143–165

Richtsmeier WJ, Johns ME (1979) Actinomycosis of the head and neck. Crit Rev Clin Lab Sci 11(2):175–202

Riedlinger WF, Hurley MY, Dehner LP, Lind AC (2005) Mucoepidermoid carcinoma of the skin: a distinct entity from adenosquamous carcinoma: a case study with a review of the literature. Am J Surg Pathol 29(1):131–135

Ross EV, Amesbury EC, Barile A, Proctor-Shipman L, Feldman BD (1998) Incidence of postoperative infection or positive culture after facial laser resurfacing: a pilot study, a case report, and a proposal for a rational approach to antibiotic prophylaxis. J Am Acad Dermatol 39(6):975–981

Rozylo-Kalinowska I, Rozylo TK (2002) Odontogenic keratocyst in Gorlin-Goltz syndrome. Ann Univ Mariae Curie Sklodowska [Med] 57(2):79–85

Saito T, Utsunomiya T, Furutani M, Yamamoto H (2001) Osteochondroma of the mandibular condyle: a case report and review of the literature. J Oral Sci 43(4):293–297

Schliephake H (2003) Prognostic relevance of molecular markers of oral cancer – a review. Int J Oral Maxillofac Surg 32(3):233–245

Schnider P, Moraru E, Kittler H, Vollert B, Kranz G, Auff E (2001) Botulinum toxin in the treatment of focal hyperhidrosis. Wien Klin Wochenschr 113 Suppl 4:36–41

Scully C (1999) A review of common mucocutaneous disorders affecting the mouth and lips. Ann Acad Med Singapore 28(5):704–707

Scutari P Jr, Dodson TB (1996) Epidemiologic review of pediatric and adult maxillofacial infections in hospitalized patients. Oral Surg Oral Med Oral Pathol Oral Radiol Endod 81(3):270–274

Shah GV, Gandhi D, Mukherji SK (2004) Magnetic resonance spectroscopy of head and neck neoplasms. Top Magn Reson Imaging 15(2):87–94

Stennert E, Wittekindt C, Klussmann JP, Guntinas-Lichius O (2004) New aspects in parotid gland surgery. Otolaryngol Pol 58(1):109–114

Straßburg M, Knolle G (1991) Farbatlas und Lehrbuch der Mundschleimhauterkrankungen, 3. Aufl. Quintessenz, Berlin

Sudbo J, Bryne M, Mao L, Lotan R, Reith A, Kildal W, Davidson B, Soland TM, Lippman SM (2003) Molecular based treatment of oral cancer. Oral Oncol 39(8):749–758

Tse LL, Finkelstein SD, Siegler RW, Barnes L (2004) Osteoclast-type giant cell neoplasm of salivary gland. A microdissection-based comparative genotyping assay and literature review: extraskeletal »giant cell tumor of bone" or osteoclast-type giant cell »carcinoma"? Am J Surg Pathol 28(7):953–961

Weber AL, Rahemtullah A, Ferry JA (2003) Hodgkin and non-Hodgkin lymphoma of the head and neck: clinical, pathologic, and imaging evaluation. Neuroimaging Clin N Am 13(3):371–392

Wegmann W (1978) Histopathology of oral precanceroses. Schweiz Monatsschr Zahnheilkd 88(7):753–759

Williams DM (1993) Non-infectious diseases of the oral soft tissue: a new approach. Adv Dent Res 7(2):213–219

Witherow H, Swinson BD, Amin M, Kalavrezos N, Newman L (2004) Management of oral and maxillofacial infection. Hosp Med 65(1):28–33

Witt RL (2004) Major salivary gland cancer. Surg Oncol Clin N Am 13(1):113–127

Woolfe SN, Hume WR, Kenney EB (1980) Ascorbic acid and periodontal disease: a review of the literature. J West Soc Periodontol Periodontal Abstr 28(2):44–56

Yoshiura K, Weber AL, Runnels S, Scrivani SJ (2003) Cystic lesions of the mandible and maxilla. Neuroimaging Clin N Am 13(3):485–494

Zwetyenga N, Pinsolle J, Rivel J, Majoufre-Lefebvre C, Faucher A, Pinsolle V (2001) Primary intraosseous carcinoma of the jaws. Arch Otolaryngol Head Neck Surg 127(7):794–797

Gesichtsschmerzen aus augenärztlicher Sicht

D. Pauleikhoff, G. Spital

Kopf- und Gesichtsschmerzen können in unterschiedlicher Art und Weise Begleitsymptome von Erkrankungen des Auges und seiner Anhangsgebilde sein, die in verschiedenen Bereichen des Auges bzw. in seiner Umgebung entstehen. Sie können sich einerseits primär am Ort des krankhaften Geschehens manifestieren, häufig aber auch in die Umgebung und in den gesamten Kopfbereich ausstrahlen. Um eine Übersicht über die möglichen krankhaften Ursachen zu geben, wird im Folgenden eine Unterteilung anhand des anatomisch-topographischen Aufbaus des Auges vorgenommen. Es werden allerdings nur die häufigsten Ursachen erwähnt. Auf Raritäten wurde mit Blick auf die Übersichtlichkeit des Kapitels bewusst verzichtet.

11.1 Astenopische Beschwerden bei unausgeglichenen Refraktionsanomalien oder Schielleiden

Die astenopischen Beschwerden können durch Refraktionsfehler und latentes oder manifestes Schielleiden verursacht sein. Sie sind charakterisiert durch Augendruckgefühl und frontal betonte Kopfschmerzen in Zusammenhang mit anstrengender Sehtätigkeit.

11.1.1 Myopie, Hyperopie, Astigmatismus

Pathophysiologisch liegen diesen refraktiven Veränderungen unterschiedliche Bauweisen der Augen zugrunde. Ist ein Auge in Bezug auf die optisch-brechenden Medien (Hornhaut und Linse) zu lang und liegt der Brennpunkt dementsprechend vor der Netzhaut, so liegt eine Myopie (Kurzsichtigkeit) vor; ist das Auge hingegen in Bezug auf die optisch-brechenden Medien zu kurz und liegt der Brennpunkt hinter der Netzhaut, so entspricht dies einer hyperopen Situation (Weitsichtigkeit). Finden sich zudem Brechungsunterschiede in den verschiedenen Radien der Hornhaut, so entspricht dies einem Astigmatismus (Stabsichtigkeit).

Die hierbei verursachten Kopf- und Gesichtsschmerzen sind häufig durch einen Spannungskopfschmerz im Bereich der Stirn und der Schläfen gekennzeichnet (Lachenmayr et al. 2004). Diese sind bei nicht ausgeglichenen myopen Refraktionsanomalien nur selten anzutreffen, während sie bei nicht ausgeglichener Hyperopie und bei stärkerem Astigmatismus häufiger sind. Dies betrifft insbesondere jüngere Patienten, bei denen durch eine unbewusste Anspannung des Ziliarmuskels und hierdurch bedingte akkomodative Verstärkung der Linsenbrechkraft ein spontaner Ausgleich der Refraktionsanomalie angestrebt wird. Dies kann zu akkomodativ induzierten Schmerzen im Stirn- und Schläfenbereich, besonders unter länger dauernden anstrengenden Sehtätigkeiten wie z. B. längerem Lesen kleingeschriebener Texte etc., führen.

Das diagnostische Vorgehen bei diesen Veränderungen besteht in einer objektiven Bestimmung der dem Bau des Auges zugrunde liegenden Refraktion, um ein optimales Sehvermögen zu erreichen. Im Rahmen eines subjektiven Abgleiches erfolgt zur Therapie ein entsprechender Refraktionsausgleich (Mannis u. Zadnik 2004). Auch ein fehlerhafter Refraktionsausgleich selbst, z. B. durch ein dezentriertes Gleitsichtglas, kann zur Ursache der oben beschriebenen astenopischen Beschwerden und Kopfschmerzen werden. Refraktiv bedingte Kopfschmerzen treten in der Regel erst im Laufe des Tages abhängig von der Sehtätigkeit auf und sistieren bei Refraktionsausgleich.

11.1.2 Aniseikonie

Bei der Aniseikonie besteht zwischen beiden Augen ein deutlicher Refraktionsunterschied. Ist dieser größer als 2–3 Dioptrien, so fällt es auf der Ebene der Sehrinde schwer, aus beiden Bildeindrücken einen kongruenten Gesamtbildeindruck zu errechnen, da beide Augen dem Gehirn ein Bild von unterschiedlicher Bildgröße zur Verfügung stellen. Hieraus kann reflektiv ebenfalls eine Anspannung von periokulären Muskeln erfolgen, die zu entsprechenden Schmerzen im Stirn-, Schläfen- und Kopfbereich führen. Eine Refraktionsanalyse und ein entsprechender refraktiver Ausgleich sind als Therapie anzustreben. Aus optischen Gründen muss der entsprechende Ausgleich der Refraktionsunterschiede zur Minderung der Aniseikonie möglichst nahe an der Hauptebene des optischen Systems erfolgen, was ab einem gewissen Ausmaß des Refraktionsunterschiedes oft nicht mehr mittels Brillenkorrektur, sondern besser z. B. durch Kontaktlinsen erreicht werden kann (Mannis u. Zadnik 2004).

11.1.3 Heterophorie und Heterotopie

Vor allem ein latentes Schielen (Heterophorie), seltener auch ein manifestes Schielen (Heterotropie) kann zu mäßigen stirnbetonten Kopfschmerzen evtl. in Zusammenhang mit Verschwommensehen oder Diplopie führen. Die Beschwerden treten v. a. bei anstrengenden Sehtätigkeiten oder nachlassender Fusionsfähigkeit z. B. bei Ermüdung auf. Es handelt sich beim Schielleiden (Strabismus) stets um assoziierte Stellungsanomalien der Augen bei vollständig freier Augenmotilität (Kaufmann et al. 2003). Sie dürfen daher keinesfalls mit akuten Augenmuskelbewegungsstörungen z. B. durch Augenmuskelparesen, Tumoren, Myositis usw. verwechselt werden, die häufig eine Notfallsituation charakterisieren und ebenfalls mit Kopfschmerzen assoziiert sein können.

Die Diagnose eines Schielleidens hat einen adäquaten Refraktionsausgleich zur Voraussetzung und erfolgt durch Anamneseerhebung, Covertest (Abdecktest) mit Prismenleisten und Stereosehtests im Rahmen einer orthoptischen Abklärung (Wright u. Spiegel 2003).

11.2 Erkrankungen der Augenanhangsgebilde

Lokale Druckschmerzen, Lidschwellung und konjunktivale Injektion kennzeichnen Erkrankungen der Augenanhangsgebilde, die entzündlich blepharitisch, allergisch oder im Rahmen von generalisierten Haut- oder Autoimmunerkrankungen verursacht sein können.

11.2.1 Entzündungen der Lider

Entzündungen der Lider gehen meist mit lokalisierten akuten Entzündungszeichen wie Schwellung und Rötung und entsprechend lokalisierten Schmerzen einher. Pathophysiologisch liegen ihnen häufig Entzündungen bakterieller Genese z. B. im Bereich der Meibomschen Drüsen im Sinne eines Hordeolums (Gerstenkorn) zugrunde. Chronische Entzündungen in diesem Bereich, wie sie sich beim Chalazion (Hagelkorn) finden, führen demgegenüber nur zu geringeren Schmerzen (Chandler et al. 1997). Stellungsanomalien der Lider oder aber auch Tumoren gehen ebenfalls selten mit Schmerzen einher.

Diagnostisch findet sich bei der spaltlampenmikroskopischen Untersuchung der Lidränder bei der akuten Entzündung der Meibomschen Drüsen eine Schwellung des Lidrandes im betroffenen Bereich mit besonders durch Exprimierung gut erkennbar freigesetztem zähem, fettig-eitrigem Sekret. Eine entsprechende Schwellung und Rötung der umgebenden Gewebe ist ebenso charakteristisch. Bestimmte Hautveranlagungen, wie z. B. ein seborrhoischer Hauttyp oder eine Rosacea-Erkrankung, prädisponieren zu Lidkantenentzündungen. Therapeutisch ist gelegentlich eine lokale antibiotische Therapie und seltener auch eine chirurgische Behandlung erforderlich. Bei rezidivierenden Erkrankungen ist zudem an systemische Erkrankungen mit reduzierter Abwehrlage zu denken.

11.2.2 Allergische und autoimmunologische Liderkrankungen

Pathophysiologisch kommt es bei diesen Erkrankungen im akuten Stadium zu einer stark vermehrten Permeabilität der Blutgefäße, die mit einer massiven Schwellung der Lider, der Bindehaut und der Umgebung der Augen einhergehen kann. Es ergibt sich hierdurch ein akut auftretendes, oft eindrückliches Krankheitsbild auf dem Boden einer atopischen Veranlagung.

Diagnostisch findet sich spaltlampenmikroskopisch eine deutliche Schwellung der Lider mit chemotischer Schwellung der Konjunktiva tarsi und bulbi. Dies geht häufig mit vermehrter Tränenproduktion einher und kann zu ausstrahlenden Schmerzen in die Augenumgebung führen. Ein Leitsymptom allergischer Liderkrankungen ist der Juckreiz (Abelson 2001). Therapeutisch ist eine antiallergische lokale und ggf. systemische Therapie anzustreben.

Im Rahmen von verschiedenen autoimmunologischen Erkrankungen kann es ebenfalls zu einer Mitbeteiligung der Lider kommen. Hierbei sind insbesondere die Psoriasis und das Ekzem zu nennen. Es stehen weniger akute Veränderungen im Vordergrund als vielmehr die durch die chronische Komponente der Erkrankung sich ergebenden sekundären Hautläsionen. Es findet sich häufig eine Mitbeteiligung der Bindehaut, was in einigen Fällen zu narbigen Bindehautschrumpfungen führen kann. Die Therapie beinhaltet die Behandlung der zugrunde liegenden Grunderkrankung.

11.2.3 Erkrankungen der Tränendrüse und der ableitenden Tränenwege

Verschiedene Entzündungen der Tränendrüse können zu einer Schwellung im Bereich des temporal oberen Augenbereiches führen und resultieren in Schmerzen in der Umgebung (Chandler et al. 1997). Pathophysiologisch liegt ihnen oft eine entzündliche Mitbeteiligung bei verschiedenen Grunderkrankungen zugrunde (Mumps usw.). Eine Behandlung der Grunderkrankung ist sinnvoll.

Im Bereich der ableitenden Tränenwege, im nasalen Bereich des Auges kommen primär bakterielle Entzündungen als Ursache für lokale, aber auch ausstrahlende Schmerzen in Frage. Pathophysiologisch liegt ihnen häufig ein verminderter Abfluss der Tränenflüssigkeit aus dem Tränensack zugrunde. Das Persistieren der Tränenflüssigkeit in diesem Bereich erhöht die Anfälligkeit für bakterielle Ansiedlungen. Diagnostisch findet sich bei der spaltlampenmikroskopischen Untersuchung eine Schwellung im Bereich des nasalen Augenbereiches mit Druckschmerzhaftigkeit und einer auf Druck sichtbaren Entleerung eines eitrigen Exsudates aus dem Tränenpünktchen. Diese Entzündung kann Ausgang sowohl einer Abszessbildung als auch einer phlegmonenhaften Ausbreitung in die Umgebung sein (Bialasiewicz u. Klauß 1996). Kurzfristig ist eine systemische und lokale antibiotische Therapie mit eventueller chirurgischer Abszessentlastung notwendig. Zur Rezidivvermeidung muss eine Durchgängigkeit des Tränenabflusses in die Nase ggf. auch chirurgisch erreicht werden.

11.3 Erkrankungen der vorderen Augenabschnitte

Liegt die Schmerzursache im Bereich der oberflächlichen vorderen Augenanteile, so ist sie meist durch ein Fremdkörpergefühl und einen oberflächlich lokalisierten helleren Schmerz in Zusammenhang mit einer Bindehautinjektion und seröser bzw. schleimiger oder eitriger Sekretbildung charakterisiert. Trübungen der brechenden Medien oder entzündliche Infiltrationen führen evtl. zu Sehminderungen.

11.3.1 Bindehauterkrankungen

! Liegt die Erkrankung im Bereich der Bindehaut, so sind Schmerzen nur bei zusätzlicher Hornhautbeteiligung bzw. Sklerabeteiligung (Episkleritis) anzutreffen.

Bindehauterkrankungen selbst führen nur selten zu Schmerzen. Sie können allerdings Teil von Erkrankungen anderer Augenanteile sein (Boruchof 2001). Spaltlampenmikroskopisch findet sich dann meist eine vermehrte konjunktivale Gefäßfüllung und evtl. Schwellung der Bindehaut (Chemosis). Diese ist meist ein unspezifisches Zeichen einer Reizung der Bindehaut (z. B. Fremdkörperinokulierung, Rauchexposition etc.) oder einer Begleitentzündung der Bindehaut wie z. B. bei Aderhaut- oder Lederhautentzündungen. Im Falle einer Entzündung dieser der Bindehaut unterlagerten tieferen Schichten zeigt sich eine sog. gemischte Injektion, die dunkler rötlich bis leicht bläulich schimmernd imponiert.

Eine strotzende Bindehautgefäßfüllung findet sich auch nicht entzündlich bedingt im Rahmen vaskulärer Erkrankungen mit Stauung des venösen Abflusses, wie z. B. im Rahmen einer Karotis-Sinus-cavernosus-Fistel (► Abschn. 11.8.2).

11.3.2 Erkrankungen der Hornhaut

! Hornhauterkrankungen sind durch oberflächlichen Schmerz und Fremdkörpergefühl gekennzeichnet, der meist nach Gabe eines lokalen Tropf-Anästhetikums sistiert und von einer trübungsbedingten Sehminderung begleitet werden kann. Die Differenzierung erfolgt an der Spaltlampe.

Pathophysiologisch führt fast jede Verletzung der anterioren Integrität der Hornhaut (Affektionen des Hornhautepithels) zu einem ausgeprägten Fremdkörpergefühl und Schmerzen im Augenbereich. Dies wird durch die Verletzung von nicht markhaltigen Nervenfasern in den oberen Hornhautschichten verursacht. Reflektorisch kommt es zu einer Abwehrtrias: Tränen, Lidspasmus, Schmerzen (Leibowitz u. Waring 1998). Ursächlich sind Verletzungen durch Fremdkörper oder Fremdeinwirkung am häufigsten anzutreffen. Aber auch virale Infektionen der Hornhaut insbesondere durch Herpesviren können ursächlich sein. Diese gehen meist mit lokalem Fremdkörpergefühl oder weniger lokalisierten Augenschmerzen einher und führen im Rahmen neuronaler viraler Entzündungen oft zu Schmerzsensationen in der Augenumgebung.

Diagnostisch wegweisend für Affektionen des Hornhautepithels ist meist schon die nach Eingabe eines Lokalanästhetikums rasch nachlassende Schmerzhaftigkeit des Befundes. Bei der anschließenden spaltlampenmikroskopischen Untersuchung findet sich nach Tropfen von Fluoreszein eine positive Anfärbung des Epitheldefektes. Hierbei ist das eventuelle Vorliegen eines Fremdkörpers, sowie das Ausmaß und die Form des Epitheldefektes zu eruieren. Besteht der Verdacht für das Vorliegen einer herpetischen oberflächlichen Hornhauterkrankung ist die verminderte Hornhautsensibilität (zu testen vor der Eingabe eines Lokalanästhetikums) wegweisend, sowie die typische fluoreszeinanfärbbare dendritika- oder bäumchenartig erscheinende Ausbreitung des Hornhautepitheldefektes.

Therapeutisch ist bei verletzungsbedingten Hornhautepitheldefekten lediglich ein antibiotischer Infektionsschutz anzustreben. Der Epitheldefekt selbst wird durch Regenerationsprozesse des Hornhautepithels in einigen Tagen geschlossen. Allerdings besteht häufig noch für lange Zeit im Bereich des abgeheilten Hornhautepitheldefektes eine verminderte Anheftung der Epithelzellen an den darunter liegenden Schichten des Hornhautstromas, so dass Rezidive leider häufig sind und eine ausreichende »Schmierung« des Lidschlages zum Schutzes des Epithels z. B. mittels Bepanthen über einige Tage oft sinnvoll ist. Bei viraler Genese der oberflächlichen Hornhautdefekte ist eine antivirale Therapie notwendig. Eine in diesem Falle gelegentlich durch Fehldiagnose verabreichte Gabe von lokalen Kortison/Antibiotikakombinationen kann die virale Hornhauterkrankung massiv fördern.

Als Komplikation nach z. B. verletzungsbedingten Hornhautepitheldefekten kann eine bakterielle Infektion der Hornhaut auftreten. Das Eindringen von Bakterien in tiefere Hornhautschichten (Hornhautstroma) führt zu einer größeren Defektbildung in der Hornhaut (Ulcera) und zu einer Schwellung und weißlichen Eintrübung des betroffenen Hornhautareals. Intraokular sind Begleitentzündungen mit zellulärer Infiltration und eventueller Ausbildung eines Hypopyons möglich (■ Abb. 11.1). Diese Veränderung stellt für das Auge eine hochdramatische Situation dar. Sie kann mit lokalen, aber auch ausstrahlenden Schmerzen einhergehen und erfordert eine rasche intensive antibiotische Therapie, um den Übergang in ein Narbenstadium zu erreichen. Im schlimmsten Fall droht eine Perforation des Auges, die sich schließlich bis hin zum Verlust

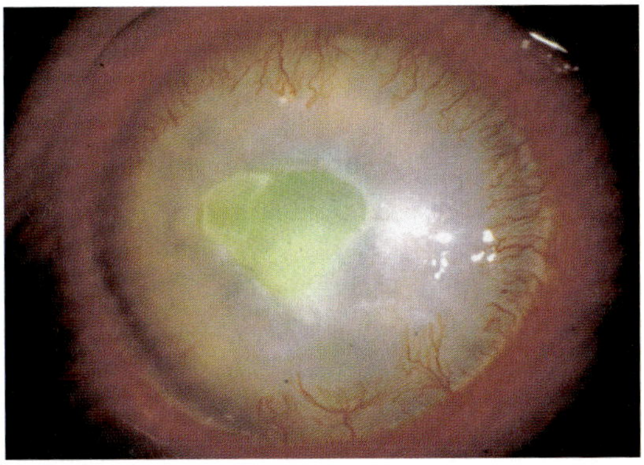

◘ **Abb. 11.1.** Mit Fluoreszein angefärbtes zentrales Hornhautulkus mit reaktiv bereits über den Limbus auswachsenden oberflächlichen Hornhautneovaskularisationsgefäßen

des Auges dramatisch zuspitzen kann (Arffa et al. 1998).

Bei viraler, meist herpetischer Genese von Hornhautentzündungen kann es ebenfalls zu einer entzündlichen Mitbeteiligung des Stromas kommen. Pathophysiologisch ist hier aber nicht die direkte Virusbeteiligung ursächlich, als vielmehr eine sekundäre immunologische Antwort des Organismus auf die virale Infiltration der Zellen. In diesem speziellen Falle ist eine lokale immunsupprimierende Therapie mit Steroiden in der Regel unter Schutz durch eine gleichzeitige antivirale Therapie sinnvoll.

11.3.3 Erkrankungen der Linse (Katarakt)

! Linsentrübungen und Katarakt selbst sind schmerzlos, solange sie nicht zum Sekundärglaukom führen. Schmerzen im Zusammenhang mit Kataraktoperationen entstehen durch postoperative Komplikationen wie Entzündungen oder Tensio-Anstiege. Sie äußern sich durch okuläre Schmerzen, Sehminderung und konjunktivale Injektion. Die Differenzierung erfolgt an der Spaltlampe.

Verschiedenste Veränderungen des Linsenmetabolismus können zu Trübungen der Linse führen. Diese gehen in der Regel aber nicht mit Schmerzen einher (Phelps Brown u. Bron 1996); Ausnahme phakolytisches Glaukom, ► Abschn. Sekundärklaukom. Schmerzen aufgrund einer Katarakt sind deshalb primär im postoperativen Bereich nach einer Kataraktoperation zu finden. Ursächlich können nach einer Kataraktoperation akut v. a. entzündliche Veränderungen oder ein Augeninnendruckanstieg zu Schmerzen im Bereich des Auges und der Umgebung führen.

Im Falle leichterer postoperativer Entzündungszustände kann eine antientzündliche Therapie mit Steroiden häufig rasch zu einem Abklingen der Symptome führen. Ist der Augeninnendruck zusätzlich erhöht, so findet sich gleichzeitig ein Hornhautepithelödem und eine durch vorsichtiges (!) Palpieren erkennbare Bulbusverhärtung.

Kommt es allerdings postoperativ zu einer bakteriell bedingten intraokularen Entzündung (Endophthalmitis, ◘ Abb. 11.2), so sind starke Schmerzen im Bereich des Auges einige Tage nach einer Kataraktoperation typisch. Diese Schmerzen sind häufig sehr massiv und können in den Stirn- und Schläfenbereich, aber auch in den Bereich der Kopfhaut ausstrahlen (Louise u. Norrison 2004). Sie können sich auch als massive diffuse Kopfschmerzen manifestieren. Okulär finden sich eine starke konjunktivale Injektion und eine Trübung der optischen Medien bei der spaltlampenmikroskopischen Untersuchung.

Im Bereich der Vorderkammer, im Bereich der intraokularen Linse, aber auch im Bereich des Glaskörpers kommt es zu massiven zellulären Infiltrationen, die den Einblick auf den Augenhintergrund

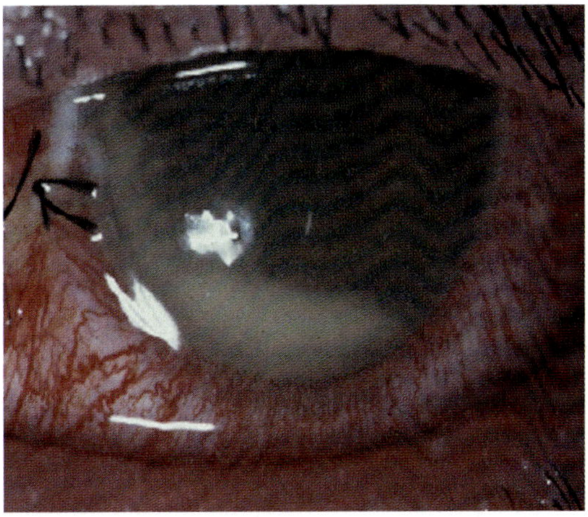

◘ **Abb. 11.2.** Postoperative Endophthalmitis mit Hornhauttrübung, Vorderkammerreizzustand und Ausbildung eines Hypopyons

häufig erschweren. Die Minderung der Sehfähigkeit korreliert dabei oft zum Ausmaß der entzündlichen Infiltration.

Ultraschallechographisch lässt sich die Ausdehnung der entzündlichen Infiltration darstellen und der Verlauf verfolgen. Eine hochdosierte lokale und systemische, aber auch intraokulare Antibiotikagabe ist zwingend notwendig. Kommt es dennoch zu einer Zunahme der Veränderungen, so ist eine operative Revision mit glaskörperchirurgischer Entfernung der entzündlichen Substanzen aus dem Glaskörperraum sowie einer Spülung des intraokularen Raumes inklusive der Vorderkammer und des Kapselsackes mit Antibiotika dringend notwendig.

11.3.4 Entzündungen der Iris, Aderhaut und Lederhaut

! Erkrankungen der Uvea, Iris und Sklera führen oft zu einem dumpfen Druckschmerzgefühl in Zusammenhang mit Sehminderung bzw. Schleiersehen, gemischter konjunktivaler Injektion und sind anhand der Spaltlampenuntersuchung näher zu charakterisieren.

Pathophysiologisch kann bei verschiedensten autoimmunologischen Grunderkrankungen eine entzündliche Mitbeteiligung der Iris (Iritis) und der Aderhaut (Uveitis), seltener auch der Lederhaut (Skleritis), anzutreffen sein. Es kommt zur entzündlichen Veränderung der entsprechenden Gefäßstrukturen mit Zunahme der Permeabilität und lokaler Einlagerung von Entzündungszellen sowie unterschiedlich starker Ausschwemmung der Entzündungszellen in die Vorderkammer und den Glaskörperraum. Es wird je nach Schwerpunkt der Zellinfiltration im Spaltlampenbefund zwischen einer anterioren, intermediären oder posterioren Uveitis unterschieden (Foster u. Vitale 2002). Neben einer stark erhöhten Blendempfindlichkeit und »Nebelsehen« resultieren Schmerzen auch aus der Affektion der Ziliarnerven, was zur Schmerzausstrahlung in den gesamten Kopfbereich führen kann (Zierhut 2002).

Diagnostisch zeigt sich bei der spaltlampenmikroskopischen Untersuchung eine konjunktivale und sklerale »gemischte« Injektion. Im Bereich der vorderen Augenabschnitte findet sich eine zelluläre Infiltration im Bereich der Vorderkammer mit zirkulierenden Leukozyten im Kammerwasser. Die Pupille zeigt meist eine Reizmiosis, und charakteristischerweise kann es auch zu Verformungen und Bewegungseinschränkungen der Pupille durch Synechierungen mit der vorderen Linsenkapsel kommen. Die Iris zeigt oft eine erkennbar vermehrte Füllung ihrer Gefäße. Diagnostisch ist zur Ursachenabklärung eine internisch-rheumatologische Untersuchung v. a. bezüglich autoimmunologischer Grunderkrankungen und der Ausschluss einiger infektiöser Erkrankungen wie Lues, Toxoplasmose, Borreliose oder TBC vorzunehmen. Die lokale Therapie erfolgt entsprechend mit immunsupprimierenden Substanzen wie Steroiden und gleichzeitiger Pupillenweitstellung. Im Falle einer erkennbar zugrunde liegenden Grunderkrankung muss diese therapiert werden. Bei kompliziertem Verlauf ist häufig eine systemische immunsupprimierende Therapie notwendig.

11.4 Primäres und sekundäres Glaukom

Schmerzen treten meist im Rahmen eines akuten Glaukomanfalles auf. Charakteristisch sind starke dumpfe lokale Druckschmerzen bis hin zu generalisierten Kopfschmerzen oft mit Erbrechen. Ferner finden sich Visusreduktion, sowie geminderte Pupillenreaktion und Bulbusverhärtung. Sie stellen einen augenärztlichen Notfall mit Risiko einer Erblindung dar.

11.4.1 Akutes Engwinkelglaukom

Pathophysiologisch liegt dem akuten Engwinkelglaukom ein verminderter Abfluss der Kammerwasserflüssigkeit durch eine Blockade des transpupillären Übergangs (Pupillarblock) oder durch eine Verminderung des Abflusses im Bereich des Kammerwinkels (Kammerwinkelverschluss) zugrunde (Grehn u. Stamper 2004). Ursächlich findet sich häufig eine nur geringe Vorderkammertiefe, z. B. bei hyperopem Auge. Als Folge des verminderten Abflusses des Kammerwassers kommt es innerhalb kurzer Zeit zu einem dramatischen Anstieg des Augeninnendruckes. Dieser kann Werte zwischen 50 und 60 mmHg erreichen. Hieraus resultieren starke allgemeine Beeinträchtigungen des Allgemeinbefindens und ausgeprägte Schmerzen im Augen- und

Kopfbereich. Diese finden sich häufig auch bis weit entfernt vom Auge und sind deshalb differenzialdiagnostisch bei allen stark ausgeprägten Kopfschmerzattacken mit einzubeziehen.

Diagnostisch findet sich eine ausgeprägte palpatorische Verhärtung des Auges. Ferner findet sich eine konjunktivale Injektion und Rötung des Auges. Die Hornhaut zeigt häufig ein diffuses Epithelödem aufgrund der druckbedingten Dekompensation der endothelialen Pumpfunktionen. Die Vorderkammer zeigt sich spaltlampenmikroskopisch stark verengt bis aufgehoben und die Pupille ist häufig mittelweit und zeigt keine Reaktion auf direkte Beleuchtung. Der Augeninnendruck kann applanatorisch gemessen werden und hierdurch die Diagnose des Engwinkelglaukoms bestätigt werden.

Therapeutisch wird zunächst eine lokale und systemische Senkung des Augeninnendruckes durch verschiedenste Medikamente angestrebt (Fingeret u. Lewis 2000). Kommt es hierdurch nicht erst zu einer Entlastung der Situation, so ist eine verbesserte Zirkulation des Kammerwassers durch das Anlegen einer Öffnung im Bereich der Iris anzustreben. Dies erfolgt heute primär durch den Neodynium-YAG-Laser, durch den durch lokale Mikroexplosionen eine Ruptur im Bereich des Irisstromas mit resultierendem Gewebsdefekt erzeugt wird. Dadurch wird der Durchfluss des Kammerwassers vom hinteren in den vorderen Bereich ermöglicht. Kann laserchirurgisch ein derartiger Irisdefekt nicht erreicht werden, so muss dies mittels eines operativen Eingriffes mit der Öffnung der Vorderkammer (Iridektomie) geschehen. Da, wie erwähnt, der Bau des Auges ein wesentlicher prädisponierender Faktor für das Auftreten eines Engwinkelglaukoms ist und die Augen als eineiige Zwillinge häufig eine große Gleichheit des Baues aufzeigen, sollte prophylaktisch am Partnerauge ein ähnlicher Eingriff vorgenommen werden.

11.4.2 Primäres Offenwinkelglaukom

Das primäre Offenwinkelglaukom ist pathogenetisch durch eine Behinderung des Kammerwasserabflusses im Bereich des Kammerwinkels und klinisch durch einen progredienten Gesichtsfeld- und später Visusverlust aufgrund eines Untergangs von Nervenfasern gekennzeichnet. Ihm liegt ein Ungleichgewicht der Durchblutung des N. opticus und des Augeninnendrucks zugrunde mit einer Minderperfusion im Bereich des Sehnerven. Deshalb ist es meist mit erhöhten Augeninnendruckwerten (>20 mmHg) assoziiert, kann aber bei schlechter Optikusperfusionslage auch bei normalen Druckwerten vorliegen (Normaldruckglaukom). Der zunehmende Verlust an Nervenfasern manifestiert sich im Bereich der Papille mit einer zunehmenden Exkavation bis hin zur totalen glaukomatösen Optikusatrophie.Kopfschmerzen können primär bei dieser Erkrankung dann hervorgerufen werden, wenn sehr hohe Augeninnendruckwerte (>40–50 mmHg) initial vorliegen. Dies ist aber sehr selten der Fall, so dass die Erkrankung meistens schleichend und ohne Schmerzen verläuft und lediglich durch Vorsorgeuntersuchungen beim Augenarzt oder häufig erst im fortgeschrittenen Stadium bei bereits sehr gravierendem Gesichtsfeld- und Visusverlust entdeckt wird. Diagnostisch richtungweisend sind die Messung des Augeninnendrucks, die Beurteilung des Kammerwinkels und der Papille sowie objektivierende Untersuchungen des Gesichtsfeldes (Perimetrie) und die Vermessung des Sehnervs und der Nervenfaserdicke (Grehn u. Stamper 2004). Effektive medikamentöse Therapien zur Senkung des Augeninnendrucks sowie chirurgische Strategien sind verfügbar, um einen Zielaugeninnendruck von möglichst 12–14 mmHg zu erreichen und somit eine weitere Progredienz der Erkrankung zu verhindern.

11.4.3 Sekundäre Glaukome

Neovaskuläres Sekundärglaukom

Das neovaskuläre Sekundärglaukom ist durch das Auftreten irregulärer Gefäßneubildungen im Irisstroma und im Bereich des Kammerwinkels gekennzeichnet (◘ Abb. 11.3). Diese Gefäßneubildungen entstehen meistens als Resultat einer ausgeprägten Netzhautischämie. Kommt es im Bereich der Netzhaut zu ausgeprägten Gefäßverschlüssen, so werden Wachstumsfaktoren freigesetzt (v. a. der vascular endothelial growth factor – VEGF). Diese Wachstumsfaktoren führen zum einen an der Netzhautoberfläche zu Gefäßneubildungen (◘ Abb. 11.4), können aber auch in vorderen Bereichen des Auges zirkulieren und zu Gefäßneubildungen im Bereich der Iris führen. Im weiteren Verlauf führen diese fibrovaskulären Gefäßneubildungen zu Membranen

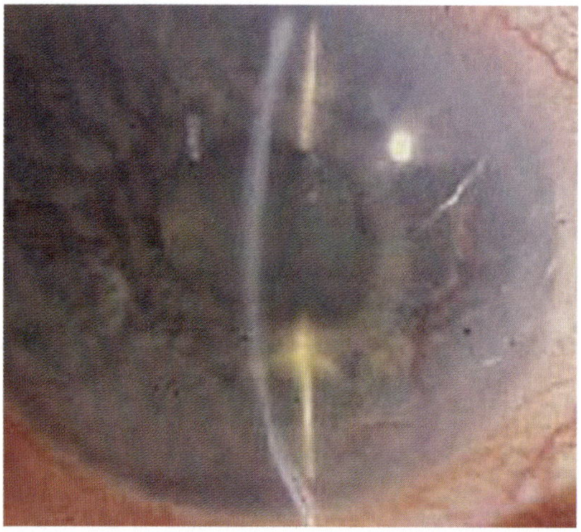

Abb. 11.3. Neovaskularisationsglaukom mit typischem Bild einer rubeosis iridis

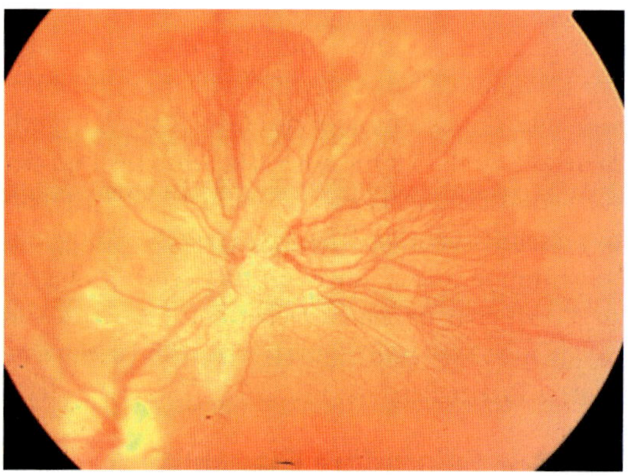

Abb. 11.4. Gefäßproliferationsbaum auf der Netzhautoberfläche im Rahmen einer proliferativen diabetischen Retinopathie

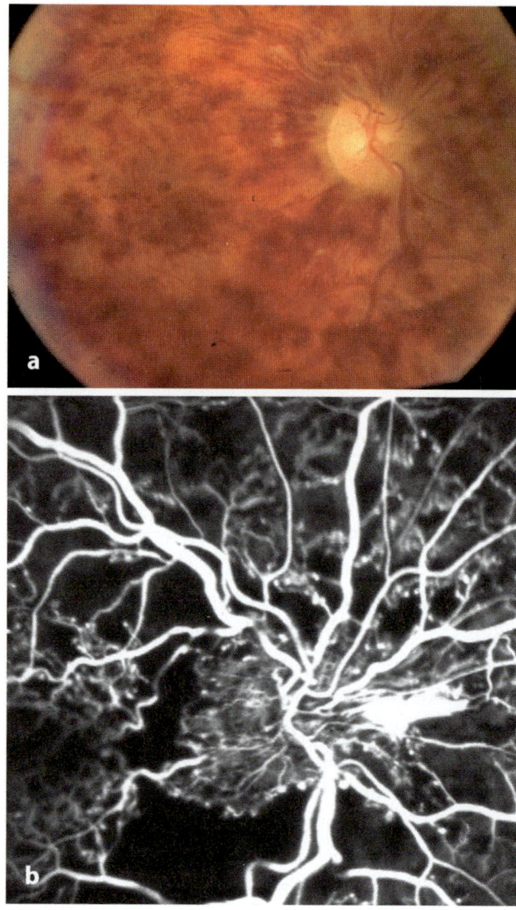

Abb. 11.5a,b. (**a**) Klinisches Bild eines Zentralvenenverschlusses mit multiplen streifigen Blutungen, venöser Ektasie und retinalem Ödem. (**b**) Angiographisch lässt sich das Ausmaß der Kapillarokklusionsareale und damit der retinalen Minderperfusion gut abschätzen, und es kann ggf. eine Laserbehandlung geplant werden

an der Irisoberfläche und im Bereich des Kammerwinkels, die dort Verklebungen und Synechierungen ergeben, die mit einem Verschluss des Kammerwinkels einhergehen (Rhee 2002). Hierdurch kommt es zu massiven Erhöhungen des Augeninnendruckes, der Werte von 40–50 mm/Hg erreichen kann. Hierdurch können lokale, aber auch in den gesamten Kopfbereich ausstrahlende Schmerzen verursacht werden.

Spaltlampenmikroskopisch findet man eine vermehrte Füllung der Bindehautgefäße und bei stark erhöhtem Augeninnendruck zusätzlich eine durch die Dekompensation des Hornhautendothels bedingt vermehrte Flüssigkeitseinlagerung in die Hornhaut mit Stromaschwellung und Epithelödem. Applanationstonometrisch lässt sich eine deutliche Druckerhöhung verifizieren. Im Bereich der Iris fallen irreguläre Gefäßneubildungen durch ihren nicht radiären Verlauf insbesondere im Bereich des Pupillarsaums, aber goniokopisch sichtbar auch im Bereich des Kammerwinkels auf. Ursächlich kommen verschiedene Netzhauterkrankungen als Ursache für ein neovaskuläres Sekundärglaukom in Frage.

Im Rahmen der diabetischen Retinopathie, aber auch nach Zentralvenenthrombosen können so ausgeprägte Kapillarokklusionen in der mittleren Peripherie der Netzhaut auftreten (◘ Abb. 11.5), dass die hiermit einhergehenden Ausschüttungen von Wachstumsfaktoren zu Gefäßneubildungen im Bereich der Iris führen. Aber auch im Rahmen einer ischämischen Orbitopathie, bei ausgeprägten Karotisstenosen oder Okklusionen anderer zuführender arterieller Gefäße, kann sich neben retinalen Veränderungen ein neovaskuläres Sekundärglaukom mit rascher Progredienz einstellen. Ferner finden sich neovaskuläre Prozesse im Bereich der Iris mit resultierender Tensioerhöhung auch als Komplikation bei länger andauernden intraokularen Entzündungen.

Therapeutisch ist die rasche Behandlung der Grunderkrankung ausschlaggebend. Lokal am Ort des Geschehens im Bereich der Iris und des Kammerwinkels ist eine Therapie leider nur begrenzt möglich. Deshalb beinhaltet jede therapeutische Strategie zunächst eine Ausschaltung der retinalen Ischämie. Diese erfolgt durch eine panretinale Laserkoagulation der peripheren Netzhaut mit konsekutiver Vernarbung der systemischen retinalen Areale. Ist dies nicht ausreichend oder kann diese z. B. aufgrund des verminderten Einblicks nicht rasch genug erfolgen, so ist eine periphere Kryokoagulation und entsprechende Vernarbung der peripheren Netzhaut sinnvoll. Diese Behandlung hat zudem den Vorteil, dass gleichzeitig der Ziliarkörper durch die Kryokoagulation mit beeinträchtigt wird und somit die Kammerwasserproduktion vermindert wird.

Kann durch die koagulative Maßnahme eine entsprechende Verminderung der retinalen Ischämie erreicht werden, so kommt es zu einer Vernarbung der Neovaskularisation im Bereich der Iris und des Kammerwinkels mit entsprechender Stabilisierung. Eine dennoch bestehende Druckerhöhung muss begleitend durch medikamentöse Maßnahmen angegangen werden. Eine Normalisierung der Drucksituation ist dringend anzustreben, da ansonsten eine druckbedingte Optikusatrophie mit Erblindung des Auges droht. Ferner können die druckassoziierten Schmerzen bei ungenügender Einstellung so groß sein, dass evtl. sogar der Verlust des Auges (Enukleation) als einzige therapeutische Maßnahme übrig bleibt. Deshalb kann bei ungenügender medikamentöser und koagulativer Drucksenkung der Versuch einer evtl. operativen Drucksenkung durch das Einsetzen künstlicher Abflusssysteme sinnvoll sein. Durch erneute Proliferationen kommt es allerdings hierbei häufig zu Verschlüssen mit erneuten komplizierten Druckerhöhungen.

Sekundärglaukome bei anderen Erkrankungen

Wie bereits beim neovaskulären Sekundärglaukom erwähnt, können verschiedene Entzündungen im intraokularen Bereich zu Druckerhöhungen führen (Grehn u. Stamper 2004). Diese können sich aber nicht nur durch die Induktion von Gefäßneubildungen negativ auf die Drucksituation auswirken. Es kann auch direkt durch Einlagerung entzündlicher Zellen zu einem Verschluss der das Kammerwasser ableitenden Strukturen und zu einer Druckerhöhung kommen. Pathophysiologisch finden sich solche Veränderungen z. B. bei einer fortgeschrittenen Katarakt (phakolytisches Glaukom). Hierbei kommt es zum Übertritt von Linsenbestandteilen bei fortgeschrittenen Linsentrübungen in die Kammerwasserflüssigkeit und hieraus resultierenden entzündlichen Veränderungen. Diese entzündlichen zellulären Infiltrate des Kammerwassers können zu einer Verlegung des Trabekelmaschenwerkes im Bereich des Kammerwinkels mit sekundärer Druckerhöhung führen. Ein ähnlicher Pathomechanismus kann auch bei anderen intraokularen Entzündungen, z. B. bei einer Herpeskleratitis oder bei Uveitiden, auftreten.

Spaltlampenmikroskopisch ist bei diesen Erkrankungen eine deutliche entzündliche Infiltration der Vorderkammerabschnitte zu sehen. Therapeutisch ist die Behandlung der Grunderkrankung mit assistierender medikamentöser Senkung des Augeninnendruckes anzuraten.

11.5 Netzhauterkrankungen

Reine Netzhauterkrankungen sind durch schmerzfreie Sehstörungen gekennzeichnet, können aber durch Komplikationen wie Sekundärglaukom, Phthisis oder postoperativ zu Schmerzen führen.

11.5.1 Makulaerkrankungen

Generell sind bei Netzhauterkrankungen Schmerzen nur selten als Symptom anzutreffen. Insbesondere Makulaerkrankungen führen vielmehr zu Metamorphopsien (Verzerrtsehen) und einer Verminderung des Lesevermögens (Kanski 2004). Diese Veränderungen gehen in der Regel ohne Schmerzen einher. Die verschlechterte Sehsituation kann allerdings zu asthenopischen Beschwerden, ähnlich den durch Refraktionsfehler bedingten, führen, die sich als Kopfschmerzen in Abhängigkeit v. a. von angestrengter Sehtätigkeit zeigen.

11.5.2 Vaskuläre Netzhauterkrankungen

Wie bereits in Abschn. Neovaskuläres Sekundärglaukom erwähnt, können verschiedenste vaskuläre Netzhauterkrankungen zu Gefäßneubildungen im Bereich der Iris und des Kammerwinkels führen. Hierbei sind insbesondere die diabetische Retinopathie, Venenastverschlüsse und Zentralvenenthrombose zu nennen (Lang 2000). Bei all diesen Erkrankungen kann eine ausgeprägte retinale Ischämie zu einer massiven Ausschwemmung von Wachstumsfaktoren (VEGF) führen. Hieraus resultiert eine Bildung von irregulären Gefäßen am Sehnervenkopf (Papillenproliferationen), im Bereich der retinalen Gefäßbögen (periphere Gefäßproliferationen) oder aber insbesondere im Bereich der Iris und des Kammerwinkels, was, wie beschrieben, den Kammerwasserabfluss blockiert und oft eine schmerzhafte Augendruckerhöhung zur Folge hat.

11.5.3 Netzhautablösung (Ablatio retinae)

Eine Netzhautablösung selbst, sei sie rhegmatogen (lochbedingt) oder traktiv, führt selten zu Schmerzsensationen. Vielmehr ist eine schnell oder langsam progrediente Sehminderung mit progredienten Gesichtesfelddefekten charakteristisch. Bei länger bestehenden Netzhautablösungen allerdings können sekundäre intraokulare Entzündungen auftreten, aus denen wiederum Druckerhöhungen mit entsprechenden Schmerzsensationen resultieren können. Darüber hinaus kann es aber auch bei länger bestehenden Netzhautablösungen zu einer so starken Veränderungen der intraokularen Gewebsstrukturen durch narbige Veränderungen kommen, dass eine Schrumpfung des Auges mit entsprechenden lokalen, aber auch ausstrahlenden Schmerzsensationen (Phthisis) entsteht (Augustin 2001). Um diesen Komplikationen vorzubeugen und natürlich um primär eine Begrenzung der durch die Netzhautablösung bedingten retinalen Schäden vorzubeugen, ist eine rasche Therapie der Grunderkrankung anzustreben.

Postoperativ sind nach Operationen von Netzhautablösungen häufig Schmerzen zu beobachten. Diese können erneut durch postoperativ eintretende Erhöhungen des Augeninnendrucks verursacht sein, aber auch spezifische operative Vorgehensweisen können postoperative Schmerzen verursachen. So werden bei Netzhautoperationen häufig zirkuläre Einschnürungen des Bulbus vorgenommen, durch das Aufbringen eines Gürtelfadens (Cerclage). Dieser dient der zirkulären Entlastung von Glaskörpertraktionen im Bereich des Äquators; es wird hierzu eine bandförmige Cerclage zirkulär mit Haltefäden in den 4 Quadranten auf die Sklera aufgebracht. Die durch die Anspannung des Cerclagefadens erzeugte, intraokulare Druckerhöhung wird durch Ablassen der subretinalen Flüssigkeit oder durch eine Vorderkammerpunktion entlastet. Allerdings kommt es zu einer Irritation von skleralen Nerven, die zu »Cerclageschmerzen« postoperativ Anlass geben. Diese Schmerzen strahlen in den Bereich der Schläfe, aber insbesondere auch des Kopfes halbseitig aus, und können sehr massiv sein sowie gelegentlich mit Übelkeit und Erbrechen einhergehen (Rhee u. Pyfer 2004). Sie sprechen meist gut auf nichtsteroidale Antiphlogistika an.

11.6 Erkrankungen der Nervus opticus

Sehnervenerkrankungen sind durch Sehminderungen, bogenförmige zentrale Gesichtsfelddefekte und ein afferentes Pupillendefizit im Wechselbelichtungstest gekennzeichnet. Zu Schmerzen kann es im Zusammenhang mit entzündlichen Opticuserkrankungen, wie Neuritis N. optici (mit initial retrobulbärem Augenbewegungsschmerz) oder einer anterioren ischämischen Optikusneuropathie (AION) im Rahmen einer Arteriitis temporalis (mit schläfenbetontem Kopschmerz und Druckschmerz der A. temporalis) kommen, die eine augenärztliche Notfallsituation mit Risiko beidseitiger Erblindung darstellt.

11.6.1 Anteriore ischämische Optikusneuropathie (AION)

Bei der anterioren ischämischen Optikusneuropathie sind ischämisch-arteriosklerotische Ursachen von entzündlichen Ursachen abzugrenzen (Schiefer et al. 2003). Die nicht entzündlichen Veränderungen (arteriosklerotische) geben hierbei selten zu Schmerzen Anlass. Oft ist anamnestisch eine Amaurosis-fugax-Symptomatik zu eruieren.

Im Rahmen der entzündlichen anterioren ischämischen Optikusneuropathie können allerdings sehr wohl assoziierte Schmerzsensationen die Folge sein (Gerling et al. 1998). Pathophysiologisch liegt diesen Erkrankungen eine autoimmunologisch bedingte Veränderung in den Gefäßwänden kleiner Arterien zugrunde (Kline 1996). Diese findet sich im Rahmen einer Arteriitis temporalis mit oder ohne beleitende Polymyalgia rheumatica wie auch bedingt durch andere autoimmunologische Gefäßerkrankungen. Im Rahmen dieser Grunderkrankungen können neben anderen Gefäßveränderungen auch Okklusionen kleiner, versorgender Arteriolen und Kapillaren im Bereich des N. opticus entstehen, die mit einem plötzlichen, häufig stark ausgeprägten Sehverlust einhergehen. Begleitende Kopfschmerzen, Kauschmerzen und andere Schmerzsensationen sind häufig anzutreffen (Solomon u. Cappa 1987). Oft zeigt sich eine verdickte druckdolente A. temporalis. Eine BSG/CRP-Bestimmung kann bei der raschen Differenzierung zwischen arteriitischer und nichtarteriitischer Form helfen. Eine sofortige internistisch-rheumatologische Abklärung einer evtl. assoziierten Systemerkrankung ist dringend notwendig, zumal v. a. bei arteriitischer Genese häufig rasch ein ähnlicher Verlauf am Partnerauge droht. Therapeutisch ist bei Nachweis einer entzündlichen anterioren ischämischen Optikusneuropathie mit entsprechender Systemerkrankung eine systemische immunsuppressive Therapie notwendig.

11.6.2 Neuritis nervi optici

Im Rahmen demyelinisierender Erkrankungen kann auch eine Mitbeteiligung des N. opticus resultieren. Dieser kann allein betroffen oder auch Teil einer weitere Gehirnstrukturen beeinträchtigenden entzündlichen Erkrankung sein (Lee u. Brazis 2003).

Für die Optikusneuritis typisch ist ein mäßig akuter, innerhalb einiger Stunden bis Tage einsetzender Visusverlust, der häufig mit typischem retrookulärem Augen-Bewegungsschmerz, aber auch ausstrahlenden Kopfschmerzen einhergehen kann (Gerling et al. 1998). Eine subjektive Farbentsättigung des betroffenen Auges wird häufig beschrieben. In der Untersuchung findet sich meist ein zentrales Skotom, und bei der Pupillomotorikprüfung lässt sich ein afferentes Defizit im Wechselbelichtungstest nachweisen. Im Gegensatz zu vielen retinalen Ursachen einer Farbentsättigung entstehen keine Metamorphopsien. Bei der funduskopischen Untersuchung sind gelegentlich begleitende Veränderungen im Bereich der Netzhaut in Form perivenöser, retinaler Gefäßeinscheidungen und häufiger v. a. Schwellungen oder Randunschärfe der Papille festzustellen. Elektrophysiologisch (VEP) lässt sich allerdings meist eine deutlich verlängerte Überleitungszeit visueller Reize zum Gehirn nachweisen. Diese sind typisch für die Optikusneuritis.

In prospektiven Studien konnte gezeigt werden, dass eine systemische hochdosierte Stoßbehandlung durch immunsuppressive Steroidtherapien nur sinnvoll ist, wenn neben der Optikuserkrankung weitere demyelisierende Herde im Gehirn nachgewiesen werden. Eine reine niedrigdosierte orale Gabe von Steroiden sollte nicht erfolgen, da keine raschere Visuserholung aber eine erhöhte Rezidivrate zu erwarten ist. Eine zusätzliche radiologische Abklärung (u. a. auf zerebrale Entmarkungsherde) und neurologische Untersuchung zur differenzialdiagnostischen Absicherung (in der Regel mit serologischen Untersuchungen zum Ausschluss infektiöser Ursachen einer Neuritis) und ggf. eine Liquorpunktion zur Frage einer demyelinisierenden entzündlichen Grunderkrankung (wie multiple Sklerose) sollte erfolgen (Burde et al. 2002).

11.6.3 Migräne

Migräne (▸ Kap. 14) äußert sich durch wiederkehrende halbseitige pulsierende Kopfschmerzen oft mit Erbrechen und Lichtscheu. Sie kann mit einer Aura z. B. in Form von Flimmerskotomen (Levine 2000) einhergehen und selten von Störungen der Okulomotorik begleitet werden (Olesen u. Lipton 1994).

Zu den pathophysiologischen Grundkonstellationen sei auf ▸ Kap. 14 hingewiesen. Im Rahmen migränebedingter Gefäßspasmen können auch die Augen in Mitleidenschaft gezogen werden. Dies äußert sich v. a. in visuellen Symptomen wie verändertes Farbsehen und veränderte Sehschärfe (Chronicle

u. Mulleners 1996). Typisch für eine Migräneaura sind sich allmählich über das Gesichtsfeld ausbreitende wandernde Flimmerskotome (Queiroz et al. 1997), evtl. gefolgt von halbseitig oder frontal betonten Kopfschmerzen (Levine 2000). Bei der seltenen Migränesonderform der ophthalmoplegischen Migräne kommt es zu transienten Okulomotoriustörungen mit Ptosis und Doppelbildern. In diesem Falle muss dringend auch an ein Aneurysma der Arteria communicans posterior gedacht werden. Liegen migränetypische Symptome und gleichzeitig unauffällige ophthalmoskopische Befunde vor, ist eine neurologische Abklärung und eventuelle Therapie (Goadsby et al. 2002) der Migräne sinnvoll.

11.6.4 Andere Kopfschmerzform mit attackenförmiger Wiederkehr, periokulärer Schmerzausstrahlung und okulären Begleitreaktionen

Clusterkopfschmerz

Diese seltenere Kopfschmerzform tritt v. a. bei Männern auf und äußert sich in Form heftigster einseitig bohrender periorbitaler Schmerzen von 30–90 min Dauer, die typischweise clusterartig zeitlich gehäuft, meist nächtlich und etwa zu gleicher Uhrzeit wiederholt auftreten. Begleitend kommt es zu Rhinorrhö, konjunktivaler Injektion und einer Horner-Symptomatik mit Ptosis und Miosis. Ein Ausschluss symptomatischer ursächlicher Läsionen z. B. durch Krankheitsprozesse im Sinus cavernosus sollte erfolgen (Bahra u. Goadsby 2002). Im Gegensatz zum Glaukomanfall ist der Bulbus nicht verhärtet. Typischerweise ist die Schmerzattacke durch O_2-Gabe zu kupieren (Göbel et al. 1997).

Paroxysmale Hemikranie

Diese seltene Kopfschmerzform, die in ihren Symptomen dem Clusterkopfschmerz ähnelt (Goadsby u. Lipton 1997), betrifft eher Frauen und äußert sich durch seitenkonstant auftretende kürzere, 5- bis 30-minütige Kopfschmerzattacken, die häufiger als die Clusterkopfschmerzattacken, nämlich bis zu 20-mal pro Tag auftreten können (Zukerman et al. 2000). Sie werden ebenfalls von konjunktivaler Injektion und Rhinorrhoe begleitet.

Typischweise spricht der Schmerz gut auf Indometacingabe (bis 150 mg pro Tag) an (Antonaci et al. 1998).

SUNCT

SUNCT (short lasting unilateral neuralgiform headache attacks with conjunctival injection and tearing) ist eine sehr seltene Erkrankung und betrifft meist Männer über 50 Jahren. Sie ist charakterisiert durch neuralgiforme einseitige Kopfschmerzattacken von 5 sek bis 4 min Dauer, die ca. 5- bis 6-mal pro Tag auftreten (Goadsby et al. 2001). Gelegentlich sind Halsbewegungen triggernd wirksam. Auch hier kommt es zu begleitender Lacrimation und konjunktivaler Injektion (Goadsby u. Lipton 1997). Ein therapeutisches Ansprechen auf die Therapieversuche, wie bei den beiden anderen oben genannten Kopfschmerzattacken, fehlt bei dieser Erkrankung (Pareja u. Sjaastad 1997). Es ist umstritten, ob es sich um ein eigenständiges Krankheitsbild oder eine Unterform einer Trigeminusneuralgie handelt.

Trigeminusneuralgie

Von dieser Erkrankung sind ältere Personen, v. a. Frauen häufiger als Männer betroffen (Zakrzewska 2002). Typischerweise kommt es zu häufigen und heftigsten einseitigen uniform verlaufenden Schmerzattacken von Sekundendauer, die oft durch bestimmte Berührreize triggerbar sind (Terrence u. Jensen 2000). Die Schmerzen werden meist in Kiefer- oder Ohrbereich lokalisiert und können das Leben der Erkrankten schwer beeinträchtigen sowie massive depressive Verstimmungen hervorrufen. Der Ablauf der Schmerzattacken wird nicht von neurologischen Defiziten begleitet.

Kurz nach der Schmerzattacke besteht bei der klassischen, nicht symptomatischen Form eine variable refraktorische Phase, in welcher kein neuerlicher Schmerz ausgelöst werden kann. Therapeutisch sind u. a. Neuroleptika und Antiepileptika wirksam (Paulus et al. 2002). Auch werden operative Verfahren wie z. B. eine Koagulation des Ganglion gasseri oder eine operative Dekompression der Trigemninuswurzel von der Druckwirkung benachbarter Gefäßabgänge eingesetzt (Barker et al. 1997). In jedem Falle müssen symptomatische Formen der Schmerzgenese z. B. durch Tumor oder Sinusitiskomplikationen ausgeschossen werden.

Sluder Neuralgie (Neuralgie des Ganglion pterygopalatinum)

Diese ebenfalls zu den clusterartigen Kopfschmerzformen zählende, sehr seltene Erkrankung (Ahamed u. Jones 2003) wird hier nur kurz erwähnt. Der Schmerz ist durch länger dauernde einseitige Schmerzattacken (bis zu 20 min Dauer) mit Ausstrahlung in Orbita, Rachen und Ohr gekennzeichnet und auslösbar z. B. durch Kaubewegungen (Paulus et al. 2002). Es werden heftige begleitende Niesattacken als charakteristisch angegeben. Begleitende Hypästhesie im Mund-Rachenbereich sowie eine halbseitige Gaumensegellähmung können auftreten.

Zoster ophthalmicus und postzosterische Neuralgien

Heftige im Gebiet eines Trigeminusastes lokalisierte anhaltende einseitige Gesichtsschmerzen mit assoziierten Dysästhesien können v. a. bei älteren Patienten und Immungeschwächten erstes Zeichen eines Zoster ophthalmicus sein. Es ist initial oft lediglich eine leichte Hautrötung und eine konjunktivale Injektion erkennbar. Erst wenige Tage später ist dann meist anhand der typischen herpetischen Bläschen im betreffenden Hautbereich die Erkrankung eindeutig zu diagnostizieren (Dworkin u. Portenoy 1996). Eine Überprüfung der Hornhautsensibilität und der Sensibilität der Nasenspitze kann einen Mitbefall des nasoziliaren Astes erkennen lassen. In diesem Falle ist gehäuft mit schweren okulären Komplikationen zu rechnen und eine augenärztliche Untersuchung unbedingt erforderlich. Neben Hornhautgeschwüren kann es bei unzureichender Therapie zu chronisch persistierender Uveitis und selten auch zur akuten retinalen Nekrose mit Erblindung kommen (Foster u. Vitale 2002). Eine rechtzeitige systemische antivirale Therapie kann diese Komplikationen meist verhindern und hilft auch, hartnäckige postherpetische Neuralgien zu vermeiden.

11.7 Erkrankungen der Orbita

11.7.1 Pseudotumor orbitae

Dieses seltenere Erkrankungsbild äußert sich durch einen akuten schmerzhaften einseitigen Exopthalmus mit Diplopie und Entzündungszeichen, wie konjunktivaler Injektion und Lidschwellung (Huber u. Kömpf 1998). Eine Unterteilung dieses heterogenen Krankheitsbildes in eine skleritische, eine dakryoadenitische, eine diffuse und eine myositische Form sowie einen Befall der Orbitaspitze/des Sinus cavernosus als Tolosa-Hunt-Syndrom ist sinnvoll.

In allen Fällen handelt es sich um eine Ausschlussdiagnose, bei der mittels Bildgebung (Sonographie MRT) und ggf. sogar Biopsie andere Ursachen dieser Symptome, wie eine Orbitalphlegmone, ein Lymphom, eine Wegenersche Granulomatose oder eine Tuberkulose etc., ausgeschlossen werden müssen (Constantinidis et al. 2000).

Typisch für einen Pseudotumor orbitae ist das gute Ansprechen auf Kortison (Miller u. Newman 1998), was jedoch nicht das Vorliegen z. B. eines Lymphoms ausschließt. Sorgfältige Kontrollen sind daher wichtig, und Rezidive können ein Problem darstellen.

11.7.2 Tolosa-Hunt-Syndrom

Diese granulomatöse Erkrankung der Orbitaspitze und des Sinus cavernosus führt zu heftigen periorbitalen Dauerschmerzen und durch die Lage der Entzündung zu variablen kombinierten Augenmuskelparesen meist unter Aussparung der Pupillomotorikfasern (Förderreuther u. Straube 1999). Spontane Remissionen innerhalb von Tagen sind ebenso, wie ein Rezidivieren nach Monaten bis Jahren möglich. Hyposensibilität im ersten Trigeminusast tritt auf.

Andere Ursachen schmerzhafter Ophthalmoplegien mit Exopthalmus und andere Ursachen eines Sinus-cavernosus-Syndromes wie Tumoren, Karotis-Sinus-cavernosus-Fisteln und intrakavernöse Karotis-Aneurysmata müssen neuroradiologisch ausgeschlossen werden (De Arcaya et al. 1999). Kortison ist gut wirksam.

11.7.3 Myositis

Im Rahmen verschiedener autoimmunologischer Erkrankung ist eine Entzündung der für die Augenmotilität verantwortlichen Augenmuskeln möglich. Pathophysiologisch kommt es zu Infiltrationen der Muskeln, insbesondere der geraden Augenmuskeln im Bereich der Orbita. Diagnostisch findet sich bei der spaltlampenmikroskopischen Untersuchung eine vermehrte Rötung und Schwellung im Bereich der Muskelansätze (Augustin 2001). Außerdem entstehen Schmerzen bei der Bewegung des Bulbus, evtl. schmerzhafter Bulbusbeweglichkeitseinschränkung und zeitweise auch eine Schwellung der umgebenden Hautpartien (Kennerdell et al. 2001). Radiologisch lässt sich eine Verdickung der Muskeln darstellen. Eine internistisch-rheumatologische Abklärung eventueller Grunderkrankungen ist zwingend. Die Therapie erfolgt im Rahmen der Behandlung der zugrunde liegenden Grunderkrankung durch immunsupprimierende medikamentöse Strategien.

11.7.4 Endokrine Orbitopathie

Im Rahmen einer Hyperthyreose bei Morbus Basedow und anderer Schilddrüsenerkrankungen kann es zu einer endokrinen Orbitopathie kommen. Diese geht einher mit einer Einlagerung u. a. von Mukopolysachariden in das orbitale Fettgewebe, was auch zu entzündlichen Veränderungen, Verdickungen und Kontraktionen der Augenmuskeln führen kann. Eine entsprechende Protrusio, aber auch eine veränderte Motilität des Bulbus ist die Folge.

Es findet sich eine Lidretraktion, die in Primärposition als Dalrymple-Zeichen imponiert und bei Abblick ein Absinken des Oberlides verhindert (Graefe-Zeichen) oder bei Fixation als »starrer Blick« (Kocherzeichen) erkennbar ist (Kennerdell et al. 2001).

Bei der diagnostischen Abklärung ist die Erhebung des Exophthalmus (Hertel-Messung) und eventuell begleitender Lidveränderungen und die Einschränkung der Bulbusmotilität in alle sog. Führungsrichtungen zwingend (Kanski 2004). Es findet sich spaltlampenmikroskopisch im akuten Stadium eine vermehrte konjunktivale Injektion mit eventuell erkennbarer Verdickung der Muskelansätze. Intraokulär zeigt sich eine reizfreie Situation.

Auch unabhängig vom Ausmaß der übrigen Symptome (!) kann bei ausgeprägter orbitaler Infiltration eine Kompression des N. opticus mit entsprechendem Gesichtsfeldverfall und später irreversiblem Visusabfall resultieren. Eine bildgebende Diagnostik, die Abklärung einer Schilddrüsenerkrankung und eine medikamentöse, meist mit Kortison beginnende, eventuell auch strahlentherapeutische und chirurgische Therapie der endokrinen Orbitopathie ist anzustreben. Regelmäßige Gesichtsfeldkontrollen sollten in jedem Falle erfolgen.

11.7.5 Sinusitis und okuläre rhinusinugene Komplikationen

In die Orbita ausstrahlende frontale dumpfe Kopfschmerzen mit assoziierter lokaler Klopfschmerzhaftigkeit und Druckschmerz der benachbarten Trigeminus-Austrittspunkte begründen den Verdacht auf eine Sinusitis (Close u. Aviv 1997). Röntgenuntersuchung bzw. CT lassen die Diagnose erhärten (Levine 2000). Es kann in der Folge zu schweren rhinusinugenen Komplikationen (Periostitis, Subperiostalabszess, Orbitalphegmone, Sinus-cavernosus-Thrombose) mit Notfallsituation kommen (Göbel u. Baloh 2000). Neben Periostitis und Subperiostalabszess ist augenärztlicherseits v. a. eine Orbitalphlegmone eine gefürchtete Komplikation, die eine Notfallsituation darstellt (Kennerdell et al. 2001).

Das klinische Bild einer Orbitalphlegmone ist durch schmerzhaften Exophthalmus mit begleitender konjunktivaler Injektion und Lidschwellung sowie schmerzhafter Augenmotilitätseinschränkung gekennzeichnet (Rhee u. Pyfer 2004). Neben schwerem Krankheitsgefühl bestehen als Ausdruck der Entzündung Fieber und Leukozytose. Seltene andere infektiöse Erkrankungen wie eine Mukormykose und akute tumoröse Erkrankungen, aber auch ein Pseudotumor orbitae sind differenzialdiagnostisch auszuschließen. Eine rasche bildgebende Diagnostik (Computertomographie, Magnetresonanztomographie) sowie eine antibiotische und ursächliche Therapie sind erforderlich, hier sollte auch ein HNO-Arzt hinzugezogen werden.

Als Komplikationen können Sepsis, Sinusvenenthrombose und Meningitis auftreten. Auch ohne Ausbildung einer Orbitalphlegmone kann eine Sinusitis, wie aber auch andere septische Streuherde (z. B. augennahe Furunkel etc.), eine septische Thrombose eines Hirnsinus wie z. B. eine Sinus-cavernosus-Thrombose hervorrufen. Dieses schwere Krankheitsbild imponiert mit Fieber, frontalem Kopfschmerz, schwerem Krankheitsgefühl, entzündlicher Schwellung über Stirn und Nasenrücken und einem meist bilateralen, progredienten Exopthalmus mit mäßig gestauten konjuktivalen und retinalen Venen. Wie bei anderen Affektionen im Bereich des Sinus cavernosus ist eine mehr oder weniger vollständige paretische Bulbusmotilitätsstörung eventuell mit Pupillomotorikstörung und sensiblen Ausfällen im Trigeminus-Versorgungsgebiet assoziiert. Bildgebung und Liquorpunktion erhärten die Diagnose. Eine unverzügliche Therapie ist lebensnotwendig.

11.7.6 Orbitale Tumore

Verschiedene orbitale Tumore können zu einer Kompression des Bulbus und des Optikus im Bereich der Orbita führen (Albert u. Polans 2003). Dies kann mit Schmerzen im Bereich der Augen, aber auch mit einem Ausstrahlen einhergehen (Lommatzsch 1999). Eine Therapie der Grunderkrankung ist zwingend.

11.8 Vaskuläre Ursachen von Kopfschmerzen mit typischer begleitender okulärer Symptomatik

11.8.1 Karotisdissektion

Möglicherweise als Folge von (Bagatell-)Traumen im Halsbereich kann eine Karotisdissektion auftreten. Hierbei ist ein heftiger halbseitiger Schmerz und eine Druckschmerzhaftigkeit der betroffenen Halsseite mit Ausstrahlung in den Kopf und eventuell einem begleitenden Horner-Syndrom auffällig (Guillon et al. 1998). Eine initiale Vorstellung beim Augenarzt ist angesichts der heftigen Schmerzen und der Schmerzlokalisation selbst bei Horner-Symptomatik eher die Ausnahme. In jedem Falle ist es wichtig, an diese Diagnose zu denken und vor Eintreten weiterer Komplikationen, wie einem A. cerebri media-Verschluss, mittels Dopplersonographie oder Magnetresonanztomographie(MRT)-Befund die richtige Diagnose zu stellen.

11.8.2 Karotis-Sinus-cavernosus-Fistel

Ein »pulsierender Exophthalmus« mit massiver Stauung der konjunktivalen wie der retinalen Gefäße lässt, v. a. wenn der Patient selbst eventuell ein pulsierendes Geräusch beschreibt (Haas 1991), in Zusammenhang mit Diplopie (durch Parese v. a. des III. und VI. Hirnnerven) und lokalen Kopfschmerzen an eine Karotis-Sinus-cavernosus-Fistel denken (Schiefer et al. 2003, Haas 1991). Eine rasche Diagnose durch bildgebende Verfahren (wie z. B. Angio-MRT) mit nachfolgender Therapie kann oft verhindern, dass es zu schweren Komplikationen wie ischämischer Ophthalmopathie, zerebraler Ischämie oder zerebralen Blutungskomplikationen kommt (Miller u. Newman 1998).

11.8.3 Symptomatische Hirnbasisaneurysmen

Hirnbasisaneurysmen können neben dem typischen Bild einer massiven Subarachnoidalblutung auch durch eventuell über Jahre rezidivierende Kopfschmerzattacken und flüchtige Paresen z. B. der Augenmuskeln auffällig werden (Schievink 1997). Je nach Lage des Aneurysmas kann es zu druckbedingten Läsionen des N. III (bei Aneurysma der A. cerebri post., A. carotis interna, A. communicans post.) kommen, wobei typischerweise im Gegensatz zur mikrovaskulären Läsionsursache (z. B. bei Diabetes mellitus) hierbei die pupillomotorischen Fasern mitbetroffen sind (Raps et al. 1993).

Infraklinoidale Karotis-interna-Aneurysmata führen zum Cavernosus-Syndrom mit wechselnden Lähmungen des III., IV und VI. Hirnnerven und Exophthalmus. Ferner können bei Opticus/Chiasma-nahe Lage der Aneurysmata die Kopfschmerzen von Gesichtsfelddefekten und Opticusatrophie begleitet werden. Eine Liquorpunktion lässt ggf. kleine subarachnoidale Mikroblutungen nachweisen, und die Diagnose erfolgt mittels angiographischer Darstellung (z. B. Angio-MRT).

11.8.4 Okuläre diabetogene Neuropathie

Nicht selten sind Schläfenkopfschmerzen und Diplopie bei isolierter Parese v. a. des N. abducens oder des N. oculomotorius durch eine mikrovaskuläre diabetogene Nervenschädigung entstanden (Vinik u. Mehrabyan 2003). Bei Okulomotoriuslähmung sind jeweils die pupillomotorischen Fasern im Gegensatz zu aneurysmabedingten oder tumorbedingten Läsionen nicht betroffen (Schiefer et al. 2003). Auch finden sich die genannten Ausfälle isoliert, ohne weitere neurologische Defizite oder Hirndruckzeichen (Eareckson u. Miller 1952). Sicherheitshalber sollte stets eine Bildgebung zum Ausschluss anderer Ursachen der Paresen erfolgen. Die Prognose der Lähmungen ist nicht schlecht, und es kommt oft zu einer langsamen Rückbildung der Symptome (Kaufmann et al. 2003).

Literatur

Abelson MB (2001) Allergic diseases of the eye. Saunders, Philadelphia

Ahamed SH, Jones NS (2003) What is sluders neuralgia. J Laryngol Otol 117: 437–443

Albert DM, Polans A (2003) Ocular oncology. Marcel Dekker, Basel

Antonaci F, Pareja JA, Caminero AB, Sjaastad O (1998) Chronic paroxysmal hemicrania and hemicrania continua. Parenteral indometacin: the Indotest. Headache 38:122–128

Arffa R (1998) Grayson's diseases of the cornea, 4th ed. Mosby, St. Louis 1998

Augustin AJ (2001) Augenheilkunde, 2. Aufl. Springer, Berlin

Bahra MA, Goadsby PJ (2002) Cluster headache: a prospective clinical study in 230 patients with diagnostic implications. Neurology 58:354–361

Barker FI, Jannetta PJ, Bissonette DJ, Larkins MV, Jho HD (1997) The long-term outcome of microvascular decompression for trigeminal neuralgia. N Engl J Med 334:1077–1083

Bialasiewicz AA, Klauß V (1996) Infektionen am Auge. Fragen zur Praxis. Agamede, Köln

Boruchof AS (2001) Anterior segment disorder. A diagnostic color atlas. Butterworth Heinemann, Oxford

Burde RM, Savino PJ, Trobe JD (2002) Clinical decision in Neuro-Opthalmology, 3rd ed. Elsevier, Oxford

Chandler JW, Sugar J, Edelhauser HF (1997) Erkrankungen des äußeren Auges. Kornea, Konjunktiva, Sklera, Augenlider, Tränensystem. Ullstein Mosby, Berlin

Chronicle E, Mulleners WM (1996) Visual system dysfunction in migraine: a review of clinical and psychophysical findings. Cephalgia 16:525–535

Close LG, Aviv J (1997) Headaches and disease of the nose and paranasal sinuses. Sem Neurol 17:351–354

Constantinidis J, Zenk J, Steinhart H et al. (2000) Diagnosis and therapy of pseudotumors of the orbit. HNO 48:665–670

De Arcaya A, Cerezal L, Canga A, Polo JM, Berciano J, Pascual J (1999) Neuroimaging diagnosis of Tolosa-Hunt syndrome. MRI contribution. Headache 39:321–325

Dworkin R, Portenoy RK (1996) Pain and its persistence in herpes zoster. Pain 67:241–252

Eareckson VO, Miller JM (1952) Third nerve palsy with sparing of pupil in diabetes mellitus; a subsequent identical lesion of the opposite eye. Am Arch Opthalmol 47:607–610

Fingeret M, Lewis TL (2000) Primary care of the glaucomas. Appleton and Lange, New York

Forderreuther S, Straube A (1999) The criteria of the International Headache Society for Tolosa-Hunt syndrome need to be revised. J Neurol 246:371–377

Foster SC, Vitale AT (2002) Diagnosis and Treatment of Uveitis. Saunders, Philadelphia

Gerling J, Janknecht P, Kommerell G (1998) Orbital pain in optic neuritis and anterior ischemic optic neuropathy. Neuro-Ophthalmology 19:93–99

Goadsby P, Lipton RB (1997) A review of paroxysmal hemicranias, SUNCT syndrome and other short-lasting headaches with autonomic features, including new cases. Brain 120:193–209

Goadsby P, Lipton RB, Ferrari MD (2002) Migraine – current understanding and treatment. N Engl J Med 346:257–270

Goadsby P, Matharu MS, Boes CJ (2001) SUNCT syndrome or trigeminal neuralgia with lacrimation. Cephalalgia 21:82–83

Göbel H, Baloh RW (2000) Disorders of ear, nose, and sinus. In: Olesen J, Tfelt-Hansen P, Welch KMA (eds) The Headaches, 2nd ed. Lippincott Williams & Wilkins, Philadelphia, S 905–912

Göbel H, Diener HC, Grotemeyer KH, Pfaffenrath V (1997) Therapie des Clusterkopfschmerzes. Nervenheilkunde 16:548–557

Grehn F, Stamper R (2004) Glaucoma. Springer, Berlin

Guillon B, Biousse V, Massiou H, Bousser MG (1998) Orbital pain as an isolated sign of internal carotid artery dissection. A diagnostic pitfall. Cephalagia 18:222–224

Haas D (1991) Arteriovenous malformations and migraine case reports and an analysis of the relationship. Headache 31:509–513

Huber A, Kömpf D (1998) Klinische Neuroophthalmologie. Thieme, Stuttgart

Kanski JJ (2004) Klinische Ophthalmologie. Thieme, Stuttgart

Kaufmann H et al. (2003) Strabismus, 3. Aufl. Thieme, Stuttgart

Kennerdell JS, Cockerham KP, Maroo JC et al. (2001) Practical Diagnosis and Management of orbital disease. Butterworth Heinemann, Oxford

Kline LB (1996) Optic nerve disorders. American Acadamy of Ophthalmology Monographs 10. American Acadamy of Ophthalmology, San Francisco

Lachenmayr B, Friedburg D, Hartmann E (2004) Auge-Brille-Refraktion, 3. Aufl. Enke, Stuttgart

Lang GK (2000) Augenheilkunde. Verstehen-Lernen-Anwenden. Thieme, Stuttgart

Lee AG, Brazis PW (2003) Clinical pathways in neuro-opthalmology. An evidance based approach. Thieme, Stuttgart

Leibowitz HM, Waring GO (1998) Corneal disorders. Clinical diagnosis and management. Elsevier, Oxford

Levine H (2000) Patients with headache and visual disturbance: a differentiation between migraine and sinus headache. Arch Otolaryngol Head Neck Surg 126:234–235

Lommatzsch P (1999) Ophthalmologische Onkologie. Thieme, Stuttgart

Louise A, Norrison J (2004) Management of cataracts and glaucoma. Taylor and Francis, Basingstoke

Mannis MJ, Zadnik K (2004) Contact lenses in ophthalmic practice. Springer, Berlin

Miller NR, Newman NJ (1998) Walsh and Hoyt`s clinical neuro-opthalmology. Williams & Williams, Baltimore

Olesen J, Lipton RB (1994) Migraine classification and diagnosis. International Headache Society criteria. Neurology 44 suppl 4:6–10

Pareja J, Sjaastad O (1997) SUNCT syndrome. A clinical review. Headache 37:195–202

Paulus W, Evers S, May A, Steude U, Wolowski A, Pfaffenrath V (2002) Therapie und Prophylaxe von Gesichtsneuralgien und anderen Formen der Gesichtsschmerzen. Nervenheilkunde 21:255–268

Phelps Brown N, Bron AJ (1996) Lens disorders. A clinical manual of cataract diagnosis. Butterworth Heinemann, Oxford

Queiroz L, Rapoport AM, Weeks RE et al. (1997) Characteristics of migraine visual aura. Headache 37:137–141

Raps E, Rogers JD, Galetta DL, Solomon RA, Lennihan L, Klebanoff LM, Fink ME (1993) The clinical spectrum of unruptured intracranial aneurysms. Arch Neurol 50:265–268

Rhee D (2002) Glaucoma. Color atlas and synopsis of clinical ophthalmology. McGraw-Hill, New York

Rhee JD, Pyfer FM (2004) The Wills eye manual. Office and emergency room diagnosis and treatment. Lippincott, Philadelphia

Schiefer U, Wilhelm H, Zrenner E, Burk A (2003) Praktische Neuroophthalmologie. Kaden, Heidelberg

Schievink W (1997) Intracranial aneurysms. New Engl J Med 336:28–40

Solomon S, Cappa KG (1987) The headache of temporal arteritis. J Am Geriatr Soc 35:163–165

Terrence C, Jensen TS (2000) Trigeminal neuralgia and other facial neuralgias. In: Olesen J, Tfelt-Hansen P, Welch KMA (eds) The Headaches, 2nd ed. Lippincott Williams & Wilkens, Philadelphia,:S 929–938

Vinik AI, Mehrabyan A (2003) Diagnosis and management of diabetic autonomic neuropathy. Compr Ther 29:130–145

Wright KW, Spiegel PH (2003) Pediatric ophthalmology and strabismus, 2. Aufl. Springer, Berlin

Zakrzewska J (2002) Trigeminal neuralgia. In: Zakrzewska JM, Harrison SD (eds) Assessment and management of orofacial pain.Elsevier, Amsterdam, S 263–366

Zierhut M (2002) Uveitis. Kohlhammer, Stuttgart

Zukerman E, Peres MFP, Kaup AO, Monzillo PH, Costa AR (2000) Chronic paroxysmal hemicrania-tic syndrome. Neurology 54:1524–1526

Gesichtsschmerzen aus HNO-Sicht

M. Nieschalk, F. Schmäl

Zahlreiche HNO-Erkrankungen können als Symptom Gesichts- bzw. Kopfschmerzen verursachen (»symptomatischer Kopfschmerz«) und bedürfen einer fachspezifischen Therapie (Arnold et al. 2005; Probst et al. 2004, Bootz et al. 2002). Andererseits sind nur etwa die Hälfte der »Ohrenschmerzen« tatsächlich durch strukturelle Läsionen des äußeren Ohres oder des Mittelohres bedingt (Göbel et al. 2001). So können solche Übertragungsschmerzen als »Projektionsotalgien« (auch »sekundäre Otalgien« genannt) ursächlich in Erkrankungen außerhalb des Ohres begründet sein, bedingt durch eine Irritation des N. trigeminus (z. B. bei Glossitis oder akuter Tonsillitis), des N. facialis (vermittelt über den N. intermedius z. B. bei Herpes zoster), des N. glossopharyngeus (z. B. bei Entzündungen des Nasenrachenraums [Adenitis] oder der Tuba auditiva) sowie des N. vagus (z. B. bei der Laryngitis oder Pharyngitis). Kopfschmerzen bei Erkrankungen der Nase werden ebenfalls über eine Affektion des 1. und 2. Astes des Nervus trigeminus vermittelt und können bei Nasenseptumdeviation sowie viralen und bakteriellen Rhinosinusitiden, aber auch bei allergischen, vasomotorischen oder atrophische Rhinitiden auftreten.

12.1 Schmerzen in Verbindung mit Erkrankungen der Nase und der Nasennebenhöhlen

12.1.1 Entzündungen der äußeren Nase und der Gesichtsweichteile

Leitlinien für Diagnostik und Therapie der Deutschen Gesellschaft für Hals-Nasen-Ohren-Heilkunde, Kopf- und Hals-Chirurgie: *Nasenfurunkel* AWMF-Reg.-Nr.: 017/014: http://www.uni-duesseldorf.de/WWW/AWMF/awmfleit.htm

Schmerzsymptomatik und klinische Begleitsymptome

Ätiologie

Schmerzhafte Staphylokokkeninfektion der Haarbälge (Follikulitis) im Vestibulum nasi mit phlegmonöser Ausbreitung zur Nasenspitze/-steg, zur Oberlippe und entlang des Nasenrückens.

Diagnostik

Inspektion: Ausschluss Erysipel, Herpes zoster, Rosazea; Palpation: insbesondere Weichteile im Bereich des medialen Augenwinkels (Vena angularis);

Tab. 12.1. Schmerzen aufgrund von Erkrankungen der Nase/Nasennebenhöhlen

HNO-Erkrankung		**Schmerzsymptomatik**	**Begleitsymptome/-befunde**
Entzündungen der äußeren Nase und der Gesichtsweichteile (Nasenfurunkel)		Zunehmender Spannungsschmerz der Nasenspitze und/oder der Oberlippe, Kopfschmerz	Rötung und Schwellung, allg. Krankheitsgefühl, Fieber, phlegmonöse Ausbreitung entlang des Nasenrückens in den med. Augenwinkel
Komplikation: Sinus-cavernosus-Thrombose		Druckschmerz im med. Augenwinkel (V. angularis Druckschmerz) starke Kopfschmerzen	Septische Temperaturen, Schüttelfrost, Milzschwellung, Eintrübung des Bewusstseins, Ober- und Unterlidödem, Chemosis, Protrusio bulbi mit Motilitätsstörungen, Stauungspapille, Erblindung
Akute Rhinitis		Unspezifischer Kopfschmerz (bes. im »trockenen Vorstadium« auftretend)	Fieber, Abgeschlagenheit und Brennen bzw. Wundgefühl in Nasen- und Nasenrachenraum. Im katarrhalischen Stadium: Seröse Sekretion und Obstruktion der Nase. Bei sekundärer bakterieller Besiedelung: muköses und putrides Nasensekret
Akute Rhinosinusitis	Sinusitis maxillaris	Dumpfer, pochender Wangen-Oberkieferschmerz mit oder ohne Zahnschmerzen, Zunahme bei raschem Vorbeugen des Kopfes oder bei Erschütterung (z. B. Hüpfen)	
	Sinusitis ethmoidalis	Stirnkopfschmerz, peri oder retroorbitaler Schmerz, Schmerz im Bereich der Nasenwurzel, Zunahme bei raschem Vorbeugen des Kopfes oder bei Erschütterung	
	Sinusitis frontalis	Akute Sinusitis frontalis: Innerhalb weniger Stunden auftretende starke stechende Schmerzen über der betroffenen Stirnseite und periorbital chronische Sinusitis frontalis: Uncharakteristische Symptomatik mit dumpfem Spannungs- oder chronischem Halbseitenkopfschmerz	
	Sinusitis sphenoidalis	Dumpfer, teils starker Druckschmerz mit Projektion in den Bereich beider Schläfen, des Scheitels, der Schädelmitte oder des Hinterhaupts	
Chronische Rhinosinusitis		Zwischen Druckgefühl und ständig andauerndem oder wiederholt akut aufflackerndem Schmerz, wechselnder Charakter der Zephalgie	Behinderte Nasenatmung, Sekretfluss im Nasenrachenraum (»postnasal drip«)
Polyposis nasi		Kopfschmerzen in Abhängigkeit von der Ausprägung der Nasenatmungsbehinderung bzw. der Ventilations- und Drainagestörungen in den Nasennebenhöhlen	Hyp- bzw. Anosmie durch Verlegung der Riechspalte, Schnarchen, Rhinophonia clausa, Räusperzwang durch Sekretabfluss in Nasenrachen und Pharynx (»postnasal drip«), bei Ausbreitung in die tieferen Atemwege auch Laryngitis mit Heiserkeit sowie bronchitische Symptome

((Fortsetzung))

Tab. 12.1. Schmerzen aufgrund von Erkrankungen der Nase/Nasennebenhöhlen

HNO-Erkrankung		Schmerzsymptomatik	Begleitsymptome/-befunde
Muko- und Pyozelen der Keilbeinhöhle		Kopfschmerzen mit Ausstrahlung in Scheitelmitte und Hinterhaupt (▶ s. Sinusitis sphenoidalis)	
Rhinosinugene Komplikationen	**Orbitale Komplikationen:** Orbitaödem		Teigige, gerötete Schwellung der Augenlider
	Periostitis	Schmerzen im Bereich des med. Augenwinkels	Weiterhin Lidödem
	Subperiostalabszess	Schmerzhafte Bewegungseinschränkung des Bulbus	Protrusio bulbi
	Orbitalphlegmone	Heftigster orbitaler Schmerz	Ausgeprägte Protrusio bulbi, Chemosis, hochgradige Bewegungseinschränkung des Bulbus, Visusverlust bis Erblindung
	Ostitis und Osteomyelitis bei Sinusitis frontalis	Druckschmerzhafte, teigige gerötete Schwellung über der Stirn	
	Endokranielle Komplikationen: Epidural-, Subdural-, Intrazerebralabszess	Im fortgeschrittenen Stadium infolge der Hirndrucksymptomatik auch Kopfschmerz	Übelkeit, Erbrechen, Stauungspapille, Somnolenz, Krampfanfälle
Maligne Tumoren von Nasenhaupthöhle, Nasennebenhöhlen und Nasenpharynx		Unspezifische Kopf- und Gesichtsschmerzen bei sekundärer Entzündung mit Abflussstauung, Infiltration der Weichteile oder der Dura. Bei Nerveninfiltration (Fossa pterygopalatina, Schädelbasis) Neuralgien, Parästhesien, Sensibilitätsstörungen	Symptome oft erst fortgeschrittenen Stadien: einseitig behinderte Nasenatmung, eitrig-fötide Rhinorrhoe, rezidiv. Nasenbluten, Hyposmie/Anosmie. Sichtbare Auftreibung des Oberkiefers oder der paranasalen Region, Rötung der bedeckenden Haut. Motilitätsstörung und Protrusio bulbi bei Destruktion des Orbitatrichters (Doppelbilder)

HNO-Status; Abstrich bei erkennbarem Eiter; Differenzialblutbild, C-reaktives Protein/BSG; Doppler-Sonographie: V. angularis, Gesichtsgefäße.

Therapie

Konservative Therapie. Gegebenenfalls Kürzen der Haare im Vestihulum nasi, lokale antibiotische Salbentherapie (z. B. Aureomyrin-Salbe oder Nebacetin-Salbe) in das Vestibulum nasi; β-Laktamase-stabiles Staphylokokkenpenicillin (z. B. Flucloxacillin, Dicloxacillin, Oralcephalosporine). Bei schwerem Krankheitsbild systemische antibiotische Therapie: z. B. Aminopenicillin und β-Laktamaseinhibitor, Cephalosporine (z. B. Cefazolin). Bei ausgedehnter

Phlegmone Alkoholumschläge; Ruhigstellung der Gesichtsmotorik (Sprechverbot); ggf. parenterale Ernährung.

Operative Therapie. Unterbindung (Durchtrennung) der V. angularis, Inzision des Furunkels und Drainage, Unterbindung und Durchtrennung der V. angularis.

12.1.2 Akute Rhinitis (Synonyme: Schnupfen, Koryza)

Schmerzsymptomatik und klinische Begleitsymptome

◘ Tab. 12.1

Ätiologie

Manifestation eines zunächst afebrilen, katarrhalischen Infektes des oberen Respirationstraktes, ausgelöst durch Rhino-, Influenza-, Parainfluenza-, Respiratory-Syncytial-, Korona-, Adeno-, ECHO- und Coxsackie-Viren.

Komplikationen. Teils Nasenbluten, Superinfektion mit Streptokokken, Pneumo- oder Staphylokokken. Übergang in eitrige Sekretion mit Fieber (► Abschn. Akute Rhinosinusitis).

Diagnostik

HNO-Status, ggf. Sonographie oder Röntgen der Nasennebenhöhlen bei Verdacht auf eitrige Rhinosinusitis, ggf. Abstrich. Wenn anamnestisch begründet, Allergietest nach Abklingen der akuten Symptomatik.

Therapie

Schwitzkur: 2 Tabletten Aspirin mit Vitamin C, anschließend 20–30 min heißes Bad, oder 2 Tabletten Aspirin und rasches Trinken von 1–2 Tassen Lindenblütentee. Bettruhe. Zwischenzeitliches Abfrottieren. Evtl. zusätzlich: Kalzium-Vitamin-C-Brausetabletten (1 g/die), abschwellende Nasentropfen (z. B. Otriven, Olynth, Nasenspray-E-ratiopharm), Inhalation mit Emser-Salz. Bei anhaltendem Niesreiz Antihistaminika (z. B. Loratidin (1-mal 10 mg abends) oder Rhinopront (2-mal 1 Kapsel/die).

Meist Abheilung innerhalb weniger Tage auch ohne Therapie. Bei eitriger Sekretion ggf. Antibiotikum (► Abschn. Akute Rhinosinusitis).

12.1.3 Entzündungen der Nasenhaupthöhle und der Nasennebenhöhlen (Rhinosinusitis)

Leitlinien für Diagnostik und Therapie der Deutschen Gesellschaft für Hals-Nasen-Ohren-Heilkunde, Kopf- und Hals-Chirurgie: *Rhinosinusitis* AWMF-Reg.-Nr.: 017/049: http://www.uni-duesseldorf.de/WWW/AWMF/awmfleit.htm

Akute Entzündungen der Nasenhaupthöhle und der Nasennebenhöhlen (akute Rhinosinusitis)

Bei Kindern sind in erster Linie die Siebbeinzellen betroffen, da die Pneumatisation des übrigen Nasennebenhöhlensystems noch nicht abgeschlossen ist.

Schmerzsymptomatik und klinische Begleitsymptome

◘ Tab. 12.1

Ätiologie

Eine Nasennehenhöhlenentzündung (Sinusitis) entsteht in der Regel als Folge (*rhinogene Sinusitis*) einer Entzündung der Nasenschleimhaut (Rhinitis), da über die sog »ostiomeatale Einheit« – den gemeinsamen Bereich der Ausführungsgänge der Nasennebenhöhlen in die Nasenhaupthöhle – eine Kommunikation besteht. Der Begriff der »Rhinosinusitis« ist deshalb heute gebräuchlich. *Dentogene Rhinosinusitiden* sind fortgeleitete Entzündungen der Zähne und des Zahnhalteapparates.

Die akute Rhinosinusitis begünstigende Faktoren sind enge anatomische Belüftungs- und Drainageverhältnisse wie Nasenpolypen, eine Pathologie des Nasenseptums und der Nasenmuscheln (Septumdeviation, Septumsporn, Nasenmuschelhyperplasie) oder Adenoide bei Kindern.

Erreger: vorwiegend Rhino-, Korona-, Influenza- und Adenoviren; aber auch Bakterien: Pneumo-, Staphylo- und Streptokokken, Haemophilus influenzae, Branhamella catarrhalis; seltener Pilze (Aspergillus).

Diagnostik

◘ Tab. 12.2

Tab. 12.2. Diagnostik der akuten Sinusitis

	Sinusitis maxillaris	Sinusitis ethmoidalis	Sinusitis frontalis	Sinusitis sphenoidalis
Nasenendoskopie	Eiterstraße im mittleren Nasengang, Nasenmuscheln geschwollen	Eitertrasse im mittleren Nasengang, Nasenmuscheln wenig geschwollen, häufig Polyposis nasi	Schleim- und Eiterstraße im mittleren Nasengang	Eiterstraße aus Siebbein oder Rachendach, hohe Septumdeviation, oft einseitige Nasenmuschelhyperplasie
Palpation	Druckschmerz: Wange und faziale Kieferhöhlenwand, Schmerzauslösung durch Beklopfen der Seitenzähne	Druckschmerz: Medialer Lidwinkel	Druckschmerz N. supraorbital und med. Orbitadach, Klopfschmerz Stirnhöhlenvorderwand	Klopfen mit dem Handballen auf die Schädelmitte löst Schmerz in der Tiefe des Kopfes aus
Röntgen der Nasennebenhöhlen (okzipital-frontal)	Eiterspiegel, Zyste, Schleimhautschwellung, subtotal/total Verschattung, Verkalkung bei Aspergillus	Schleimhautschwellung	Eiterspiegel, Schleimhautschwellung	
CT der Nasennebenhöhlen (koronare Schichtung)				Immer im Zweifelsfall, sicherer als Röntgenbild

Therapie

Konservative Therapie. Abschwellende Nasentropfen; Mukolytikum, z. B. Fluimucil, NAC ratiopharm (2-mal 100–200 mg/die); empfehlenswert auch pflanzliche Zusatztherapie mit Sinupret forte Dragees (Erwachsene und Jugendliche ab 12 Jahre 3-mal 1 Dragee/die); Antiphiogistikum, z. B. Paracetamol, Ibuprofen, Diclofenac; Antibiotikum per os, z. B. Aminopenicillin mit/ohne β-Laktamaseinhibitor, Oralcephalosporine der 2. und 3. Generation, Makrolide.

Operative Therapie. Bei erfolgloser konservativer Therapie ist ein operatives Vorgehen notwendig. Anzustreben ist endonasale endoskopische/mikroskopische Nasennebenhöhlenoperation (Kieferhöhlenfensterung, Infundibulotomie oder Pansinusoperation). Oft ist auch eine begleitende Septumplastik und Nasenmuschelchirurgie erforderlich (Nasenmuschelteilresektion, ggf. mit Hilfe des Lasers). Mitunter kann die Befundkonstellation auch eine Operation mit Zugangsweg von außen notwendig machen (osteoplastische Kieferhöhlen-, Siebbein- und/oder Stirnhöhlen-Operation). Die früher sehr gebräuchliche »scharfe Kieferhöhlenspülung« in Lokalanästhesie ist heute eher in den Hintergrund getreten.

Sonderformen der akuten Rhinosinusitis

Die Barosinusitis entwickelt sich durch Druckschwankungen beim Fliegen oder Tauchen, die Badesinusitis durch Eindringen von Infektionserregern beim Schwimmen.

Chronische Entzündungen der Nasenhaupthöhle und der Nasennebenhöhlen (chronische Rhinosinusitis).

Schmerzsymptomatik und klinische Begleitsymptome

Tab. 12.1

Ätiologie

Der chronischen Rhinosinusitis liegt eine unzureichende Belüftung im Bereich der ostiomeatalen Einheit zugrunde – meist aufgrund einer Septumpathologie. Diese hat eine gestörte Drainage der angrenzenden Nasennebenhöhlen (vor allem Kieferhöhle und vorderes Siebbein) zur Folge. Es stellen sich erst wiederholt auftretende akute Entzündungen ein, die dann in eine chronisch persistierende Sinusitis übergehen.

Erreger: Anderes Erregerspektrum als bei der akuten Rhinosinusitis! Vorwiegend Staphylokokken, Haemophilus influenzae, Streptokokkus pneumoniae, Anaerobier.

Diagnostik

Die Inspektion der Nasenhaupthöhle steht im Vordergrund. Hierbei ist neben Veränderungen der Nasenscheidewand vor allem den Nasenmuscheln (Muschelhyperplasie, pneumatisierte mittlere Muschel, Concha bullosa) sowie dem der ostiomeatalen Einheit (Schleimhautschwellung, Polypen, Tumoren) besondere Aufmerksamkeit zu schenken.

Zur Diagnostik der chronischen Rhinosinusitis ist heute in erster Linie die Computertomographie in koronarer Schichtung sinnvoll, da die Aussagefähigkeit konventionellen Nasennebenhöhlenübersichtsaufnahmen häufig durch Überlagerungsartefakte stark eingeschränkt ist. Auch lassen sich nur im CT die anatomisch wichtigen Strukturen beurteilen, die für eine exakte Operationsplanung wichtig sind (z. B. Grenzregion Siebbein zur Frontobasis).

Therapie

Konservative Therapie und operative Therapie: ► Abschn. Akute Rhinosinusitis.

12.1.4 Polyposis nasi

Leitlinien für Diagnostik und Therapie der Deutschen Gesellschaft für Hals-Nasen-Ohren-Heilkunde, Kopf- und Hals-Chirurgie: *Polyposis nasi et sinuum* AWMF-Reg.-Nr.: 017/020: http://www.uni-duesseldorf.de/WWW/AWMF/awmfleit.htm

Schmerzsymptomatik und klinische Begleitsymptome

◘ Tab. 12.1

Ätiologie

Das morphologische Erscheinungsbild ist eine ödematöse, polypöse Schleimhauthyperplasie der Nasennebenhöhlen. Neben genetischen Ursachen wird in erster Linie ein chronischer Reizzustand der Schleimhaut angeschuldigt, u. a. bei chronischer Rhinosinusitis, bei der allergischen Rhinitis sowie bei Acetylsalicylsäureintoleranz (ASS-Pseudoallergie).

Diagnostik

Diagnosesicherung erfolgt wie bei der chronischen Rhinosinusitis durch endoskopische Inspektion der Nasenhaupthöhle, und hier vor allem der lateralen Nasenwand, sowie durch das koronare Nasennebenhöhlen(NNH)-Computertomogramm als bildgebendes Verfahren.

Therapie

Konservative Therapie. (Als symptomatische Behandlung): Topisches Steroid-Nasenspray, z. B. Rhinisan, Nasonex (2 Sprühstöße/die in jede Nasenseite); Antihistaminika (der 3. Generation) per os, z. B. Levocetiricin, Desloratidin; Glukokortikoide per os, z. B. Dexametason, Hydrokortison, Methylprednisolon.

Operative Therapie. ► Abschn. Akute Rhinosinusitis

12.1.5 Muko- und Pyozelen der Keilbeinhöhle

Schmerzsymptomatik und klinische Begleitsymptome

◘ Tab. 12.1

Im Unterschied zu den Muko- und Pyozelen der Keilbeinhöhle gehören Gesichts-/Kopfschmerzen bei Mukozelen der Stirnhöhle-, des Siebbeinzellsystems oder der Kieferhöhle nicht zu den Leitsymptomen.

Ätiologie

Unter »Mukozelen« versteht man Ansammlungen von schleimigem (Muko-), bei Superinfektion auch eitrigem (Pyo-)Sekrets, die von einem Bindegewebs-/Schleimhautsack umgeben sind und die als zystenähnliche Strukturen innerhalb des Nasennebenhöhlensystems entstehen können.

Diagnostik

Computertomographie (CT) und Magnetresonanztomographie (MRT) erlauben als bildgebende Verfahren eine Abgrenzung der Mukozelen gegenüber dem umgebenden Gewebe und liefern auch hinsichtlich der Differenzierung zu Malignomen wertvolle Hinweise.

Therapie

Therapie der Wahl ist das operative Vorgehen (► operative Therapie der akuten Rhinosinusitis).

Rhino-sinugene Komplikationen

Schmerzsymptomatik und klinische Begleitsymptome

◘ Tab. 12.1

Ätiologie

Im Rahmen entzündlicher Erkrankungen der Nasennebenhöhlen kann es auf unterschiedliche Art zu teilweise lebensbedrohlichen Komplikationen kommen. Klinisch unterscheidet man hierbei Komplikationen mit entzündlicher Beteiligung der Orbita (orbitale Komplikationen), von Knochen- und Weichteilentzündungen (Ostitis und Osteomyelitis) und Komplikationen mit endokranialer Beteiligung (endokraniale Komplikationen).

Orbitale Komplikationen. Sie gehen zumeist von den Siebbeinzellen und der Stirnhöhle aus, seltener von Keilbein- oder Kieferhöhle, und stellen eine entzündlich-osteolytische Durchwanderung der Stirnhöhlenvorder- und -hinterwand bzw. des Stirnhöhlenbodens (= Orbitadach) dar. Besonders häufig sind Kinder unter 6 Jahren betroffen. Klinisch unterscheidet man vier unterschiedliche Schweregrade, die ein abgestuftes therapeutisches Vorgehen erfordern. Die Mitbeurteilung durch einen Augenarzt ist angeraten.

Ostitis und Osteomyelitis. Zur Ostitis und Osteomyelitis kommt es in erster Linie als Komplikation einer Sinusitis frontalis, wenn die bakterielle Entzündung auf den Knochen der Stirnhöhlenvorderwand und des Stirnbeins sowie die umgebenden Weichteile übergreift. Die Gefahr der Stirnbeinostitis besteht vor allem in einer Ausbreitung der Infektion auf andere knöcherne Bestandteile der Schädelkalotte.

Endokraniale Komplikationen. Auch die endokranialen Komplikationen gehen in den meisten Fällen von der Stirnhöhle aus, lediglich bei Kindern sind aufgrund der fehlenden Pneumatisation Siebbeinzellen und Keilbeinhöhle häufiger betroffen.

Epidural-, Subdural- und Intrazerebral-Abszess. Diagnostisch ist die Computertomographie von entscheidender Bedeutung, vor allem weil die Klinik häufig keine eindeutigen Hinweise liefern kann. Die Therapie der Wahl bei den verschiedenen Abszessformen besteht in der operativen Entlastung unter hochdosierter Antibiotikagabe.

Sinus-cavernosus-Thrombose und Thrombophlebitis. Sinus-cavernosus-Thrombose und Thrombophlebitis als Komplikationen sind zwar selten, können aber, wenn sie zu spät diagnostiziert werden, zu bleibenden neurologischen Ausfällen und in Extremfällen zum Tod führen.

Therapie

Konservative Therapie. (Siehe konservative Therapie der akuten Rhinosinusitis) Bei einem Orbitaödem als Initialstadium einer orbitalen Komplikation, bestehend in einer teigig geröteten Schwellung der Augenlider bei erhaltener Bulbusmotilität (Differenzialdiagnose: Dakryozystitis), ist eine konservativ-medikamentöse Therapie ausreichend. Gleiches gilt für die Periostitis (Orbitaödem und Schmerzen im medialen Augenwinkel).

Operative Therapie. Beim *Subperiostalabszess* ist das Periost von der Lamina papyracea abgehoben, die knöcherne Barriere zwischen Nasennebenhöhen und Orbita somit überschritten. Die operative Entlastung des Abszesses folgt entsprechend der unter ► Abschn. »Akute Entzündungen der Nasenhaupthöhle und der Nasennebenhöhlen« beschriebenen Vorgehensweise. Auch ein kombiniertes Vorgehen über einen zusätzlichen Zugangsweg von außen (mediale Orbitotomie, Schnittführung nach Kilian) kann notwendig wer den.

Die *Orbitalphlegmone* ist ein lebensbedrohlicher Notfall und erfordert unverzügliche operative Entlastung, die wie beim subperiostalen Abszess unter i.v.-antibiotischer Abdeckung erfolgen muss.

Aus einer Orbitalphlegmone kann außerdem das *»Apex-orbitae-Syndrom«* entstehen, wenn sich das Entzündungsgeschehen auf die anatomischen Strukturen der Orbitaspitze (Nn. II–VI, A. und V. ophthamica) ausdehnt. Außerdem kann es über eine fortgeleitete Thrombophlebitis zur Sinus-cavernosus-Thrombose bzw. weiteren endokranialen Komplikationen kommen.

Bei Ostitis und Osteomyelitis: Operative Sanierung unter Antibiotikaschutz.

12.1.6 Maligne Tumoren von Nasenhaupthöhle, Nasennebenhöhlen und Nasopharynx

Leitlinien für Diagnostik und Therapie der Deutschen Gesellschaft für Hals-Nasen-Ohren-Heilkunde, Kopf- und Hals-Chirurgie: *Konsensusbericht: Onkologie des Kopf-Hals-Bereiches* AWMF-Reg.-Nr.: 017/067: http://www.uni-duesseldorf.de/WWW/AWMF/awmfleit.htm

Der Ursprung liegt bevorzugt in der Siebbeinregion und Kieferhöhle, seltener in Keilbein- oder Stirnhöhle. Adenokarzinome gehen meist von der mittleren Muschel, dem Siebbein, aus und sind gehäuft bei Holzarbeitern anzutreffen.

Es handelt sich um: Plattenepithelkarzinome (60%), anaplastisches und adenoidzystisches Karzinom (jeweils 10%), maligne Lymphome, malignes Melanom und Esthesioneuroblastom (jeweils 4%), solitäres Plasmozytom (2%), Metastasen, Sarkome und maligne odontogene Tumoren.

Schmerzsymptomatik und klinische Begleitsymptome

■ Tab. 12.1

Ätiologie

Allgemeine exogene Noxen. Tabakrauch, Schnupftabak, Alkohol, alimentär (z. B. Nitrosamine über Nahrungsaufnahme von Nitriten und Nitraten), evtl. chronische Entzündungen im Sinne eines »promoting factor«.

Gewerbliche Noxen. Stäube (z. B. Hartholz, Textilien, Lederindustrie), Dämpfe und Gase (z. B. Schweiß- und Lötarbeiten, Farben, Lacke, Lösungsmittel, organische Dämpfe, Schneidöle. Dieselabgase), Radioisotope, organische und anorganische Reagenzien (z. B. Nickel, Chromate, Arsen, Pestizide, polyzyklische aromatische Kohlenwasserstoffe, Dioxine, Petrochemie).

Endogene Faktoren. Genetische und insbesondere ethnische Prädisposition (höchste Inzidenz z. B. in Japan).

12.2 Schmerzen in Verbindung mit Erkrankungen des Ohres, Otalgie

Leitlinien für Diagnostik und Therapie der Deutschen Gesellschaft für Hals-Nasen-Ohren-Heilkunde, Kopf- und Hals-Chirurgie: *Ohrenschmerzen* AWMF-Reg.-Nr.: 017/045: http://www.uni-duesseldorf.de/WWW/AWMF/awmfleit.htm

12.2.1 Erkrankungen des äußeren Ohres und des Trommelfells

Othämatom/Otserom

Leitlinien für Diagnostik und Therapie der Deutschen Gesellschaft für Hals-Nasen-Ohren-Heilkunde, Kopf- und Hals-Chirurgie: *Othämatom/Otserom* AWMF-Reg.-Nr.: 017/001 http://www.uni-duesseldorf.de/WWW/AWMF/awmfleit.htm

Schmerzsymptomatik und klinische Begleitsymptome

■ Tab. 12.3

Ätiologie

Hämatom (oder Serom) zwischen dem Perichondrium der Ohrmuschel und dem darunter liegenden Knorpel infolge stumpfer Gewalteinwirkung in tangentialer Richtung (Scherbewegung mit Zerreißung der Blutgefäße), oder auch postoperativ nach Ohrmuschelkorrektur.

Komplikationen. Knorpeleinschmelzung, Abszedierung.

Therapie

Konservative Therapie. Bei beginnendem Othämatom Kompressionsverband, Antiphlogistikum, z. B. Diclofenac 50 mg (2-mal 1 Tablette/die). Bei bakterieller Superinfektion begleitend zur Operation Antibiotikum, z. B. Aminopenicilline mit β-Laktamaseinhibitor.

Operative Therapie. Drainage nach Anlage eines Knorpelfensters und Adaptation von Haut und Knorpel mittels über modellierende Salben-Spitztupfer (z. B. Aureomycin-Salbe) geknüpften Matratzennähten (Schmäl et al. 2001).

Bei ausgedehnten Knorpelnekrosen Resektion der nekrotischen Areale mit Sofortrekonstruktion des Defektes z. B. durch Einpassen von Ohrmuschelknorpel von der Gegenseite und leichtem Druckverband.

Entzündungen der Ohrmuschel und des äußeren Gehörgangs

Leitlinien für Diagnostik und Therapie der Deutschen Gesellschaft für Hals-Nasen-Ohren-Heilkunde, Kopf- und Hals-Chirurgie: *Otitis externa* AWMF-Reg.-Nr.: 017/002: http://www.uni-duesseldorf.de/WWW/AWMF/awmfleit.htm

Schmerzsymptomatik und klinische Begleitsymptome

▣ Tab. 12.3

Ätiologie

Bakterielle (Staphylococcus aureus, Pseudomonas aeruginosa, Streptokokken, Proteus mirabilis), allergische (z. B. Kontaktekzeme: Ohrringe, Ohrentropfen, Haarspray, Seifen), durch Pilzinfektion (Trichomykose, Favus, Soor) oder durch Sonnenbrand ausgelöste oder unterhaltene Entzündung der Ohrmuschel. Oft fortgeleitete Entzündungen aus dem Gehörgang.

Sonderformen

Erysipel. Schmerzhafte Rötung und Schwellung der gesamten Ohrmuschel einschließlich des Ohrläppchens.

Perichondritis. Sehr schmerzhafte Rötung und Schwellung des knorpeligen Ohrmuschelanteils ohne Beteiligung des Ohrläppchens (bakterielle Knorpelinfektion z. B. bei fortgeleiteter Otiris externa).

Chondrodermatitis nodularis helicis chronica. Meist einseitige schmerzhafte, graue, linsengroße Knötchen am freien Ohrmuschelrand, deren Ätiologie unbekannt ist.

Gichttophi. Meist beidseitige lachsfarbene, schlecht verschiebliche, schmerzhafte Knötchen am Helixrand (Ablagerung von Uratkristallen zwischen Kutis und Perichondrium).

Nerval-reflektorische Ohrmuschelschmerzen. Meist einseitige Neuralgie des N. occipitalis bzw. des N. auricularis magnus.

Therapie

Konservative Therapie

Bakterielle Entzündungen. Reinigung und Desinfektion der Ohrmuschel und des Gehörgangs z. B. mit verdünntem H_2O_2 (4%), Sagrotan Med; Lokalbehandlung mit Aureomyrin-Salbe bzw. Salbenstreifeneinlage in den Gehörgang (Diprogenta-Salbe), orales Antibiotikum (z. B. Aminopenicilline mit/ohne β-Laktamase-Inhibitor, Sulfonamide und Diaminopyrimidine); Antiphlogistikum, z. B. Diclofenac 50 (3-mal 1 Tablette/die).

Erysipel. Penicillin G, Oralpenicilline (bei Penicillinallergie z. B. Makrolide). Lokalbehandlung mit Rivanol-Umschlägen.

Rezidivierende Polychondritis. Systemisch und intrafokal Glukokortikoide, evtl. auch Immunsuppressiva (z. B. Cyclosporin) bei internistischer Mitbehandlung.

Chondrodermatiris nodularis helicis chronica. Umspritzung der schmerzhaften Knötchen mit Hydrocortisonacetat (Volon-A-Kristallsuspension).

Operative Therapie

Bei Knorpeleinschmelzung Exzision oder Kürettage betroffener Knorpelareale und Drainage. Bei Chondrodermatitis nodularis helicis chronica knappe Exzision der schmerzhaften Knötchen.

Cerumen obturans

Schmerzsymptomatik und klinische Begleitsymptome

▣ Tab. 12.3

Ätiologie

Cerumenprodukt von apokrinen Drüsen der Haarfollikel der Haut des äußeren Gehörgangs (knorpeliger Anteil), welches die Epidermis filmartig bedeckt und das physiologische Milieu im sauren Bereich aufrechterhält (bakteriostatische Wirkung). Zu häufiges Reinigen des Gehörgangs bewirkt zunächst eine verstärkte Zerumenproduktion, führt später zu einer Veränderung des physiologischen Milieus, fördert dadurch die Austrocknung der Haut mit nachfolgender lnfektionsbereitschaft, z. B. Ekzembildung (Dermatitis, toxisch-viral bedingt). Mangelnde Ohrpflege bewirkt Eindicken von Zerumen und führt zur Verstopfung des Gehörganges (Cerumen obturans). Hinzutreten von Wasser bewirkt Aufquellen des Zerumens.

Diagnostik und Therapie

Konservative Therapie. Ohrspülung mit lauwarmem Leitungswasser sollte nur dann erfolgen, wenn sicher keine Trommelfellperforation vorhanden ist. Besser ist gezieltes Herauspräparieren mit Hilfe von abgerundeten Ohrküretten oder Absaugen des Zerumens immer unter dem Ohrmikroskop. Bei hartem Zerumen Auflösen mit H_2O_2 (4%) oder z. B. Otowaxol, Cerumenex (**Cave:** Trommelfellperforation, Otitis externa), anschließend Absaugen oder Spülen des Gehörgangs.

Differenzialdiagnose. Gehörgangsfremdkörper – der häufigste Fremdkörper bei Kindern (»alles, was in den Gehörgang hineinpasst«) –; bei Erwachsenen Reste von Watte, Oropax oder Insekten.

Traumatische Trommelfellperforation

Schmerzsymptomatik und klinische Begleitsymptome

◘ Tab. 12.3

Ätiologie

Durch unsachgemäße Gehörgangsreinigung, Ohrfeige, Kopfsprung im Schwimmbad, Explosion, Felsenbeinfraktur, Fremdkörper oder Schweißperlenverletzung (= Verbrennung) Einriss des Trommelfells, ggf. mit Impression, Luxation oder Fraktur der Gehörknöchelchenkette.

Komplikationen. Eine akute oder chronische Otitis media, Perilymphfistel oder auch eine chronische Ohrsekretion können auftreten.

Therapie

Konservative Therapie. Abschwellende Nasentropfen oder -spray, z. B. Otriven, Nasenspray-E-ratiopharm (3-mal täglich); bei einer kleinen, frischen und nicht infizierten zentralen Perforation Trommelfellschienung in Form eines mikroskopischen Abdeckens der Perforation z. B. mit einem Steri-Strip-Patch. Schweißperlenverletzung mit Sekretion: Lokale antibiotische Behandlung mit Ohrentropfen, z. B. Dexa-Polyspectran OT (2-mal 2–3 Tropfen/die). Bei bakterieller Infektion Antibiotikum, z. B. Aminopenicilline mit/ohne β-Laktamase-Inhibitor.

Operative Therapie. Bei großen oder persistierenden kleinen Perforationen Myringoplastik; bei Verletzung der Gehörknöchelchenkette Tympanoplastik, ggf. mit Antrotomie bzw. Mastoidektomie bei v. a. Mittelohrfremdkörper (Schweißperle).

12.2.2 Erkrankungen des Mittelohres

Seromucotympanon (Paukenerguss)

Leitlinien für Diagnostik und Therapie der Deutschen Gesellschaft für Hals-Nasen-Ohren-Heilkunde, Kopf- und Hals-Chirurgie: *Seromucotympanon* AWMF-Reg.-Nr.: 017/004 http://www.uni-duesseldorf.de/WWW/AWMF/awmfleit.htm

Schmerzsymptomatik und klinische Begleitsymptome

◘ Tab. 12.3

Ätiologie

Ansammlung von nichteitriger Flüssigkeit unterschiedlicher Viskosität in den Mittelohrräumen infolge einer Tubenfunktionsstörung mit mangelnder Mittelohrbelüftung und entsprechendem Paukenunterdruck. Auslösend sind häufig Raumforderungen (große und/oder chronisch entzündete Rachenmandel) oder Entzündungen im Nasenrachenraum.

Komplikationen. Otitis media durch bakterielle Superinfektion, chronische Mastoiditis, Cholesteatom, Adhäsivprozess. Wird die aus einem Paukenerguss resultierende Schwerhörigkeit zu spät bemerkt, können daraus eine verzögerte Sprachentwicklung, eine allgemeine Entwicklungsverzögerung und auch Lernprobleme resultieren.

Therapie

Konservative Therapie. Abschwellende Nasentropfen mit Applikation im Liegen, z. B. Otriven, Olynth,

Nasenspray-E-ratiopharm bzw. Nasenspray-K-ratiopharm bei Kindern; Mukolytikum, z. B. Fluimucil, NAC ratiopharm (2-mal 100–200 mg/die); empfehlenswert ist auch eine pflanzliche Zusatztherapie mit Sinupret forte Dragees (Erwachsene und Jugendliche ab 12 Jahre 3-mal 1 Dragee/die). Valsalva-Versuch 5 min nach Anwendung der abschwellenden Nasentropfen (bei Kleinkindern Luftballon mit der Nase aufblasen lassen; Otovent-Tubenbelüftungssystem).

Operative Therapie. Adenotomie, ggf. mit Tonsillektomie, Parazentese, Paukenröhrcheneinlage (immer bei einem Rezidiverguss).

Akute Otitis media

Leitlinien für Diagnostik und Therapie der Deutschen Gesellschaft für Hals-Nasen-Ohren-Heilkunde, Kopf- und Hals-Chirurgie: *Akute Otitis media* AWMF-Reg.-Nr.: 017/005: http://www.uni-duesseldorf.de/WWW/AWMF/awmfleit.htm

Schmerzsymptomatik und klinische Begleitsymptome

▣ Tab. 12.3

Ätiologie

Häufig ausgehend von einem bakteriellen Infekt des oberen Respirationstraktes, der über die Ohrtrompete aus dem Nasenrachenraum fortgeleitet wird, entsteht eine akute, meist eitrige Entzündung der Mittelohrschleimhaut. Häufigste anatomische Ursache bei Kindern ist eine Verlegung des Nasenrachenraums durch große Adenoide. Die häufigsten Erreger sind Streptococcus pneumoniae (30%), Haemophilus influenzae (20%), β-hämolysierende Streptokokken der Gruppe A (5%), Staphylococcus aureus (5%), Pseudomonas aeruginosa, Branhamella catarrhalis (10%), Mykoplasmen.

Komplikationen. Schleimhauteiterung des Mastoidzellsystems in der Regel mit Knocheneinschmelzung in Begleitung oder als Komplikation einer akuten Otitis media.

Therapie

Konservative Therapie. Nasenspray oder -tropfen, z. B. Otriven 0,1 bzw. 0,5 bei Kindern (3- bis 4-mal stündlich); Antibiotikum, z. B. Aminopenicillin mit/ohne β-Laktamaseinhibitor, orale Cephalosporine, Makrolide, Chinolone; Peripher wirksame Analgetika/Antiphlogistika, z. B. Ben-u-ron-Supp (3-mal 1/die) oder Diclofenac 50 mg; Mukolytikum, z. B. Fluimucil, NAC ratiopharm (2-mal 100–200 mg/die); empfehlenswert ist auch eine pflanzliche Zusatztherapie mit Sinupret forte Dragees (Erwachsene und Jugendliche ab 12 Jahre 3-mal 1 Dragee/die).

Operative Therapie. Bei schmerzhafter Trommelfellvorwölbung und protrahiertem Verlauf Parazentese, ggf. Paukenröhrcheneinlage; bei vergrößerten und/oder entzündlichen Adenoiden zusätzliche Adenotomie. Bei Komplikationen wie z. B. Fazialisparese, Mastoiditis, Labyrinthitis Mastoidektomie bzw. 2-Wege-Ohr-Operation.

Akute Mastoiditis

Schmerzsymptomatik und klinische Begleitsymptome

Ätiologie

Es handelt sich um eine bakteriell verursachte Schleimhauteiterung mit Knocheneinschmelzung der Mastoidzellen in Begleitung oder als Komplikation einer akuten, subakuten oder chronischen Otitis media oder eines Cholesteatoms. Die akute Mastoiditis tritt sehr häufig im Säuglings- oder Kleinkindesalter auf.

Therapie

Konservative Therapie. Siehe konservative Therapie der akuten Otitis media.

Operative Therapie. Grundsätzlich bedarf jede akute (oder chronische) Mastoiditis oder eine Pyramidenspitzeneiterung der Operation (Sofortindikation!): Mastoidektomie, ggf. mit Ausräumung der Zellen bis ins Os zygomaticum oder mit retroaurikulärer Drainage nach außen. Paukenröhrcheneinlage (bei Kindern auch Adenotomie).

Barotrauma (Baro-otitis media/ Aero-otitis media)

Schmerzsymptomatik und klinische Begleitsymptome

▣ Tab. 12.3

Tab. 12.3. Schmerzen aufgrund von Erkrankungen des Ohres, Otalgie

HNO-Erkrankung	Schmerzsymptomatik	Begleitsymptome/-befunde
Othämatom/Otserom	Spannungsgefühl und lokaler/diffuser Schmerz	
Entzündungen der Ohrmuschel	Meist einseitiger diffuser oder lokalisierter Schmerz der Ohrmuschel und/oder des Gehörgangeingangs	Juckreiz (Mykose bzw. Allergie), Rötung und Schwellung, evtl. Ulzeration
Entzündungen des äußeren Gehörgangs (akute Otitis ext.)	Starke Ohrenschmerzen, typischer Tragusdruckschmerz, Schmerzen beim Kauen oder bei Zug an der Ohrmuschel	Beginn mit Juckreiz, zugeschwollener Gehörgang, fötide Sekretion, Schallleitungsschwerhörigkeit
Cerumen obturans	Dumpfer Ohrdruck, Taubheitsgefühl	Evtl. Tinnitus, Schwindel, Ohrfluss; plötzliche Schallleitungsschwerhörigkeit nach Duschen oder Tauchen (Hörsturzsymptomatik)
Traumatische Trommelfellperforation	Ohrenschmerzen unterschiedlicher Ausprägung	Vertäubungsgefühl, Hörminderung, evtl. Blutaustritt aus dem Gehörgang, Schwindel
Seromukotympanon (Paukenerguss)	Dumpfer Ohrdruck, bei Kindern kurze Episoden von heftigen Ohrenschmerzen	Wechselnde Schallleitungsschwerhörigkeit, bei Erwachsenen gelegentlich Schwindel, Tinnitus, Autophonie
Akute Otitis media	Akute, pulsierende, stechende Ohrenschmerzen	Reduzierter Allgemeinzustand, Fieber, bei Kleinkindern uncharakteristische »Bauchschmerzen«
Akute Mastoiditis	Schmerzen bei Zug an der Ohrmuschel, hochschmerz-hafte, teigige, fluktuierende retroaurikuläre Schwellung (Knocheneinschmelzung des Mastoids, subperiostaler Abszess)	Schmerzbedingte Schonhaltung des Kopfes, schmerzhafter Schiefhals bei »Bezold«-Senkungsabszess über die Mastoidspitze in die Hals- und Nackenmuskulatur
Barotrauma (Barootitis media, Aerootitis media)	Dumpfer bis stechender Ohrdruck	Evtl. pulsierender Tinnitus, Schwindel, Schallleitungsschwerhörigkeit, evtl. in Kombination mit Schallempfindungsschwerhörigkeit (Hörsturzsymptomatik)
Entzündungen des Oropharynx	Schluckschmerzen in die Ohren ausstrahlend (Projektionsotalgie), schmerzhafte Kieferöffnung; Symptomatik auch im fortgeschrittenen Stadium des Mundboden-, Zungen- oder Tonsillenkarzinoms!	Ausgepägtes Krankheitsgefühl mit Fieber, Hypersalivation, kloßige Sprache, schmerzhafte Halslymphknotenschwellung
Glossopharyngeusneural (u. a. Styloideus-Syndrom)	Ein- oder beidseitige einschießende heftige Otalgie	Provozierbar durch kalte, heiße und scharfe Speisen, Gähnen sowie rasche Kopfbewegung, Symptomatik auch in der Zune, der lateralen Pharynxwand und den Halsweichteilen
Hyperakusis	Zur Schmerzhaftigkeit gesteigerte Überempfindlichkeit des Gehörs auf normal laute Schallsignale (»re-tinnitus-syndrome«)	

Ätiologie

Akute ein- oder beidseitige Mangelbelüftung (Unterdruck) des Mittelohres infolge Tubenfunktionsstörung bei rascher absoluter oder relativer Erhöhung des atmosphärischen Außendruckes (Flugzeuglandung, Tauchen, Druckkammer, vor allem bei gleichzeitigem Vorliegen eines Infektes der oberen Luftwege bzw. mangelhafter Tubenfunktion).

Komplikationen. Ruptur der runden Fenstermembran mit Perilymphfistel (hörsturzähnliche Symptomatik mit Schwindel).

Therapie

Konservative Therapie. Abschwellendes Nasenspray, Druckausgleichsversuch nach Valsalva, Politzer-Manöver. Bei Innenohrbeteiligung und/oder Labyrinthreizung rheologische Therapie zur Mikrozirkulationsverbesserung des Innenohres, z. B. HAES-steril 6%, Trental 600 (2-mal 1 Tablette/die); Glukokortikoide, z. B. Ultracorten (täglich 500 mg für 3 Tage als Kurzinfusion).

Operative Therapie. Paranzentese und Einsetzen eines Paukenröhrchens bei persistierendem Paukenunterduck/-erguss mit starken Schmerzen. Bei Verdacht auf eine Ruptur der runden Fenstermembran erfolgen Tympanotomie und Abdichten der Fistel.

12.2.3 Hyperakusis

Leitlinien für Diagnostik und Therapie der Deutschen Gesellschaft für Hals-Nasen-Ohren-Heilkunde, Kopf- und Hals-Chirurgie: *Tinnitus* AWMF-Reg.-Nr.: 017/064: http://www.uni-duesseldorf.de/WWW/AWMF/awmfleit.htm

Schmerzsymptomatik und Ätiologie

Unter Hyperakusis wird eine abnorme Überempfindlichkeit des Gehörs bereits auf normal laute akustische Schallsignale verstanden. Sie kann bis zur Schmerzhaftigkeit gesteigert sein. Der Dynamikbereich, also der Bereich des Hörens angenehmer Lautheit, ist stark eingeschränkt. Die Patienten weisen ein (fast) normales Hörvermögen auf. Häufig begleitend mit einer Hyperakusis ist ein Tinnitus. In der Literatur wird die Hyperakusis deshalb teils auch als »pre-tinnitus-syndrom« eingestuft (◘ Tab. 12.3). Als Ursache wird eine Fehlprogrammierung innerhalb zentraler neuronaler Netzwerke angesehen.

Therapie

Konservative Therapie. Im Rahmen der sog. »Retraining-Therapie« (Hazell 1996) erfolgt durch Beschallung des Ohres mit einem breitbandigen Rauschen (»weißes Rauschen«) eine Rückprogrammierung der Inhalte des fehlprogrammierten zentral-neuronalen Netzwerkes. Hieraus soll eine deutlich verbesserte Akzeptanz von Umweltschallen resultieren. Statt Gehörschutzmaßnahmen sieht die Retraining-Therapie einen Abbau der erhöhten Lärmempfindlichkeit vor. Der therapeutische Effekt ist nach Angaben der Autoren erst nach ca. 12 Monaten komplett.

12.2.4 Entzündungen des Oropharynx

Leitlinien für Diagnostik und Therapie der Deutschen Gesellschaft für Hals-Nasen-Ohren-Heilkunde, Kopf- und Hals-Chirurgie: *Monozytenangina (Pfeiffersches Drüsenfieber)* AWMF-Reg.-Nr. 017/022; *Peritonsillarabszess* AWMF-Reg.-Nr. 017/023: http://www.uni-duesseldorf.de/WWW/AWMF/awmfleit.htm

Schmerzsymptomatik und klinische Begleitsymptome

◘ Tab. 12.3

Ätiologie

Entzündung der Gaumenmandeln als *Angina catarrhalis* (Schwellung, Rötung), *Angina follicularis* (gelblich-weiße Stippchen) oder *Angina lacunaris* (grau-weiße Beläge). Als Erreger kommen überwiegend β-hämolysierende Streptokokken der Gruppe A, Haemophilus influenzae, Staphylokokken. Pneumokokken, Mykoplasmen in Frage.

Komplikationen. Atemnot (bei massiver Tonsillenschwellung), Peritonsillarabszess, septische Streuung mit Nephritis, Arthritis, Endokarditis, tonsillogene Sepsis; ferner übersehenes Malignom der Zunge, des Mundbodens oder der Tonsille!

Therapie

Konservative Therapie. Bettruhe, feuchte Umschläge; Analgetikum und Antipyretika, z. B. Paracetamol, Ibuprofen, Diclofenac, Dolo-Dobendan-Lutschtabletten; Mundpflege mit Kamille, z. B. Kamillosan-Spray; weiche Kost; Penicillin V für 10 Tage oder Aminopenicillin mit/ohne β-Laktamaseinhibitor bzw. Oralcephalosporine, Makrolide. Bei schwerem Krankheitsverlauf intravenöse Therapie mit z. B. Penicillin, Cephalosporinen. Bei Komplikationen Therapie nach Antibiogramm bzw. Blutkultur.

Operative Therapie. Indikation zur sofortigen Tonsillektomie bei massiver Tonsillenhyperplasie mit akuter Atemnot, tonsillogener Sepsis, Peritonsillarabszess (mit und ohne Komplikation).

12.2.5 Glossopharyngeusneuralgie

► Kap. 9

Schmerzsymptomatik und klinische Begleitsymptome

◘ Tab. 12.3

Ätiologie

Oft unbekannt; möglicherweise auch ursächlich langer Processus styloideus (»Styloideus-Syndrom«), Herpes zoster, HWS-Syndrom, diabetische Neuropathie, Tumorinfiltration. Die Beschwerden treten häufig bei älteren Menschen auf.

Komplikationen. Schluckstörungen, Analgetika-Abusus, übersehenes Malignom (z. B. Tonsillen-/Hypopharynx-Karzinom bzw. ein tiefer Parotistumor)!

Therapie

Konservative Therapie. Physikalische Therapie der HWS (ex iuvantibus), Schleimhautanästhesie (z. B. Novesine 1%) oder Infiltration des Triggerpunktes (z. B. Xylocain mit Adrenalin 1%) Tegretal in individueller Dosierung.

Operative Therapie. Operationsindikation bei langem Processus styloideus mit sehr ausgeprägten, therapieresistenten Schmerzattacken (transorale Resektion des Processus styloideus).

Literatur

Arnold W, Ganzer U (2005) Checkliste Hals-Nasen-Ohrenheilkunde, 4. Aufl. Thieme, Stuttgart

Bootz F, Reiber Th (2002) Kopf- und Gesichtsschmerz bei HNO-Krankheiten und bei Zahn- Mund- und Kiefererkrankungen. In: Diener HC (Hrsg.) Kopf- und Gesichtsschmerzen, 2. Aufl. Thieme,Stuttgart, S 171–186

Göbel H, Baloh R, Heinze-Kuhn K, Heinze A, Maune S (2001) Kopfschmerzen bei Erkrankungen der Ohren, Nase und Nasennebenhöhlen. Ärztebl 98:A 396–401

Hazell JWP (1996) Tinnitus-Wahrnehmung, Habituation und Retraining-Therapie. Information for patients on Retraining-Tharapy – German Translation. http//www.uc/ac.uk/-rmjg101/tinnitus1.html

Probst R, Grevers G, Iro, H (2004) Hals-Nasen-Ohren-Heilkunde. Thieme, Stuttgart

Schmäl F, Nieschalk M, Nessel E, Stoll W (2001) Tipps & Tricks für den Hals-, Nasen- und Ohrenarzt. Springer, Berlin

12

Schmerzen im Kopfbereich

13 **Klassifikation von Kopfschmerzen –161**
H. Göbel

14 **Migräne –179**
H. Göbel

15 **Kopfschmerz vom Spannungstyp –195**
H. Göbel

16 **Clusterkopfschmerz –201**
H. Göbel

17 **Andere primäre Kopfschmerzen –215**
H. Göbel

Klassifikation von Kopfschmerzen

H. Göbel

13.1 Die Kopfschmerzklassifikation

Kopfschmerzen treten in einer großen Variabilität auf. Sie reichen von gelegentlichem, episodischem Kopfschmerz vom Spannungstyp bis hin zum Kopfschmerz bei Hirntumor. Häufig auftretende Kopfschmerzanfälle oder gar dauerhaft bestehende Kopfschmerzen können bei den betroffenen Patienten das familiäre, soziale und berufliche Leben schwer beeinträchtigen oder gar völlig zunichte machen. Während es für gelegentlich auftretende leichte Kopfschmerzen zahlreiche Möglichkeiten zur effektiven Vorbeugung oder Behandlung gibt, können schwere, lang anhaltende Kopfschmerzattacken oder gar dauerhafte Kopfschmerzen zu nachhaltigen therapeutischen Problemen führen.

Fortschritt in der Kopfschmerzbehandlung hat eine präzise Klassifikation zur Voraussetzung. Pathophysiologisch müssen die Mechanismen von Kopfschmerzerkrankungen detailliert analysiert werden. Die Therapie zielt darauf, möglichst selektive therapeutische Maßnahmen für diese Mechanismen zu entwickeln, die effektiv und gleichzeitig verträglich sind. Der Therapeut hat die Aufgabe, die Kopfschmerzerkrankung durch eine präzise Diagnostik der jeweiligen speziellen Therapie zuzuführen. Dies ist nur möglich, wenn sowohl die wissenschaftliche Entwicklung neuer Therapieverfahren als auch die klinische Diagnostik Hand in Hand arbeiten. Es ist heute Realität, dass keine wissenschaftliche Studie in einer internationalen Zeitschrift publiziert werden kann, wenn sie nicht die Kriterien der internationalen Kopfschmerzklassifikation der International Headache Society (IHS) verwendet. Eine zeitgemäße Kopfschmerztherapie muss daher ebenfalls die Internationalen Kopfschmerzkriterien in der Diagnostik und Therapie des einzelnen Patienten beachten.

Die 2. Auflage der internationalen Kopfschmerzklassifikation (2004) hat die Grundlagen der Klassifikation und die Diagnostik von primären Kopfschmerzen im Vergleich zur 1. Auflage nicht verändert. Die deutsche Übersetzung kann online über das Internet eingesehen werden (http://www.kopfschmerzzentrum.de).

Zwei Hauptgruppen von Kopfschmerzen werden unterschieden:

- Primäre Kopfschmerzen sind eigenständige Erkrankungen, die nicht auf eine andere Erkrankung zurückgeführt werden können.
- Sekundäre Kopfschmerzen sind Symptome, die auf eine andere Erkrankung zurückgeführt werden können.

Die internationale Kopfschmerzklassifikation ist hierarchisch aufgebaut. Alle Kopfschmerzerkrankungen können zunächst in Hauptgruppen klassifiziert werden. Diese Hauptgruppen können in verschiedene Untergruppen subklassifiziert werden. Am Beispiel der Migräne wird dies deutlich: Die Hauptgruppe bildet die Diagnose Migräne. Die nächste Differenzierung auf der 2. Stufe erfolgt in Migräne mit Aura und Migräne ohne Aura. Die Migräne mit Aura kann auf der 3. Stufe weiter unterteilt werden, z. B. in Migräne mit typischer Aura, familiäre hemiplegische Migräne, Migräne vom Basilaristyp etc. In der primären Versorgung mag es ausreichend sein, dass die Diagnose nur auf der ersten Ebene erfolgt und eine Migräne z. B. von einem Kopfschmerz vom Spannungstyp unterschieden wird. Der Facharzt wird jedoch in der Regel bis zur 2. Stufe differenzieren, der Kopfschmerzspezialist wird sämtliche Subformen der Migräne unterscheiden wollen und müssen.

Das Hauptprinzip der Klassifikation beruht auf der Ordnung aller diagnostischen Entitäten in ein Gesamtsystem. Für dieses System ist es erforderlich, alle verfügbaren Informationen heranzuziehen. Diese Informationen schließen die klinische Beschreibung, die Längsschnittstudien, Behandlungsergebnisse, Genetik, zerebrale Bildgebung und neurophysiologische Untersuchungen ein.

Es ergaben sich in der Überarbeitung der 1. Auflage der Klassifikation aufgrund vieler neuer Erkenntnisse zahlreiche kleine, aber hinsichtlich ihrer Bedeutung wichtige Änderungen. Die Diagnose chronische Migräne wurde in vielfältigen verschiedenen Publikationen immer wieder vorgeschlagen und tatsächlich wurde anerkannt, dass es Patienten gibt, die Migräneanfälle an mehr als 15 Tagen oder häufiger im Monat erleben, ohne dass ein Medikamentenübergebrauch besteht. Auch die sprachliche Darlegung einer fassbaren Kopfschmerzbedingung für das Bestehen des Kopfschmerzes bei den sekundären Kopfschmerzen wurde geändert. Während in der 1. Auflage diese Verbindung als Korrelation mit dem Begriff »bei« beschrieben wurde, wird in der 2. Auflage die ursächliche Attribution mit dem Begriff »zurückzuführen auf« verdeutlicht. Bei den meisten symptomatischen bzw. sekundären Kopfschmerzen ist die ursächliche Verknüpfung zwischen einer durch die klinischen oder durch die weiterführenden Untersuchungsergebnisse fassbaren Erkrankung und den bestehenden Kopfschmerzen ausreichend gut nachgewiesen.

Ebenso wie die 1. Auflage ist auch die 2. Auflage der internationalen Kopfschmerzklassifikation ätiologisch orientiert, wann immer dies möglich ist. Dies gilt jedoch nur für die sekundären Kopfschmerzen. Bei den primären Kopfschmerzen muss die Kopfschmerzklassifikation deskriptiv sein und die Phänomenologie der Kopfschmerzen als Grundlage heranziehen. Allerdings ist durch die phänomenologische Klassifikation nur die retrospektive Erfassung einer Kopfschmerzform möglich. Die Erfassung des Kopfschmerzphänotyps erlaubt keine Vorhersage des zukünftigen Kopfschmerzverlaufs. Die zukünftige Entwicklung von primären Kopfschmerzen ist bis heute nicht vorhersehbar. So kann bei einigen Patienten die primäre Kopfschmerzform an Häufigkeit und Intensität zunehmen und chronifizieren. Andere Patienten zeigen dagegen über Jahre eine kopfschmerzfreie Zeit.

Nach wie vor gilt, dass das Hauptprinzip der Klassifikation von primären Kopfschmerzen die Phänomenologie der Kopfschmerzform ist. Dieses Prinzip ermöglicht, dass ein Patient zur gleichen Zeit aber auch zu unterschiedlichen Zeitabschnitten verschiedene Kopfschmerzdiagnosen haben kann. Dies gilt sowohl innerhalb einer Hauptdiagnose, z. B. für unterschiedliche Migräneformen, als auch zwischen verschiedenen Hauptdiagnosen, z. B. Migräne plus Spannungskopfschmerz.

Im Hauptteil der IHS-Klassifikation werden 251 Kopfschmerzerkrankungen aufgeführt. Die IHS-Klassifikation ist in 3 Teile untergliedert:

- Im 1. Teil (Klassifikationsbereich 1-4) sind die primären Kopfschmerzerkrankungen aufgeführt
- Im 2. Teil (Klassifikationsbereich 5-12) werden die sekundären Kopfschmerzformen beschrieben
- Der 3. Teil umfasst in den Bereichen 13 und 14 schließlich die kranialen Neuralgien, zentrale und primäre Gesichtsschmerzen und andere Kopfschmerzen

In ◘ Tab. 13.1 (am Ende des Kapitels) sind sämtliche Kopfschmerzerkrankungen der 2. Ausgabe der IHS-Klassifikation (2004) aufgelistet.

13.2 Anleitung zum Gebrauch der Kopfschmerzklassifikation

Nachfolgend werden die allgemeinen Regeln zur Klassifikation von Kopfschmerzen nach der Klassifikation der IHS beschrieben. Die Kopfschmerzklassifikation ist nicht dafür bestimmt, auswendig gelernt zu werden. Vielmehr sollte man diese von Zeit zu Zeit immer wieder nach Bedarf konsultieren. Auf diese Weise wird man Stück für Stück die diagnostischen Kriterien für 1.1 Migräne ohne Aura, 1.2 Migräne mit Aura, die wichtigsten Unterformen des 2. Kopfschmerzes vom Spannungstyp und des 3.1 Clusterkopfschmerzes und einiger anderen Kopfschmerztypen kennenlernen. Die übrigen Kopfschmerztypen wird man immer nachschlagen müssen.

Im klinischen Alltag wird man die Klassifikation bei einer eindeutigen Migräne oder einem Kopfschmerz vom Spannungstyp nicht benötigen. Sie ist aber dann nützlich, wenn die Diagnose unsicher ist. Für wissenschaftliche Zwecke jedoch ist die Klassifikation unentbehrlich. Jeder Patient, der in ein Studienprojekt aufgenommen werden soll, sei es in eine Untersuchung von Medikamenten, zur Pathophysiologie oder zur Biochemie von Kopfschmerzen, muss einen Satz diagnostischer Kriterien erfüllen.

- Die Klassifikation ist nach einem hierarchischen Prinzip aufgebaut, und jeder Anwender muss selbst entscheiden, wie detailliert eine Diagnose im Einzelfall sein soll. Diese kann sich von der Ebene der 1. Stelle bis zur 4. Stelle erstrecken. Die 1. Stelle gibt die grobe Orientierung an, in welche Diagnosegruppe der Kopfschmerz gehört. Handelt es sich z. B. um eine »1. Migräne«, einen »2. Kopfschmerz vom Spannungstyp« oder einen »3. Clusterkopfschmerz« bzw. einen anderen »trigemino-autonomen Kopfschmerz«? Die weiteren Stellen beinhalten dann detailliertere Informationen zur Diagnose. Die gewünschte Detailtiefe hängt vom Zweck ab. In der Allgemeinarztpraxis werden in der Regel nur Diagnosen mit einer 1. oder 2. Stelle erforderlich sein, während spezialisierte Praxen oder Kopfschmerzzentren Diagnosen mit einer 3. oder 4. Stelle verwenden werden.
- Patienten erhalten eine Diagnose entsprechend der Kopfschmerzphänomenologie, die aktuell oder im Verlauf des letzten Jahres bestand. Für genetische und andere Zwecke werden auch Kopfschmerzen, die im Laufe des Lebens auftraten, herangezogen.
- Jeder einzelne Kopfschmerztyp, der bei einem Patienten besteht, muss diagnostiziert und kodiert werden. So erhalten schwer betroffene Patienten eines spezialisierten Kopfschmerzzentrums häufig drei Diagnosen: »1.1 Migräne ohne Aura«, »2.2 Häufige episodische Kopfschmerzen vom Spannungstyp« und »8.3 Kopfschmerzen bei Medikamentenübergebrauch«.
- Falls ein Patient mehr als eine Diagnose erhält, sollten diese in der Reihenfolge der Wichtigkeit für den Patienten aufgelistet werden.
- Falls der Kopfschmerz eines Patienten die diagnostischen Kriterien von zwei verschiedenen Kopfschmerzentitäten erfüllt, sollten alle verfügbaren Informationen hinzugezogen werden, um zu entscheiden, welche der beiden Diagnosen die tatsächliche oder zumindest wahrscheinlichere ist. Von Interesse kann der Verlauf der Kopfschmerzerkrankung sein: Wie begannen die Kopfschmerzen? Aber auch die Familienanamnese, die Wirksamkeit von Medikamenten, die Beziehung zur Menstruation, das Alter, Geschlecht und eine Reihe anderer Merkmale sollten berücksichtigt werden.
  Sind die Kriterien einer »1. Migräne«, eines »2. Kopfschmerzes vom Spannungstyps«, eines »3. Clusterkopfschmerzes« bzw. einer anderen »trigemino-autonomen Kopfschmerzerkrankung« oder einer ihrer Unterformen vollständig erfüllt, übertrumpfen diese Diagnosen immer die am Ende des betreffenden Klassifikationsbereichs angeführten wahrscheinlichen diagnostischen Kategorien. Falls ein Patient z. B. einen Kopfschmerz aufweist, der sowohl die Kriterien für eine »1.6 Wahrscheinliche Migräne« und einen »2.1 Sporadischen episodischen Kopfschmerz vom Spannungstyp« erfüllt, sollte eine Kodierung unter letzterer Diagnose erfolgen. Es sollte jedoch auch bedacht werden, dass einige Attacken die Kriterien einer Kopfschmerzform und andere Attacken die Kriterien einer anderen erfüllen können. In diesem Fall sollten zwei Diagnosen vergeben werden.
- Um eine Kopfschmerzdiagnose zu erhalten, muss der Patient in vielen Fällen bereits eine be-

stimmte Anzahl an Attacken (oder Tagen) mit diesem Kopfschmerz gehabt haben. Die genaue Anzahl ist für jeden Kopfschmerztyp bzw. -subtyp in den diagnostischen Kriterien definiert. Die Kopfschmerzen müssen weiter einer Reihe von Bedingungen erfüllen, die unter alphabetischen Gliederungspunkten beschrieben sind: A, B, C, etc. Hinter einigen dieser Gliederungspunkten verbirgt sich eine einzelne Bedingung, die zutreffen muss, hinter anderen findet sich eine Auflistung von Punkten, von denen einen bestimmte Anzahl erfüllt sein muss, z. B. 2 von 4 Charakteristika.

- Ein vollständiger Kriteriensatz findet sich bei einigen Kopfschmerzformen nur bis zur Ebene der 1. oder 2. Stelle. Die diagnostischen Kriterien der 3. und 4. Stelle fordern dann als Kriterium A, dass die Kriterien der Ebenen 1 und/oder 2 erfüllt sind, um ab Kriterium B die weiteren Kriterien zu spezifizieren, die erfüllt sein müssen.
- Die Frequenz primärer Kopfschmerzen kann von einer Attacke in 1 oder 2 Jahren bis zum täglichen Auftreten variieren. Auch die Schwere der Kopfschmerzen kann sehr unterschiedlich sein. Die internationale Klassifikation von Kopfschmerzerkrankungen, 2. Auflage, bietet nicht grundsätzlich die Möglichkeit, Frequenz oder Intensität zu kodieren, empfiehlt aber, dass Frequenz und Intensität im freien Text spezifiziert werden.
- Primärer und/oder sekundärer Kopfschmerz: Tritt ein neuer Kopfschmerz erstmals in engem zeitlichen Zusammenhang zu einer bekannten Kopfschmerzursache auf, sollte dieser Kopfschmerz der ursächlichen Erkrankung entsprechend als sekundärer Kopfschmerz kodiert werden. Dies ist auch der Fall, wenn der Kopfschmerz das klinische Bild einer Migräne, eines Kopfschmerzes vom Spannungstyp oder eines Clusterkopfschmerzes bzw. einer anderen trigemino-autonomen Kopfschmerzerkrankung aufweist.
- Wenn sich ein vorbestehender primärer Kopfschmerz in engem zeitlichem Zusammenhang zu einer bekannten Kopfschmerzursache verschlechtert, ergeben sich zwei Möglichkeiten, die ein Abwägen erfordern. Der Patient kann entweder ausschließlich die Diagnose des vorbestehenden primären Kopfschmerzes erhalten oder aber die Diagnose des vorbestehenden primären Kopfschmerzes *und* des sekundären Kopfschmerzes. Letzteres Vorgehen mit Hinzufügen einer sekundären Kopfschmerzdiagnose empfiehlt sich bei Vorliegen folgender Punkte:
  Es besteht ein unmittelbarer zeitlicher Zusammenhang zur angenommenen Kopfschmerzursache.
  Die primären Kopfschmerzen haben sich deutlich verschlechtert.
  Es bestehen sehr gute Hinweise, dass die verdächtigte Störung Kopfschmerzen hervorrufen oder verschlimmern kann.
  Es kommt zur Besserung oder zum Verschwinden des Kopfschmerzes nach Beseitigung der angenommenen Kopfschmerzursache.
- Ein Patient, der die diagnostischen Kriterien einer Kopfschmerzform erfüllt, kennt in der Regel auch ähnliche Kopfschmerzen, die die Kriterien nicht ganz erfüllen. Dies kann u. a. auf eine Behandlung zurückzuführen sein, aber auch auf die Unfähigkeit, Symptome genau zu erinnern oder andere Faktoren. Man sollte den Patienten bitten, eine typische unbehandelte oder unzureichend behandelte Attacke zu beschreiben und man sollte sicherstellen, dass eine ausreichende Anzahl davon abgelaufen sind, um eine Diagnose stellen zu können. Die weniger typischen Attacken können dann mit der Beschreibung der Attackenhäufigkeit angefügt werden.
- Falls der Verdacht besteht, dass ein Patient mehr als nur eine Kopfschmerzform aufweist, ist das Führen eines diagnostischen Kopfschmerzkalenders unbedingt empfehlenswert, in dem für jede Kopfschmerzepisode die wichtigsten Merkmale vermerkt werden. Es konnte gezeigt werden, dass Kopfschmerzkalender die diagnostische Genauigkeit erhöhen und auch eine genauere Beurteilung des Medikamentenkonsums erlauben. Schließlich hilft das Tagebuch, die genaue Häufigkeit von zwei oder mehr verschiedenen Kopfschmerzformen oder -unterformen zu beurteilen und es erleichtert dem Patienten, zwischen den verschiedenen Kopfschmerzformen, z. B. einer Migräne ohne Aura und einem episodischen Kopfschmerz vom Spannungstyp, zu unterscheiden.
- In jedem Klassifikationsbereich der sekundären Kopfschmerzen werden die am besten bekann-

ten und anerkannten Ursachen erwähnt und entsprechende Kriterien aufgeführt. In vielen Bereichen gibt es jedoch eine schier unendliche Zahl an möglichen Ursachen, z. B. bei »9. Kopfschmerzen zurückzuführen auf eine Infektion«. Um hier sehr lange Ursachenlisten zu vermeiden, sind nur die wichtigsten erwähnt. Bei diesem Beispiel werden seltene Infektionen der Diagnose »9.2.3 Kopfschmerzen zurückzuführen auf eine andere Infektion« zugeordnet. Dasselbe System wird auch in anderen Kapiteln mit sekundären Kopfschmerzen angewandt.

- Das letzte Kriterium der meisten sekundären Kopfschmerzen fordert, dass die Kopfschmerzen nach Beseitigung der ursächlichen Störung (durch Behandlung oder Spontanremission) innerhalb einer bestimmten Zeit verschwinden oder sich zumindest deutlich bessern. In diesen Fällen ist das Erfüllen des Kriteriums ein essentieller Teil der Herstellung des ursächlichen Zusammenhanges. Häufig ist es aber notwendig, die Diagnose zu stellen, bevor das Resultat der Behandlung bekannt ist oder sie überhaupt eingeleitet wurde. In diesen Fällen sollte die Diagnose »Kopfschmerz wahrscheinlich zurückzuführen auf [Erkrankung]« lauten. Wenn das Ergebnis der Behandlung dann bekannt ist, kann der Kopfschmerz als »zurückzuführen auf [Erkrankung]« kodiert werden oder er muss geändert werden, falls das Kriterium nicht erfüllt ist.
- In einigen Fällen – der chronische posttraumatische Kopfschmerz ist ein gutes Beispiel – wird das Auftreten von chronischen Kopfschmerzunterformen anerkannt. In diesen Fällen kann der initiale akute Kopfschmerz persistieren. Der ursächliche Zusammenhang ist durch die Dauer der Kopfschmerzen in Relation zum Beginn oder Ende der ursächlichen Störung weder belegt noch widerlegt. Das letzte Kriterium unterscheidet stattdessen zwischen akuter und chronischer Subform, wobei das Verschwinden der Kopfschmerzen innerhalb eines Zeitraumes von 3 Monaten nach Auftreten, Remission oder Heilung der ursächlichen Störung (für die akute Subform) bzw. das Überdauern (für die chronische Form) spezifiziert ist. Im Verlauf der Erkrankung muss daher ggf. die Diagnose nach 3 Monaten in »Chronischer Kopfschmerz zurückzuführen auf [Erkrankung]« geändert werden. Im Beispiel also von »5.1. Akuter posttraumatischer Kopfschmerz« auf »5.2. Chronischer posttraumatischer Kopfschmerz«.
- Die meisten derartigen Diagnosen finden sich im Anhang, da ihre Existenz nur unzureichend belegt ist. Sie werden nicht häufig gebraucht, sollen aber die wissenschaftliche Erforschung ursächlicher Zusammenhänge und besserer diagnostischer Kriterien stimulieren.

13.3 Epidemiologische und gesundheitsökonomische Aspekte

Zur Häufigkeit von Kopfschmerzen liegen mittlerweile umfangreiche internationale und nationale Daten vor. Für Deutschland wurde die Lebenszeitprävalenz von Kopfschmerzen in einer umfangreichen repräsentativen Studie untersucht (Göbel 1993; Göbel u. Petersen-Braun 1994; Göbel et al. 1993; Göbel et al. 1994; Petersen-Braun u. Göbel 1994a; Petersen-Braun u. Göbel 1994b). Dabei zeigte sich, dass 71,4% der deutschen Bevölkerung angeben, zumindest zeitweise an Kopfschmerzen zu leiden. Nur 28,5% verneinten, dass Kopfschmerzen ein Gesundheitsproblem in ihrem Leben darstellen oder in der Vergangenheit darstellten. 27,5% erleiden im Laufe ihres Lebens Kopfschmerzenattacken, die die Kriterien der Migräne erfüllen. 38,3% weisen Kopfschmerzen auf, die dem Phänotyp des Kopfschmerzes vom Spannungstyp entsprechen. 5,6% der Bevölkerung geben Kopfschmerzen an, die nicht diesen beiden vorgenannten primären Kopfschmerzformen entsprechen. Die Häufigkeitsverteilung der analysierten Kopfschmerzdiagnosen zeigt, dass unter den Menschen, die angeben, an Kopfschmerzen zu leiden, bei 53,6% der Kopfschmerz vom Spannungstyp, bei 38,4% der Kopfschmerz vom Migränetyp und bei 7,9% andere Kopfschmerzen bestehen.

! Die zwei primären Kopfschmerzen Migräne und Kopfschmerz vom Spannungstyp sind für über 92% aller Kopfschmerzleiden verantwortlich. Nur die Minderheit von rund 8% aller Kopfschmerzformen wird dagegen von einer Vielzahl seltener Kopfschmerzen bedingt. Die internationale Kopfschmerzklassifikation (2004) umfasst 251 verschiedene

▼

Kopfschmerzhauptdiagnosen. Somit wird deutlich, dass der Behandlung der Migräne und des Kopfschmerzes vom Spannungstyp zentrale Aufmerksamkeit zukommt.

Die Analyse der relativen Häufigkeit der Kopfschmerztage pro Monat in der Gruppe der Patienten, die an einer Migräne erkrankt sind, zeigt, dass 66% der Betroffenen Kopfschmerzen mit einer Dauer von 1–2 Tagen aufweisen. Die mittlere Attackenfrequenz beträgt 2 Tage pro Monat bzw. 34 Tage pro Jahr. Allerdings zeigt sich auch, dass 2% der Betroffenen Attacken an 15 und mehr Tagen pro Monat aufweisen und somit die Kriterien der chronischen Migräne erfüllen. Diese kleine Untergruppe von Patienten ist besonders schwer durch Migräne behindert und muss häufiger als an jedem 2. Tag pro Monat die Schmerzen und Begleitsymptome erdulden. Gerade diese Gruppe benötigt eine besonders aufmerksame Therapie.

Für den Kopfschmerz vom Spannungstyp zeigt die Analyse, dass 67% eine Häufigkeit von 1–2 Tagen pro Monat angeben, das arithmetische Mittel der Kopfschmerzfrequenz beträgt 2,8 Tage pro Monat. Insgesamt tritt der Kopfschmerz vom Spannungstyp im Mittel somit an 35 Tagen pro Jahr auf. 3% der Betroffenen leiden zwischen 15 und 30 Tagen pro Monat an Kopfschmerzen vom Spannungstyp und erfüllen somit die phänomenologischen Kriterien des chronischen Kopfschmerzes vom Spannungstyp. Die Befragten geben an, dass Migräneattacken im Mittel seit 12,9 Jahren auftreten, Kopfschmerz vom Spannungstyp tritt im Mittel seit 10,3 Jahren auf. Frauen sind 2- bis 4-mal häufiger von Migräneattacken betroffen. Kopfschmerzen vom Spannungstyp treten dagegen bei Männern und Frauen in nahezu gleicher Häufigkeit auf.

Rechnet man die Untersuchungsbefunde auf die gesamte deutsche Bevölkerung hoch, kommt man in Deutschland auf ca. 54 Mio. Menschen, die an anfallsweise auftretenden oder chronischen Kopfschmerzen leiden (Göbel 2004b). Schätzungsweise 21 Mio. Menschen, die in ihrem Leben an Kopfschmerzen vom Typ der Migräne leiden, erdulden diese im Mittel an ca. 34 Tagen pro Jahr. Etwa 29 Mio. Menschen sind vom Kopfschmerz vom Spannungstyp betroffen. Im Mittel bestehen diese Kopfschmerzen an 35 Tagen pro Jahr. Hochgerechnet ca. 2,3 Mio. Menschen müssen diese Kopfschmerzform an mehr als 180 Tagen pro Jahr erdulden. Bei ca. 4,3 Mio. Menschen bestehen andere Kopfschmerzformen. Die Zahlen belegen, dass die neurologischen Erkrankungen Migräne und Kopfschmerz vom Spannungstyp bedeutsame Gesundheitsprobleme unserer Zeit sind, die nicht ignoriert werden dürfen.

Nach Zahlen des Verbandes der Angestelltenkrankenkassen werden in Deutschland pro Jahr 60 Mio. Packungen an Schmerz- und Migränemitteln verordnet (Göbel 2004b). Die Kosten für die gesetzlichen Krankenkassen belaufen sich auf rund 360 Mio. Euro. Einschließlich Selbstmedikation werden jährlich ca. 200 Mio. Packungen an Schmerzmitteln mit einer geschätzten Gesamtsumme von 700 Mio. Euro verkauft. Die Menge der in Deutschland konsumierten Analgetika reicht aus, um bis zu ca. 5 Mio. Deutsche ein ganzes Jahr lang mit einer täglichen Dauerversorgung an Schmerzmitteln auszustatten. Es wird geschätzt, dass von den dialysepflichtigen Patienten ca. 20–30% wegen eines zu hohen Schmerzmittelkonsums dialysepflichtig wurden. Allein diese Nebenwirkung von Schmerzbehandlung belastet die gesetzlichen Krankenkassen jährlich mit rund 300 Mio. Euro und trägt erheblich zur kontinuierlichen Kostensteigerung bei. Die immensen Kosten von neurologischen Schmerzkrankheiten führen dazu, dass nach der Altersdemenz und dem Schlaganfall die Kopfschmerzkrankheiten zu den drei Erkrankungen mit den größten sozioökonomischen Auswirkungen gehören. Andere häufige Erkrankungen wie etwa Asthma bronchiale oder multiple Sklerose treten hinsichtlich ihrer sozioökonomischen Bedeutung im Vergleich weit in den Hintergrund.

Die Inzidenz von Kopfschmerzen ist in den europäischen Ländern weitgehend konsistent (Breslau u. Rasmussen 2001; Göbel et al. 1994; Henry et al. 2002; Lipton et al. 1999; Lipton et al. 2002; Rasmussen u. Olesen 1994). Kulturelle und soziale Faktoren haben nur einen geringen Einfluss. Das Statistical Office of the European Communities (EUROSTAT 2003) gibt eine Inzidenz der Migräne mit 19% bei Frauen und 5% bei Männern an.

Kopfschmerzen führen zu einer ausgeprägten Behinderung. Die Weltgesundheitsorganisation stuft die Migräne auf Platz 19 der am meisten behindernden Erkrankungen der Welt ein (Report 2001). Wird die Skala nur für die Behinderung bei

((Textfortsetzung Seite 178))

Tab. 13.1. Kopfschmerzklassifikation der IHS, 2. Auflage 2004: Auflistung der Kopfschmerzerkrankungen mit IHS- und ICD-10-Code

IHS ICHD-II Kode	WHO ICD-10NA Kode	Diagnose [und ätiologischer ICD-10 Kode für sekundäre Kopfschmerzerkrankungen]
1.	[G43]	**Migräne**
1.1	[G43.0]	Migräne ohne Aura
1.2	[G43.1]	Migräne mit Aura
1.2.1	[G43.10]	Typische Aura mit Migränekopfschmerz
1.2.2	[G43.10]	Typische Aura mit Kopfschmerzen, die nicht einer Migräne entsprechen
1.2.3	[G43.104]	Typische Aura ohne Kopfschmerz
1.2.4	[G43.105]	Familiäre hemiplegische Migräne (FHM)
1.2.5	[G43.105]	Sporadische hemiplegische Migräne
1.2.6	[G43.103]	Migräne vom Basilaristyp
1.3	[G43.82]	Periodische Syndrome in der Kindheit, die im allgemeinen Vorläufer einer Migräne sind
1.3.1	[G43.82]	Zyklisches Erbrechen
1.3.2	[G43.820]	Abdominelle Migräne
1.3.3	[G43.821]	Gutartiger paroxysmaler Schwindel in der Kindheit
1.4	[G43.81]	Retinale Migräne
1.5	[G43.3]	Migränekomplikationen
1.5.1	[G43.3]	Chronische Migräne
1.5.2	[G43.2]	Status migränosus
1.5.3	[G43.3]	Persistierende Aura ohne Hirninfarkt
1.5.4	[G43.3]	Migränöser Infarkt
1.5.5	[G43.3] + [G40.x oder G41.x][1]	Zerebrale Krampfanfälle, durch Migräne getriggert
1.6	[G43.83]	Wahrscheinliche Migräne
1.6.1	[G43.83]	Wahrscheinliche Migräne ohne Aura
1.6.2	[G43.83]	Wahrscheinliche Migräne mit Aura
1.6.3	[G43.83]	Wahrscheinliche chronische Migräne
2.	[G44.2]	**Kopfschmerz vom Spannungstyp**
2.1	[G44.2]	Sporadisch auftretender episodischer Kopfschmerz vom Spannungstyp
2.1.1	[G44.20]	Sporadisch auftretender episodischer Kopfschmerz vom Spannungstyp assoziiert mit perikranialer Schmerzempfindlichkeit

((Fortsetzung))

Tab. 13.1. Kopfschmerzklassifikation der IHS, 2. Auflage 2004: Auflistung der Kopfschmerzerkrankungen mit IHS- und ICD-10-Code

IHS ICHD-II Kode	WHO ICD-10NA Kode	Diagnose [und ätiologischer ICD-10 Kode für sekundäre Kopfschmerzerkrankungen]
2.1.2	[G44.21]	Sporadisch auftretender episodischer Kopfschmerz vom Spannungstyp nicht assoziiert mit perikranialer Schmerzempfindlichkeit
2.2	[G44.2]	Häufig auftretender episodischer Kopfschmerz vom Spannungstyp
2.2.1	[G44.20]	Häufig auftretender episodischer Kopfschmerz vom Spannungstyp assoziiert mit perikranialer Schmerzempfindlichkeit
2.2.2	[G44.21]	Häufig auftretender episodischer Kopfschmerz vom Spannungstyp nicht assoziiert mit perikranialer Schmerzempfindlichkeit
2.3	[G44.2]	Chronischer Kopfschmerz vom Spannungstyp
2.3.1	[G44.22]	Chronischer Kopfschmerz vom Spannungstyp assoziiert mit perikranialer Schmerzempfindlichkeit
2.3.2	[G44.23]	Chronischer Kopfschmerz vom Spannungstyp nicht assoziiert mit perikranialer Schmerzempfindlichkeit
2.4	[G44.28]	Wahrscheinlicher Kopfschmerz vom Spannungstyp
2.4.1	[G44.28]	Wahrscheinlicher sporadisch auftretender episodischer Kopfschmerz vom Spannungstyp
2.4.2	[G44.28]	Wahrscheinlicher gehäuft auftretender episodischer Kopfschmerz vom Spannungstyp
2.4.3	[G44.28]	Wahrscheinlicher chronischer Kopfschmerz vom Spannungstyp
3.	[G44.0]	**Clusterkopfschmerz und andere trigemino-autonome Kopfschmerzerkrankungen**
3.1	[G44.0]	Clusterkopfschmerz
3.1.1	[G44.01]	Episodischer Clusterkopfschmerz
3.1.2	[G44.02]	Chronischer Clusterkopfschmerz
3.2	[G44.03]	Paroxysmale Hemikranie
3.2.1	[G44.03]	Episodische paroxysmale Hemikranie
3.2.2	[G44.03]	Chronische paroxysmale Hemikranie (CPH)
3.3	[G44.08]	Short-lasting Unilateral Neuralgiform headache attacks with Conjunctival injection and Tearing (SUNCT)
3.4	[G44.08]	Wahrscheinliche trigemino-autonome Kopfschmerzerkrankung
3.4.1	[G44.08]	Wahrscheinlicher Clusterkopfschmerz
3.4.2	[G44.08]	Wahrscheinliche paroxysmale Hemikranie
3.4.3	[G44.08]	Wahrscheinliches SUNCT-Syndrom

((Fortsetzung))

Tab. 13.1. Kopfschmerzklassifikation der IHS, 2. Auflage 2004: Auflistung der Kopfschmerzerkrankungen mit IHS- und ICD-10-Code

IHS ICHD-II Kode	WHO ICD-10NA Kode	Diagnose [und ätiologischer ICD-10 Kode für sekundäre Kopfschmerzerkrankungen]
4.	[G44.80]	**Andere primäre Kopfschmerzen**
4.1	[G44.800]	Primärer stechender Kopfschmerz
4.2	[G44.803]	Primärer Hustenkopfschmerz
4.3	[G44.804]	Primärer Kopfschmerz bei körperlicher Anstrengung
4.4	[G44.805]	Primärer Kopfschmerz bei sexueller Aktivtät
4.4.1	[G44.805]	Präorgasmuskopfschmerz
4.4.2	[G44.805]	Orgasmuskopfschmerz
4.5	[G44.80]	Primärer schlafgebundener Kopfschmerz
4.6	[G44.80]	Primärer Donnerschlagkopfschmerz
4.7	[G44.80]	Hemicrania continua
4.8	[G44.2]	Neu aufgetretener täglicher Kopfschmerz
5.	[G44.88]	**Kopfschmerz zurückzuführen auf ein Kopf- und/oder HWS-Trauma**
5.1	[G44.880]	Akuter posttraumatischer Kopfschmerz
5.1.1	[G44.880]	Akuter posttraumatischer Kopfschmerz bei mittlerer oder schwerer Kopfverletzung [S06]
5.1.2	[G44.880]	Akuter posttraumatischer Kopfschmerz bei leichter Kopfverletzung [S09.9]
5.2	[G44.3]	Chronischer posttraumatischer Kopfschmerz
5.2.1	[G44.30]	Chronischer posttraumatischer Kopfschmerz bei mittlerer oder schwerer Kopfverletzung [S06]
5.2.2	[G44.31]	Chronischer posttraumatischer Kopfschmerz bei leichter Kopfverletzung [S09.9]
5.3	[G44.841]	Akuter Kopfschmerz nach HWS-Beschleunigungstrauma [S13.4]
5.4	[G44.841]	Chronischer Kopfschmerz nach HWS-Beschleunigungstrauma [S13.4]
5.5	[G44.88]	Kopfschmerz zurückzuführen auf ein traumatisches intrakraniales Hämatom
5.5.1	[G44.88]	Kopfschmerz zurückzuführen auf ein epidurales Hämatom [S06.4]
5.5.2	[G44.88]	Kopfschmerz zurückzuführen auf ein subdurales Hämatom [S06.5]
5.6	[G44.88]	Kopfschmerz zurückzuführen auf ein anderes Kopf- oder HWS-Trauma [S06]
5.6.1	[G44.88]	Akuter Kopfschmerz zurückzuführen auf ein anderes Kopf- oder HWS-Trauma [S06]

((Fortsetzung))

Tab. 13.1. Kopfschmerzklassifikation der IHS, 2. Auflage 2004: Auflistung der Kopfschmerzerkrankungen mit IHS- und ICD-10-Code

IHS ICHD-II Kode	WHO ICD-10NA Kode	Diagnose [und ätiologischer ICD-10 Kode für sekundäre Kopfschmerzerkrankungen]
5.6.2	[G44.88]	Chronischer Kopfschmerz zurückzuführen auf ein anderes Kopf- oder HWS-Trauma [S06]
5.7	[G44.88]	Kopfschmerz nach Kraniotomie
5.7.1	[G44.880]	Akuter Kopfschmerz nach Kraniotomie
5.7.2	[G44.30]	Chronischer Kopfschmerz nach Kraniotomie
6.	[G44.81]	**Kopfschmerz zurückzuführen auf Gefäßstörungen im Bereich des Kopfes oder des Halses**
6.1	[G44.810]	Kopfschmerz zurückzuführen auf einen ischämischen Infarkt oder transitorische ischämische Attacken
6.1.1	[G44.810]	Kopfschmerz zurückzuführen auf einen ischämischen Infarkt (zerebraler Infarkt) [I63]
6.1.2	[G44.810]	Kopfschmerz zurückzuführen auf eine transitorische ischämische Attacke (TIA) [G45]
6.2	[G44.810]	Kopfschmerz zurückzuführen auf eine nicht-traumatische intrakraniale Blutung [I62]
6.2.1	[G44.810]	Kopfschmerz zurückzuführen auf eine intrazerebrale Blutung [I61]
6.2.2	[G44.810]	Kopfschmerz zurückzuführen auf eine subarachnoidale Blutung (SAB) [I60]
6.3	[G44.811]	Kopfschmerz zurückzuführen auf eine nicht-rupturierte Gefäßfehlbildungen [Q28]
6.3.1	[G44.811]	Kopfschmerz zurückzuführen auf ein sackförmiges Aneurysma [Q28.3]
6.3.2	[G44.811]	Kopfschmerz zurückzuführen auf eine arterio-venöse Malformation (AVM) [Q28.2]
6.3.3	[G44.811]	Kopfschmerz zurückzuführen auf eine durale arterio-venöse Fistel [I67.1]
6.3.4	[G44.811]	Kopfschmerz zurückzuführen auf ein kavernöses Angiom [D18.0]
6.3.5	[G44.811]	Kopfschmerz zurückzuführen auf eine enzephalo-trigeminale Angiomatose (Sturge-Weber-Syndrom) [Q85.8]
6.4	[G44.812]	Kopfschmerz zurückzuführen auf eine Arteriitis [M31]
6.4.1	[G44.812]	Kopfschmerz zurückzuführen auf eine Riesenzellarteriitis (RZA) [M31.6]
6.4.2	[G44.812]	Kopfschmerz zurückzuführen auf eine primäre Vaskulitis des ZNS [I67.7]
6.4.3	[G44.812]	Kopfschmerz zurückzuführen auf eine sekundäre Vaskulitis des ZNS [I68.2]
6.5	[G44.810]	A. carotis- oder A. vertebralis-Schmerz [I63.0, I63.2, I65.0, I65.2 oder I67.0]
6.5.1	[G44.810]	Kopfschmerz zurückzuführen auf eine arterielle Dissektion [I67.0]
6.5.2	[G44.814]	Kopfschmerz nach Endarteriektomie [I97.8]
6.5.3	[G44.810]	Kopfschmerz nach Angioplastie der A. carotis
6.5.4	[G44.810]	Kopfschmerz zurückzuführen auf eine intrakraniale endovaskuläre Intervention

((Fortsetzung))

Tab. 13.1. Kopfschmerzklassifikation der IHS, 2. Auflage 2004: Auflistung der Kopfschmerzerkrankungen mit IHS- und ICD-10-Code

IHS ICHD-II Kode	WHO ICD-10NA Kode	Diagnose [und ätiologischer ICD-10 Kode für sekundäre Kopfschmerzerkrankungen]
6.5.5	[G44.810]	Kopfschmerz bei Angiographie
6.6	[G44.810]	Kopfschmerz zurückzuführen auf eine Hirnvenenthrombose [I63.6]
6.7	[G44.81]	Kopfschmerz zurückzuführen auf andere intrakraniale Gefäßstörungen
6.7.1	[G44.81]	Zerebrale autosomal dominante Arteriopathie mit subkortikalen Infarkten und Leukoenzephalopathie (CADASIL) [I67.8]
6.7.2	[G44.81]	Mitochondriale Enzephalopathie, Laktatazidose, stroke-like-episodes (MELAS) [G31.81]
6.7.3	[G44.81]	Kopfschmerz zurückzuführen auf eine benigne Angiopathie des ZNS [I99]
6.7.4	[G44.81]	Kopfschmerz zurückzuführen auf einen Hypophyseninfarkt [E23.6]
7.	[G44.82]	**Kopfschmerz zurückzuführen auf nichtvaskuläre intrakraniale Störungen**
7.1	[G44.820]	Kopfschmerz zurückzuführen auf eine Liquordrucksteigerung
7.1.1	[G44.820]	Kopfschmerz zurückzuführen auf eine idiopathische intrakraniale Drucksteigerung [G93.2]
7.1.2	[G44.820]	Kopfschmerz zurückzuführen auf eine sekundäre Liquordrucksteigerung metabolischer, toxischer oder hormoneller Genese
7.1.3	[G44.820]	Kopfschmerz zurückzuführen auf eine sekundäre Liquordrucksteigerung bei Hydrozephalus [G91.8]
7.2	[G44.820]	Kopfschmerz zurückzuführen auf einen Liquorunterdruck
7.2.1	[G44.820]	Postpunktioneller Kopfschmerz [G97.0]
7.2.2	[G44.820]	Kopfschmerz bei Liquorfistel [G96.0]
7.2.3	[G44.820]	Kopfschmerz zurückzuführen auf ein spontanes (oder idiopathisches) Liquorunterdrucksyndrom
7.3	[G44.82]	Kopfschmerz zurückzuführen auf nichtinfektiöse entzündliche Erkrankungen
7.3.1	[G44.823]	Kopfschmerz zurückzuführen auf eine Neurosarkoidose [D86.8]
7.3.2	[G44.823]	Kopfschmerz zurückzuführen auf eine aseptische (nichtinfektiöse) Meningitis [zusätzlicher ätiologischer Kode erforderlich]
7.3.3	[G44.823]	Kopfschmerz zurückzuführen auf eine andere nichtinfektiöse entzündliche Erkrankung [zusätzlicher ätiologischer Kode erforderlich]
7.3.4	[G44.82]	Kopfschmerz zurückzuführen auf eine lymphozytäre Hypophysitis [E23.6]
7.4	[G44.822]	Kopfschmerz zurückzuführen auf ein intrakraniales Neoplasma [C00-D48]
7.4.1	[G44.822]	Kopfschmerz zurückzuführen auf einen erhöhten intrakranialen Druck oder einen Hydrozephalus verursacht durch ein Neoplasma [Kode zur Spezifizierung des Neoplasmas]

((Fortsetzung))

Tab. 13.1. Kopfschmerzklassifikation der IHS, 2. Auflage 2004: Auflistung der Kopfschmerzerkrankungen mit IHS- und ICD-10-Code

IHS ICHD-II Kode	WHO ICD-10NA Kode	Diagnose [und ätiologischer ICD-10 Kode für sekundäre Kopfschmerzerkrankungen]
7.4.2	[G44.822]	Kopfschmerz direkt zurückzuführen auf ein Neoplasma [Kode zur Spezifizierung des Neoplasmas]
7.4.3	[G44.822]	Kopfschmerz zurückzuführen auf eine Meningeosis carcinomatosa [C79.3]
7.4.4	[G44.822]	Kopfschmerz zurückzuführen auf eine hypothalamische oder hypophysäre Über- oder Unterfunktion [E23.0]
7.5	[G44.824]	Kopfschmerz zurückzuführen auf eine intrathekale Injektion [G97.8]
7.6	[G44.82]	Kopfschmerz zurückzuführen auf einen zerebralen Krampfanfall [G40.x oder G41.x zur Spezifizierung des Anfalltyps]
7.6.1	[G44.82]	Hemicrania epileptica [G40.x oder G41.x zur Spezifizierung des Anfalltyps]
7.6.2	[G44.82]	Kopfschmerz nach zerebralem Krampfanfall [G40.x oder G41.x zur Spezifizierung des Anfalltyps]
7.7	[G44.82]	Kopfschmerz zurückzuführen auf eine Chiari-Malformation Typ I (CM1) [Q07.0]
7.8	[G44.82]	Syndrom der vorübergehenden Kopfschmerzen und neurologischen Defizite mit Liquorlymphozytose (HaNDL)
7.9	[G44.82]	Kopfschmerz zurückzuführen auf eine andere nichtvaskuläre intrakraniale Störung
8.	[G44.4 oder G44.83]	**Kopfschmerz zurückzuführen auf eine Substanz[2] oder deren Entzug**
8.1	[G44.40]	Kopfschmerz induziert durch akuten Substanzgebrauch oder akute Substanzexposition
8.1.1	[G44.400]	Kopfschmerz induziert durch Stickoxid(NO)-Donatoren [X44]
8.1.1.1	[G44.400]	Sofortiger Kopfschmerz induziert durch Stickoxid(NO)-Donatoren [X44]
8.1.1.2	[G44.400]	Verzögerter Kopfschmerz induziert durch Stickoxid(NO)-Donatoren [X44]
8.1.2	[G44.40]	Kopfschmerz induziert durch Phosphodiesterase(PDE)-Hemmer [X44]
8.1.3	[G44.402]	Kopfschmerz induziert durch Kohlenmonoxid [X47]
8.1.4	[G44.83]	Kopfschmerz induziert durch Alkohol [F10]
8.1.4.1	[G44.83]	Sofortiger Kopfschmerz induziert durch Alkohol
8.1.4.2	[G44.83]	Verzögerter Kopfschmerz induziert durch Alkohol [F10]
8.1.5	[G44.4]	Kopfschmerz induziert durch Nahrungsbestandteile und -zusätze
8.1.5.1	[G44.401]	Kopfschmerz induziert durch Natriumglutamat [X44]
8.1.6	[G44.83]	Kopfschmerz induziert durch Kokain [F14]
8.1.7	[G44.83]	Kopfschmerz induziert durch Cannabis [F12]

▼

((Fortsetzung))

Tab. 13.1. Kopfschmerzklassifikation der IHS, 2. Auflage 2004: Auflistung der Kopfschmerzerkrankungen mit IHS- und ICD-10-Code

IHS ICHD-II Kode	WHO ICD-10NA Kode	Diagnose [und ätiologischer ICD-10 Kode für sekundäre Kopfschmerzerkrankungen]
8.1.8	[G44.40]	Kopfschmerz induziert durch Histamin [X44]
8.1.8.1	[G44.40]	Sofortiger Kopfschmerz induziert durch Histamin [X44]
8.1.8.2	[G44.40]	Verzögerter Kopfschmerz induziert durch Histamin [X44]
8.1.9	[G44.40]	Kopfschmerz induziert durch Calcitonin Gene-Related Peptide (CGRP) [X44]
8.1.9.1	[G44.40]	Sofortiger Kopfschmerz induziert durch CGRP [X44]
8.1.9.2	[G44.40]	Verzögerter Kopfschmerz induziert durch CGRP [X44]
8.1.10	[G44.41]	Kopfschmerz als akute Nebenwirkung zurückzuführen auf eine Medikation eingesetzt für andere Indikationen [Kode zur Spezifizierung der Substanz]
8.1.11	[G44.4 oder G44.83]	Kopfschmerz zurückzuführen auf akuten Gebrauch oder Exposition einer anderen Substanz [Kode zur Spezifizierung der Substanz]
8.2	[G44.41 oder G44.83]	Kopfschmerz bei Medikamentenübergebrauch
8.2.1	[G44.411]	Kopfschmerz bei Ergotaminübergebrauch [Y52.5]
8.2.2	[G44.41]	Kopfschmerz bei Triptanübergebrauch
8.2.3	[G44.410]	Kopfschmerz bei Analgetikaübergebrauch [F55.2]
8.2.4	[G44.83]	Kopfschmerz bei Opioidübergebrauch [F11.2]
8.2.5	[G44.410]	Kopfschmerz bei Übergebrauch von Schmerzmittelmischpräparaten [F55.2]
8.2.6	[G44.410]	Kopfschmerz zurückzuführen auf den Übergebrauch einer anderen Medikation [Kode zur Spezifizierung der Substanz]
8.2.7	[G44.41 oder G44.83]	Wahrscheinlicher Kopfschmerz bei Medikamentenübergebrauch [Kode zur Spezifizierung der Substanz]
8.3	[G44.4]	Kopfschmerz als Nebenwirkung zurückzuführen auf eine Dauermedikation [Kode zur Spezifizierung der Substanz]
8.3.1	[G44.418]	Kopfschmerz induziert durch exogene Hormone [Y42.4]
8.4	[G44.83]	Kopfschmerz zurückzuführen auf den Entzug einer Substanz
8.4.1	[G44.83]	Koffeinentzugskopfschmerz [F15.3]
8.4.2	[G44.83]	Opioidentzugskopfschmerz [F11.3]
8.4.3	[G44.83]	Östrogenentzugskopfschmerz [Y42.4]
8.4.4	[G44.83]	Kopfschmerz zurückzuführen auf den Entzug anderer chronisch eingenommener Substanzen [Kode zur Spezifizierung der Substanz]

((Fortsetzung))

Tab. 13.1. Kopfschmerzklassifikation der IHS, 2. Auflage 2004: Auflistung der Kopfschmerzerkrankungen mit IHS- und ICD-10-Code

IHS ICHD-II Kode	WHO ICD-10NA Kode	Diagnose [und ätiologischer ICD-10 Kode für sekundäre Kopfschmerzerkrankungen]
9.		**Kopfschmerz zurückzuführen auf eine Infektion**
9.1	[G44.821]	Kopfschmerz zurückzuführen auf eine intrakraniale Infektion [G00-G09]
9.1.1	[G44.821]	Kopfschmerz zurückzuführen auf eine bakterielle Meningitis [G00.9]
9.1.2	[G44.821]	Kopfschmerz zurückzuführen auf eine lymphozytäre Meningitis [G03.9]
9.1.3	[G44.821]	Kopfschmerz zurückzuführen auf eine Enzephalitis [G04.9]
9.1.4	[G44.821]	Kopfschmerz zurückzuführen auf einen Hirnabszess [G06.0]
9.1.5	[G44.821]	Kopfschmerz zurückzuführen auf ein subdurales Empyem [G06.2]
9.2	[G44.881]	Kopfschmerz zurückzuführen auf eine systemische Infektion [A00-B97]
9.2.1	[G44.881]	Kopfschmerz zurückzuführen auf eine systemische bakterielle Infektion [Kode zur Spezifizierung der Ätiologie]
9.2.2	[G44.881]	Kopfschmerz zurückzuführen auf eine systemische virale Infektion [Kode zur Spezifizierung der Ätiologie]
9.2.3	[G44.881]	Kopfschmerz zurückzuführen auf eine andere systemische Infektion [Kode zur Spezifizierung der Ätiologie]
9.3	[G44.821]	Kopfschmerz zurückzuführen auf HIV/Aids [B22]
9.4	[G44.821 oder G44.881]	Chronischer postinfektiöser Kopfschmerz [Kode zur Spezifizierung der Ätiologie]
9.4.1	[G44.821]	Chronischer Kopfschmerz nach bakterieller Meningitis [G00.9]
10.	[G44.882]	**Kopfschmerz zurückzuführen auf eine Störung der Homöostase**
10.1	[G44.882]	Kopfschmerz zurückzuführen auf eine Hypoxie und/oder Hyperkapnie
10.1.1	[G44.882]	Höhenkopfschmerz [W94]
10.1.2	[G44.882]	Taucherkopfschmerz
10.1.3	[G44.882]	Schlaf-Apnoe-Kopfschmerz [G47.3]
10.2	[G44.882]	Dialysekopfschmerz [Y84.1]
10.3	[G44.813]	Kopfschmerz zurückzuführen auf eine arterielle Hypertonie [I10]
10.3.1	[G44.813]	Kopfschmerz zurückzuführen auf ein Phäochromozytom [D35.0 (benigne) oder C74.1 (maligne)]
10.3.2	[G44.813]	Kopfschmerz zurückzuführen auf eine hypertensive Krise ohne hypertensive Enzephalopathie [I10]
10.3.3	[G44.813]	Kopfschmerz zurückzuführen auf eine hypertensive Enzephalopathie [I67.4]

((Fortsetzung))

Tab. 13.1. Kopfschmerzklassifikation der IHS, 2. Auflage 2004: Auflistung der Kopfschmerzerkrankungen mit IHS- und ICD-10-Code

IHS ICHD-II Kode	WHO ICD-10NA Kode	Diagnose [und ätiologischer ICD-10 Kode für sekundäre Kopfschmerzerkrankungen]
10.3.4	[G44.813]	Kopfschmerz zurückzuführen auf eine Präeklampsie [O13-O14]
10.3.5	[G44.813]	Kopfschmerz zurückzuführen auf eine Eklampsie [O15]
10.3.6	[G44.813]	Kopfschmerz zurückzuführen auf einen akuten Blutdruckanstieg durch eine exogene Substanz [Kode zur Spezifizierung der Ätiologie]
10.4	[G44.882]	Kopfschmerz zurückzuführen auf eine Hypothyreose [E03.9]
10.5	[G44.882]	Kopfschmerz zurückzuführen auf Fasten [T73.0]
10.6	[G44.882]	Kopfschmerz zurückzuführen auf eine kardiale Erkrankung [Kode zur Spezifizierung der Ätiologie]
10.7	[G44.882]	Kopfschmerz zurückzuführen auf eine andere Störung der Homöostase [Kode zur Spezifizierung der Ätiologie]
11.	[G44.84]	**Kopf- oder Gesichtsschmerz zurückzuführen auf Erkrankungen des Schädels sowie von Hals, Augen, Ohren, Nase, Nebenhöhlen, Zähnen, Mund oder anderen Gesichts- oder Schädelstrukturen**
11.1	[G44.840]	Kopfschmerz zurückzuführen auf Erkrankungen der Schädelknochen [M80-M89.8]
11.2	[G44.841]	Kopfschmerz zurückzuführen auf Erkrankungen des Halses [M99]
11.2.1	[G44.841]	Zervikogener Kopfschmerz [M99]
11.2.2	[G44.842]	Kopfschmerz zurückzuführen auf eine retropharyngeale Tendinitis [M79.8]
11.2.3	[G44.841]	Kopfschmerz zurückzuführen auf eine kraniozervikale Dystonie [G24]
11.3	[G44.843]	Kopfschmerz zurückzuführen auf Erkrankungen der Augen
11.3.1	[G44.843]	Kopfschmerz zurückzuführen auf ein akutes Glaukom [H40]
11.3.2	[G44.843]	Kopfschmerz zurückzuführen auf einen Brechungsfehler [H52]
11.3.3	[G44.843]	Kopfschmerz zurückzuführen auf eine Heterophorie oder Heterotropie (latentes oder manifestes Schielen) [H50.3-H50.5]
11.3.4	[G44.843]	Kopfschmerz zurückzuführen auf eine entzündliche Erkrankung des Auges [Kode zur Spezifizierung der Ätiologie]
11.4	[G44.844]	Kopfschmerz zurückzuführen auf Erkrankungen der Ohren [H60-H95]
11.5	[G44.845]	Kopfschmerz zurückzuführen auf eine Rhinosinusitis [J01]
11.6	[G44.846]	Kopfschmerz zurückzuführen auf Erkrankungen der Zähne, Kiefer und benachbarter Strukturen [K00-K14]
11.7	[G44.846]	Kopf- oder Gesichtsschmerz zurückzuführen auf Erkrankungen des Kiefergelenkes (TMD) [K07.6]

((Fortsetzung))

Tab. 13.1. Kopfschmerzklassifikation der IHS, 2. Auflage 2004: Auflistung der Kopfschmerzerkrankungen mit IHS- und ICD-10-Code

IHS ICHD-II Kode	WHO ICD-10NA Kode	Diagnose [und ätiologischer ICD-10 Kode für sekundäre Kopfschmerzerkrankungen]
11.8	[G44.84]	Kopfschmerzen zurückzuführen auf andere Erkrankungen des Schädels sowie von Hals, Augen, Ohren, Nase, Nebenhöhlen, Zähnen, Mund oder anderen Gesichts- oder Schädelstrukturen [Kode zur Spezifizierung der Ätiologie]
12.	[R51]	**Kopfschmerz zurückzuführen auf psychiatrische Störungen**
12.1	[R51]	Kopfschmerz zurückzuführen auf eine Somatisierungsstörung [F45.0]
12.2	[R51]	Kopfschmerz zurückzuführen auf eine psychotische Störung [Kode zur Spezifizierung der Ätiologie]
13.	[G44.847, G44.848 oder G44.85]	**Kraniale Neuralgien und zentrale Ursachen von Gesichtsschmerzen**
13.1	[G44.847]	Trigeminusneuralgie
13.1.1	[G44.847]	Klassische Trigeminusneuralgie [G50.00]
13.1.2	[G44.847]	Symptomatische Trigeminusneuralgie [G53.80] + [Kode zur Spezifizierung der Ätiologie]
13.2	[G44.847]	Glossopharyngeusneuralgie
13.2.1	[G44.847]	Klassische Glossopharyngeusneuralgie [G52.10]
13.2.2	[G44.847]	Symptomatische Glossopharyngeusneuralgie [G53.830] + [Kode zur Spezifizierung der Ätiologie]
13.3	[G44.847]	Intermediusneuralgie [G51.80]
13.4	[G44.847]	Laryngeus-superior-Neuralgie [G52.20]
13.5	[G44.847]	Nasoziliarisneuralgie [G52.80]
13.6	[G44.847]	Supraorbitalisneuralgie [G52.80]
13.7	[G44.847]	Neuralgien anderer terminaler Äste [G52.80]
13.8	[G44.847]	Okzipitalisneuralgie [G52.80]
13.9	[G44.851]	Nacken-Zungen-Syndrom
13.10	[G44.801]	Kopfschmerz durch äußeren Druck
13.11	[G44.802]	Kältebedingter Kopfschmerz
13.11.1	[G44.8020]	Kopfschmerzen zurückzuführen auf einen äußeren Kältereiz
13.11.2	[G44.8021]	Kopfschmerzen zurückzuführen auf Einnahme oder Inhalation eines Kältereizes
13.12	[G44.848]	Anhaltender Schmerz verursacht durch Kompression, Irritation oder Distorsion eines Hirnnervens oder einer der oberen zervikalen Wurzeln durch eine strukturelle Läsion [G53.8] + [Kode zur Spezifizierung der Ätiologie]

((Fortsetzung))

Tab. 13.1. Kopfschmerzklassifikation der IHS, 2. Auflage 2004: Auflistung der Kopfschmerzerkrankungen mit IHS- und ICD-10-Code

IHS ICHD-II Kode	WHO ICD-10NA Kode	Diagnose [und ätiologischer ICD-10 Kode für sekundäre Kopfschmerzerkrankungen]
13.13	[G44.848]	Optikusneuritis [H46]
13.14	[G44.848]	Okuläre diabetische Neuropathie [E10-E14]
13.15	[G44.881 oder G44.847]	Kopf- oder Gesichtsschmerz zurückzuführen auf einen Herpes zoster
13.15.1	[G44.881]	Kopf- oder Gesichtsschmerz zurückzuführen auf einen akuten Herpes zoster [B02.2]
13.15.2	[G44.847]	Postherpetische Neuralgie [B02.2]
13.16	[G44.850]	Tolosa-Hunt-Syndrom
13.17	[G43.80]	Ophthalmoplegische »Migräne«
13.18	[G44.810 oder G44.847]	Zentrale Ursachen von Gesichtsschmerzen
13.18.1	[G44.847]	Anaesthesia dolorosa [G52.800] + [Kode zur Spezifizierung der Ätiologie]
13.18.2	[G44.810]	Zentraler Schmerz nach Hirninfarkt [G46.21]
13.18.3	[G44.847]	Gesichtsschmerz zurückzuführen auf eine Multiple Sklerose [G35]
13.18.4	[G44.847]	Anhaltender idiopathischer Gesichtsschmerz [G50.1]
13.18.5	[G44.847]	Syndrom des brennenden Mundes [Kode zur Spezifizierung der Ätiologie]
13.19	[G44.847]	Andere kraniale Neuralgien oder andere zentral vermittelte Gesichtsschmerzen [Kode zur Spezifizierung der Ätiologie]
14.	[R51]	**Andere Kopfschmerzen, kraniale Neuralgien, zentrale oder primäre Gesichtsschmerzen**
14.1	[R51]	Kopfschmerz nicht anderweitig klassifiziert
14.2	[R51]	Kopfschmerz nicht spezifiziert

[1] Der zusätzliche Kode spezifiziert den Anfallstyp.

[2] In der ICD 10 werden Substanzen nach Vorhandensein oder Nichtvorhandensein eines Abhängigkeitspotenzials klassifiziert. Kopfschmerz im Zusammenhang mit der Einnahme psychoaktiver Substanzen (mit Abhängigkeitspotenzial) werden unter G44.83 mit einem zusätzlichen Kode für die hervorgerufenen Gesundheitsstörungen klassifiziert, z. B. Intoxikation (F1x.0), Abhängigkeit (F1x.2), Entzugsymptome (F1x.3). Mit der 3. Ziffer kann die betreffende Substanz charakterisiert werden, z. B. F10 für Alkohol oder F15 für Koffein. Der Missbrauch von Substanzen ohne Abhängigkeitspotenzial wird unter F55 kodiert. Eine 4. Ziffer kann zur Benennung der betreffenden Substanz eingefügt werden, z. B. F55.2 Missbrauch von Schmerzmitteln. Kopfschmerzen im Zusammenhang mit Substanzen ohne Abhängigkeitspotenzial werden unter G44.4 kodiert.

Frauen aufgestellt, nimmt die Migräne Platz 12 der am meisten behindernden Erkrankungen ein. Nach einer dänischen Studie geben 60% der Betroffenen eine ausgeprägte Reduktion der sozialen und beruflichen Fähigkeiten an. Während Migräne bei 1.000 Arbeitnehmern zu einem jährlichen Ausfall von 270 Tagen pro Jahr führt, werden durch Kopfschmerz vom Spannungstyp bei 1.000 Arbeitnehmern 820 Arbeitstage pro Jahr vernichtet.

Die individuellen und die gesellschaftlichen Auswirkungen von Kopfschmerzen wurden in der Vergangenheit gravierend unterschätzt (Breslau u. Rasmussen 2001) (Literaturübersicht, ► Kap. 17).

Migräne

H. Göbel

14.1 Definition

Migräne ist eine chronische Kopfschmerzerkrankung, die sich durch Kopfschmerzattacken mit einer Dauer von 4–72 h manifestiert. Kopfschmerzmerkmale sind einseitige Lokalisation, pulsierende Qualität, mittlere bis schwere Intensität und Verstärkung durch körperliche Aktivität. Begleitsymptome sind Übelkeit, Erbrechen, Lärm- und Lichtüberempfindlichkeit. Die Migräneaura ist ein Komplex verschiedener neurologischer fokaler Symptome, welche vor oder zu Beginn der Kopfschmerzen eintreten können. Etwa 90% der Attacken treten ohne Aura auf. Ankündigungssymtome können Stunden bis Tage vor der Aura und den Kopfschmerzen auftreten. Sie schließen Müdigkeit, Konzentrationsschwäche, Nackensteifigkeit, sensorische Überempfindlichkeit, Blässe und Gähnen ein.

14.2 Klinisches Bild

Der typische Migränekopfschmerz kennzeichnet sich durch den pulsierenden, pochenden Charakter und das einseitige, seitenwechselnde Auftreten. Der Schmerz erreicht starke Intensitäten und kann durch körperliche Routinetätigkeiten wie Bücken und Treppensteigen noch verstärkt werden. Hinzu kommen die charakteristischen Begleitsymptome Übelkeit und Erbrechen sowie Licht- und Lärmempfindlichkeit.

Bei ca. 10% der Menschen, die an Migräne leiden, beginnt der eigentliche Migräneanfall mit fokalen zerebralen Störungen, einer *Aura*. Im typischen Fall haben Aurasymptome eine Ausbreitungstendenz über mehrere Minuten hinweg. Die einzelnen Aurasymptome sind innerhalb von 1 h voll reversibel und spätestens 1 h nach Verschwinden des letzten Aurasymptoms beginnt die Kopfschmerzphase. Etwa 90% aller Migräneauren betreffen das visuelle System. Die Störungen können ganz unterschiedliche Ausprägungen aufweisen: von grellen Lichtblitzen über Fortifikationsspektren und Flimmerskotomen bis zur homonymen Hemianopsie. Eine besonders typische sensorische Aura ist die Ausbreitung von Kribbelparästhesien und/oder einer Hypästhesie von den Fingerspitzen hoch zum Unterarm, weiter über den Oberarm und den Unterkiefer bis zur Zunge. Motorische Auren reichen von einer leichten Ungeschicklichkeit bis zur kompletten Plegie von Extremitäten. Sprachstörungen können sich in dysarthrischen oder aphasischen Störungen äußern.

Der Aura- bzw. Kopfschmerzphase kann bei fast 50% der Betroffenen Hinweissymptome vorangehen. Erregende Hinweissymptome sind u. a. eine allgemeine Hyperaktivität, Heißhunger auf hochkalorische Nahrungsmittel und eine generelle Überempfindlichkeit aller Sinnesorgane einschließlich erhöhter Anspannung und Empfindlichkeit der perikranialen

Muskulatur. Inhibitorische Hinweissymptome sind Müdigkeit, Abgeschlagenheit, Depressivität und Obstipation. Insgesamt werden 18 Untertypen der Migräne differenziert (▶ Übersicht).

Diagnostische Kriterien der Migräne ohne Aura nach der Klassifikation der International Headache Society 2004, 2. Auflage

A. Mindestens fünf Attacken, welche die Kriterien B–D erfüllen
B. Kopfschmerzattacken, die (unbehandelt oder erfolglos behandelt) 4–72 h anhalten
C. Der Kopfschmerz weist mindestens zwei der folgenden Charakteristika auf:
   1. Einseitige Lokalisation
   2. Pulsierender Charakter
   3. Mittlere oder starke Schmerzintensität
   4. Wird durch körperliche Routineaktivitäten (z. B. Gehen oder Treppensteigen) verstärkt oder führt zu deren Vermeidung
D. Während des Kopfschmerzes besteht mindestens eines der folgenden Symptome:
   1. Übelkeit und/oder Erbrechen
   2. Photophobie und Phonophobie
E. Nicht auf eine andere Erkrankung zurückzuführen

Diagnostische Kriterien der Migräne mit International Headache Society 2004, 2. Auflage

A. Mindestens zwei Attacken, welche die Kriterien B–D erfüllen
B. Die Aura besteht aus mindestens einem der folgenden Symptome, nicht aber aus einer motorischen Schwäche
   1. Vollständig reversible visuelle Symptome mit positiven (z. B. flackernde Lichter, Punkte oder Linien) und/oder negativen Merkmalen (d. h. Sehverlust)
   2. Vollständig reversible sensible Symptome mit positiven (d. h. Kribbelmissempfindungen) und/oder negativen Merkmalen (d. h. Taubheitsgefühl)
   3. Vollständig reversible dysphasische Sprachstörung
C. Wenigstens zwei der folgenden Punkte sind erfüllt:
   1. Homonyme visuelle Symptome und/oder einseitige sensible Symptome
   2. Wenigstens ein Aurasymptom entwickelt sich allmählich über ≥5 min hinweg und/oder verschiedene Aurasymptome treten nacheinander in Abständen von ≥5 min auf
   3. Jedes Symptom hält ≥5 min und ≤60 min an
D. Kopfschmerzen, die die Kriterien B–D für eine 1.1 »Migräne ohne Aura« erfüllen, beginnen noch während der Aura oder folgen der Aura innerhalb von 60 min
E. Nicht auf eine andere Erkrankung zurückzuführen

14.3 Pathophysiologie

Zur Pathophysiologie der Migräne liegen mittlerweile umfangreiche Informationen vor (Akerman et al. 2002; Goadsby 1997a, 1997b, 1999, 2001; Goadsby u. Edvinsson 1993; Goadsby u. Hargreaves 2000; Hoskin et al. 2001). Viele Jahre galt die Meinung, die Kopfschmerzphase einer Migräneattacke werde durch extrakraniale Vasodilatation ausgelöst und die intrakraniale Vasokonstriktion sei für die neurologischen Symptome verantwortlich (vaskuläre Theorie der Migräne). Studien, die den regionalen Blutfluss evaluieren, zeigen, dass bei Patienten mit Migräne mit Aura eine moderate Hypoperfusion vorliegt, die im visuellen Kortex beginnt und sich mit einer Geschwindigkeit von 2–3 mm/min. ausbreitet.

Die Verminderung der Durchblutung beträgt durchschnittlich 25–30%. Diese reicht nicht aus, um die neurologischen Symptome auf der Basis einer Ischämie zu erklären. Die Verminderung der Durchblutung setzt sich wellenartig nach frontal fort, unabhängig von der Topographie der zerebralen Arterien. Die Hypoperfusion bleibt in Einzelfällen auch nach Verschwinden der Symptomatik in dieser Region bestehen. Ob die genannten vaskulären Veränderungen in der Lage sind, eine Migränesymptomatik auszulösen, wurde immer wieder in Frage gestellt. Besonders die beobachtete Minderdurchblutung scheint nicht auszureichen, um die fokalen neurologischen

Symptome der Auraphase verursachen zu können. Zweitens ist ein Anstieg des Blutflusses per se nicht schmerzhaft. Die Vasodilatation allein kann bei Migränepatienten nicht für das lokale Ödem und die fokale Schmerzhaftigkeit verantwortlich gemacht werden. Außerdem finden sich bei Migräne ohne Aura normalerweise keine nachweisbaren Veränderungen des Blutflusses. Es ist also unwahrscheinlich, dass die Pathomechanismen der Migräne allein auf Vasokonstriktion und Vasodilatation zurückzuführen sind.

1941 beschrieb K. S. Lashley das Voranschreiten seiner eigenen visuellen Migräneaura, die durch ein sich langsam vergrößerndes visuelles Skotom mit leuchtenden Rändern charakterisiert war. Er konnte messen, dass sich sein eigenes Skotom mit einer Geschwindigkeit von ca. 3 mm/min. ausbreitete. Er nahm an, dass sich eine Welle intensiver Erregung über den visuellen Kortex fortpflanzt, auf die eine Welle kompletter Aktivitätshemmung folgt. 1944 beschrieb der brasilianische Physiologe Leão ein Phänomen im zerebralen Kortex von Labortieren, dass unter dem Namen »Spreading Depression nach Leão« bekannt wurde. Es handelt sich dabei um eine langsam fortschreitende (2–3 mm/min.) Depression kortikaler Aktivität, bei der Kalium freigesetzt wird. Es schließt sich eine Welle gesteigerter metabolischer Aktivität an. Verschiedene experimentelle Stimuli wie Hypoxie, mechanisches Trauma oder die topische Applikation von Kalium können diesen Zustand auslösen. Diese Beobachtungen deuten auf neuronale Abnormitäten, wahrscheinlich vom Hirnstamm ausgehend, als Ursache einer Migräneattacke hin.

Bereits im Jahre 1937 beschrieb Lewis die neurogene Entzündung als ein nozifensives System zur Abwehr von Schaden bei Gewebsverletzungen. Die Hauptkomponenten der neurogenen Entzündung sind Vasodilatation, Plasmaextravasation und Degranulation von Mastzellen. Die erhöhte Schmerzempfindlichkeit bei Migräne wird in diesem Modell durch eine verstärkte Sensibilisierung sensorischer perivaskulärer Fasern im Bereich der Hirnhaut erklärt. Eine Aktivierung von Zellen im Nucleus caudatus des Nervus trigeminus in der Medulla resultiert in einer Freisetzung von vasoaktiven Neuropeptiden an den vaskulären Endigungen des N. trigeminus, inklusive von Substanz P und des Calcitonin-Gen-related Peptide (CGRP). Diese aus Peptiden bestehenden Neurotransmitter wurden für die Ausbildung einer sterilen Entzündung verantwortlich gemacht, die durch die Aktivierung trigeminaler nozizeptiver Afferenzen – ausgehend von der Gefäßwand – zu einer zusätzlichen Schmerzproduktion beiträgt. Dieser Mechanismus bietet eine potenzielle Erklärung für die Gewebeschwellung und die Schmerzempfindlichkeit der Blutgefäße, die bei einer Migräneattacke auftreten.

Durch diese erhöhte Sensibilisierung sind Gefäßpulsationen, die normalerweise nicht schmerzhaft sind, potente Schmerzreize und bedingen den pulsierenden, pochenden Migräneschmerz. Damit wird auch die Beobachtung von Migränepatienten verständlich, dass körperliche Belastung oder Bücken zu einer Schmerzzunahme führt, da hier die Pulsationen verstärkt werden. Die neurogene Entzündung wird ausgelöst durch eine Freisetzung vasoaktiver Neuropeptide, von Substanz P, Neurokinin A und CGRP.

Die Freisetzung wird dabei über unmyelinisierte C-Fasern, die mit dem N. trigeminus verlaufen, vermittelt. 5-HT_{1D}-Rezeptoragonisten, wie die Ergotalkaloide und die Triptane, können die neurogene Entzündung hemmen, indem sie die Freisetzung von vasoaktiven Neuropeptiden wie CGRP über C-Faser-abhängige Mechanismen blockieren. Gleichzeitig wirken die 5-HT_1-Agonisten vasoaktiv. Weiterhin unklar bleibt jedoch die Genese der neurogenen Entzündung. Im Hirnstamm wird aufgrund von PET-Untersuchungen ein sog. Migränegenerator vermutet, der durch die verschiedenen Migräneauslösefaktoren aktiviert werden soll.

Vor ungefähr 40 Jahren wurde festgestellt, dass die Substanz Methysergid bestimmte periphere Wirkungen von 5-HT antagonisiert. Es wurde als erstes Medikament zur Migräneprophylaxe eingeführt. Später wurde nachgewiesen, dass es am Anfang einer Migräneattacke zu einem Abfall der 5-HT-Konzentration in den Thrombozyten kommt und dass Medikamente, die zu der Freisetzung von 5-HT führen, Migräneanfälle triggern können.

Die Einführung der Triptane als Antimigränemittel ließ das Interesse an der Rolle von 5-HT bei Migräne wieder aufflammen. Durch die besondere Molekülkonstellation sind Triptane in der Lage, eine bestimmte Untergruppe der 5-HT-Rezeptoren selektiv zu stimulieren. Die früher verwendeten Ergotalkaloide setzen dagegen sowohl an weiteren 5-HT-Subrezeptoren als auch an anderen Rezeptoren an. Studien haben ergeben, dass mindestens 14 spezifische 5-HT-Rezeptoren bei Menschen existieren. Die Triptane sind potente Agonisten der 5-HT_{1B}-, 5-

HT_{1D}- und 5-HT_{1F}-Rezeptoren. Weniger wirksam sind sie an den 5-HT_{1A}- und 5-HT_{1E}-Rezeptoren. Immer mehr Studienergebnisse weisen darauf hin, dass die Effizienz der Triptane in der Migränetherapie von ihrer Fähigkeit abhängt, 5-HT_{1B}-Rezeptoren zu stimulieren, welche sich in Blutgefäßen und Nervenendigungen befinden.

Elektrische Stimulation in der Nähe von Neuronen der dorsalen Raphekerne können zu migräneartigen Kopfschmerzen führen. Der Blutfluss nimmt während einer Migräneattacke fokal in der Pons und dem Mittelhirn zu. Diese Veränderung scheint auf eine gesteigerte Aktivität von Zellen in der dorsalen Raphe und dem Locus coeruleus zurückzugehen. Es gibt Nervenbahnen der dorsalen Raphekerne, die an zerebralen Arterien enden und so den zerebralen Blutfluss beeinflussen. Weitere wichtige Nervenbahnen führen zu bedeutenden visuellen Zentren, wie dem Corpus geniculatum laterale, dem Colliculus superior, der Retina und dem visuellen Kortex. Diese verschiedenen serotonergen Bahnen könnten das neurale Substrat für die visuelle Symptomatik der Migräne darstellen. Die Zellen der dorsalen Raphekerne senden während des Tiefschlafs keine Erregungen aus, und Schlaf und Sedierung können daher die Migräne bessern. Außerdem unterdrücken die prophylaktischen Migränemittel die Aktivität der Zellen in der dorsalen Raphe durch direkte oder indirekte agonistische Effekte.

Fast alle Migränesymptome können durch dopaminerge Stimulation induziert werden. Außerdem findet sich bei Migränepatienten eine Hypersensitivität des Dopaminrezeptors. Gähnen, Übelkeit, Erbrechen, Hypotension und andere Symptome einer Migräne ließen sich durch Dopaminagonisten in einer Dosierung auslösen, die bei Probanden ohne Migräne keine Effekte zeigte. Andererseits sind Dopaminrezeptor-Antagonisten wirksame Medikamente in der Behandlung der Migräne, besonders wenn sie parenteral oder zusammen mit anderen Migränemitteln verabreicht werden.

In allen Phasen der Migräneattacke finden sich Veränderungen des sympathischen Nervensystems (SNS). Faktoren, die das SNS aktivieren, können auch Triggerfaktoren einer Migräne sein. Dazu gehören sowohl Umweltveränderungen (Stress, Schlafgewohnheiten, hormonelle Umstellungen, Hypoglykämie) als auch Substanzen, die eine Freisetzung und konsekutive Verminderung peripherer Katecholamine bewirken (Tyramin, Phenylethylamin, Fenfluramin, m-Chlorophenylpiperazin, Reserpin). Dopaminantagonisten und Prostaglandin-Synthesehemmer können bei der Behandlung einer akuten Migräne effektiv sein. Die Anfälligkeit für Triggerfaktoren könnte also von genetisch bedingten Abweichungen abhängen, welche die Fähigkeit, eine adäquate Konzentration bestimmter Neurotransmitter in den postganglionären symphatischen Nervenendigungen aufrechtzuerhalten, beeinflusst. Diese Hypothese wird »empty neuron theory« der Migräne bezeichnet.

Bei Migräne findet sich eine bekannte genetische Prädisposition. Das MELAS-Syndrom (**m**itochondrial **e**ncephalomyopathy, **l**actic **a**cidosis and **s**troke-like episodes) wird z. B. durch eine Punktmutation bei Nukleotidposition 3243 auf einem mitochondrialen Gen verursacht, welches tRNALeu(UUR) kodiert. Dieses Syndrom verursacht oft besonders zu Beginn episodisch auftretende migräneartige Kopfschmerzen. Die familiäre hemiplegische Migräne (FHM) wird von Episoden wiederkehrender Hemiparese oder Hemiplegie während der Auraphase einer Migräneattacke begleitet. Ungefähr die Hälfte aller FHM-Patienten wird wahrscheinlich durch eine Mutation des auf Chromosom 19 lokalisierten Gens CACNL1A4 ausgelöst. Dieses Gen kodiert die Untereinheit eines Kalziumkanals vom P/Q-Typ, der sich ausschließlich im Zentralnervensystem findet.

Eine Analyse der Haplotypen bei zwei Familien mit der gleichen Mutation deutet darauf hin, dass jede Mutation unabhängig voneinander entsteht. Bestimmte Subtypen von FHM werden folglich durch Mutationen des Gens CACNL1A4 verursacht. Die Funktion dieses Gens ist unklar. Es ist jedoch anzunehmen, dass es eine Schlüsselrolle bei der Kalzium-induzierten Neurotransmitterausschüttung bzw. bei der Kontraktion glatter Muskulatur spielt. Andere Mutationen auf diesem Gen führen zu Bewegungsstörungen, wie z. B. zur episodischen Ataxie vom Typ 2. Weitere Studien konzentieren sich im Zusammenhang mit der Migräne mit Aura auf Chromosom 4q2. In einer anderen genetischen Studie fand sich überhäufig bei Migränepatienten mit Aura im Vergleich zu einer Kontrollgruppe von Personen ohne Migräne ein Polymorphismus bei dem Gen, welches den D2-Dopaminrezeptor kodiert (DRD2). Die Anfälligkeit für Migräne mit Aura scheint somit durch bestimmte DRD2-Allele modifiziert zu sein. Die Funktion des

Dopaminrezeptors könnte demnach die Anfälligkeit für Migräne beeinflussen. Trotzdem leiden nicht alle Personen, die diesen DRD2-Genotyp besitzen, an Migräne mit Aura. Zusätzliche Gene oder andere Faktoren müssen also außerdem beteiligt sein.

14.4 Verhaltensmedizinische Therapie

14.4.1 Auslöser vermeiden

Migränetherapie basiert auf vier verschiedenen Säulen:

Säulen der Migränetherapie
1. Vermeidung von Triggerfaktoren
2. Stabilisierung der Reizverarbeitung im Gehirn
3. Hemmung übermäßiger Neurotransmitteraktivität im ZNS
4. Blockerung der neurogenen Entzündung

Migräneattacken werden durch eine Überempfindlichkeit gegenüber inneren und äußeren Reizen ausgelöst. Zu solchen inneren Reizen gehören u. a. hormonelle Schwankungen, Stoffwechselveränderungen, Hunger, ein veränderter zircadianer Rhythmus. Als äußere Reize sind vor allem psychosoziale Stressfaktoren, Lärm, Licht und Wetterveränderungen zu nennen. Da sich das Gehirn des Migränepatienten nicht an permanente Veränderungen oder an eine plötzliche Überflutung derartiger Reize gewöhnt, muss der Patient selbst lernen, mit diesen zu »haushalten«. Er muss Verhaltensstrategien erlernen, um sich auf sein chronisches Leiden adäquat einstellen zu können.

Diese Krankheitsbewältigung ist von Lernprozessen beeinflusst, die zur Entstehung und Aufrechterhaltung der Erkrankung beitragen. Die Wahrnehmung, Bewertung und Bewältigung von Auslösersituationen und des Schmerzes ist zwar nicht ursächlich für die Entstehung einer Migräneerkrankung verantwortlich, bestimmen jedoch den Verlauf und das Maß der subjektiven Beeinträchtigung des Patienten. Diese Tatsache stellt einen verhaltensmedizinischen Ansatz gleichberechtigt neben medikamentösen Verfahren in den Vordergrund (Göbel 2003; Göbel 2004c).

14.4.2 Analyse der Bewältigungsstrategien

Eine ausführliche Diagnostik beinhaltet neben der Anamnese zunächst eine sog. Verhaltensanalyse. Hier werden Schmerzauslöser, eventuelle familiäre Häufungen und die Reaktionen des Patienten auf der körperlichen, verhaltensmäßigen, emotionalen und gedanklichen Ebene erfragt. Außerdem werden kurzfristige und langfristige Konsequenzen des Schmerzgeschehens erfasst, um Lerneffekte identifizieren zu können. Wichtig ist die Erfassung ungünstiger Gedanken und Bewertungsmuster, da sozial- und entwicklungspsychologische Befunde auf ungünstige Sozialisationsbedingungen bei Migränepatienten hinweisen, die zu krankheitsfördernden Einstellungen und Verhaltensmustern führen können. Bedeutsam ist in diesem Zusammenhang ebenfalls die Identifizierung mangelnder Schmerz- und Stressbewältigungsstrategien sowie die Einschätzung der Bereitschaft zur Kooperation des Patienten.

14.4.3 Geregelter Tagesablauf

Die Psychoedukation beinhaltet die Vermittlung eines geregelten Tagesablaufes. Dazu gehören ein gleichmäßiger Tag-Nacht-Rhythmus, regelmäßige Mahlzeiten und ein regelmäßiger Arbeitsphasen-Arbeitspausen-Rhythmus.

14.4.4 Entspannungstraining

Die progressive Muskelrelaxation (PMR) nach Jacobson ist das in der Schmerztherapie bewährteste Entspannungsverfahren. Systematisch werden alle Bereiche der Skelettmuskulatur angespannt und wieder entspannt. Auf diese Weise wird eine Sensibilität für Anspannung und Stress erreicht. Diese ist die Vorraussetzung für Entspannung als Therapie. Für den Kopfschmerzpatienten kann das Biofeedback eine sinnvolle Ergänzung zur PMR sein.

14.4.5 Migränepass und Kopfschmerzkalender

Schmerztagebücher können den Verlauf und den Erfolg der Behandlung dokumentieren und ggf. eine frühzeitige Umstellung des Therapieplans ermöglichen (Einzelheiten und Materialien zum Download: http://www.schmerzklinik.de).

14.5 Die medikamentöse Therapie des Migräneanfalles

Die medikamentöse Migränetherapie besteht aus zwei grundsätzlich unterschiedlichen Schritten: aus einer Akuttherapie der aktuellen Attacke und aus der prophylaktischen Therapie zur Vorbeugung von weiteren Attacken.

In der Akuttherapie der Migräneattacke können verschiedene Situationen hinsichtlich der Interventionsphase und der Attackencharakterisitk unterschieden werden:

Situationen der Akuttherapie
- Allgemeine Maßnahmen
- Behandlung bei Ankündigungssymptomen einer Migräne
- Behandlung der leichten Migräneattacke
- Behandlung der schweren Migräneattacke
- Notfallbehandlung der Migräne durch den Arzt
- Maßnahmen, wenn die Migräneattacke länger als 3 Tage dauert.

14.5.1 Warnsymptome

Besondere Aufmerksamkeit zu Beginn der Behandlung einer jeden Kopfschmerzattacke, von der man ja am Beginn noch nicht sicher sagen kann, wie sie sich weiter entwickeln wird, erfordert die Differentialdiagnose zur Abgrenzung von strukturellen Läsionen.

Besondere Vorsicht ist immer dann geboten, wenn es sich um eine erste Kopfschmerzattacke, eine Kopfschmerzattacke mit ungewöhnlichen, neuen Begleitsymptomen oder um eine außergewöhnlich schwere Kopfschmerzattacke handelt. Dann ist unbedingt nach Warnsymptomen symptomatischer Kopfschmerzerkrankungen zu suchen.

Fieber und Schüttelfrost deuten auf eine infektiöse Grundlage. Nackensteifigkeit, Nacken- oder Rückenschmerz sind Indikatoren für Blut oder Eiter im Subarachnoidalraum. Chronische Myalgien, Gelenkschmerzen und Müdigkeit lassen an eine Arteriitis temporalis denken, insbesondere bei Patienten, die das 50. Lebensjahr überschritten haben. Warnsymptome für einen erhöhten intrakraniellen Druck sind zunehmende Müdigkeit, Gedächtnis- und Konzentrationsverlust, allgemeine Erschöpfbarkeit, Schwindel und Ataxie.

Immer dann, wenn solche Störungen vorliegen, sollten eine besonders eingehende allgemeine und neurologische Untersuchung und ggf. anschließend eine apparative Diagnostik eingeleitet werden. Auch der Patient muss darüber informiert werden, dass bei einer Änderung der Attackenphänomenologie der Arzt aufgesucht werden muss, um die mögliche Entwicklung eines gefährlichen sekundären Kopfschmerzes durch eine neue Untersuchung zu erfassen.

Nach modernen pathophysiologischen Vorstellungen besteht in der Migräneattacke ein paroxysmales Versagen antinozizeptiver Systeme im zentralen Nervensystem mit Störung der Reizverarbeitung. Entsprechend können sensorische Stimuli jeglicher Art vom endogenen antinozizeptiven System nicht ausreichend hinsichtlich aversiver Komponenten »gefiltert« werden. Sensorische, visuelle und akustische Reize können als unangenehm oder auch schmerzhaft erlebt werden. Es gehört deshalb zu einer der ersten Maßnahmen in der Behandlung des Migräneanfalles, eine Reizabschirmung und eine Entspannungsinduktion einzuleiten.

14.5.2 Medikamentöse Maßnahmen bei Ankündigungssymptomen

Viele Migränepatienten kennen Ankündigungssymptome einer Migräneattacke. Dazu zählen Stimmungsschwankungen im Sinne von Gereiztheit, Hyperaktivität, erhöhter Appetit insbesondere auf Süßigkeiten, ausgeprägtes Gähnen etc. Ankündigungssymptome zeigen sich bei über einem Drittel der Migränepatienten bis zu 24 h vor dem Beginn der Migräneattacke. Eine hypothalamische Irritation wird als Auslöser angesehen.

Kurzzeitprophylaxe

Zur Verhinderung des folgenden Attackenbeginns ist die Einnahme von
- 500 mg Acetylsalicylsäure als Brauselösung oder
- 20 mg Metoclopramid per os oder
- 30 mg Domperidon per os oder
- 2,5 mg Naratriptan oder 12,5 mg Frovatriptan per os

im Sinne einer Kurzzeitprophylaxe möglich.

Diese Maßnahme kann insbesondere Patienten empfohlen werden, die auf Grund bestimmter Ankündigungssymptome mit großer Wahrscheinlichkeit das Entstehen einer folgenden Migräneattacke voraussagen können. Bei bis zu 30% der Patienten kann dies der Fall sein.

14.5.3 Medikamentöse Behandlung der leichten Migräneattacke

Leichte Migräneattacken lassen sich initial durch langsamen Anstieg der Kopfschmerzintensität, niedriges Kopfschmerzintensitätsplateau, fehlende oder nur gering ausgeprägte Aurasymptome sowie mäßige Übelkeit und fehlendes Erbrechen von schweren Migräneattacken abgrenzen. Zur Kupierung dieser leichten Migräneattacken hat sich die Kombination eines Antiemetikums mit einem Analgetikum bewährt.

Maßnahmen zu Migränebeginn

Bei den ersten Anzeichen einer entstehenden Migräneattacke können
- 20 mg Metoclopramid oral als Tropfen oder rektal als Suppositorium

verabreicht werden.
Alternativ können
- 20 mg Domperidon per os oder
- 50 mg Dimenhydrinat per os

eingenommen werden.
Domperidon ist aufgrund geringerer Nebenwirkungen bei Kindern vorzuziehen.

Die Gabe von Antiemetika hat sich in der Behandlung der Migräneattacke als sinnvoll erwiesen, da sie einerseits direkt gezielt die Symptome Übelkeit und Erbrechen reduziert, andererseits die Magenmotilität normalisieren kann (▫ Tab. 14.1.). Durch Normalisierung der Magenstase während der Migräneattacke wird eine Verbesserung der Absorption von anderen therapeutisch wirksamen Substanzen, wie z. B. Analgetika, ermöglicht (▫ Tab. 14.2.). Die Resorptionsgeschwindigkeit und das Resorptionsmaximum dieser Medikamente können entsprechend verbessert werden. In neueren Studien zeigte sich zudem, dass Metoclopramid eine direkte, signifikante Effektivität in der Migränekupierung entwickelt. Wahrscheinlich ist der Angriff an den Dopamin- und Serotoninrezeptoren für diese unmittelbare Wirksamkeit verantwortlich.

Nutzungsstrategie

Zur optimalen Nutzung dieses Effektes können nach einer Latenzzeit von 15 min
- 1000 mg Acetylsalicylsäure als Brauselösung oder
- 1000 mg Paracetamol als Brauselösung bzw. rektal oder
- 400 mg Ibuprofen als Brauselösung oder
- 50 mg Diclofenac-Kalium als Brauselösung oder
- 1000 mg Phenazon per os

verabreicht werden.

14.5.4 Behandlung der schweren Migräneattacke

Eine schwere Migräneattacke ist immer dann anzunehmen, wenn das zunächst eingesetzte Behandlungsschema für leichte Migräneattacken sich als nicht ausreichend wirksam erweist. Schwere Migräneattacken liegen jedoch auch dann vor, wenn sehr stark ausgeprägte einzelne, neurologische Begleitstörungen der Migräne, im Sinne von Aurasymptomen oder aber auch eine Kombination von mehreren Aurasymptomen auftreten. Unter dieser Voraussetzung werden spezifische Migränemittel eingesetzt. Dazu zählten die früher verwendeten Ergotalkaloide, die heute als veraltet angesehen werden können.

Als Ersatz für diese Ergotalkaloide stehen heute eine Reihe verschiedener sog. Triptane zur Verfügung. Spezifische Migränemittel bedürfen der ärztli-

Tab. 14.1. Antiemetika in der Migräneakuttherapie

Substanzen	Dosis	Nebenwirkungen	Kontraindikationen
Metoclopramid (z. B. Paspertin)	10–20 mg oral 20 mg rektal 10 mg i.m, i.v.	Unruhezustände, Müdigkeit, extrapyramidal-dyskinetisches Syndrom	Kinder unter 14 Jahren, Hyperkinesen, Epilepsie, Schwangerschaft, Prolaktinom
Domperidon (Motilium)	20–30 mg oral	Weniger häufig als bei Metoclopramid	Kinder unter 10 Jahren, sonst s. Metoclopramid
Dimenhydrinat (Vomex)	50–150 mg oral 100 mg i.m. 62,5 mg i.v.	Sedierung, Mundtrockenheit, Exantheme	Epilepsie, Eklampsie. Frühgeborene. Neugeborene, Behandl. mit Aminoglykosid-Antibiotika, Porphyrie

Tab. 14.2. Analgetika in der Therapie der Migräneattacke

Wirkstoff (Beispiel)	Dosierung [mg]	Nebenwirkungen	Kontraindikationen
Acetylsalicylsäure (ASS) (z. B. Aspirin)	1000	Magenschmerzen, Gerinnungsstörungen	Ulcus, Asthma, Blutungsneigung, Schwangerschaft Monat 1–3
Paracetamol (z. B. ben-u-ron)	1000	Leberschäden	Leberschäden, Niereninsuffizienz
Ibuprofen (z. B. Dolormin)	400–600	Wie ASS	Wie ASS
Naproxen (z. B. Proxen)	500–1000	Wie ASS	Wie ASS
Diclofenac-Kalium (z. B. Voltaren-K-Migräne)	50	Wie ASS	Wie ASS
Phenazon (z. B. Migräne-Kranit)	500–1000	Exanthem	Genetisch bedingter Glucose-6-Phosphat-dehydrogenase-Mangel, akute intermittierende Porphyrie

chen Verordnung. Der Einsatz dieser Medikamente muss aus verschiedenen Gründen besonders überlegt und bewusst erfolgen. Einen Überblick über die verschiedenen Optionen der Migränetherapie gibt (Tab. 14.3.).

14.5.5 Triptane

Nach heutiger Vorstellung blockieren Triptane durch einen selektiven präsynaptischen 5-HT_{1D}-rezeptoragonistischen Wirkungsangriff die Freisetzung von vasoaktiven Neuropeptiden im Bereich der perivaskulären trigeminalen Axone der Dura mater. Die Entzündungsmediatoren CGRP, Substanz P, Neurokinin A und VIP werden freigesetzt, wenn die trigeminovaskuläre Aktivität während der Initialphase der Migräneattacke pathologisch erhöht ist. Die Folge der Freisetzung dieser Neuropeptide ist die Induktion einer neurogenen Entzündung, die sich durch eine Gefäßwandquellung, durch eine Störung der Bluthirnschranke im Bereich des entzündeten Gefäßes und Plasmaextravasation charak-

Tab. 14.3. Medikamentöse Therapie der Migräneattacke in Abhängigkeit von verschiedenen Merkmalen des Attackenverlaufes

Strategie A: Antiemetikum und Analgetikum			
Gegen Übelkeit und Erbrechen (Tropfen, Zäpfchen, Kaugummi)	– Metoclopramid 20 mg – Domperidon 20 mg – Dimenhydrinat 150 mg	Schmerzmittel als Brauselösung	– Acetylsalicylsäure 1000 mg – Paracetamol 1000 mg – Ibuprofen 800 mg – Diclofenac-Kalium 50 mg – Phenazon 1000 mg
Strategie B: Triptane			
Auswahl bei	*Wirkstoff*	*Darreichungsform*	*Name*
Erbrechen, soll sehr schnell wirken	Sumatriptan 6 mg s.c.	Fertigspritze	Imigran
Erbrechen, soll schnell wirken	Sumatriptan nasal 20 mg	Nasenspray	
Erbrechen, Verträglichkeit erwünscht	Sumatriptan nasal 10 mg	Nasenspray	
Erbrechen, Verträglichkeit erwünscht	Sumatriptan Supp 25 mg	Zäpfchen	
Sehr schwere Anfälle	Sumatriptan 100 mg	Tablette	
Schwere Anfälle	Sumatriptan 50 mg	Tablette	
Schwere Anfälle	Zolmitriptan 2,5 mg	Tablette	Ascotop
Schwere Anfälle	Zolmitriptan 2,5 mg	Schmelztablette	
Sehr schwere Anfälle, soll schnell wirken	Zolmitriptan 5 mg	Schmelztablette	
Sehr schwere Anfälle, soll schnell wirken	Zolmitriptan 5 mg	Nasenspray	
Lange Anfälle, Verträglichkeit erwünscht	Naramig 2,5 mg	Tablette	Naramig
Soll schnell wirken, sehr schwere Anfälle	Rizatriptan 10 mg	Tablette	Maxalt
Soll schnell wirken, sehr schwere Anfälle	Rizatriptan 10 mg	Schmelztablette	
Soll schnell wirken, lange Anfälle	Almotriptan 12,5 mg	Tablette	Almogran
Soll schnell wirken, sehr schwere Anfälle	Eletriptan 40 mg	Tablette	Relpax
Soll schnell wirken, lange Anfälle	Eletriptan 20 mg	Tablette	
Lange Anfälle, Verträglichkeit erwünscht	Frovatriptan 2,5 mg	Tablette	Allegro

terisiert. Sowohl bei tierexperimenteller Auslösung einer neurogenen Entzündung als auch während des klinischen Migräneattackenverlaufes lässt sich eine erhöhte Konzentration von CGRP im kranialen Gefäßsystem beobachten. Die erfolgreiche Behandlung von Migräneattacken geht mit einer signifikanten Reduktion des CGRP-Spiegels einher. Da zusätzlich auch die für Übelkeit und Erbrechen verantwortlichen Projektionen zum Nucleus tractus solitarius gehemmt werden, ist die zusätzliche Gabe von Antiemetika in der Regel nicht erforderlich.

Die hohe Effektivität der Triptane in der Praxis erklärt sich durch ihre Fähigkeit, für die Pathophysiologie der Migräne relevante Mechanismen spezifisch zu beeinflussen. Gleichzeitig wird jedoch auch verständlich, warum sie bei anderen Schmerzzuständen – mit Ausnahme des Clusterkopfschmerzes – nicht wirksam sind.

Die entscheidende pharmakodynamische Eigenschaft von Triptanen im Vergleich zu den Ergotalkaloiden besteht darin, dass Sumatriptan hochselektiv an den 5-HT_{1B}-Rezeptor und 5-HT_{1D}-Rezeptor bindet. Zwar haben in Radioliganden-Bindungsstudien sowohl Triptane als auch die Ergotalkaloide eine hohe Affinität für den 5-HT_{1D}-Rezeptor. Während die Ergotalkaloide jedoch auch Affinität zu vielen anderen Rezeptoren aufweisen, binden Triptane hochselektiv im Wesentlichen nur an den 5-HT_{1D}-Rezeptor. Durch diese spezifische 5-HT_{1D}-Rezeptor-agonistische Wirksamkeit sind Triptane in der Lage, selektiv verschiedene neuronale und vaskuläre Effekte zu bewirken, ohne andere Körperfunktionen zu beeinträchtigen.

Besonders prägnante neuronale Wirkungen der Triptane sind

- die Blockierung der Freisetzung von vasoaktiven Entzündungsmediatoren und damit
- die Blockierung der neurogenen Entzündung an zerebralen Gefäßen und
- die Hemmung der trigeminovaskulären Aktivität.

Bedeutsame vaskuläre Effekte lassen sich beobachten als

- Vasokonstriktion von großen zerebralen Widerstandsgefäßen und
- Konstriktion von arterio-venösen Anastomosen.

Kontraindikationen gegen den Einsatz von Triptanen

Die 5-HT-Rezeptor vermittelte vasoaktive Potenz der Triptane betrifft vornehmlich das intrakranielle extrazerebrale Gefäßbett. In geringem Maße zeigt sich jedoch auch eine Vasokonstriktion in peripheren und koronaren Gefäßen. Das Vorliegen von koronaren, zerebralen oder peripheren Gefäßerkrankungen gilt daher ebenso wie eine unzureichend behandelte Hypertonie als Kontraindikation. Darüber hinaus sollte die Anwendung nicht in der Schwangerschaft und Stillzeit erfolgen. Aufgrund potenziell gefährlicher Wechselwirkungen sollte keine gleichzeitige Einnahme von Triptanen mit Ergotalkaloiden (einschließlich Methysergid) erfolgen. Als Anwendungsbeschränkungen gelten das Alter unter 18 Jahren bzw. über 65 Jahre und das Vorliegen einer Basilarismigräne oder familiären hemiplegischen Migräne.

Nebenwirkungen der Triptane

Die Mehrzahl der Patienten berichtet über keinerlei Nebenwirkungen nach Einnahme von Triptanen. Treten doch Nebenwirkungen auf, so handelt es sich häufig um Kribbelmissempfindungen im Kopfbereich oder in den Extremitäten, ein Wärmegefühl, ein Druck- oder Engegefühl besonders im Hals- und Brustbereich oder um ein Gefühl von Schwäche oder Schwere in Extremitäten. In der überwiegenden Zahl der Fälle sind die Nebenwirkungen mild ausgeprägt und nur von kurzer Dauer. Sind die Patienten über die möglichen Nebenwirkungen informiert, kann eine unnötige Beunruhigung und daraus resultierende Angst vermieden werden. Im Vergleich zu Sumatriptan s.c. treten die beschriebenen Nebenwirkungen bei den neueren Triptanen in deutlich geringerer Häufigkeit auf. Allerdings besitzt Sumatriptan s.c auch die größte Wirsamkeit und den schnellsten Wirkungseintritt. Im Vordergrund stehende Nebenwirkungen bei den neueren Triptanen sind häufiger – wahrscheinlich aufgrund der besseren Passage der Bluthirnschranke – eher Müdigkeit, Abgeschlagenheit und Schwindel. Tachykardie oder ein passagerer Blutdruckanstieg sind hingegen sehr selten.

Wiederkehrkopfschmerzen

Ca. 30% der Patienten berichten, dass innerhalb von 24 h nach zunächst erfolgreicher Einnahme eines

Triptans ein erneutes Auftreten bzw. eine Zunahme der zunächst gelinderten Kopfschmerzen beobachtet werden. Man spricht hier von einem Wiederkehrkopfschmerz. Betroffen sind vornehmlich Patienten mit spontan langen Attacken oder Patienten, bei denen die erste Triptaneinnahme nicht zu einer vollständigen Beschwerdefreiheit geführt hatte. Verantwortlich ist wahrscheinlich die relativ kurze Wirkdauer der Triptane am Rezeptor und ein Wiederaufflammen der neurogenen Entzündung. Eine erneute Einnahme des Triptans ist bei Wiederkehrkopfschmerzen mit großer Wahrscheinlichkeit wieder effektiv, häufig reicht jedoch auch bei rechtzeitiger Einnahme der Einsatz von Antiemetika und Analgetika. Wiederkehrkopfschmerzen werden nicht nur bei Einsatz von Triptanen beobachtet, sondern können bei jedem Migräneakuttherapeutikum auftreten.

Triptanhöchstdosen

Jede Darreichungsform eines Triptans darf innerhalb von 24 h zweimal eingenommen werden, zur primären Behandlung der Migräneattacke und bei eventuellem Auftreten von Wiederkehrkopfschmerzen. Die Einnahme sollte an maximal 3 konsekutiven Tagen erfolgen. Bei Einnahme an mehr als 3 Tagen liegt definitionsgemäß ein Status migraenosus vor und damit eine häufig medikamenteninduzierte Komplikation, die es zu vermeiden gilt. In diesem Fall muss eine spezielle Behandlung erfolgen.

! Triptane sollten nicht häufiger als an 10 Tagen im Monat zum Einsatz kommen, um der Entstehung medikamenteninduzierter Dauerkopfschmerzen entgegenzutreten. Die Einnahmefrequenz von mehr als 10 Tagen pro Monat ist dabei entscheidend, nicht jedoch die an diesen Tagen erforderliche Dosis. Es ist vorteilhafter, an wenigen Tagen eine maximale Dosis zu geben als die gleiche Dosis auf mehrere Tage zu verteilen.

Nichtansprechen auf ein Triptan und Triptanrotation

Das Nichtansprechen auf ein Triptan bedeutet nicht notwendigerweise, dass bei einem Patienten Triptane grundsätzlich ineffektiv sind.

Maßnahmen bei Nichtansprechen

- Zunächst sollte die erneute Einnahme des gleichen Triptans in zwei weiteren Attacken erfolgen, da die Raten für die Konsistenz der Wirkung von Tripanen – definiert als Effektivität in 2 von 3 Attacken – bei nur ca. 60–85% liegen. Grund hierfür könnte die zum Teil niedrige Bioverfügbarkeit und die hohe Variation der gastrointestinalen Resorption während einer Migräneattacke sein. In diesem Fall kann die Kombination mit einem Antiemetikum sinnvoll sein.
- Sind für ein Triptan verschiedene Dosierungen verfügbar, z. B. Sumatriptan 50 und 100 mg, Rizatriptan 5 und 10 mg, Eletriptan 20 und 40 mg oder Zolmitriptan 2,5 und 5 mg kann bei fehlender Wirksamkeit, aber guter Verträglichkeit der niedrigen Dosierung die höhere Dosierung versucht werden.
- Als nächster Schritt käme der Wechsel auf ein anderes Triptan infrage (Triptanrotation). Verschiedene Cross over-Studien haben gezeigt, dass ein Triptan auch noch wirksam sein kann, wenn im Vorfeld ein anderes Triptan keine ausreichende Wirkung erzielte.
- Schließlich sollte auch der Wechsel der Darreichungsform in die Überlegungen einbezogen werden. Sumatriptan 6 mg s.c weist die höchste Effektivität aller Triptane überhaupt auf und ist anderen Darreichungsformen des Sumatriptans (oral, nasal, rektal) und anderen Triptanen an Wirkung eindeutig überlegen – Sumatriptan weist allerdings auch die meisten Nebenwirkungen auf.

Einnahmezeitpunkt von Triptanen

Im Gegensatz zu Analgetika und Ergotaminen können Triptane auch bei einer schon fortgeschrittenen Migräneattacke effektiv sein. Neue Untersuchungen haben jedoch bestätigt, was für Patienten schon lange selbstverständlich war: Die frühe Einnahme eines Triptans erhöht die Effektivität, beschleunigt den Wirkeintritt und senkt die Wiederkehrkopfschmerzrate. Die Einnahme eines Triptans sollte daher möglichst zu Beginn einer Migräne erfolgen. Behilflich ist dabei die Nutzung der sog. Triptanschwelle.

Kombination von Triptanen mit anderen Substanzen

Die Kombination von Triptanen mit anderen Substanzen kann im Einzelfall sinnvoll sein. Dies betrifft die Kombination mit Antiemetika und Prokinetika, z. B. Metoclopramid oder Domperidon, zur Verbesserung der Resorption oder die Kombination mit langwirksamen nichtsteroidalen Antiphlogistika, z. B. Naproxen, oder einem COX2-Hemmer, z. B. Rofecoxib, bei regelmäßigen Wiederkehrkopfschmerzen (► oben). Zur Kombination von schnellwirksamen Triptanen mit langwirksamen Triptanen liegen keine Sicherheitsdaten vor, so dass eine solche Kombination derzeit nicht empfohlen werden kann.

Strengstens kontraindiziert ist die gleichzeitige Einnahme von Triptanen mit Ergotalkaloiden.

Allgemeine Regeln zum Einsatz von Triptanen

Patienten sollten nachstehende Regeln für den Einsatz von Triptanen kennen und beachten:

Regeln
- Frühzeitige Einnahme der Attackenmedikation bei Erreichen von fünf Punkten auf der Triptanschwelle
- Gesamte Attackenmedikation auf einmal einnehmen – nicht auf mehrere Portionen verteilen
- Bei unzureichender Wirkung oder bei Wiederauftreten der Kopfschmerzen erneute Einnahme der gesamten Medikation frühestens 4 h nach Ersteinnahme und maximal zweimal innerhalb von 24 h.
- An 20 Tagen pro Monat sollen keine Medikamente zur Attackenbehandlung eingenommen werden, d. h. maximal an 10 Tagen pro Monat können Migräne- oder Schmerzmittel verwendet werden. Andernfalls besteht die Gefahr, dass die Attackenhäufigkeit zunimmt oder Dauerkopfschmerzen entstehen.
- Innerhalb einer einzelnen Migräneattacke soll nur ein Triptanpräperat eingenommen werden. Sollte dieses nicht wirken, ein Nicht-Triptanpräparat verwenden (ASS, Paracetamol, Ibuprofen etc.).
- Triptane nie mit Ergotaminpräparaten zusammen einnehmen. Auf die Einnahme von ergotaminhaltigen Präparaten sollte generell verzichtet werden.

14.5.6 Maßnahmen bei Notfallkonsultation oder Klinikaufnahme

Hat die Migräneattacke bereits seit einiger Zeit ihr Plateau erreicht, oder handelt es sich um eine besonders schwere Migräneattacke, führt die Selbsthilfe des Patienten gewöhnlich nicht zum Erfolg. Bei Konsultation eines Arztes oder bei Aufnahme in einer Klinik empfiehlt sich, dass in dieser Situation
- 10 mg Metoclopramid intravenös und zusätzlich
- 1000 mg Lysinacetylsalicylat langsam (ca. 3 min) intravenös

injiziert werden.

Durch diese Maßnahme können Migräneattacken in aller Regel erfolgreich kupiert werden. Bei Unverträglichkeit von Lysinacetylsalicylat kann ersatzweise auch 1 mg Dihydroergotamin intramuskulär appliziert werden. Es muss dabei jedoch ausgeschlossen werden, dass innerhalb von 24 h zuvor Sumatriptan verabreicht wurde. Die Gabe von 1 mg Dihydroergotamin i.m. ist auch zusätzlich zur intravenösen Gabe von 1000 mg Lysinacetylsalicylat möglich.

Weitere Optionen für die intravenöse Anwendung sind
- der Cox-2-Inhibitor Parecoxib (Dynastat i.v.) in einer Dosierung von 40 mg oder
- Metamizol (Novalgin) in einer Dosierung von 1000 mg.

Unter Beachtung der Kontraindikationen kann auch 6 mg Sumatriptan subkutan appliziert werden, dieses kann jedoch prinzipiell auch durch den Patienten mit einem Autoinjektor eigenständig durchgeführt werden. Sollte Sumatriptan schon durch den Patienten ohne Erfolg eingesetzt worden sein, empfiehlt sich eine zweite Applikation bei dieser Attacke nicht mehr, da eine Wirksamkeitserhöhung durch die Wiederholung nicht zu erwarten ist.

! Keinesfalls sollten Serotoninagonisten »ex iuvantibus« bei unklarer Diagnose zur Kopfschmerztherapie eingesetzt werden!

Da viele Patienten vor der Arztkonsultation auch schon Ergotalkaloide eingenommen haben und dies eine Kontraindikation für Sumatriptan ist, muss dies vor der Applikation von Sumatriptan sorgfältig ausgeschlossen werden. Auch verbietet sich die Sumatriptaneinnahme, wenn eine sichere Prüfung der Kontraindikationen in der akuten Attackensituation durch die attackenbedingte Behinderung des Patienten nicht möglich ist.

! Aus all diesen Gründen empfiehlt sich als Therapie der 1. Wahl bei Konsultation eines Arztes oder bei Aufnahme in einer Klinik die Gabe von 10 mg Metoclopramid und 1000 mg Lysinacetylsalicylat, da kardiovaskuläre Risiken und Wechselwirkungen mit anderen Migräneakutmedikamenten nicht zu erwarten sind. Man kann die beiden Substanzen in einer Spritze gemeinsam aufziehen.
Die i.v.-Injektion erfolgt langsam innerhalb von 3 min. Nicht eingesetzt werden darf Lysinacetylsalicylat bei einer möglichen hämorrhagischen Diathese sowie Magen- und Darmulzera.

14.5.7 Behandlung des Status migraenosus

Dauert die Kopfschmerzphase im Rahmen einer Migräneattacke trotz Behandlung länger als 72 h, wird diese als Status migraenosus bezeichnet. Bevor der Arzt konsultiert wird, sind mindestens 3 Tage mit ausgeprägter Übelkeit, Erbrechen und sehr starker Kopfschmerzintensität durchlebt worden. Die medikamentöse Selbsthilfe, meist mit einer bunten Mischung verschiedenster Substanzen und Kombinationspräparate, erbrachte keinen Erfolg.

Behandlungsablauf

Bei einem Status migraenosus sollte zunächst initial eine intravenöse Applikation von
- 1000 mg Lysinacetylsalicylat in Kombination mit
- 10 mg Metoclopramid

erfolgen. Anschließend wird eine pharmakologisch gestützte Sedierung eingeleitet.

Hierzu kann
- Levomepromazin 3-mal 25 mg per os oder
- Diazepam 3-mal 10 mg per os

über 2 Tage mit allmählicher Dosisreduzierung nach Remission des Status verabreicht werden.
Als weiterer Schritt kann die zusätzliche Gabe von antiödematösen und diuresefördernden Pharmaka die Besserung des Status migraenosus beschleunigen.

Für antiödematöse und diuresefördernde Zwecke kann die Applikation von
- Dexamethason i.v., initial 24 mg mit nachfolgenden Einzeldosen von 6 mg in 6-stündigem Abstand für 3–4 Tage, oder aber
- alternativ die wiederholte intramuskuläre Applikation von jeweils 10 mg Furosemid

erfolgen.

Nach der Remission des Status migraenosus ist eine besonders grundlegende Analyse der Migräneanamnese und der bisherigen Behandlung erforderlich. Gewöhnlich zeigen sich dabei eine nicht optimale Migräneprophylaxe und ein inadäquater Gebrauch von Medikamenten zur Kupierung von Migräneattacken. Die Einleitung einer stationären Medikamentenpause und zeitversetzt einer medikamentösen Prophylaxe der Kopfschmerzerkrankungen sind zumeist notwendig. Eine eingehende Beratung und auch die Ausschöpfung nichtmedikamentöser Therapieverfahren besitzen darüber hinaus zentralen Stellenwert.

14.6 Propylaxe der Migräne

14.6.1 Indikationen

Trotz der Fortschritte in der Migräneakuttherapie besteht weiterhin die Notwendigkeit zur medikamentösen Prophylaxe. Zum einen gibt es auch weiterhin Patienten, die vom Fortschritt der Triptane nicht profitieren können, weil bei ihnen entweder Kontraindikationen für die Einnahme vorliegen (z. B. eine koronare Herzkrankheit oder eine Basilarismigräne) oder sie der Minderheit von Patienten angehören, bei denen Triptane nicht wirksam oder nicht verträglich sind. Zum anderen, und dies ist ein entscheidendes Argument für die Migräneprophylaxe, besteht auch bei Einsatz von Triptanen das Risiko der Entstehung von medikamenteninduzierten Kopfschmerzen.

! Als wichtigste Grundregel in der Migräneakuttherapie gilt, dass die Einnahme von Kopfschmerzakutmedikation (Triptane wie Analgetika) maximal an 10 Tagen pro Monat erfolgen sollte. In anderen Worten: an 20 Tagen pro Monat sollte keine Migräneakutmedikation verwendet werden. Bestehen Migränebeschwerden an einem 11., 12. oder 13. Tag im Monat, muss der Patient diese Beschwerden ohne Akutmedikation durchstehen, will er nicht das Risiko eingehen, dass medikamenteninduzierte Kopfschmerzen entstehen.

Die Indikationen und Ziele der medikamentösen Migräneprophylaxe sind in ◘ Tab. 14.4 aufgelistet.

14.6.2 Auswahl der Migräneprophylaktika

Bisher steht keine Substanz zur Verfügung, die zuverlässig das Auftreten von Migräneattacken verhindern kann. Die Wirksamkeitsparameter tragen dieser Tatsache Rechnung. Der gebräuchlichste Parameter ist daher nicht – wie naheliegend – das Erreichen von Attackenfreiheit, sondern lediglich eine Attackenreduktion um 50%. Auch dieser Zielwert wird bei den effektivsten Substanzen im optimalen Fall bei nur ca. 60% der Studienteilnehmer erreicht. Kontrollierte Studien in der Migräneprophylaxe sind notwendigerweise komplex. Es sind zum einen zwangsläufig Langzeitstudien. Sie sind sowohl für den Patienten, der kontinuierlich Tagebuch führen muss, als auch für den Untersucher aufwendig. Aufgrund der relativ geringen Wirksamkeit und meist eher schlechten Wirksamkeit sind Studienabbrüche

◘ **Tab. 14.4.** Indikationen und Ziele der medikamentösen Migräneprophylaxe

Indikation		Ziel
Primär	Mehr als 7 Migränetage pro Monat	Reduktion der Migränetage pro Monat um 50%
Sekundär	Regelmäßiges Auftreten eines Status migraenosus	Verkürzung der einzelnen Attacken auf unter 72 h
	Unzureichende Behandlungsmöglichkeiten für die akute Migräneattacke	Abschwächung der einzelnen Attacke, damit sie einer Akuttherapie zugänglich wird
	Regelmäßiges Auftreten von sehr belastenden Auren (Basilarismigräne, prolongierte Auren, familiäre hemiplegische Migräne)	Reduktion der Migräneattackenzahl und damit auch der Auren
	Einmaliger migränöser Hirninfarkt	Sekundärprophylaxe eines migränösen Hirninfarktes

Tab. 14.5. Bevorzugte Medikamentenauswahl in der Migräneprophylaxe in Abhängigkeit von der individuellen Patientensituation

Begleitmerkmale	Bevorzugte Auswahl
Migräne + Bluthochdruck	β-Rezeptorenblocker, Lisinopril
Migräne + Herzinsuffizienz	Lisinopril
Migräne + Stress	β-Rezeptorenblocker, trizyklische Antidepressiva
Migräne + Depression	Trizyklische Antidepressiva
Migräne + Schlaflosigkeit	Trizyklische Antidepressiva
Migräne + Kopfschmerz vom Spannungstyp	Trizyklische Antidepressiva
Migräne + Untergewicht	Trizyklische Antidepressiva, Pizotifen, Flunarizin
Migräne + Übergewicht	Lisinopril, Topiramat
Migräne + Epilepsie	Valproinsäure, Topiramat
Migräne + Überempfindlichkeit für Nebenwirkungen	Extr. Rad. Petasitis spissum (Pestwurz), Cyclandelat, Magnesium
Migräne + Schlaganfall	Acetylsalicylsäure
Migräne + Wadenkrämpfe	Magnesium
Migräne + Obstipation	Magnesium
Migräne + kraniozervikale Dystonie	Botulinum-Toxin A

häufig und ausreichende Fallzahlen schwer erreichbar.

Ein Ranking der verschiedenen Migräneprophylaktika ist damit gezwungenermaßen in einem beträchtlichen Maße subjektiv, womit die Unterschiede auch in nationalen und internationalen Therapieempfehlungen zu erklären sind.

Tab. 14.6. Zu vermeidende Medikamentenauswahl in der Migräneprophylaxe in Abhängigkeit von der individuellen Patientensituation

Begleitmerkmale	Vermeiden
Migräne + Epilepsie	Trizyklische Antidepressiva
Migräne + Depression	β-Rezeptorenblocker, Flunarizin
Migräne + hohes Alter/ Herzerkrankungen	Trizyklische Antidepressiva
Migräne + Übergewicht	Trizyklische Antidepressiva, Pizotifen, Flunarizin
Migräne + Asthma	β-Rezeptorenblocker, Topiramat
Migräne + Leistungssport	β-Rezeptorenblocker
Migräne + Psoriasis	β-Rezeptorenblocker
Migräne + hohe Konzentration und Denkleistung	Trizyklische Antidepressiva, β-Rezeptorenblocker
Migräne + Lebererkrankung	Valproinsäure

Die Auswahl der Prophylaktika orientiert sich im Einzelfall heute nicht mehr an einem hierarchischen Stufenschema, sondern vielmehr an der Lebenssituation der Patienten, einer eventuell vorhandenen Komorbidität und am individuellen Migränephänotyp (Tab. 14.5 und 14.6) (Literaturübersicht, ► Kap. 17).

Kopfschmerz vom Spannungstyp

H. Göbel

15.1 Definition

Sporadischer episodischer Kopfschmerz vom Spannungstyp. Wiederkehrende Kopfschmerzepisoden mit einer Dauer von Minuten bis Tagen. Der Schmerz ist typischerweise von drückender, beengender Qualität. Er erreicht eine leichte bis mäßige Intensität, ist beidseits lokalisiert und verstärkt sich nicht durch körperliche Routineaktivitäten. Es besteht keine begleitende Übelkeit. Photophobie oder Phonophobie, nicht jedoch beides, können vorhanden sein. Die Kopfschmerzhäufigkeit beträgt weniger als 12 Tage pro Jahr.

Gehäuft episodischer Kopfschmerz vom Spannungstyp. Wiederkehrende Kopfschmerzepisoden mit einer Dauer von Minuten bis Tagen. Der Schmerz ist typischerweise von drückender, beengender Qualität. Er erreicht eine leichte bis mäßige Intensität, ist beidseits lokalisiert und verstärkt sich nicht durch körperliche Routineaktivitäten. Es besteht keine begleitende Übelkeit. Photophobie oder Phonophobie, nicht jedoch beides, können vorhanden sein. Die Zahl der Kopfschmerztage beträgt 12 und mehr Tage pro Jahr – jedoch unter 180 Tagen pro Jahr – für wenigstens 3 Monate.

Chronischer Kopfschmerz vom Spannungstyp. Wiederkehrende Kopfschmerzepisoden mit einer Dauer von Minuten bis Tagen. Der Schmerz ist typischerweise von drückender, beengender Qualität. Er erreicht eine leichte bis mäßige Intensität, ist beidseits lokalisiert und verstärkt sich nicht durch körperliche Routineaktivitäten. Es besteht keine begleitende Übelkeit. Photophobie oder Phonophobie, nicht jedoch beides, kann vorhanden sein. Die Kopfschmerzhäufigkeit beträgt 15 Tage/Monat oder mehr für mindestens 3 Monate.

Diagnostische Kriterien des Kopfschmerzes vom Spannungstyp nach der Klassifikation der International Headache Society 2004, 2. Auflage

A. Kopfschmerzhäufigkeit ≥15 Tage/Monat (180 Tage/Jahr) über wenigstens 3 Monate hinweg
B. Die Kopfschmerzdauer liegt zwischen 30 min und 7 Tagen
C. Der Kopfschmerz weist mindestens zwei der folgenden Charakteristika auf:
   1. Schmerzqualität drückend oder beengend, nicht pulsierend
   2. Leichte bis mäßige Schmerzintensität, die zwar die Alltagsaktivität behindert, nicht aber verhindert

3. Beidseitige Lokalisation
4. Keine Verstärkung durch Treppensteigen oder sonstige vergleichbare körperliche Routineaktivität

D. Keine Übelkeit (Appetitlosigkeit ist jedoch möglich). Photophobie oder Phonophobie, nicht jedoch beides, kann vorhanden sein

E. Nicht auf eine andere Erkrankung zurückzuführen

15.2 Pathophysiologie

Perikraniale Muskelschmerzempfindlichkeit. Es wird eine Subdifferenzierung des Kopfschmerzes vom Spannungstyp in Formen, die mit einer Störung der perikranialen Muskelschmerzempfindlichkeit verbunden sind, und in Formen, die nicht mit einer Störung der perikranialen Muskelschmerzempfindlichkeit einhergehen, vorgenommen. Als wesentliche Voraussetzung für die Unterscheidung gibt die Klassifikation die manuelle Palpation oder die Untersuchung der Schmerzempfindlichkeit der perikranialen Muskulatur mit einem Druckalgometer an. Darunter versteht man ein geeichtes Gerät zur mechanischen Induktion von Schmerz, z. B. mit einem Druckstempel.

Interaktion von peripheren und zentralen Mechanismen. Es ist davon auszugehen, dass die pathophysiologische Kette durch eine initiale Mikroläsionen im Muskel, insbesondere durch eine Drosselung der muskulären Mikrozirkulation bedingt wird. Eine Mikroläsion muss nicht per se zu einem pathologischen Zustand führen, sondern kann durch Reparaturmechanismen ausgeglichen werden. Von therapeutischer Bedeutung ist, dass periphere Reparaturmechanismen in der Initialphase des klinischen Beschwerdebildes wahrscheinlich spätere sekundäre Veränderungen im Zentralnervensystem verhindern können. Dies begründet ein möglichst schnelles Eingreifen in den pathophysiologischen Mechanismus. Werden quantitativ räumlich und zeitlich übermäßig bestehende Mikroläsionen nicht eliminiert, wird eine Veränderung der Schmerzmodulation im Bereich des Rückenmarkes und des Hirns in Gang gesetzt. Die supraspinale Sensibilisierung für Schmerzreize scheint dabei die bedeutendste Bedingung für die Entwicklung eines chronischen Kopfschmerzes vom Spannungstyp zu sein (Ashina 2001; Bendtsen 2002; Bussone 2003; Jensen 2003).

Warum es zu einer erhöhten Zahl von Mikroläsionen im Muskel kommt, kann ganz unterschiedliche Gründe haben. Ein übermäßiger muskulärer Stress durch ungünstige muskuläre Belastung aufgrund äußerer Umstände, wie z. B. ungünstige oder langandauernde Arbeitsposition, ist dabei eine Möglichkeit. Stress, Angst und andere psychische Faktoren können durch Muskelanspannung ebenso zu peripheren Mikroläsionen im Muskel beitragen oder sie gänzlich bedingen. Die Muskelkontraktion steht primär unter zentraler Kontrolle, und eine unzureichende Innervation des Bewegungsapparates aufgrund fehlerhafter zentraler Ansteuerung ist Hauptbeeinflussungsquelle für die inadäquate Muskelfunktion.

Ein mehrfach reproduzierter empirischer Beleg für diese Annahme ist ein gestörtes Verhalten antinozizeptiver Hirnstammreflexe bei Patienten mit chronischem Kopfschmerz vom Spannungstyp. Es kann daher angenommen werden, dass durch eine erhöhte Aktivierung aus der Peripherie, wie z. B. durch muskulären Stress oder aber durch eine erhöhte zentrale efferente Aktivität, z. B. in Form von psychischem Stress, Depressivität etc., ein erhöhter Einfluss auf die im Reflexbogen beteiligten Hirnstammstrukturen ausgeübt wird. Die Folge dieser verstärkten afferenten und efferenten Aktivierung kann eine Hemmung der inhibitorischen Hirnstammneurone sein. Diese hemmenden Hirnstammneurone werden im periaquäduktalen Grau und im Nucleus raphe magnus vermutet, die mit dem antinozizeptiven System in Verbindung gebracht werden. Eine solche permanente Aktivierung mit Hemmung der inhibitorischen Interneurone im antinozizeptiven System kann für das primäre Kopfschmerzgeschehen verantwortlich gemacht werden (Göbel 2004b).

Kommen Reparaturmechanismen nicht zum Tragen oder stellen sich Kopfschmerzepisoden wiederholt in kurzen Zeitabständen ein, wird eine zunehmende Dauersensibilisierung im myofaszialen Gewebe induziert. Die erhöhte Aktivierung könnte zu einer konstanten Langzeitaktivierung nozizeptiver Neurone und zu einer permamenten Blockierung inhibitorischer antinozizeptiver Mechanismen führen. Eine Daueraktivierung zentraler nozizeptiver Neurone könnte dann die Bedingung für einen chronischen Kopfschmerz vom Spannungstyp sein.

Periphere sowie zentrale sensorische als auch motorische Chronifizierungsmechanismen könnten somit im Einzelfall mit völlig unterschiedlicher Gewichtung das chronische Kopfschmerzgeschehen bedingen.

Aggravierende Kopfschmerzfaktoren vom Spannungstyp

Unterschiedliche aggravierende Faktoren des Kopfschmerzes vom Spannungstyp können differenziert werden:

- Kraniomandibuläre Dysfunktion/ Myoarthropathien des Kausystems
- Psychosozialer Stress
- Angst
- Depression
- Kopfschmerz als Vorstellung oder Idee
- Muskulärer Stress
- Missbrauch von Medikamenten gegen Kopfschmerz vom Spannungstyp
- Eine der Erkrankungen, die in den Gruppen 5–11 der IHS-Klassifikation aufgelistet sind

Kraniomandibuläre Dysfunktionen bzw. Myoarthropathien des Kausystems. Myoarthropathische Beschwerden sowie bruxismusbezogene Befunde (Zähneknirschen bzw. -pressen) weisen eine Korrelation zu Kopfschmerzen vom Spannungstyp auf. Offen ist, ob die Kopfschmerzen die Folge oder die Ursache darstellen. Im Zweifelsfall sollten immer interdisziplinäre Kooperationen mit zahnärztlichen Untersuchungen veranlasst werden. Muskuläre Hyperaktivität bei chronischem Kopfschmerz vom Spannungstyp kann Zielkondition einer Behandlung mit Botulinum-Toxin A sein.

Medikamentenübergebrauch. Die zu häufige Einnahme von Schmerz- oder Beruhigungsmitteln kann zu einer Störung der zentralen Steuerungsvorgänge führen. Ein Medikamentenübergebrauch ist immer dann anzunehmen, wenn die Hauptregel der medikamentösen Migräne- und Kopfschmerz vom Spannungstyp-Akuttherapie nicht beachtet wurde: Migräne oder Schmerzmittel zur Kupierung der Migräneattacke sollten maximal an 10 von 30 Tagen eingenommen werden, d. h. an 20 Tagen pro Monat muss eine Einnahmepause bestehen. Die Dosierung der Einnahme an den 10 »erlaubten« Tagen und die zeitliche Reihung der Tage, zusammenhängend oder verstreut, spielt dabei keine bedeutsame Rolle. Die angegebenen Frequenzen dürfen nicht als individuell verbindlich angesehen werden. Bei einzelnen Patienten können bereits wesentlich geringere Einnahmehäufigkeiten mit einem chronischen Kopfschmerz vom Spannungstyp einhergehen. Dies trifft besonders zu, wenn Medikamente eingenommen werden, die in einer Tablette gleich mehrere Wirkstoffe enthalten, sog. Kombinationspräparate. Diese Medikamente sind besonders in der Lage, chronischen Kopfschmerz vom Spannungstyp zu unterhalten und weiter zu chronifizieren. Auch aus diesem Grunde sollten Kombinationspräparate prinzipiell nicht verordnet oder eingenommen werden. Darüber hinaus gibt es bis heute keine nachvollziehbare Evidenz, dass Kombinationspräparate eine bessere klinische Wirksamkeit in der Behandlung des chronischen Kopfschmerzes vom Spannungstyp haben als ausreichend dosierte Monopräparate.

Multifaktorielle Entstehung. Der Kopfschmerz vom Spannungstyp kann eine Vielzahl unterschiedlicher aggravierender Faktoren besitzen. Aus diesem Grunde ist eine multifaktorielle Genese vorhanden. Es ist nicht möglich, einen monokausalen Faktor abzugrenzen. Der Therapieansatz muss daher alle Faktoren adressieren.

Kombiniertes Auftreten mit anderen Kopfschmerzformen. 50% der Menschen, bei denen die Kriterien des Kopfschmerzes vom Spannungstyp erfüllt sind, geben an, ausschließlich nur an dieser einen Kopfschmerzform zu leiden. Bei der anderen Hälfte der Menschen bestehen zusätzlich eine oder mehrere andere Kopfschmerzformen, am häufigsten finden sich eine oder mehrere Migräneformen. Die isolierte Einteilung der Betroffenen nach einer einzelnen Kopfschmerzform wird in den meisten Fällen nicht zu einem gewünschten Therapieerfolg führen, da der überwiegende Teil der Patienten an mehr als an einer Kopfschmerzerkrankung leidet, und entsprechend jede Kopfschmerzform spezifisch behandelt werden muss.

Tab. 15.1. Therapie des Kopfschmerzes vom Spannungstyp

Episodischer Kopfschmerz vom Spannungstyp	
Ausschaltung ursächlicher Faktoren, z. B.	Psychische Störungen Muskulärer Stress Fehlfunktion des Kauapparates etc.
Nichtmedikamentöse Therapie	Entspannungsübungen Ausgleichsgymnastik Sport Biofeedback Wärmeanwendungen Massagen
Medikamentöse Verfahren	Pfefferminzöl in äthanolischer Lösung Acetysalicylsäure 500–1000 mg Paracetamol 500–1000 mg Ibuprofen 200–400 mg
Chronischer Kopfschmerz vom Spannungstyp	
Ausschaltung ursächlicher Faktoren, z. B.	Psychische Störungen Muskulärer Stress Fehlfunktion des Kauapparates etc.
Nicht-medikamentöse Therapie	Entspannungsübungen Ausgleichsgymnastik Biofeedback Wärmeanwendungen Massagen
Medikamentöse Verfahren	Keine regelmäßige Einnahme von Schmerzmitteln! *Zur Linderung:* Pfefferminzöl in äthanolischer Lösung *Zur kontinuierlichen Therapie geeignet:* Amitryptilin 50–100 mg Doxepin 50–100 mg Imipramin 50–100 mg Botulinum-Toxin bei kraniozervikaler Dystonie und kraniomandibulären Dysfunktionen
Unwirksam oder gefährlich	Ergotamin, Codeine, Benzodiazepine Schmerzmittel Koffein β-Blocker, Neuroleptika

15.3 Therapie

Es ist die Behandlung des chronischen und des episodischen Kopfschmerzes vom Spannungstyp zu unterscheiden. Für beide Verlaufsformen gilt, dass auf Akutschmerzmittel möglichst verzichtet und zunächst immer nicht-medikamentöse Maßnahmen eingeleitet werden sollten. Dazu gehört ein genaues Verständnis über die Mechanismen des Kopfschmerzes. Im Hinblick auf die mannigfaltigen Einflussfaktoren auf den Kopfschmerz vom Spannungstyp muss ein sehr individuelles Beratungsgespräch mit dem Arzt erfolgen, um solche Bedingungen herauszuarbeiten.

Das ärztliche Beratungsgespräch sollte folgende Punkte thematisieren:

- Bisherige Medikation
- Bisherige nichtmedikamentöse Behandlungsverfahren
- Mögliche psychische Einflussfaktoren
- Mögliche Begleitfaktoren wie z. B. Schlafschwierigkeiten oder emotionale Störungen

Prinzipiell mögliche Behandlungsverfahren bei Kopfschmerz vom Spannungstyp sind in Tab. 15.1 aufgelistet.

15.3.1 Medikamenteninduzierte Kopfschmerzen

Im Falle eines medikamenteninduzierten Dauerkopfschmerzes kann keine Therapie erfolgreich sein, wenn eine Medikamentenpause nicht konsequent durchgeführt wird. Eine effektive Therapie des episodischen Kopfschmerzes vom Spannungstyp kann bereits durch nicht-medikamentösen Maßnahmen gewährleistet werden. Bei schwierigen Kopfschmerzproblemen, die einer erfolgreichen Selbstbehandlung nicht unterzogen werden könnten, muss eine ausführliche Beratung über die möglichen Therapiemaßnahmen erfolgen.

! Als generelle Regel gilt, dass bei einem chronischen Kopfschmerz vom Spannungstyp eine Dauermedikation mit herkömmlichen Schmerzmitteln unter allen Umständen vermieden werden muss. Aus diesem Grunde haben nicht-medikamentöse Therapiever-

▼

15

fahren herausragenden Stellenwert. Dagegen ist bei episodischem Kopfschmerz vom Spannungstyp eine Schmerzmitteleinnahme vertretbar, solange diese nicht an mehr als 10 Tagen pro Monat durchgeführt wird.

Viele Betroffene betreiben einen Medikamentenfehlgebrauch, und deshalb ist es erforderlich, dass vor Aufnahme aufwendiger und insbesondere teurer Therapiemaßnahmen der Medikamentenkonsum kontrolliert wird. Aus diesem Grunde muss eine konsequente Analgetikapause mit ärztlicher Unterstützung durchgeführt und anschließend eine Einnahme von Akutmedikation an maximal 10 Tagen pro Monat realisiert werden.

Als Alternative für eine Akutmedikation bei hartnäckigen Dauerkopfschmerzen können

- Entspannungsübungen
- 10%iges Pfefferminzöl in äthanolischer Lösung
- Lokale Anwendung der transkutanen elektrischen Nervenstimulation (sog. TENS)
- Wärme- oder Kälteanwendungen
- Mimische Gesichtsübungen
- Selbstmassagen

eingesetzt werden.

Verhaltensmedizinische Maßnahmen sind progressive Muskelrelaxation nach Jacobson, Biofeedback, Stressbewältigungstrainings sowie Angst- und Depressionsbehandlung.

15.3.2 Medikamentöse Therapie

Rationale und Indikationsstellung

Bei sehr häufig oder gar täglich auftretendem Kopfschmerz vom Spannungstyp sollte unter allen Umständen *die kontinuierliche Einnahme von Schmerzmitteln vermieden* werden, da es dann mit größter Wahrscheinlichkeit zu einer Verschlechterung des Kopfschmerzleidens mit häufigeren Attacken und stärkeren Kopfschmerzintensitäten kommt. Deshalb sind gerade beim chronischen Kopfschmerz vom Spannungstyp *nicht-medikamentöse Maßnahmen* primär einzusetzen.

Neben den nicht-medikamentösen Maßnahmen kann auch eine *medikamentöse Therapie* bei chronischem Kopfschmerz vom Spannungstyp wirkungsvoll sein. Eine solche Behandlung ist immer dann zu überlegen, wenn der Kopfschmerz vom Spannungstyp an mindestens 15 Tagen pro Monat besteht, also ein *chronischer* Kopfschmerz vom Spannungstyp vorliegt. Auch bei *Überschreiten der maximalen Einnahmehäufigkeit von Akutmedikation* mit einer größeren Einnahmefrequenz als an 10 Tagen pro Monat ist die Indikation für eine kontinuierliche medikamentöse Therapie des Kopfschmerzes vom Spannungstyp gegeben.

Die wissenschaftliche Datenlage zur medikamentösen Therapie beim chronischen Kopfschmerz vom Spannungstyp ist weit weniger umfangreich als die wissenschaftlichen Untersuchungen zur medikamentösen Prophylaxe der Migräne. Eine Reihe von verschiedenen Substanzgruppen wurden beim chronischen Kopfschmerz vom Spannungstyp untersucht, insbesondere trizyklische Antidepressiva, nichtsteroidale Antirheumatika, Muskelrelaxanzien und Neuroleptika.

Nicht-selektive Serotonin(5-HT)-Reuptake-Hemmer

Als prophylaktische Medikation der *1. Wahl* bei chronischem Kopfschmerz vom Spannungstyp werden die trizyklischen Antidepressiva aufgrund des 5-HT-reuptake-hemmenden Mechanismus angesehen. Bei der Auswahl der Medikamente geht man in der Reihenfolge Amitriptylin, Doxepin, Imipramin, Nortriptylin und Desipramin vor. Die Reihenfolge ergibt sich aufgrund der verfügbaren Studien. *Amitriptylin* ist das weltweit am häufigsten eingesetzte und am besten untersuchte Medikament in der Prophylaxe des chronischen Kopfschmerzes vom Spannungstyp. Therapieempfehlungen raten allgemein von der täglichen Einnahme von Analgetika bei chronischen Kopfschmerzen vom Spannungstyp zur Kopfschmerzkupierung wegen der Nebenwirkungen ab, insbesondere wegen der Gefahr der weiteren Chronifizierung und Potenzierung des Kopfschmerzleidens.

Fazit

Zusammenfassend zeigen die Ergebnisse, dass Amitriptylin die klinische Ausprägung von chronischem Kopfschmerz vom Spannungstyp signifikant reduzieren kann, auch wenn das Kopfschmerzleiden schon seit *langem* besteht und *viele vergebliche* Therapieversuche durchgeführt worden sind. Die klinische Wirkung wird wahrscheinlich durch sensorische und nicht durch muskuläre Mechanismen bedingt.

Selektive 5-HT-Reuptake-Hemmer

Anfang der 1990er Jahre wurden modernere selektiv wirkende, nicht-trizyklische Antidepressiva eingeführt. Diese haben eine besondere Wirkung auf Serotonin-Subrezeptoren. Verfügbar sind Fluoxetin, Fluvoxamin, Trazodon und Ketanserin. Fluoxetin und Fluvoxamin haben eine hohe selektive Wirkung für das serotoninerge System, insbesondere den 5-HT_2-Rezeptor. Trazodon wirkt dagegen α-adrenolytisch und zeigt agonistische Wirkungen an Serotonin- und Histaminrezeptoren. Ketanserin ist ein selektiver 5-HT_2-Antagonist. Allerdings zeigen klinische Untersuchungen, in denen diese selektiven Serotonin-Wiederaufnahmehemmer eingesetzt wurden, keine überzeugende Wirkung in der Prophylaxe des Kopfschmerzes vom Spannungstyp. Trotz Einführung dieser modernen Antidepressiva gilt nach wie vor Amitriptylin als Medikament der 1. Wahl. Studien, die eine Überlegenheit der selektiven Antidepressiva gegenüber den trizyklischen Antidepressiva belegen würden, sind derzeit nicht bekannt.

Botulinum-Toxin

15

Bei kraniomandibulärer Dysfunktion und bei muskulärem Stress, z. B. bei kraniozervikaler Dystonie, Masseterspasmus, Bruxismus etc., kann in spezialisierten Zentren Botulinum-Toxin A effektiv eingesetzt werden. Zu Einzelheiten wird auf die spezielle Literatur (Göbel 2004a; Rosenow et al. 2004) verwiesen (zur Literaturübersicht ▶ Kap. 17).

Clusterkopfschmerz

H. Göbel

16.1 Definition

Der Clusterkopfschmerz ist durch schwere, einseitige orbitale, supraorbitale und/oder temporale Schmerzattacken von 30–180 min Dauer gekennzeichnet (► Übersicht). Die Attacken treten mit einer Häufigkeit von einer Attacke jeden 2. Tag bis zu fünf Attacken pro Tag auf. Die Schmerzen werden ipsilateral durch mindestens eines der folgenden Symptome begleitet: konjunktivale Injektion, Lakrimation, Kongestion der Nase, Rhinorrhö, vermehrtes Schwitzen im Bereich von Stirn und Gesicht, Miosis, Ptosis oder Lidödem. Die Attacken treten periodisch gehäuft auf; man spricht von einem Cluster (engl.: Haufen). Zwischengeschaltet sind Remissionszeiten unterschiedlicher Dauer.

Der *episodische Clusterkopfschmerz* tritt in Perioden von 7 Tagen bis zu 1 Jahr Länge auf. Remissionsphasen von mindestens 1 Monat Dauer sind zwischengeschaltet. Beim chronischen Clusterkopfschmerz treten die Attacken über einen Zeitraum von mehr als 1 Jahr ohne Remission bzw. mit Remissionsphasen von weniger als 1 Monat Dauer auf.

Bei etwa 10–15% der Patienten ist der Verlauf *chronisch*. In einer großen Serie von Nachuntersuchungen konnte gezeigt werden, dass 13% der Patienten lediglich eine einzige Periode durchlaufen.

Diagnostische Kriterien des Clusterkopfschmerzes nach der Klassifikation der International Headache Society 2004, 2. Auflage

A. Wenigstens 5 Attacken, welche die Kriterien B–D erfüllen
B. Starke oder sehr starke einseitig orbital, supraorbital und/oder temporal lokalisierte Schmerzattacken, die unbehandelt 15–180 min anhalten
C. Begleitend tritt wenigstens eines der nachfolgend angeführten Charakteristika auf:
   1. Ipsilaterale konjunktivale Injektion und/oder Lakrimation
   2. Ipsilaterale nasale Kongestion und/oder Rhinorrhoe
   3. Ipsilaterales Lidödem
   4. Ipsilaterales Schwitzen im Bereich der Stirn oder des Gesichts
   5. Ipsilaterale Miosis und/oder Ptosis
   6. Körperliche Unruhe oder Agitiertheit
D. Die Attackenfrequenz liegt zwischen 1 Attacke jeden 2. Tag und 8/Tag
E. Nicht auf eine andere Erkrankung zurückzuführen

16.2 Klinisches Bild

16.2.1 Periodizität

Namensgebendes Charakteristikum des Clusterkopfschmerzes ist das periodisch dicht gehäufte Auftreten der Kopfschmerzattacken. Diese Perioden mit Kopfschmerzattacken werden von Phasen mit kompletter Kopfschmerzfreiheit unterbrochen.

Beim episodischen Clusterkopfschmerz erstrecken sich die Clusterperioden über 1 Woche bis zu höchstens 1 Jahr, im Mittel halten sie zwischen 1 und 2 Monaten an. In der Regel treten pro 24 Monate ein bis zwei Clusterphasen auf. Verschiedene Beobachtungen deuten darauf hin, dass auch eine jahreszeitliche Bindung der Clusterphasen besteht, wobei eine jahreszeitliche Häufung mit besonderem Auftreten von Clusterperioden im Februar und im Juni angenommen wird. Eigene Beobachtungen lassen vermuten, dass diese jahreszeitliche Häufung weniger zeitlich gebunden ist, sondern Clusterperioden immer dann mit hoher Wahrscheinlichkeit ausbrechen, wenn Infekte der Atemwege in den Übergangszeiten allgemein besonders häufig sind. Entzündliche Prozesse im Bereich der Nase und der Nasennebenhöhlen scheinen als aggravierende Faktoren für Clusterattacken zu wirken und können möglicherweise eine Entzündung im Sinus cavernosus begünstigen (► Abschn. Pathophysiologie).

Die schmerzfreien Remissionsphasen betragen definitionsgemäß mindestens 14 Tage. Die mittlere Dauer der Remissionsphasen liegt zwischen 6 Monaten und 2 Jahren. Bei einigen Patienten lassen sich konstante Muster dieser Remissionsphasen beobachten. Allerdings gibt es bei anderen Patienten ganz unterschiedliche Phasenlängen. In Ausnahmefällen lassen sich Remissionsphasen beobachten, die länger als 20 Jahre dauern.

Halten Clusterperioden über 1 Jahr an, ohne dass es zu einer kopfschmerzfreien Remissionsphase von mindestens 14 Tagen Länge gekommen ist, spricht man von einem chronischen Clusterkopfschmerz.

Es ist möglich, dass ein chronischer Clusterkopfschmerz bereits von Beginn an diesen nicht durch freie Intervalle getrennten Verlauf zeigt. Früher sprach man dann vom sog. chronischen Clusterkopfschmerz von Beginn an ohne Remission. Bestand zunächst ein episodischer Clusterkopfschmerz mit kopfschmerzfreien Intervallen, der dann im späteren Zeitverlauf in einen chronischen Clusterkopfschmerz übergeht, sprach man von einem chronischen Clusterkopfschmerz nach primär episodischem Verlauf. Bis die Periodizität der Clusterattacken nach 12 Monaten prägnant wird, wird nach der neuen internationalen Kopfschmerzklassifikation im ersten Jahr nur die Diagnose 3.1. Clusterkopfschmerz gestellt, die Differenzierung in »episodisch« oder »chronisch« kann dann erst nach einem Jahr erfolgen.

16.2.2 Dauer

Zeitliches Verhalten der Attacken: Clusterattacken haben eine spontane Dauer von 30–180 min. Im Mittel findet sich eine Attackendauer von 30–45 min. Die Attackendauer ist zu Beginn einer Clusterepisode und zum Ende der Clusterepisode kürzer als in der Mitte der Clusterepisode. Der schnelle Aufbau der Schmerzattacke zeigt sich in der Tatsache, dass bei fast allen Patienten der Gipfel der Schmerzintensität bereits nach 10 min erreicht ist. Dieses Plateau wird für ca. 30 min eingehalten, anschließend klingt die Attacke ab.

Die Attackenfrequenz variiert zwischen einer Attacke jeden 2. Tag und bis zu fünf Attacken pro Tag. Die mittlere Attackenfrequenz während der Clusterphase beträgt zwei Attacken pro Tag. Mehr als drei bis vier Attacken pro Tag sind selten.

Bei der Mehrzahl der Patienten zeigt sich eine typische tageszeitliche Bindung des Auftretens der Clusterattacken. Am häufigsten sind die Attacken nachts zwischen 1 Uhr und 2 Uhr zu beobachten, ein zweiter Gipfel tritt zwischen 13 Uhr und 15 Uhr am Nachmittag auf und ein dritter um 21 Uhr am Abend. Eindeutig überwiegt jedoch das nächtliche Auftreten zwischen 1 Uhr und 2 Uhr. Bei über 50% der Patienten wachen die Patienten mit Attacken aus dem Schlaf auf.

16.2.3 Schmerzcharakteristika

Bei nahezu allen Patienten besteht ein streng seitenkonstantes Auftreten der Clusterattacken. Clusterkopfschmerz tritt praktisch immer auf derselben Seite auf und nie (!) simultan beidseitig. Nur in extrem seltenen Ausnahmen zeigt sich ein Wechsel des Auftretens von der einen zur anderen Seite zwischen den verschiedenen Clusterperioden.

Bei über 90% der Patienten beginnt der Schmerz in der Augenregion, entweder hinter dem Auge, über dem Auge oder im fronto-temporalen Augenbereich. Der Schmerz kann auch zur Stirn, zum Kiefer, zum Rachen, zum Ohr, zum Hinterhaupt oder in seltenen Fällen auch zum Nacken und zur Schulter ausstrahlen. Der Anstieg der Schmerzintensität ist sehr schnell. Aus dem Wohlbefinden heraus kommt es innerhalb von 10 min zu einem extrem schweren, oft als vernichtend erlebten Schmerz. Die Patienten beschreiben den Schmerz als ein glühendes Messer, das in das Auge gestochen wird, als einen brennenden Dorn, der in die Schläfe gerammt wird.

16.2.4 Begleitstörungen

Die Begleitstörungen treten ausschließlich auf der vom Schmerz betroffenen Seite auf. Am häufigsten findet sich mit einer Frequenz von ca. 80% ein Tränenfluss am betroffenen Auge. Konjunktivale Injektion zeigt sich als zweithäufigstes Begleitsymptom mit einer Häufigkeit zwischen 50 und 80%. Ein inkomplettes Horner-Syndrom mit einer leichten ipsilateralen Miosis oder Ptosis kann während der Attacke bei nahezu bis zu 70% der Patienten beobachtet werden, bei längeren Verläufen kann auch während der Remissionsphase bei einigen Patienten ein inkomplettes Horner-Syndrom weiter bestehen. Bei ca. 60–80% zeigt sich eine nasale Kongestion oder eine Rhinorrhö auf der betroffenen Seite. Gesichtsschwitzen und Gesichtsröten lässt sich ebenfalls auf der betroffenen Seite finden, allerdings tritt diese Störung mit deutlich geringerer Häufigkeit als die vorgenannten Beschwerden auf. Bei einigen wenigen Patienten sind die autonomen Begleitstörungen so gering ausgeprägt, dass die Patienten ihr Auftreten nicht wahrnehmen. Solche geringgradigen autonomen Störungen sind bei weniger als 3–5% der Patienten zu erwarten.

16.2.5 Körperliche Unruhe

Ein differenzialdiagnostisch wichtiges Merkmal des Clusterkopfschmerzes in der Abgrenzung zur Migräne ist der Bewegungsdrang der Patienten während der Attacke. Im typischen Fall schildern die Patienten, dass sie während der Schmerzattacken ruhelos umherlaufen; sie schlagen schmerzgeplagt mit der Faust auf den Tisch oder mit dem Kopf gegen die Wand. Bettruhe wird selten eingehalten.

16.2.6 Auslösefaktoren

Eine Reihe von Auslösefaktoren können während der Clusterperiode Clusterattacken triggern, während sich die Patienten in der Remissionsphase ohne Konsequenzen den gleichen Bedingungen aussetzen können. Der bekannteste Auslösefaktor für den Clusterkopfschmerz ist Alkohol. Wichtig ist, dass nicht der Alkohol per se die einzelnen Clusterattacken auslöst, sondern dass es auf die Menge des eingenommenen Alkohols ankommt. Kleine Mengen von Alkohol können sehr potent und zuverlässig während der Clusterperiode die Clusterattacken generieren, während größere Mengen von Alkohol teilweise sogar Clusterattacken verhindern können. Eine Reihe weiterer Substanzen können Clusterattacken lösen. Dazu gehören insbesondere Histamin und Nitroglyzerin. Wenn bei Patienten der Verdacht auf einen Clusterkopfschmerz besteht und die Attackenphänomenologie von den Patienten unklar beschrieben wird, kann aus diagnostischen Gründen eine Einzelattacke mit einer sublingualen Nitroglyzeringabe ausgelöst und dann prospektiv im Beisein des Arztes erfasst werden (▶ unten).

16.2.7 Verlauf

Ein charakteristischer Verlauf der Clusterkopfschmerzen kann im Einzelfall nicht angegeben werden. Epidemiologische Langzeitstudien liegen heute nicht vor. Als eine der wenigen sicheren Aussagen kann gelten, dass eine aktive Clusterkopfschmerzentstehung nach dem 75. Lebensjahr so gut wie nie zu beobachten ist. Es lassen sich sowohl Übergänge von einem episodischen in einen chronischen Clusterkopfschmerz beobachten als auch umgekehrt. Der Einfluss einer prophylaktischen Medikation auf den Spontanverlauf ist bis heute nicht exakt bekannt.

80% der Patienten mit einem primär episodischen Clusterkopfschmerz leiden auch nach 10 Jahren noch an einem episodischen Clusterkopfschmerz, während sich bei 12% ein chronischer Clusterkopfschmerz nach primär episodischem Verlauf entwickelt.

Bei über der Hälfte der von einem primär chronischen Clusterkopfschmerz Betroffenen bleibt diese chronische Verlaufsform auch nach 10 Jahren ohne länger dauernde Remissionsphasen bestehen. Nur bei ca. 10% ist eine länger anhaltende Remissionsphase von mehr als 3 Jahren zu erwarten.

16.2.8 Pathophysiologie

Auf der Grundlage von Positronen-Emissions-Tomographie(PET)-Untersuchungen wird eine spezifische Aktivierung von Hirnarealen im inferioren posterioren hypothalamischen Grau bei Clusterkopfschmerzen diskutiert (Afridi et al. 2004; Cohen u. Goadsby 2004; Goadsby 2002; Storer et al. 2004). Ergebnisse der funktionellen Bildgebung lassen diese spezifische Aktivierung von Hirnarealen bei Clusterkopfschmerzen im Bereich des inferioren posterioren hypothalamischen Graus, einem Hirnareal, dass für zirkadiane und Schlaf-Wach-Rhythmen verantwortlich ist, annehmen. Welche Ursachen diese Aktivierung wiederum hat und ob sie lediglich eine Folge der Clusterattacken ist, ist jedoch offen.

Orbitale Phlebogramme, die bei Clusterkopfschmerzpatienten während aktiver Clusterperioden durchgeführt wurden, ergaben Hinweise auf entzündliche Prozesse im Sinus cavernosus und im Bereich der Vena ophthalmica superior ungeklärter Genese. Auf knöchern begrenztem engstem Raum gebündelt liegen im Bereich des Sinus cavernosus sensorische Fasern des N. ophthalmicus, sympathische Fasern, die ipsilateral das Augenlid, das Auge, das Gesicht, die Orbita und die retroorbitalen Gefäße versorgen, venöse Gefäße, die Orbita und Gesicht drainieren und die Arteria carotis interna.

16

! Lokale entzündliche Prozesse können damit sowohl sensorische und autonome Nervenfasern als auch venöse und arterielle Gefäße beeinflussen. Eine Irritation der Nervenfasern ist dabei sowohl unmittelbar durch entzündliche Neuropeptide denkbar als auch als Folge einer mechanischen Kompression durch entzündlich erweiterte und aufgequollene Gefäße.

Mit dieser Theorie lassen sich der Clusterschmerz und die vielfältigen Begleiterscheinungen erklären. Auch die Fähigkeit vasodilatierender Substanzen, Clusterattacken während aktiver Clusterperioden zu provozieren (Alkohol, Nitroglyzerin, Histamin, Hypoxie) und von vasokonstriktiven Substanzen (Sauerstoff, Sumatriptan, Ergotamin), diese schnell zu beenden, ist mit dem Modell kompatibel.

Es wird angenommen, dass während aktiver Clusterperioden eine basale entzündliche Grundreaktion vorliegt, die attackenweise exazerbiert. Die o. a. orbitalen Phlebogramme, die eine entzündlichen Prozess nahelegten, wurden jeweils zwischen zwei Attacken während einer Clusterperiode durchgeführt. Bei Patienten mit chronischen oder episodischen Clusterkopfschmerzen wurde während einer aktiven Clusterperiode eine Einzelphotonenemissions-Computertomographie (SPECT) jeweils 10 min, 1 h, 3 h und 6 h nach Injektion von 600 MBq Tc-99m humanem Serumalbumin (HSA) durchgeführt. Bei der gesunden Kontrollgruppe fand sich eine inhomogene Aktivitätsverteilung. Im Gegensatz hierzu fand sich bei den Clusterkopfschmerzpatienten in der aktiven Phase eine Tracer-Anreicherung in der Region des Sinus cavernosus, des Sinus sphenoparietalis, der Vena opthalmica, der Sinus petrosus und des Sinus sigmoideus. Die Seite der Clusterkopfschmerzen und des regionalen Proteinaustritts korrespondierte bei allen Clusterkopfschmerzpatienten. Nach effektiver prophylaktischer Behandlung mit Verapamil oder Kortikoiden verschwand die Tracer-Mehranreicherung. Eine aktive Clusterkopfschmerzperiode ist somit assoziiert mit einer regionalen Plasmaeiweißextravasation in venösen Blutleitern der Hirnbasis als Zeichen einer lokalen vaskulären Entzündung.

Eine erfolgreiche Behandlung mit Verapamil oder Kortikoiden blockiert sowohl die ipsilaterale Plasmaextravasation als auch Clusterkopfschmerzattacken. Beim chronischen Clusterkopfschmerz ist diese entzündliche Grundreaktion kontinuierlich vorhanden, bei der episodischen Form nur periodisch. Die hohe und zuverlässige Wirksamkeit entzündungshemmend wirkender Kortikosteroide zur Prophylaxe von Clusterkopfschmerzen wird ebenfalls verständlich. Der Sinus cavernosus wird von der Halsschlagader, den Sehnerven, den Augennerven und dem Gesichtsnerv durchquert. Alle diese Nerven sind während der Clusterattacke betroffen. Mit dieser Theorie lassen sich der Clusterschmerz und die vielfältigen Begleiterscheinungen erklären. Auch die Fähigkeit vasodilatierender Substanzen, Clusterattacken während aktiver Clusterperioden zu provozieren (Alkohol, Nitroglyzerin, Histamin,

Hypoxie) und von vasokonstriktiven Substanzen (Sauerstoff, Sumatriptan, Ergotamin), diese schnell zu beenden, ist mit dem Modell kompatibel.

Ebenfalls wird die Entstehung der Schmerzen aus dem Schlaf heraus, das aufrechte Sitzen der Patienten im Bett bzw. das Aufstehen und die motorische Unruhe der Patienten verständlich: Die venöse Drainage des Sinus cavernosus ist im Liegen aufgrund der hydrostatischen Bedingungen schlechter als im Sitzen oder im Stehen. Wir gehen daher davon aus, dass während aktiver Clusterperioden eine entzündliche Grundreaktion vorliegt, die attackenweise exazerbiert. Auch wird verständlich, warum Rauchen und die Jahreszeitübergänge mit nasskaltem Wetter mit Nasennebenhöhlenentzündungen mit aktiven Clusterperioden einhergehen.

Entzündungshemmende Medikamente wie Kortison führen zum schnellen Stoppen aktiver Clusterperioden. Sie eignen sich jedoch aufgrund Langzeitnebenwirkungen nicht zur Dauertherapie. Kalziumantagonisten wie Verapamil verhinderen die Entzündungsauswirkungen durch Prophylaxe der Plasmaextravasation und sind für die Langzeitbehandlung geeignet. Nicht-steroidale Entzündungshemmer wie Indometacin können bei Sonderformen des Clusterkopfschmerzes, wie der chronischen paroxysmalen Hemikranie, besonders wirksam sein, reichen aber zumeist bei Clusterkopfschmerzen nicht aus. Dies gilt auch für Aspirin, Ibuprofen etc. Im akuten Anfall sind diese Medikamente wirkungslos, viele Menschen nehmen sie jedoch ein und glauben irrtümlich, dass das Abklingen der Attacken nach 2–3 h durch diese Medikamente bedingt wird. Einzelfallberichte zur Wirksamkeit von Marcumar bei Clusterattacken liegen ebenfalls vor, wahrscheinlich wird durch dieses Medikament verhindert, dass durch die venöse Vaskulitits die Blutplättchenaggregation im Sinus cavernosus sich intensiviert. Die Wirksamkeit von Azothioprin in Einzelfallberichten könnte auf einer Reduktion der entzündlichen Grundreaktion basieren.

16.3 Diagnostik

Zur Diagnosestellung ist ein regelrechter neurologischer und allgemeiner Untersuchungsbefund erforderlich. Übliche apparative Zusatzbefunde (wie CCT, MRT, EEG etc.) können derzeit keinen spezifischen Beitrag zur Diagnose bringen.

Es gibt jedoch Situationen, in denen Zweifel bestehen, ob es sich um ein primäres Kopfschmerzleiden handelt. Solche Zweifel ergeben sich insbesondere dann, wenn folgende Bedingungen vorliegen: erstmaliges Auftreten des Clusterkopfschmerzes bei einem sehr jungen Patienten oder bei einem Patienten über dem 60. Lebensjahr.

! Die besondere Notwendigkeit einer eingehenden neurologischen Untersuchung mit zusätzlichen bildgebenden Verfahren ist dann gegeben, wenn der Kopfschmerz einen allmählich zunehmenden Verlauf einnimmt oder zusätzliche uncharakteristische Begleitstörungen auftreten, insbesondere Konzentrationsstörungen, Gedächtnisstörungen, Übelkeit, Erbrechen, Bewusstseinsstörungen, Anfälle etc.

In erster Linie wird bei o. g. Voraussetzungen als bildgebendes Verfahren ein Magnetresonanztomogramm des Hirns veranlasst. Besonders sollte auf einen möglichen Hypophysentumor oder eine Raumforderung im Bereich der Schädelbasis geachtet werden. Nasen- und Nasennebenhöhlen-Prozesse müssen ebenfalls erfasst werden.

In aller Regel können Patienten mit Clusterkopfschmerz sehr detailliert das Auftreten ihrer Attacken beschreiben, weil die Clusterattacken so einschneidende Erlebnisse sind, dass man sie schwer vergisst. Problematisch ist manchmal die Erfassung der Dauer der Clusterkopfschmerzattacke. Wenn zwei, drei oder vier Clusterkopfschmerzattacken auftreten, sind die Patienten unsicher, ob es sich um eine einzelne Attacke handelt, die mit Unterbrechungen 8 h andauert, oder ob es mehrere Attacken sind. In solchen Fällen kann das Führen eines Kopfschmerzkalenders nähere Auskunft geben. Solange die Patienten sich nicht in ärztlicher Behandlung befunden haben, werden sie in aller Regel verschiedenste Analgetika eingenommen haben. Da die Clusterkopfschmerzattacke zumeist nach 1 h abklingt, besteht bei den Patienten der Eindruck, dass die Remission durch die Medikamente bedingt wird. Erst durch die lange Zeitdauer von Clusterperioden und aufgrund der neurologischen Begleitstörungen suchen die Patienten dann Hilfe. Zur Diagnosestellung müssen die Charakteristika der Kopfschmerzattacke genau erfragt werden. Dazu zählen in erster Linie die Zeitdauer, die Unilateralität, die Schwere der Attacke, die typischen Begleitsymptome, die Lokalisation im Augenbereich und auch das Verhalten des Patienten während der Attacke.

Da die Patienten häufig die neurologischen Begleitstörungen wie insbesondere das inkomplette Horner-Syndrom nicht selbst wahrnehmen, empfiehlt es sich, den Patienten zu bitten, während der Attacke in den Spiegel zu schauen, sich fotografieren oder noch besser sich mit einer Videokamera filmen zu lassen und das Video beim nächsten Arztbesuch mitzubringen.

Bestehen trotzdem Zweifel, ob es sich um einen Clusterkopfschmerz handelt, kann während einer Clusterperiode während der Sprechstunde eine Clusterattacke durch Gabe von sublingualem Nitroglyzerin ausgelöst werden. Für eine erfolgreiche Provokation einer solchen iatrogen ausgelösten Attacke ist es erforderlich, dass innerhalb der letzten 8 h keine Attacke spontan generiert wurde, dass innerhalb der letzten 24 h keine vasokonstriktorischen Substanzen eingenommen wurden und dass keine medikamentöse Prophylaxe betrieben wird.

! Nach Gabe von 1 mg Nitroglyzerin sublingual lässt sich in der Regel innerhalb von 30–60 min die Attacke auslösen. Der Test wird als positiv angesehen, wenn die experimentell induzierte Clusterattacke den klinisch spontanen Clusterattacken entspricht. Der Nitroglyzerintest lässt sich nicht sinnvoll einsetzen, wenn sich der Patient in einer Remissionsphase befindet.

16.4 Differenzialdiagnostik

16

Migräne. Differenzialdiagnostisch wichtig ist die Abgrenzung zur Migräne (◘ Tab. 16.1). Die sichere Unterscheidung gelingt zum einen durch die charakteristischen neurologischen Begleitstörungen des Clusterkopfschmerzes, die sich von den Begleiterscheinungen der Migräne – Übelkeit, Erbrechen, Phono- und Photophobie – deutlich abheben und zum anderen durch die genaue Bestimmung der Attackendauer, die bei der Migräne über 4 h liegt, beim Clusterkopfschmerz unter 3 h. Darüber hinaus ist das zuverlässig konstante Auftreten der Schmerzen am gleichen Ort ohne Ausbreitungstendenz bei einer Migräne eher ungewöhnlich.

Chronische paroxysmale Hemikranie. Bei der chronischen paroxysmalen Hemikranie können die gleichen neurologischen, autonomen Begleitstörungen wie beim Clusterkopfschmerz auftreten. Allerdings ist die Dauer der Attacken wesentlich kürzer und die Attackenfrequenz wesentlich höher als beim Clusterkopfschmerz. Das sichere Ansprechen der chronisch paroxysmalen Hemikranie auf Indometacin in einer Dosis von 3-mal 25 mg bis 3-mal 100 mg pro Tag fehlt beim Clusterkopfschmerz.

Trigeminusneuralgie. Die kurzen, blitzartigen Schmerzepisoden der Trigeminusneuralgie dauern maximal 2 min an und können sich sehr häufig wiederholen. Darüber hinaus können sie durch externe Reize, wie z. B. Kauen, Sprechen etc., ausgelöst werden. Alle diese Merkmale finden sich beim Clusterkopfschmerz nicht. Auch die meist initial sichere Wirkung von Carbamazepin bei der Trigeminusneuralgie besteht bei Clusterkopfschmerzen nicht.

SUNCT-Syndrom. Die Abkürzung SUNCT-Syndrom steht für »shortlasting unilateral neuralgiform headache attacks with conjunctival injection, tearing, sweating and rhinorrhoea«. Mit diesem Syndrom ist letztlich ein sehr ähnliches Krankheitsbild wie das der chronisch paroxysmalen Hemikranie bei einzelnen Patienten beschrieben worden. Die Schmerzen sind jedoch im Gegensatz zur chronisch paroxysmalen Hemikranie durch sehr kurze Episoden gekennzeichnet, die zwischen 15 und 60 sek andauern und mit einer großen Attackenfrequenz von 5–30 Attacken pro h auftreten können. Die Schmerzen sind ebenfalls um das Auge herum lokalisiert und mit den typischen Begleitstörungen der chronischen paroxysmalen Hemikranie assoziiert. Die Attacken können durch Kaumanöver ausgelöst werden, sprechen jedoch nicht auf Indometacin oder Carbamazepin an.

Symptomatische Kopfschmerzen. Symptomatische Kopfschmerzen, wie z. B. bei Nasennebenhöhlenprozessen, sind in aller Regel durch einen Dauerschmerz charakterisiert. Das charakteristische attackenweise Auftreten und die Provokation durch Nitroglyzerin oder Alkohol fehlen. Die beschriebenen neurologischen Begleitstörungen sind ebenfalls nicht zu beobachten.

Tab. 16.1. Differenzialdiagnosen des Clusterkopfschmerzes

Diagnose	Attackendauer	Begleitssymptome	Besonderheiten
Migräne	4–72 h	Übelkeit, Erbrechen, Phono-, Photophobie	Keine feste Seitenlokalisation, Ausbreitungstendenz des Schmerzes
Chronische paroxysmale Hemikranie	15–30 min; mittlere Attackenfrequenz 14 pro Tag	Gleiche neurologische autonome Begleitstörungen wie bei Clusterkopfschmerz	Sicheres Ansprechen auf Indometacin
Trigeminusneuralgie	Sekundenbruchteile bis max. 2 min	Neurologische Begleitstörungen wie bei Clusterkopfschmerz sind nicht zu beobachten	Auslösung durch externe Reize wie z. B. Kauen, Sprechen etc., Ansprechen auf Carbamazepin
SUNCT-Syndrom («shortlasting unilateral neuralgiform headache attacks with conjunctival injection tearing sweating and rhinorrhoea")	Schmerzepisoden von 15–60 sek, große Attackenfrequenz von 5–30 Attacken pro h	Periorbitales Auftreten, Begleitsymptome wie Clusterkopfschmerz	Triggerung durch Kaumänover; Kein Ansprechen auf Indometacin oder Carbamazepin
Nasennebenhöhlen-prozesse	In aller Regel Dauerschmerz	Neurologische Begleitstörungen wie bei Clusterkopfschmerz sind nicht zu beobachten	Attackenweises Auftreten und Provokation durch Nitroglyzerin oder Alkohol fehlen
Glaukom	Kein zeitliches Auftretensmuster des Clusterkopfschmerzes	Konjunktivale Injektion vorhanden, typische Begleitstörungen wie bei Clusterkopfschmerz fehlen jedoch	Reduzierte Sehfähigkeit (bei Clusterkopfschmerz normal); keine Ptosis, keine Miosis
Posttraumatische oder postoperative Cornealäsionen	Kein zeitliches Auftretensmuster des Clusterkopfschmerzes	Konjunktivale Injektion vorhanden, typische Begleitstörungen wie bei Clusterkopfschmerz fehlen jedoch	Anamnese und augenärztlicher Befund; reduzierte Sehfähigkeit (bei Clusterkopfschmerz normal)

Augenerkrankungen können manchmal mit ähnlichen Kopfschmerzattacken auftreten. Ein Beispiel ist das Glaukom. Allerdings fehlt dann das typische zeitliche Auftretensmuster wie beim Clusterkopfschmerz im Hinblick auf Attackendauer und Attackenfrequenz. Auch die charakteristischen Begleitstörungen des Clusterkopfschmerzes mit Ausnahme der konjunktivalen Injektion lassen sich beim Glaukom nicht beobachten. Bei posttraumatischen oder postoperativen Kornealäsionen können ebenfalls Augenreizungen und Schmerzen im Sinne einer Clusterattacke beobachtet werden. Allerdings zeigen sich auch bei diesen Störungen nicht das charakteristische zeitliche Muster und die typischen autonomen Begleitstörungen. Darüber hinaus lassen sich augenärztlich die entsprechenden Korneaveränderungen aufdecken.

16.5 Therapie

16.5.1 Verhaltensmedizinische Maßnahmen

Im Gegensatz zu anderen primären Kopfschmerzerkrankungen wird der Clusterkopfschmerz nur minimal durch psychische Mechanismen beeinflusst. Entspannungsverfahren, Stressbewältigungstechniken und ähnliche Maßnahmen, die eine wichtige Rolle in der Therapie der Migräne und des Kopfschmerzes vom Spannungstyp spielen, können den Clusterkopfschmerzverlauf nicht bedeutsam verändern. Auch der Einsatz alternativer nichtmedikamentöser Therapiemaßnahmen, wie Akupunktur, Biofeedback, Massagen, Manualtherapie, transkutane elektrische Nervenstimulation (TENS) etc., ist beim Clusterkopfschmerz sinnlos und verzögert die Aufnahme einer effektiven Therapie.

Von entscheidender Wichtigkeit ist die Information des Patienten durch den Arzt. Bis die Diagnose eines Clusterkopfschmerzes gestellt wird, vergeht in aller Regel eine erschreckend lange Zeit. Therapieversuche vor der Diagnose sind meist zum Scheitern verurteilt, da sich die beim Clusterkopfschmerz wirksamen Substanzen und Verhaltensmaßregeln von denen anderer Kopfschmerzerkrankungen unterscheiden. Während dieser langen »trial and error«-Phase ist der Patient seinen verheerenden Schmerzattacken hilflos ausgeliefert. Ein verständlicher Vertrauensverlust gegenüber Ärzten kann die Folge sein und den Patienten in die Resignation treiben.

! Im Hinblick auf die mögliche Provokation von Attacken durch Alkohol, vasodilatorische Substanzen wie Nitrate oder Histamin sollte der Patient angehalten werden, solche Stoffe zu vermeiden. Dazu ist auch eine genaue Medikamentenanamnese erforderlich. Bei einigen Patienten kann auch Nikotin Clusterkopfschmerzattacken provozieren. Aus diesem Grunde sollten rauchende Patienten veranlasst werden, das Rauchen zu beenden. Ernährungsfaktoren haben keinen großen Einfluss auf den Clusterkopfschmerzverlauf, weshalb diätetische Maßnahmen bei Clusterkopfschmerzen nicht erfolgversprechend sind.

Anschließend sollte der Patient über die medikamentösen Therapiemöglichkeiten aufgeklärt werden. Ein Therapieschema sowohl zur Attackentherapie als auch zur Prophylaxe sollte individuell erarbeitet und dem Patienten in Form eines Behandlungsplans an die Hand gegeben werden. Der Patient sollte Informationen darüber erhalten, wie lange eine prophylaktische Behandlung durchgeführt wird, zu welchem Zeitpunkt er ein bestimmtes Medikament einnehmen muss und welche Nebenwirkungen zu erwarten sind. Die Therapie- und Verlaufskontrolle erfolgt mit Hilfe eines Kopfschmerzkalenders, mit dem der Patient die Clusterkopschmerzattacken dokumentieren sollte.

16.5.2 Medikamentöse Therapie

Auswahl der medikamentösen Therapie

Aufgrund der hohen Attackenhäufigkeit während einer aktiven Clusterperiode gilt die Regel, dass eine prophylaktische Therapie generell angezeigt ist. Die Wahl des Prophylaktikums richtet sich danach, ob ein rascher und zuverlässiger Wirkeintritt gewünscht ist. Die dafür in Frage kommenden Substanzen können jedoch nur zeitlich begrenzt eingesetzt werden und eignen sich nicht für eine längerfristige Therapie. Hierzu zählen Kortikosteroide und langwirkende Triptane bzw. Ergotamine. Sind bei einem Patienten mit einem episodischen Clusterkopfschmerz die aktiven Clusterperioden in der Vergangenheit nur relativ kurz gewesen, d. h. sie haben maximal 4 Wochen angehalten, wäre eine alleinige Prophylaxe mit einer dieser Substanzen kurzfristig jedoch gerechtfertigt.

Schnellwirksame Substanzen für zeitlich befristete Einnahme (ggf. in Kombination mit einer Substanz für langfristige Einnahme)

I. Wahl
- Prednisolon (Startdosis 100 mg oral, Reduktion um 20 mg in Schritten von 3 Tagen, alternativ zunächst 3 Tage 500–1000 mg i.v.)

II. Wahl
- Naratriptan (2,5 mg abends bei nächtlichen Attacken, sonst 2-mal 2,5 mg)
- Ergotamintartrat (2 mg abends bei nächtlichen Attacken, sonst 2-mal 1–2 mg); **Cave:** keine Kombination mit Triptanen!

Bestehen jedoch ein chronischer Clusterkopfschmerz oder Clusterperioden von in der Regel mehr als 4 Wochen Dauer, sollten zusätzlich Substanzen eingesetzt werden, die für eine längerfristige oder auch Dauertherapie geeignet sind. Zu dieser Gruppe zählen Verapamil, Lithium, Valproinsäure und früher auch das Methysergid. Möglicherweise ebenfalls wirksam sind laut offener Fallserien auch

Gabapentin und Topiramat. Der bei diesen Substanzen typische verzögerte Wirkeintritt von ca. 2 Wochen während der Aufdosierungsphase, kann durch die gleichzeitige Gabe eines Kurzzeitprophylaktikums überbrückt werden.

Substanzen für langfristige Einnahme bei chronischem Clusterkopfschmerz
(zu Beginn in Kombination mit einer Substanz für zeitlich befristete Einnahme)

I. Wahl
- Verapamil (2-mal 120–240 mg, in Einzelfällen bis 2-mal 480 mg)

II. Wahl
- Lithium (Plasmaspiegel 0,6–1,0 mmol/l)
- Valproinsäure (20 mg/kg Körpergewicht)

III. Wahl
- Topiramat (2-mal 50–100 mg)
- Gabapentin (ab 3-mal 300 mg))

Sind bei einem bekannten episodischen Clusterkopfschmerz unter einer Langzeitprophylaxe über einen Zeitraum von 4 Wochen keine Attacken mehr aufgetreten, kann ein schrittweiser Auslassversuch erfolgen.

Wirksame Substanzen im Einzelnen

Ergotamintartrat

Als eine prophylaktische Behandlung der 1. Wahl bei episodischem Clusterkopfschmerz kann nach wie vor das Ergotamintartrat angesehen werden. Es können damit Erfolgsraten im Sinne eines Sistierens der aktiven Clusterperiode von über 70% erwartet werden. Wenn die Kontraindikationen dieser vasoaktiven Substanz beachtet werden, sind die Nebenwirkungen häufig bemerkenswert gering.

Ein Teil der Patienten kann initial mit Übelkeit oder Erbrechen reagieren. Wenn dies der Fall ist, kann in den ersten 3 Tagen Metoclopramid 3-mal 20 Tropfen zusätzlich verabreicht werden. Die Dosierung des Ergotamintartrat erfolgt oral oder als Suppositorium in einer Menge von 3–4 mg pro Tag, auf 2 Dosen verteilt.

Treten die Clusterattacken ausschließlich nachts auf, kann die Gabe eines Suppositoriums mit 2 mg Ergotamin zur Nacht ausreichend sein. Bei nächtlichen Attacken kann unter stationären Bedingungen die intramuskuläre Injektion von 0,25–0,5 mg Ergotamin beim Schlafengehen das Ausbrechen der nächtlichen Clusterattacke verhindern.

Der Behandlungszeitraum sollte auf maximal 4 Wochen festgesetzt werden. Ein Rebound-Effekt ist nicht zu erwarten. Tritt nach Abbruch der Ergotamingabe erneut eine aktive Clusterperiode auf, kann die Behandlung weitergeführt werden.

Da bei episodischem Clusterkopfschmerz die Therapie zeitlich begrenzt ist, müssen Langzeitwirkungen der Ergotamineinnahme, insbesondere ein Ergotismus, nicht befürchtet werden. Allerdings ist es erforderlich, dass die Einnahmedauer und Dosierung streng limitiert und der Verlauf überwacht wird.

! Wird Ergotamintartrat zur Prophylaxe des Clusterkopfschmerzes eingesetzt, darf Sumatriptan nicht zur Attackentherapie angewandt werden.

Eine mögliche Alternative zu Ergotalkaloiden ist der Einsatz von Naratriptan 2-mal 2,5 mg pro Tag. In einer kleinen Serie konnten dabei Verbesserungen bei 7 von 9 Patienten beobachtet werden. Diese Option ist auch als Add-on-Therapie zu erwägen, wenn hochdisierte Gaben von Verapamil den Cluster nicht ausreichend zum Stillstand bringen.

Verapamil

Verapamil gehört zur Gruppe der Kalziumantagonisten und eignet sich aufgrund der guten Verträglichkeit insbesondere auch zur Dauertherapie bei chronischem Clusterkopfschmerz. Oft stellt sich aber unter Verapamil kein komplettes Sistieren der aktiven Clusterkopfschmerzphase ein. In einer offenen Studie konnte bei 69% der Patienten eine Verbesserung von mehr als 75% der Clusterkopfschmerzparameter beobachtet werden. Zur Aufrechterhaltung konstanter Serumspiegel sollten nur retardierte Präparate mit einer Wirkzeit von 12 h eingesetzt werden. Diese erlauben auch gerade in der Nacht die Aufrechterhaltung ausreichender Serumkonzentration. Die Dosierung beginnt mit 2-mal 120 mg pro Tag (z. B. Isoptin KHK 2-mal 1), eine mittlere Dosis ist 2-mal 240 mg (z. B. Isoptin RR 2-mal 1).

In Abhängigkeit vom Therapieerfolg kann unter stationären Bedingungen in speziellen Zentren bis auf Dosierungen von 1.200 mg (!) pro Tag erhöht werden. Aufgrund der guten Verträglichkeit und problemlosen Kombinierbarkeit mit einer Akuttherapie mit Sauerstoff oder mit Sumatriptan wird Verapamil vielfach als Substanz der 1. Wahl angesehen. Bei höherer Dosierung können Nebenwirkungen in Form von Unterschenkelödemen und allgemeine Schwäche auftreten.

Da Verapamil in der Regel erst nach 1 Woche wirksam ist, kann initial für 3 Tage eine hochdosierte Kortisonstoßtherapie (z. B. Methylprednisolon 1000 mg i.v.) erfolgen, um ein schnelles Sistieren der Attacken zu erreichen.

Lithium

Die klinische Wirkung wurde in einer Reihe offener, unkontrollierter Studien gezeigt. Es können Verbesserungsraten bei bis zu 70% der behandelten Patienten erwartet werden. Es wird angenommen, dass bei chronischem Clusterkopfschmerz eine bessere Wirksamkeit als bei episodischem Clusterkopfschmerz erzielt werden kann. Dabei ist von Interesse, dass nach einer Lithiumbehandlung eine chronische Verlaufsform wieder in eine episodische Verlaufsform mit freien Intervallen zurückgeführt werden kann. Die Wirkungsweise von Lithium in der Therapie des Clusterkopfschmerzes ist nicht geklärt. In Vergleichstudien zwischen Lithium und Verapamil zeigt sich, dass beide Substanzen weitgehend ähnliche Wirksamkeitsraten aufweisen.

Verapamil ist jedoch hinsichtlich der Nebenwirkungen dem Lithium überlegen. Darüber hinaus zeigt sich auch ein schnellerer Wirkungsantritt nach Verapamilgabe. Lithium ist als Therapeutikum der 2. Wahl anzusehen. Eine Kombination mit Verapamil ist möglich.

Lithium ist insbesondere aus der Prophylaxe von manisch-depressiven Erkrankungen bekannt. Aufgrund des engen therapeutischen Fensters von Lithium sollte bei der Entscheidung für eine Lithiumtherapie die Einleitung durch einen mit dieser Therapieform erfahrenen Neurologen durchgeführt werden. Während der Therapie sollten auch Serumspiegelkontrollen vorgenommen werden. Der Serumspiegel wird am Morgen nüchtern bestimmt, noch bevor die morgendliche Dosis eingenommen wurde. Ein 12-stündiges Intervall zur letzten Dosis sollte eingehalten werden. Der therapeutische Bereich liegt bei einem Serumspiegel zwischen 0,7 mmol/l und 1 mmol/l. Normalerweise wird eine Dosis von 2-mal 400 mg Lithium benötigt, das entspricht einer Menge von 2-mal 10,8 mmol Lithium. Die Therapieeinleitung erfolgt vom 1. bis zum 3. Tag mit täglich 1 Tablette zu 400 mg am Morgen. Ab dem 4. Tag erhöht man dann auf täglich 2 Tabletten zu 400 mg.

Methysergid

Der Serotoninantagonist Methysergid gehört zu den wirksamen prophylaktischen Medikamenten in der Therapie des episodischen Clusterkopfschmerzes. Während Methysergid bei der Migräne häufig sehr zurückhaltend eingesetzt wird, da die Langzeitanwendung mit der Gefahr einer möglichen retroperitonealen Fibrose verbunden sein kann, ist diese Problematik beim episodischen Clusterkopfschmerz wegen des zeitlich begrenzten Einsatzes weniger von Bedeutung. Ein Erfolg kann bei ungefähr 70% der Patienten erwartet werden. Ebenso wie die prophylaktische Therapie mit Ergotamin kann auch der Einsatz von Methysergid bei wiederholten aktiven Clusterperioden an Wirksamkeit verlieren.

Die Dosierung kann langsam aufgebaut werden, bis ein ausreichender klinischer Erfolg sich einstellt. Man beginnt zunächst mit 3-mal 1 mg Methysergid pro Tag und steigert bis maximal 3-mal 2 mg pro Tag.

An Nebenwirkungen können Übelkeit, Muskelschmerzen, Missempfindungen, Kopfdruck und Fußödeme in einzelnen Fällen auftreten. Bei unkontrollierter Langzeitanwendung können fibrotische Komplikationen in verschiedenen Körperregionen auftreten.

Daher gilt: Die prophylaktische Therapie mit Methysergid ist in jedem Fall auf maximal 3 Monate zu limitieren.

Erst nach einer einmonatigen Mindestpause kann dann eine erneute Therapie mit Methysergid, falls erforderlich, eingeleitet werden. Die zeitliche Ausgestaltung der Methysergid-Therapie während der aktiven Clusterphase kann ähnlich erfolgen wie die zeitliche Planung mit Ergotamin. Die Wirkungsweise des Methysergid bei Clusterkopfschmerz ist nicht geklärt. Aufgrund des Nebenwirkungsspektrums ist Methysergid ein Medikament der 2. Wahl.

Kortikosteroide

Der Einsatz von Kortikosteroiden zur Prophylaxe von Clusterkopfschmerzattacken wird oft und mit zuverlässigem Erfolg bei ca. 70–90% der Patienten vorgenommen, obwohl kontrollierte Studien zu dieser Therapieform fehlen. Im Hinblick auf die pathophysiologische Modellvorstellung mit einer entzündlichen Veränderung im Bereich des Sinus cavernosus ist eine begründete Rationale für den Einsatz von Kortikosteroiden gegeben.

Hinsichtlich der Dosierung und der zeitlichen Ausgestaltung bei der Gabe von Kortikosteroiden in der Prophylaxe von Clusterkopfschmerzattacken kann in der Regel nur auf Erfahrungswerte, nicht jedoch auf kontrollierte Studien zurückgegriffen werden. Zuverlässige Vergleichsstudien mit anderen prophylaktischen Medikamenten liegen nicht vor.

Eine in verschiedenen Kopfschmerzzentren übliche Vorgehensweise besteht in der initialen Gabe von 100 mg Prednison oder Prednisolon in zwei über den Tag verteilten Dosen. Diese Dosierung wird für 3 Tage aufrecht erhalten. Am 4. Tag erfolgt eine Dosisreduktion zunächst unter Einschränkung der am Abend eingenommenen Dosis um 10 mg. Oft ist bereits initial nach dem 1.–5. Tag eine deutliche Reduktion oder sogar eine komplette Remission der Attacken zu beobachten. An jedem weiteren 4. Tag wird dann um zusätzliche 10 mg reduziert.

! Diese Reduktion wird so lange vorgenommen, bis man bei 0 mg angekommen ist oder aber bis erneut Schmerzattacken auftreten.

Die Schwelle, bei der erneut Clusterkopfschmerzattacken auftreten können, liegt bei chronischem Clusterkopfschmerz häufig zwischen 10 und 20 mg Prednison. In solchen Fällen kann eine Erhaltungsdosis, die möglichst nicht über 7,5 mg Prednison pro Tag liegen soll, verabreicht werden. Diese Erhaltungsdosis sollte zur Realisierung einer zirkadianen Therapie nur morgendlich gegeben werden. Eventuell kann auch eine alternierende Erhaltungsdosis erwogen werden. Dabei verabreicht man die für 2 Tage benötigte Erhaltungsdosis alle 48 h jeweils morgens.

Bei Absetzen einer Kortikoidlangzeittherapie, die über Monate durchgeführt wurde, soll eine streng zirkadiane orale Therapie mit Reduktion der zuletzt eingenommenen Dosis um je 1 mg pro Monat veranlasst werden.

Prinzipiell sollte die Prednisongabe nach den Mahlzeiten, vornehmlich nach dem Frühstück, erfolgen. Generell sollte bei Erzielung eines befriedigenden Behandlungsergebnisses die Therapie mit der kleinstmöglichen Erhaltungsdosis fortgeführt werden. Aufgrund von Langzeitnebenwirkungen müssen Kortikosteroide bei chronischen Clusterkopfschmerzen mit Restriktion eingesetzt werden. Kortikosteroide sind Substanzen der 2. Wahl.

Topische Kortikosteroide

Eine weitere Option ist die Anwendung von topischen Kortikosteroiden in Form von Nasensprays. Studien liegen dafür noch nicht vor. Nach eigenen Erfahrungen kann jedoch bei einer Anwendung von Beclometasondipropionat (Beconase) 4-mal 1 Sprüstoss je Nasenloch pro Tag bei ca. 60% der Patienten ein Sistieren der Attacken beobachtet werden.

Pizotifen

Die Wirksamkeit von Pizotifen bei Clusterkopfschmerz ist durch mehrere offene Studien belegt. Es ergeben sich dabei Wirksamkeitsraten von ca. 50%. Pizotifen kann als Medikament der 3. Wahl eingesetzt werden, wenn Kontraindikationen gegenüber wirksameren Substanzen bestehen oder wenn Unwirksamkeit dieser Substanzen vorliegt. Die Dosierung beträgt 3-mal 0,5 mg bis 3-mal 1 mg pro Tag. Auch hier wird eine langsame Dosissteigerung über ca. 1 Woche vorgenommen und die Dosis bei Effektivität konstant gehalten. Als Nebenwirkungen können Müdigkeit, Schwindel und aufgrund gesteigerten Appetits eine Gewichtszunahme beobachtet werden.

Valproinsäure

In Studien ergeben sich Hinweise darauf, dass auch Valproinsäure zur Prophylaxe des Clusterkopfschmerzes eingesetzt werden kann. Hinweise für eine besondere Vorteilhaftigkeit oder Überlegenheit dieser Therapieform gegenüber den o. g. Substanzgruppen ergeben sich dabei jedoch nicht. Bei Wirkungslosigkeit anderer Therapiemethoden kann der Einsatz von Valproinsäure erwogen werden. Dabei empfiehlt sich eine einschleichende Dosierung mit stufenweisem Aufbau der optimal wirksamen Dosis. Die Initialdosis beträgt dabei in der Regel 5–10 mg/kg/Körpergewicht, die alle 4–7 Tage um etwa 5 mg/kg erhöht werden sollte. Die mittlere Tagesdosis beträgt für Erwachsene im Allgemeinen 20 mg/kg/Körpergewicht.

Eine Effektivität kann teilweise erst nach 2–4 Wochen beobachtet werden. Aus diesem Grunde sollte eine langsame Dosisanpassung erfolgen und der Therapieerfolg im Einzelfall abgewartet werden. Bei Erwachsenen werden in der Regel Tagesdosen von 1.000–2.000 mg, verteilt auf drei Einzelgaben, verabreicht. Valproinsäure kann als Therapeutikum der 3. Wahl eingesetzt werden. In einer aktuellen placebokontrollierten Studie mit 96 Patienten konnte keine signifikante Wirksamkeit von Valproinsäure in der Prophylaxe des Clusterkopfschmerzes festgestellt werden, in der Placebogruppe fand sich eine Responsrate von 62%, in der Verumgruppe von 50%.

Topiramat

In einer offenen Studie wurde von einer Wirkung von Topiramate bei 9 von 12 Patienten berichtet. Maximale Dosen von 200 mg per Tag wurden eingesetzt.

Gabapentin

In einer weiteren offenen Studie wurde von einer Wirkung von Gabapentin in einer Tagesdosis von 900 mg bericht. 12 von 12 Patienten erlebten dabei eine schnelle und effektive Besserung. In anderen Serien konnten diese Effekte jedoch nur teilweise repliziert werden.

Capsaicin

Capsaicin ist ein pflanzliches Analgetikum, das aus Chillipfeffer gewonnen wird. Capsaicin setzt Substanz P frei, ein Neuropeptid, welches im Zusammenhang mit der neurogenen Entzündung und der Sensibilisierung von nozizeptiven Fasern eine besondere Rolle spielt. Durch die Freisetzung wird Substanz P erschöpft. Auf die erste Phase der Überreagibilität, die sich in Form von Brennen äußert, folgt eine Phase der Unempfindlichkeit. Es lässt sich dann eine Abnahme der Mikrovesikel in den sensorischen Nervenendigungen feststellen. Die Anwendung von Capsaicin bei Clusterkopfschmerzpatienten konnte in einer offenen Studie bei 67% der Patienten eine deutliche Verbesserung des Krankheitsverlaufes erbringen. Die Capsaicinlösung wird dabei als Suspension in beide Nasenöffnungen gegeben. Dabei entstehen initial eine deutlich brennende Sensation der Nasenschleimhaut und eine Rhinorrhö. Die Applikation wird über einen Zeitraum von 10 Tagen vorgenommen. Vergleichsstudien zu anderen prophylaktischen Therapiestrategien liegen nicht vor. In einer aktuellen placebokontrollierten Studie mit intranasal angewendeten Civamide (Zucapsaicin) fand sich eine Wirksamkeit bei 55,5% in der Verumgruppe und bei 25,9% in der Placebogruppe.

Behandlung der akuten Clusterkopfschmerzattacke

Sauerstoff

Als Therapiemethode der 1. Wahl zur Kupierung einer akuten Clusterattacke gilt die Inhalation von 100%igem Sauerstoff (◘ Tab. 16.2). Die einzige Limitierung dieser Therapieform besteht darin, dass die Verfügbarkeit einer Sauerstoffflasche nicht immer gewährleistet ist. Allerdings stellen Sanitätsfachhandlungen tragbare Sauerstoffgeräte zur Verfügung, die der Patient ggf. mit sich führen kann. Die Therapie gründet auf der Beobachtung, dass Clusterkopfschmerzpatienten bei tiefem Einatmen am offenen Fenster eine Verbesserung ihrer Kopfschmerzsymptomatik erleben. Durch Inhalation von reinem Sauerstoff aus einer Sauerstoffflasche kann diese Therapiestrategie perfektioniert werden.

! Bei Applikation von 100%igem Sauerstoff mit einem Sauerstoffgerät wird eine Dosierung von 10 l/min für 10 min gewählt. Zur bequemen Applikation des Sauerstoffs wird in der Regel eine Mundmaske benutzt. Der Patient atmet mit normaler Geschwindigkeit.

In vergleichenden Untersuchungen zeigte sich, dass das Einatmen von reinem Sauerstoff die gleiche Wirksamkeit wie die sublinguale Applikation von Ergotamintartrat besitzt. Die Sauerstofftherapie zeichnet sich durch eine besonders gute Verträglichkeit und durch einen besonders schnellen Wirkeintritt aus. Bei über zwei Drittel der Attacken kann innerhalb von 7 min eine Kopfschmerzbesserung erzielt werden. Bei den übrigen Attacken kann der Wirkeintritt innerhalb der nächsten 15 min erwartet werden. Von besonderer Bedeutung ist, dass die Sauerstofftherapie bei Kontraindikationen gegen Ergotamin und Sumatriptan eingesetzt werden kann. Insbesondere bestehen keine Kontraindikationen seitens des kardiovaskulären Systems.

Interessanterweise zeigt sich ein unterschiedliches Ansprechverhalten der Sauerstofftherapie in Abhängigkeit vom Zeitverlauf der Attacke. Eine optimale Ansprechbarkeit findet sich im unmittel-

Tab. 16.2. Therapie der akuten Clusterkopfschmerzattacke

Auswahl	Dosierung
Sauerstoff	10 l/min für 10 min sitzend oder stehend über Mundmaske einatmen
Sumatriptan s.c.	Imigran 6 mg s.c. im Glaxopen
Sumatriptan nasal	Imigran nasal 20 mg
Zolmitriptan nasal	Ascotop 5 mg nasal
Lidocain intranasal	Xylocain Pumpspray-Lösung

baren Attackenbeginn und im Attackenmaximum. Dagegen lässt sich die Zunahme der Schmerzattacke in der Crescendophase bis zum Erreichen des Attackenmaximums nicht verhindern. Es wird angenommen, dass der Wirkmechanismus der Sauerstofftherapie durch einen akuten aktiven vasokonstriktorischen Effekt erzielt wird.

Sumatriptan subkutan

Die effektivste pharmakologische Maßnahme zur Kupierung einer akuten Clusterkopfschmerzattacke ist die subkutane Applikation von Sumatriptan. Durch Gabe von 6 mg Sumatriptan s.c. werden innerhalb von 15 min über 74% der behandelten Attacken beendet.

Die Patienten können die Substanz jederzeit eigenständig mit einem Autoinjektor applizieren und sind damit unabhängig von einem unhandlichen Sauerstoffgerät. Höhere Dosierungen als 6 mg zeigen keine bessere Effektivität. In Langzeitstudien ergeben sich keine Hinweise dafür, dass die große Effektivität von Sumatriptan zur Kupierung der akuten Clusterattacke im Laufe der Zeit nachlässt oder dass das Nebenwirkungsprofil sich verändert.

Die Frage, wie häufig Sumatriptan in der Kupierung der Clusterattacke eingesetzt werden kann, ist bisher noch nicht abschließend geklärt. Es kann sein, dass während der Einstellungsphase einer prophylaktischen Therapie noch eine große Attackenfrequenz (bis zu 8 Attacken täglich) besteht. In dieser Situation ist zu bedenken, dass der Clusterkopfschmerz eine außerordentlich große Behinderung der Patienten bedeutet und in aller Regel mit schwersten Schmerzen einhergeht. In Langzeituntersuchungen wurde von einzelnen Patienten die normalerweise empfohlene Maximalapplikation von 2-mal 6 mg pro Tag Sumatriptan um ein Vielfaches überschritten. Komplikationen sind dabei nicht aufgetreten. Im Ausnahmefall muss also erwogen werden, ob im Hinblick auf mangelnde Therapiealternativen bis zum Eintreten der Wirksamkeit einer prophylaktischen Therapie eine Überschreitung der maximalen Tagesapplikation verantwortet werden muss. Dies kann jedoch immer nur im Einzelfall entschieden werden.

> **Grundsätzlich ist zu beachten, dass Sumatriptan keinesfalls parallel zu einer prophylaktischen Therapie mit Ergotamintartrat oder Methysergid eingesetzt werden darf. Unproblematisch ist die Gabe von Sumatriptan in Verbindung mit Kortikosteroiden, Lithium und Kalziumantagonisten. In jedem Fall ist primär eine optimale prophylaktische Therapie anzustreben. Mit den heutigen Möglichkeiten sollte es in aller Regel möglich sein, in kürzester Zeit eine deutliche Reduktion der Attackenfrequenz oder gar ein Sistieren herbeizuführen.**

Nasale Applikation eines Triptans

Eine Alternative zu Sumatriptan s.c. ist die nasale Anwendungsform von Sumatriptan 20 mg oder Zolmitriptan 5 mg. Allerdings ist die Zuverlässigkeit der Effektivität bei nasaler Applikation aufgrund nicht vorliegender Studien nicht vorhersehbar. Eigene Erfahrungen zeigen, dass im Einzelfall eine gute Wirkung zu beobachten ist, viele Patienten jedoch nicht darauf ansprechen.

Intranasales Cocain oder Lidocain

Als weitere Option zur Kupierung von Clusterkopfschmerzattacken kann intranasales Lidocain eingesetzt werden. In einer placebokontrollierten Studie fand sich bei nitroglyzerin-induzierten Clusterattacken eine prompte Remission der Schmerzen nach 31 min bei intranasaler Anwendung von Cocain (10%ige Lösung, Cocainhydrochlorid 1 ml, entsprechend 40–50 mg je Anwendung) und nach 37 min bei Anwendung von Lidocain (10%ige Lösung, 1 ml). In der Placebogruppe zeigte sich eine Besserung erst nach ca. 59 min.

Andere primäre Kopfschmerzen

H. Göbel

Neben den bisher beschriebenen primären Kopfschmerzen gibt es vom klinischen Standpunkt aus gesehen eine weitere heterogene Gruppe von Kopfschmerzen. Über die Pathogenese dieser Kopfschmerztypen ist noch immer wenig bekannt, und die Therapie erfolgt auf der Basis von Einzelfallberichten und nicht kontrollierten Studien. Einige dieser nachgenannten Kopfschmerztypen können symptomatischer Natur sein und machen eine sorgfältige Untersuchung mit Bildgebung und anderen Verfahren erforderlich. Der Beginn einiger dieser Kopfschmerzen, insbesondere des Donnerschlagkopfschmerzes, kann akut sein, und Betroffene werden häufig in Notaufnahmen vorstellig. Es muss betont werden, dass bei diesen Fällen geeignete Untersuchungen (die zerebrale Bildgebung im Besonderen) unverzichtbar sind. Diese Kopfschmerzformen umfassen auch klinische Entitäten wie den primären stechenden Kopfschmerz und den erst kürzlich beschriebenen Aufwachkopfschmerz (Hypnic-Headache), die in den meisten Fällen primärer Natur sind.

17.1 Primärer stechender Kopfschmerz

Früher verwendete Begriffe: Eispickelschmerz, Jabs-and-jolts-Syndrom, periodische Ophtalmodynie.

Hierbei finden sich spontan auftretende schmerzhafte Stiche im Kopf ohne eine organische Erkrankung der betreffenden Strukturen oder eines Hirnnervs. Der Schmerz tritt als einzelner Stich oder als eine Serie von Stichen, auf den Kopf beschränkt, auf und hier ausschließlich oder vorrangig im Versorgungsgebiet des ersten Trigeminusastes (Orbital-, Schläfen- oder Scheitelregion). Die einzelnen Stiche halten nur wenige Sekunden an und wiederholen sich mit einer unregelmäßigen Frequenz von einem Stich bis zu vielen Stichen pro Tag. Über ein Ansprechen des Schmerzes auf Indometacin wurde in einem gewissen Prozentsatz der Fälle in nicht-kontrollierten Studie berichtet – aber auch über eine fehlende oder nur unvollständige Wirkung.

17.2 Primärer Hustenkopfschmerz

Früher verwendete Begriffe: Benigner Hustenkopfschmerz, Kopfschmerz bei Valsalva-Manöver.

Dabei handelt es sich um durch Husten hervorgerufene Kopfschmerzen in Abwesenheit jeglicher intrakranialer Erkrankung. Der Kopfschmerz beginnt plötzlich und hält 1 sek bis zu 30 min an. Der Schmerz wird ausgelöst durch Husten, Pressen und/oder Valsalva-Manöver. Der gleiche Kopfschmerz tritt nicht ohne Husten oder Pressen auf.

In ca. 40% der Fälle ist der Hustenkopfschmerz symptomatischer Natur. Bei der Mehrzahl der Patienten besteht eine Arnold-Chiari-Malformation Typ I. Andere Ursachen können Erkrankungen der Karotiden, der vertebro-basilären Gefäße oder zerebrale Aneurysmen sein. Die zerebrale Bildgebung spielt daher eine wichtige Rolle bei der Differenzierung zwischen sekundären und primären Formen.

Der primäre Hustenkopfschmerz ist meist beidseitig lokalisiert und tritt vor allem bei Patienten auf, die älter als 40 Jahre alt sind. Der primäre Hustenkopfschmerz spricht üblicherweise auf Indometacin an. In Einzelfällen war Indometacin aber auch bei symptomatischen Fällen wirksam.

17.3 Primärer Kopfschmerz bei körperlicher Anstrengung

Früher verwendete Begriffe: Benigner Kopfschmerz bei körperlicher Anstrengung.

Diese Kopfschmerzen werden hervorgerufen durch jede Form von körperlicher Anstrengung und halten 5 min bis 48 h an. Beim erstmaligen Auftreten dieses Kopfschmerzes ist der Ausschluss einer Subarachnoidalblutung oder einer Arteriendissektion obligatorisch. Der primäre Kopfschmerz bei körperlicher Anstrengung tritt bevorzugt bei hohen Temperaturen oder in großen Höhen auf. Es gibt Berichte, dass er bei manchen Patienten durch die Einnahme von Ergotamintartrat verhindert werden kann. Indometacin scheint in der Mehrzahl der Fälle wirksam zu sein. Eine Migräne, die durch körperliche Anstrengung ausgelöst wird, wird als Migräne kodiert. Der Kopfschmerz, der von Gewichthebern beschrieben wird, wurde als Unterform des Kopfschmerzes bei körperlicher Anstrengung angesehen. Aufgrund seines plötzlichen Beginns und des Ablaufs scheinen mehr Gemeinsamkeiten mit dem Hustenkopfschmerz zu bestehen.

17.4 Primärer Kopfschmerz bei sexueller Aktivität

Früher verwendete Begriffe: Benigner Orgasmuskopfschmerz, Koituszephalgie, sexueller Kopfschmerz.

Es handelt sich um Kopfschmerz, der durch sexuelle Aktivität hervorgerufen wird. In der Regel beginnt der Kopfschmerz bei zunehmender sexueller Erregung als dumpfer, bilateraler Schmerz und intensiviert sich schlagartig während des Orgasmus. Intrakranielle Erkrankungen bestehen nicht. Bei akutem Kopfschmerzbeginn ist es obligatorisch, dass mögliche Ursachen dieses Kopfschmerzes wie eine Subarachnoidalblutung oder eine arterielle Dissektion ausgeschlossen werden. Gleiches gilt für den explosiven Orgasmuskopfschmerz. Eine Verbindung von Kopfschmerz bei sexueller Aktivität, primärem Kopfschmerz bei körperlicher Anstrengung und Migräne wird in 50% der Fälle beschrieben.

Derzeit sind keine Daten darüber verfügbar, wie lange Kopfschmerzen bei sexueller Aktivität anhalten. In den meisten Fällen geht man jedoch von einer Dauer von 1 min bis 3 h aus.

17.5 Aufwachkopfschmerz

Früher verwendete Begriffe: Hypnic-Headache-Syndrome, »alarm clock«-Headache-Syndrome.

Der Aufwachkopfschmerz zeigt sich in Form von Kopfschmerzattacken von dumpfer Qualität, die im Schlaf beginnen und zum Erwachen führen. Der Kopfschmerz beginnt ausschließlich im Schlaf und erweckt den Patienten. Der Schmerz ist meistens von leichter bis mittelstarker Intensität, nur ca. 20% der Patienten berichten über starke Schmerzen. Der Schmerz ist meist bilateral, aber ca. jeder dritte Betroffenen beschreibt einen einseitigen Schmerz. Die Attacken halten meist 15–180 min an, in Einzelfällen sind auch längere Zeiten beschrieben. Koffein und Lithium waren in Einzelfällen wirksam. Eine intrakranielle Erkrankung und eine trigemino-autonome Kopfschmerzerkrankung müssen ausgeschlossen sein.

17.6 Primärer Donnerschlagkopfschmerz

Früher verwendete Begriffe: Benigner Donnerschlagkopfschmerz.

Dies ist ein plötzlich auftretender Kopfschmerz stärkster Intensität, der einem Kopfschmerz bei Ruptur eines intrakraniellen Aneurysmas ähnelt. Die Evidenz dafür, dass ein Donnerschlagkopfschmerz als eigenständige primäre Erkrankung existiert, ist nur schwach. Es sollte daher sorgfältig nach einer zugrunde liegenden Erkrankung gefahndet werden. Der Donnerschlagkopfschmerz tritt häufig in Verbindung mit akuten intrakraniellen vaskulären Erkrankungen auf, insbesondere einer Subarachnoidalblutung. Solche Erkrankungen müssen daher ausgeschlossen werden.

Mögliche organische Ursachen eines Donnerschlagkopfschmerz sind:

- Subarachnoidalblutung
- Andere vaskuläre Erkrankungen: intrazerebrale Blutung, Sinusvenenthrombose, nicht-rupturierte vaskuläre Malformation (meist Aneurysma), arterielle Dissektion (intra- und extrakranial), Angiitis des ZNS, reversible benigne ZNS-Angiopathie, Hypophyseninfarkt, Kolloidzyste des 3. Ventrikels
- Liquorunterdruck
- Akute Sinusitis (besonders in Verbindung mit einem Barotrauma)

Von den primären Kopfschmerzen können sich der Hustenkopfschmerz und der Kopfschmerz bei körperlicher Anstrengung oder sexueller Aktivität als Donnerschlagkopfschmerz manifestieren. Die Diagnose eines primären Donnerschlagkopfschmerzes sollte erst in Erwägung gezogen werden, wenn alle anderen organischen Ursachen ausgeschlossen werden konnten.

17.7 Hemicrania continua

Die Hemicrania continua äußert sich als anhaltender, streng einseitiger Kopfschmerz, der auf Indometacin anspricht. Dieser Kopfschmerz weist in der Regel keine Remission auf, nur wenige Einzelfälle mit einer Remission sind beschrieben. Ob dieser Kopfschmerztyp in Abhängigkeit von der Dauer der Beschwerden noch weiter unterteilt werden kann, bleibt noch zu klären. Folgt man der wissenschaftlichen Literatur, ist ein vollständiges Ansprechen auf Indometacin für die Diagnose essentiell. Daher wurde der sog. Indotest als diagnostischer Test vorgeschlagen. Andere nicht-steroidale Antiphlogistika wurden jedoch auch als effektiv beschrieben.

17.8 Literatur

Afridi S, Bacon CM, Bowling J, Goadsby PJ (2004) Verapamil and lymphomatoid papulosis in chronic cluster headache. J Neurol 251:473–475

Akerman S, Williamson DJ, Kaube H, Goadsby PJ (2002) Nitric oxide synthase inhibitors can antagonize neurogenic and calcitonin gene-related peptide induced dilation of dural meningeal vessels. Br J Pharmacol 137:62–68

Ashina M (2001) Calcitonin gene-related peptide in tension-type headache. Scientific World Journal 1 suppl 1:30

Bendtsen L (2002) Sensitization: its role in primary headache. Curr Opin Investig Drugs 3:449–453

Breslau N and Rasmussen BK (2001) The impact of migraine: epidemiology, risk factors, and co-morbidities. Neurology 56:S4–12

Bussone G (2003) Chronic migraine and chronic tension-type headache: different aspects of the chronic daily headache spectrum. Clinical and pathogenetic considerations. Neurol Sci 24 suppl 2:S90–93

Cohen AS and Goadsby PJ (2004) Functional neuroimaging of primary headache disorders. Curr Neurol Neurosci Rep 4:105–110

Goadsby PJ (1997a) Current concepts of the pathophysiology of migraine. Neurol Clin 15:27–42

Goadsby PJ (1997b) How do the currently used prophylactic agents work in migraine? Cephalalgia 17:85–92

Goadsby PJ (1999) Advances in the pharmacotherapy of migraine. How knowledge of pathophysiology is guiding drug development.Drugs R D 2:361–374

Goadsby PJ (2001) Neuroimaging in headache. Microsc Res Tech 53:179–187

Goadsby PJ (2002) Pathophysiology of cluster headache: a trigeminal autonomic cephalgia. Lancet Neurol 1:251–257

Goadsby PJ and Edvinsson L (1993) The trigeminovascular system and migraine: studies characterizing cerebrovascular and neuropeptide changes seen in humans and cats. Ann Neurol 33:48–56

Goadsby PJ, Hargreaves RJ (2000) Mechanisms of action of serotonin 5-HT1B/D agonists: insights into migraine pathophysiology using rizatriptan. Neurology 55:S8–14

Göbel H (1993) Epidemiologie von Kopfschmerzen. Presseworkshop »Eigenverantwortliche Behandlung von Kopfschmerz und Migräne«. Worpswede

Göbel H (2003) Kursbuch Migräne. Südwest Ullstein Heyne List, München

Göbel H (2004a) Botulinumtoxin in der speziellen Schmerztherapie. Unimed Science, Bremen

Göbel H (2004b) Die Kopfschmerzen. Springer, Berlin

Göbel H (2004c) Erfolgreich gegen Kopfschmerzen und Migräne. Springer, Berlin

Göbel H, Petersen-Braun M (1994) Why patients with primary headaches do not consult a doctor. In: Olesen J (ed.) Headache Classification and Epidemiology, vol. 4. Raven, New York, S 267–273

Göbel H, Petersen-Braun M, Soyka D (1994) The epidemiology of headache in Germany: a nationwide survey of a representative sample on the basis of the headache classification of the International Headache Society. Cephalalgia, 14:97–106

Henry P, Auray JP, Gaudin AF, Dartigues JF, Duru G, Lanteri-Minet M, Lucas C, Pradalier A, Chazot G, El Hasnaoui A

(2002) Prevalence and clinical characteristics of migraine in France. Neurology 59:232–237
Hoskin KL, Bulmer DC, Lasalandra M, Jonkman A, Goadsby PJ (2001) Fos expression in the midbrain periaqueductal grey after trigeminovascular stimulation. J Anat 198:29–35
International Headache Society (2004) International Classification of Headache Disorders: 2nd ed. Cephalalgia 24 Suppl 1:9–160
Jensen R (2003) Peripheral and central mechanisms in tension-type headache: an update. Cephalalgia 23 suppl 1:49–52
Lipton RB, Goadsby P, Silberstein SD (1999) Classification and epidemiology of headache. Clin Cornerstone 1:1–10
Lipton RB, Hamelsky SW, Dayno JM (2002) What do patients with migraine want from acute migraine treatment? Headache 42 suppl 1:3–9
Petersen-Braun M, Göbel H (1994a) Degree of disability, affliction, loss of free time and working hours of patients with migraine and tension-type headaches in Germany. In: Olesen J (ed.) epidemiology and classification of headache. Raven, New York, S 351–354
Petersen-Braun M, Göbel H (1994b) Names and classification patients with primary headache illnesses find for their headaches. In: Olesen J (ed.) epidemiology and classification of headache. Raven, New York, S 51–54
Rasmussen BK, Olesen J (1994) Epidemiology of migraine and tension-type headache. Curr Opin Neurol 7:264–271
Report TWH (2001) Mental health: new understanding, new hope. World Health Organization, Geneva
Rosenow D, Tronnier V, Göbel H (2004) Neurogener Schmerz. Management von Diagnostik und Therapie. Springer, Berlin
Storer RJ, Akerman S, Goadsby PJ (2004) Calcitonin gene-related peptide (CGRP) modulates nociceptive trigeminovascular transmission in the cat. Br J Pharmacol 142:1171–1181

Zervikogener Kopfschmerz

18 Zervikogener Kopfschmerz –221
S. Evers, M. Schilgen

Zervikogener Kopfschmerz

S. Evers, M. Schilgen

Der zervikogene Kopfschmerz (ZK) ist sowohl aus klinischer als auch aus wissenschaftlicher Sicht seit jeher ein kontroverses Thema gewesen. Zum einen wird von vielen Patienten und Therapeuten eine »Störung« der Halswirbelsäule (HWS) als Ursache für jegliche Form von Kopfschmerzen angenommen, zum anderen ist insbesondere in der akademischen Neurologie lange Zeit in Frage gestellt worden, ob Funktionsstörungen oder morphologische Veränderungen der HWS überhaupt zu Kopfschmerzen führen können.

Erst mit einer Systematisierung des klinischen Phänomens »zervikogener Kopfschmerz« anhand von diagnostischen Kriterien und mit pathophysiologischen Untersuchungen zur Schmerzprojektion bei Reizung nozizeptiver Strukturen der HWS wurde die Diskussion versachlicht. Wesentlichen Anteil hierfür hatten klinische Studien und pathoanatomische Untersuchungen zur Konvergenz nozizeptiver Afferenzen aus den Gebieten der Halswirbelsäule und des Nervus trigeminus.

In diesem Kapitel soll eine Übersicht über die diagnostischen Kriterien des zervikogenen Kopfschmerzes, über die aktuellen Erkenntnisse zur Pathophysiologie, über das klinische Bild und dessen Epidemiologie und über die therapeutischen Prinzipien gegeben werden. Die Übersicht stützt sich dabei auf die wenige publizierte Literatur, die wissenschaftlichen Anforderungen genügt.

18.1 Definition und Klassifikation

Zahlreiche Diagnosen sollen im klinischen Alltag den Zusammenhang zwischen Kopfschmerz und Funktionsstörung der Halswirbelsäule zum Ausdruck bringen. Begriffe wie zervikale Migräne, Blockierungskopfschmerz oder vor allem bei Kindern der Anteflexions- und Schulkopfschmerz sind weit verbreitet.

Diese begriffliche Vielfalt mit oft unklaren ätiopathogenetischen Bezügen bildet einen Kontrast zur exakteren Terminologie bei anderen verbreiteten Kopfschmerzformen wie der Migräne.

Die International Headache Society (IHS) hat in ihrer ersten Klassifikation von 1988 den zervikogenen Kopfschmerz noch allgemein als Kopfschmerz aufgrund einer Störung der Halswirbelsäule definiert. Eine spezifische Entität des zervikogenen Kopfschmerzes wurde nicht angenommen (Headache Classification Comittee 1988). In der Revision der Klassifikation (Headache Classification Committee 2004) wird der zervikogene Kopfschmerz zum ersten Mal spezifisch definiert. Die Kriterien der IHS sind wie folgt.

Neue Kriterien der International Headache Society für einen zervikogenen Kopfschmerz (Headache Classification Committee 2004)

A. Schmerz, der von seinem zervikalen Ursprung in einen oder mehrere Bereiche des Kopfes und/oder des Gesichts projiziert wird und die Kriterien C und D erfüllt
B. Eine Störung oder Läsion in der Halswirbelsäule oder den Halsweichteilen, die als valide Ursache von Kopfschmerzen bekannt oder allgemein akzeptiert ist, wurde klinisch, laborchemisch und/oder mittels Bildgebung ausgeschlossen
C. Der Nachweis, dass der Schmerz auf eine zervikogene Störung oder Läsion zurückzuführen ist, beruht auf wenigstens einem der folgenden Kriterien:
   1. Nachweis klinischer Zeichen, die eine zervikale Schmerzquelle nahe legen
   2. Beseitigung des Kopfschmerzes nach diagnostischer Blockade einer zervikalen Struktur bzw. des versorgenden Nervens und Verwendung einer Placebo- oder anderer adäquater Kontrolle
D. Der Kopfschmerz verschwindet innerhalb von 3 Monaten nach erfolgreicher Behandlung der ursächlichen Störung oder Läsion

Für wissenschaftliche Studien ist diese Definition jedoch immer noch zu wenig spezifisch, da durch sie auch idiopathische Kopfschmerzen erfasst werden können. Daher sind von der Cervicogenic Headache International Study Group (CHISG; Sjaastad et al. 1998) über viele Jahre hinweg Kriterien für einen zervikogenen Kopfschmerz erarbeitet worden, die auch in pathophysiologischen und klinischen Studien eingesetzt werden können. Diese Kriterien sind wie folgt:

Kriterien für einen zervikogenen Kopfschmerz nach der Cervicogenic Headache International Study Group (Sjaastad et al. 1998)

Hauptsymptome

I. Symptome und Zeichen für eine Beteiligung des Nackens
   a) Provokation typischer Kopfschmerzen
      – durch Kopfbewegungen und/oder Beibehaltung unangenehmer Kopfhaltungen und/oder
      – durch Druck auf die Okzipital- oder obere Zervikalregion der symptomatischen Seite
   b) Eingeschränkte HWS-Beweglichkeit
   c) Ipsilaterale eher nichtradikuläre Schmerzen von Nacken, Schulter oder Arm, gelegentlich auch radikuläre Armschmerzen

II. Erfolgreiche Durchführung diagnostischer Blockaden

III. Halbseitigkeit ohne Seitenwechsel

Schmerzcharakteristika

IV.
   a) Mittlere-schwere Intensität, nicht pulsierend, nicht lanzinierend, Schmerzbeginn üblicherweise im Nacken
   b) Schmerzattacken variabler Dauer oder
   c) Fluktuierender Dauerschmerz

Sonstige wichtige Kriterien

V.
   a) Fehlender oder geringer Effekt von Indometacin
   b) Fehlender oder geringer Effekt von Ergotamin und Sumatriptan
   c) Frauen häufiger als Männer betroffen
   d) Nicht selten anamnestischer Zustand nach Kopf- oder HWS-Trauma

Seltene und weniger wichtige Kriterien

VI.
   a) Übelkeit
   b) Phonophobie und Photophobie
   c) Schwindel
   d) Ipsilaterales Verschwommensehen
   e) Schluckbeschwerden
   f) Ipsilaterales periokuläres Ödem

Vergleicht man die diagnostischen Kriterien von IHS in ihrer 2. Auflage und CHISG, so ist der klinische Nachweis einer Halswirbelsäulenbeteiligung und das Ansprechen auf diagnostische Blockaden bei beiden obligat. Die diagnostischen Kriterien der IHS fordern über eine Schmerzfreiheit nach diagnostischer Blockade hinaus sogar eine zusätzliche Kontrolle z. B. mittels Kochsalzinfiltration als Placebo.

Wichtigster Unterschied im klinischen Alltag zwischen der Definition der IHS und der spezifischeren Definition nach Sjaastad et al. (1998) ist, dass letztere eine Halbseitigkeit der Kopfschmerzen fordert. Die von der CHISG geforderte Halbseitigkeit der Schmerzen ohne Seitenwechsel wird durchaus kontrovers diskutiert. Das strikte Festhalten lässt aber einige Fälle im klinischen Alltag unberücksichtigt.

Doppelseitige Beschwerden schließen die Diagnose ZK also nicht aus. Für wissenschaftliche Studien sollte Halbseitigkeit jedoch Bedingung sein.

Auch neue tierexperimentelle Untersuchungen zur Konvergenz unterstützen die Auffassung, dass das beidseitige Auftreten der Kopfschmerzen aus zervikogener Ursache möglich ist. Es ist zwar davon auszugehen, dass die Schmerzen auf der Seite der Funktionsstörung entstehen, reversible Funktionsstörungen, Facettenarthrosen oder Instabilitäten können jedoch beidseitig oder wechselseitig auftreten und entsprechend wechsel- oder beidseitige Schmerzen verursachen. Es kann daher eher von einer Seitenbetonung des ZK gesprochen werden.

Sämtlichen Klassifikationssystemen ist gemeinsam, dass für den Nachweis der Diagnose eines zervikogenen Kopfschmerzes keine Bildgebung der HWS erforderlich ist. Diese wird nur zum Ausschluss von strukturellen Läsionen der HWS durchgeführt. Die im klinischen Alltag bedeutsame manualmedizinische Untersuchung der Halswirbelsäule oder das Abklingen von Kopfschmerzen nach manueller Therapie gehören laut IHS und CHISG nicht zu den wissenschaftlichen Kriterien eines zervikogenen Kopfschmerzes.

18.2 Pathophysiologie

18.2.1 Neuroanatomische Grundlagen

Der zervikogene Kopfschmerz beruht auf inzwischen teilweise aufgedeckten anatomischen und neurophysiologischen Grundprinzipien der Schmerzverarbeitung im peripheren und zentralen Nervensystem.

Diese Prinzipien sollen im Folgenden erläutert werden. Dabei lehnt sich die Darstellung eng an den Ausführungen von Frese und Bartsch (2003) an.

Das Konvergenzprinzip

Ausgangspunkt des zervikogenen Kopfschmerzes sind nozizeptive Afferenzen von Strukturen der Halsorgane, die im Hinterhorn des Zervikalmarkes enden. Dort steigen sie bis zu drei Segmente auf oder ab, bevor die Umschaltung auf das sekundäre sensible Neuron erfolgt (Scheurer et al. 1983). Auf Rückenmarkebene bestehen Verbindungen mit primären Afferenzen, die dem N. trigeminus angehören (z. B. der supratentoriellen Dura mater) und deren sekundäre Neurone im Tractus spinalis nervi trigemini angeordnet sind. Die Konvergenz von zwei unterschiedlichen primären Afferenzen aus topographisch getrennten Körperregionen auf ein und dasselbe sekundäre Neuron bedingt, dass ein nozizeptiver Impuls entlang der einen Afferenz als Schmerz im Versorgungsgebiet der anderen Afferenz wahrgenommen werden kann (Bogduk 2001). Bei der Wahrnehmung von Schmerzen aus zervikal innervierten Strukturen im Versorgungsgebiet des N. trigeminus handelt es sich also im Grunde um einen übertragenen Schmerz (sog. »referred pain«).

Das zervikale Rückenmark ist also eine »zerviko-trigeminale Schaltstelle« (◘ Abb. 18.1), in der es zur morphologischen und funktionellen Vermischung zervikaler und trigeminaler Schmerzafferenzen kommt (Bogduk 1997, Bartsch u. Goadsby 2002). Eine Konvergenz mit den Afferenzen des N. trigeminus, einschließlich der Afferenzen, welche die supratentorielle Dura mater innervieren, besteht für die Zervikalwurzeln C1 bis C3, möglicherweise auch für die Wurzel C4, nicht aber für tiefer gelegene Wurzeln. Im Folgenden werden die Strukturen dargestellt, die von peripheren sensiblen Ästen der

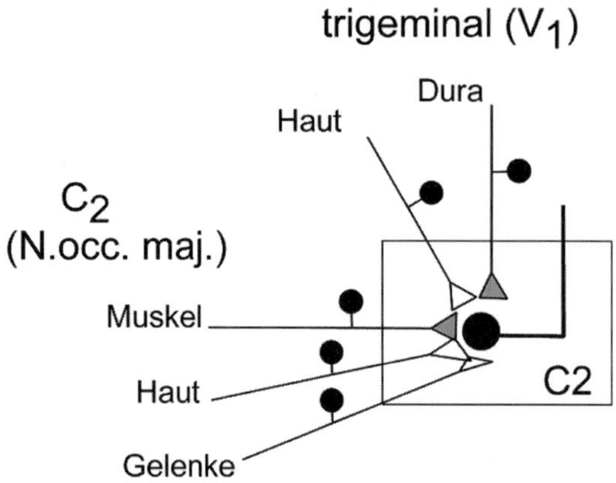

Abb. 18.1. Schematische Darstellung des Konvergenzprinzips: Afferenzen der Wurzeln C1 bis C3 treffen im Rückenmark auf Afferenzen des N. trigeminus

Wurzeln C1 bis C3 innerviert werden und damit potenzielle Verursacher eines ZK sein können. Die Darstellung orientiert sich an einer Arbeit von Bogduk, der sich intensiv mit der Anatomie des Nackens beschäftigt hat (Bogduk 2001).

Innervation der HWS-Region

Die Weiterleitung des Schmerzes von der HWS erfolgt über dünne myelinisierte und unmyelinisierte Schmerzfasern, die die Bänder, Bandscheiben, Gelenke und Muskeln der HWS innervieren. Diese afferenten Fasern leiten die Schmerzimpulse über die Zervikalwurzeln zum Hinterhorn des Rückenmarks und dann weiter vor allem zum Tractus dorsolateralis. Den Hauptanteil der Innervation schmerzsensibler Strukturen der HWS wie Muskel, Bänder, Gelenke und Haut trägt dabei die Wurzel C2 (Anthony 1992).

Die Wurzel C1 versorgt dabei kein eigenes Hautareal, sie ist für die sensible Innervation tieferer Strukturen der Subokzipitalregion zuständig. So versorgt ihr dorsaler Ast sensibel die kurzen Muskeln des subokzipitalen Dreiecks. Ihr ventraler Ast, der mit den anderen Zervikalwurzeln den Plexus cervicalis bildet, versorgt Teile der Prävertebralmuskulatur und sensible Teile des M. trapezius und M. sternocleidomastoideus. Überdies innerviert er sensibel das Atlantookzipitalgelenk. Der meningeale Ast (N. sinuvertebralis) der Wurzel C1 verbindet sich mit denen der Wurzeln C2 und C3 und versorgt das mediane Atlantoaxialgelenk und die Dura mater des oberen Zervikalmarks. Auch verlaufen die meningealen Äste der Wurzeln C1 bis C3 durch das Foramen magnum und innervieren die Dura mater oberhalb des Klivus und in der hinteren Schädelgrube. Weiterhin lassen sich sensible Fasern des Nervenplexus, der die A. vertebralis begleitet, bis zum sensiblen Ganglion der Wurzel C1 zurückverfolgen.

Von der Wurzel C2 versorgt der ventrale Ast als Teil des Plexus cervicalis große Teile der Prävertebralmuskulatur, des M. sternocleidomastoideus und des M. trapezius. Weiterhin gibt er Äste zum Atlantoaxialgelenk ab. Der dorsale Ast versorgt den M. splenius capitis und den M. semispinalis capitis, bevor er sich dann in einen medialen und lateralen Anteil aufteilt. Der mediale Anteil bildet den N. occipitalis major, der die Haut über dem Hinterkopf versorgt. Das Versorgungsgebiet des N. occipitalis major ist dabei identisch mit dem Dermatom der Wurzel C2. Der N. occipitalis major scheint besonders wichtig in der Schmerzweiterleitung zu sein, da er weite Teile der schmerzsensiblen Strukturen der oberen HWS und des Hinterhauptes innerviert. Der meningeale Ast (N. sinuvertebralis) versorgt mit denen der Wurzeln C1 und C3 das mediane Atlantoaxialgelenk, das Ligamentum transversum des Atlas und die Membrana tectoria. Andere meningeale Äste der lateralen hinteren Schädelgrube lagern sich zunächst meningealen Ästen des N. vagus, N. glossopharyngeus und N. hypoglossus an. Sie verlassen diese Nerven wieder, um sich dem Plexus cervicalis anzuschließen und münden schließlich auf Höhe des C2-Segments des Rückenmarks. Möglicherweise erreichen auch sensible Fasern aus dem Plexus der A. vertebralis und der A. carotis interna über den Plexus cervicalis das C2-Segment des Rückenmarks.

Die Wurzel C3 versorgt mit ihrem ventralen Ast als Teil des Plexus cervicalis die Prävertebralmuskulatur der HWS. Ausschließlich aus Anteilen der Wurzel C3 entstehen über den Plexus cervicalis die sensiblen Hautnerven N. auricularis magnus und N. transversus colli, deren Versorgungsgebiete zusammen somit dem Dermatom C3 entsprechen. Der dorsale Ast der Wurzel C3 teilt sich in einen lateralen und medialen Anteil, die unterschiedliche Nackenmuskeln versorgen. Der laterale Anteil innerviert den M. splenius capitis, M. splenius cervicis und M. longissimus capitis, der mediale Anteil den M. semispinalis cervicis und M. multifidus. Ein oberflächlicher Ast des medialen Anteils, der auch als »dritter Okzipitalnerv« bezeichnet wird, versorgt

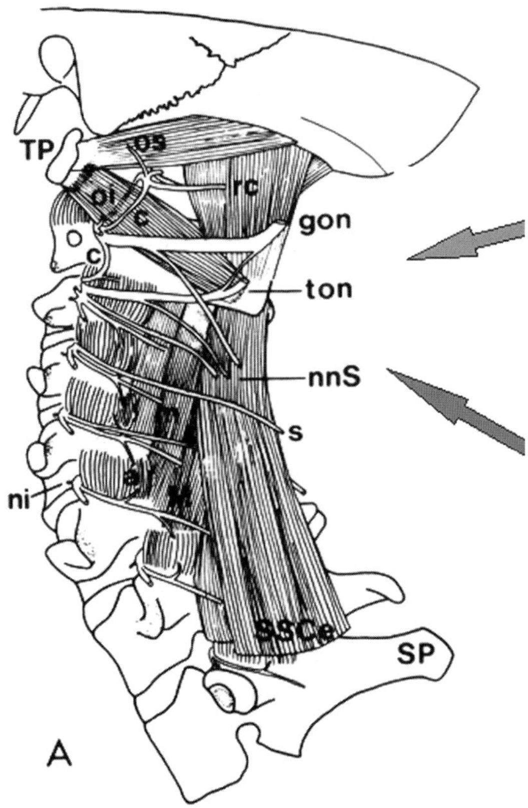

■ **Abb. 18.2.** Dorsolaterale Ansicht der dorsalen Äste der Zervikalwurzeln. (Nach Bogduk 1982)

den M. semispinalis capitis und innerviert ein Hautareal oberhalb der Subokzipitalregion. Der »dritte Okzipitalnerv« ist in seinem Verlauf den lateralen und posterioren Anteilen des Zygapophysialgelenks C2/C3 angelagert und innerviert dieses sensibel. Gemeinsam mit den meningealen Ästen von C1 und C2 versorgt die Wurzel C3 das Atlantoaxialgelenk und die Dura mater des zervikalen Rückenmarks und oberhalb des Klivus. Der meningeale Ast der Wurzel C3 innerviert die hinteren Anteile der Bandscheibe C2/C3.

Die anatomischen Verhältnisse der nervalen Versorgungsstrukturen an der HWS sind schematisch in ■ Abb. 18.2 wiedergegeben (nach Bogduk 1982).

Besonderheiten der Konvergenz zervikaler und trigeminaler Neurone

Konvergenz als ein Prinzip von übertragenen Schmerzen ist ein weit verbreitetes und gut bekanntes Phänomen (Sessle 1986), doch zeigt die Konvergenz von trigeminalen und zervikalen Afferenzen im Falle des zervikogenen Kopfschmerzes einige Besonderheiten.

Schon Gowers hatte 1893 versucht, okzipitale Schmerzsyndrome durch die Konvergenz von zervikalen und trigeminalen Afferenzen zu erklären, doch erst Kerr konnte eine direkte elektrophysiologische Kopplung zervikaler und trigeminaler Afferenzen zeigen. Nach seinem Erstbeschreiber wird das Konvergenzprinzip auch Kerr-Prinzip genannt (Kerr 1972). Kerr beschrieb auch frontale Kopfschmerzen, die durch eine tumorbedingte Verlagerung der Kleinhirntonsillen nach kaudal und Druck auf die oberen Zervikalwurzeln verursacht waren. Tierexperimentell konnte er zudem nachweisen, dass primäre zervikale und trigeminale Afferenzen auf die gleichen sekundären sensiblen Neurone in Höhe des oberen zervikalen Rückenmarks konvergieren.

Multisegmentale und bilaterale Endigung der Afferenzen im Rückenmark

Es ist bislang wenig beachtet worden, dass eine große Anzahl von nozizeptiven Neuronen nicht nur im ipsilateralen Hinterhorn des Rückenmarkes, sondern auch im kontralateralen Hinterhorn enden; dies war für alle getesteten Neurone der Fall (Bartsch u. Goadsby 2002). Ähnliche Beobachtungen mit kontralateralen Endigungen wurden in immunhistochemischen Studien gemacht, in denen trigeminale und zervikale Hinterwurzelganglien gefärbt wurden (Pfaller u. Arvidsson 1988) oder der N. occipitalis major stimuliert wurde (Goadsby et al. 1997). Eine bilaterale Endigung scheint also eher die Regel als die Ausnahme zu sein. Die bilaterale Endigung nozizeptiver Afferenzen tief-somatischer Gewebe wie der Halsmuskulatur könnte eine Rolle in der Schmerzausbreitung, -lokalisation und -qualität spielen. So haben die Schmerzen aus dem HWS Bereich zumeist eine dumpf-drückende Qualität und können schlecht lokalisierbar sein. Auch eine von manchen Patienten beschriebene Schmerzausstrahlung zur Gegenseite ist durch die bilaterale Endigung der Afferenzen erklärlich.

! Die Konvergenz von Afferenzen im N. occipitalis major und erstem Trigeminusast, der die supratentorielle Dura mater innerviert,
▼

ist besonders bemerkenswert, da sie eine Konvergenz zwischen einem somatischen Spinalnerven (N. occipitalis major) und einem Viszeralnerven (Dura) darstellt.

Beide Systeme zeigen funktionelle Unterschiede, da viszerale Nerven einen größeren Anteil an marklosen C-Fasern aufweisen und kein sog. »Wind-up« auf repetitive noxische Stimulation zeigen.

Projektion nozizeptiver konvergenter Neurone zum Thalamus

Die nozizeptive zervikale und trigeminale Information wird von den primären afferenten Neuronen nicht nur bis zum sekundären Rückenmarkneuron, sondern über den Tractus spino-/trigeminothalamicus bis zu verschiedenen thalamischen Unterkernen weitergeleitet. Dabei kann nicht ausgeschlossen werden, dass eine Konvergenz möglicherweise vielleicht sogar auf thalamischer Ebene stattfindet. Die Projektionen zum Thalamus impliziert weiterhin, dass Mechanismen der Schmerzübertragung oder Schmerzverstärkung (▶ unten) wie Sensibilisierung ebenso auf thalamischer Ebene stattfinden können, wie es bei bestimmten Kopfschmerzformen, z. B. der Migräne, angenommen wird.

Zentrale Sensibilisierung nozizeptiver Neurone

Stimulation von dünnen Schmerzfasern führt zu neuroplastischen Veränderungen im Rückenmark, welche sich in einer erniedrigten Aktivierungsschwelle, vermehrter Spontanaktivität und erhöhter Erregbarkeit der Neurone widerspiegeln. Diese Veränderungen wurden auch im trigeminalen System beobachtet (Burstein et al. 1998, Schepelmann et al. 1999, Bartsch u. Goadsby 2002). Das klinische Korrelat besteht in der Entwicklung von Spontanschmerzen, Hyperalgesie und Allodynie, wie sie auch beim zervikogenen Kopfschmerz vorkommen können.

Es kann dabei angenommen werden, dass diese neuroplastischen Mechanismen ebenfalls bei primären Kopfschmerzformen wie der Migräne vorkommen und einen verstärkenden und unterhaltenden Effekt auf die jeweiligen Schmerzen haben. Diese Prozesse wirken nicht nur kurzzeitig. Sie können chronifizieren und sich von einer vorbestehenden Pathologie z. B. der HWS lösen. Dies bedeutet wahrscheinlich aber auch, dass das Vorhandensein lediglich einer anatomischen Konvergenz von Afferenzen nicht ausreichend ist, um Phänomene des übertragenen Schmerzes zu erklären. Andere größtenteils noch unbekannte Mechanismen der Schmerzbahnung müssen hinzukommen.

Eine entsprechende funktionelle Interaktion wurde an einem Model der zervikal-trigeminalen Konvergenz untersucht, indem nozizeptive Halsmarkneurone abgeleitet wurden, welche Input von dem N. occipitalis major (zervikal) und der supratentoriellen Dura mater (trigeminal) erhielten. Eine noxische Stimulation des N. occipitalis major führte dabei zu einer erhöhten Erregbarkeit der duralen Antworten im Sinne einer zentralen Sensibilisierung (Bartsch u. Goadsby 2002). Dies bedeutet, dass ein afferenter Einfluss vom N. occipitalis major fähig ist, die zentralen Neurone zu sensibilisieren und somit durale Antworten zu modulieren. Klinisch kann dieser Mechanismus die Übertragung von Schmerzen im C2-Dermatom auf das Gebiet des ersten Astes des N. trigeminus erklären, die dem zervikogenen Kopfschmerz zugrunde liegt.

Auf der anderen Seite hat auch durale Stimulation das Potenzial, zentrale Neurone zu sensibilisieren und somit zervikale Afferenzen zu modulieren. Dies könnte die klinisch häufig gemachte Beobachtung einer Muskelschmerzhaftigkeit, Bewegungseinschränkung und Allodynie der HWS z. B. bei Migräne erklären.

Fazit

Es kann aus diesen Experimenten gefolgert werden, dass die Neurone im Zervikalmark, welche konvergenten Einfluss von zervikalen (Muskel/Gelenke) und trigeminalen (Dura mater) Strukturen erhalten, eine Schnittstelle für die Kopfschmerzwahrnehmung darstellen, da sich deren Empfindlichkeit durch den jeweils anderen afferenten Eingang modulieren lässt. Dabei sind diese sensibilisierenden Mechanismen nicht auf das Rückenmark beschränkt, sondern scheinen ebenfalls auf thalamischer Ebene vorzukommen, was Phänomene erklären könnte, welche über die normale, umschriebene Dermatomverteilung hinausgehen.

Zentrale Sensibilisierung durch nozizeptive Muskel- und Hautafferenzen

Im Rahmen der oben erwähnten Mechanismen weisen die verschiedenen Afferenzen im N. occipitalis major ein unterschiedliches Sensibilisierungspotenzial auf. Der Großteil des Hinterkopfes wird vom N. occipitalis major innerviert (Scheurer et al. 1983). Dabei konvergieren im N. occipitalis major Afferenzen aus verschiedenen zervikalen Geweben wie Haut, Muskel und Gelenke auf das Rückenmarkneuron. Es hat sich gezeigt, dass die Stimulation von Muskelafferenzen besonders starke neuroplastische Effekte hervorrufen kann.

So ruft eine Entzündung von tiefen dorsalen Halsmuskeln, welche vom N. occipitalis major innerviert werden, einen größeren fazilitierenden Effekt hervor als eine Entzündung des Hautareals, welches vom N. occipitalis major innerviert wird (Bartsch u. Goadsby 2002). Dabei wurde von Neuronen im C2-Halsmark abgeleitet, welche konvergenten Input vom N. occipitalis major und von der supratentoriellen Dura mater erhielten. Die Stimulation von Muskelafferenzen ist ebenfalls effektiver in der Modulation neuraler Exzitabilität von Motoneuronen als die Stimulation von Hautafferenzen. Muskelafferenzen entwickeln selektiv Spontanaktivität nach Nervenläsion, und Muskelafferenzen zeigen einen besonderen Gehalt an Neuropeptiden gegenüber Hautafferenzen. Muskelschmerzen werden auf andere tief-somatische Gewebe übertragen und nicht auf die Haut. Schließlich weisen insbesondere zervikale Muskeln eine hohe Anzahl markloser Schmerzfasern auf, welche besonders effektiv neuroplastische Veränderungen hervorrufen können.

Offene Fragen

Trotz dieser eindeutigen Belege für einen anatomischen und funktionellen Zusammenhang zwischen Funktionsstörungen der Nackenregion und Kopfschmerzen, bedürfen einige Fragestellungen noch weiterer wissenschaftlicher Bearbeitung (Frese u. Bartsch 2003). So ist beispielsweise umstritten, ob Veränderungen der unteren HWS ebenfalls für einen zervikogenen Kopfschmerz verantwortlich gemacht werden können.

! Provokationsversuche mit Kontrastmittelinjektionen in die Zygapophysialgelenke unterhalb C2/3 konnten an gesunden Probanden keine Kopfschmerzen hervorrufen, auch wenn das Zygapophysialgelenk C3/C4 von anderen Autoren als Ursprung eines ZK beschrieben wurde.

Diagnostische Blockaden der Wurzeln C4 und C5 bei Patienten mit ZK blieben ohne Erfolg. Ältere Arbeiten postulierten ebenfalls Diskopathien der mittleren und unteren HWS als Ursache von Kopfschmerzen. Denkbar ist in diesen Fällen eine sekundäre Beseitigung einer Funktionsstörung der oberen HWS durch Behandlung einer strukturellen Veränderung der unteren Segmente.

Im Vergleich zum zervikogenen Kopfschmerz sind die pathophysiologischen Vorgänge während einer Migräneattacke relativ genau charakterisiert worden. Durch Positronenemissionstomographie konnte nachgewiesen werden, dass es während der Migräneattacke zu einer spezifischen Aktivierung von Hirnstammarealen wie dem periaquäduktalen Grau kommt, die in der Schmerzverarbeitung eine große Rolle spielen. Weiterhin spielt bei der Migräneattacke die sog. »trigeminovaskuläre Aktivierung« eine Rolle, bei der vasoaktive Neuropeptide an den Gefäßen der Hirnhäute ausgeschüttet werden. Ob ähnliche Mechanismen auch bei der Schmerzverarbeitung und Pathophysiologie von zervikogenen Kopfschmerzen eine Rolle spielen, ist bislang unbekannt.

18.2.2 Experimentelle Befunde beim Menschen

! Zum zervikogenen Kopfschmerz sind eine Reihe von experimentellen Studien am Menschen durchgeführt worden, die belegen, dass Konvergenz für die Entstehung des zervikogenen Kopfschmerzes beim Menschen von entscheidender Bedeutung ist.

Im Folgenden werden einige Provokations- und Therapiestudien dargestellt.

Durch Reizung bestimmter zervikaler Strukturen mit unterschiedlichen Noxen wurden experimentell an gesunden Probanden Kopfschmerzen ausgelöst. Schon 1938 konnte Cyriax durch Injektion hypertoner Kochsalzlösung in die subokzipitale Muskulatur einen übertragenen Kopfschmerz auslösen. Klinische und experimentelle Beobachtungen zeigten weiter, dass der Kopfschmerz in primären Kopfschmerzsyndromen wie beim zervikogenen Kopfschmerz häufig nicht nur im Hinterhaupts- oder Halsbereich, sondern auch frontal oder orbital empfunden wird. Stimulation von Zervikalwurzeln bzw. durch sie innerviertes Gewebe wie Dura mater, Gefäße und Tumoren der hinteren Schädelgrube führt zu Schmerzen, welche nach frontal projiziert werden (Pollmann et al. 1997).

Auch eine Reizung des Periosts um die okzipitalen Kondylen durch die Spitzen substanzfreier Kanülen (sog. »dry needling«) kann Kopfschmerzen auslösen. In Abhängigkeit von der Lokalisation der Reizung kann man so einen Schmerz erzeugen, der neben der frontalen Wahrnehmung auch orbital empfunden wurde. Ebenfalls frontale und orbitale Schmerzen können durch Stimulation der paramedianen Muskeln oberhalb des Wirbelkörpers HWK1 hervorgerufen werden.

! Die Distension der Gelenkkapseln des Atlantookzipitalgelenks und des lateralen Atlantoaxialgelenks durch intraartikuläre Kontrastmittelinjektion führte zu Schmerzprojektion in die Okzipital- und Subokzipitalregion (Dreyfuss et al. 1994).

Auch durch die Reizung des Zygapophysialgelenks C2/C3 entstanden mit gleicher Methode okzipitale Kopfschmerzen. Die Stimulation kaudalerer Zygapophysialgelenke löste hingegen keinen übertragenen Schmerz aus. Diese Ergebnisse wurden durch Fukui et al. (1996) bestätigt, indem sie die Schmerzprojektion kartierten, die aus einer Kombination intraartikulärer Injektionen und elektrischer Stimulation der dorsalen Äste der Zervikalwurzeln resultierte.

In anderen Studien wurden bestimmte anatomische Strukturen des Nackens bei Patienten mit zervikogenem Kopfschmerz im Schmerzzustand anästhesiert. Diagnostische Blockaden des Atlantookzipitalgelenks und des lateralen Atlantoaxialgelenks waren in mehreren Studien ebenso erfolgreich wie Blockaden der Subokzipitalmuskulatur und des Zygapophysialgelenks C2/C3, jedoch wurde keine dieser Studien placebokontrolliert durchgeführt (Frese u. Bartsch 2003). Um nicht unspezifische Placeboeffekte falsch zu interpretieren, ist zu fordern, solche Studien placebokontrolliert durchzuführen (Bogduk 2001).

In anderen unkontrollierten Studien wurden die Wurzel C2 und der N. occipitalis major als nervale Strukturen bei Patienten mit zervikogenem Kopfschmerz erfolgreich anästhesiert. Nervenblockaden sind per se unspezifisch, da sie lediglich nachweisen können, dass ein Schmerz über die anästhesierte nervale Struktur geleitet wird. Es wird also die Impulsaktivität in nozizeptiven Afferenzen blockiert. Eine spezifische anatomische Struktur als Verursacher der Schmerzen können die Blockaden somit nicht identifizieren. Auf der anderen Seite ist es ebenso denkbar, dass Nervenblockaden über Beeinflussung segmentaler Mechanismen im Rückenmark wirken.

Die methodisch überzeugendste Studie, die Nervenblockaden einsetzte, wurde unter doppelblinden Bedingungen mit zwei unterschiedlich lang wirkenden Lokalanästhetika durchgeführt (Lord et al. 1994). Diese wurden gezielt an den sog. »dritten Okzipitalnerven« (oberflächlicher Ast des medialen Anteils des dorsalen Astes der Wurzel C3, s. oben) appliziert, der in seinem Verlauf das Zygapophysialgelenk C2/C3 innerviert. Eine Antwort wurde als positiv bewertet, wenn beide Lokalanästhetika Schmerzfreiheit bewirkten und diese bei Einsatz des länger wirksamen Lokalanästhetikums auch tatsächlich länger anhielt. Bei der Mehrzahl der Patienten mit zervikogenem Kopfschmerz gelang dabei in der Tat der geforderte Nachweis einer längeren Schmerzfreiheit bei dem Lokalanästhetikum mit längerer Halbwertzeit.

Die experimentellen Befunde belegen, dass das Phänomen der Konvergenz bzw. des »referred pain« auch beim Menschen die Grundlage für die Entstehung von zervikogenen Kopfschmerzen darstellt. Zukünftige Therapiestudien, insbesondere zur Wirksamkeit von Blockaden, müssen hierauf Rücksicht nehmen.

18.3 Klinisches Bild

18.3.1 Epidemiologie

Unter Anwendung der verschiedenen diagnostischen Kriterien (► oben) sind einzelne Studien durchgeführt worden, die versucht haben, die bevölkerungsbezogene und die kopfschmerzbezogene Prävalenz des zervikogenen Kopfschmerzes zu ermitteln.

Tab. 18.1. Epidemiologische Charakteristika des zervikogenen Kopfschmerzes nach verschiedenen Studien

Bevölkerungsbezogenen Prävalenz (%)	2,5
Prävalenz innerhalb von Kopfschmerzpatienten (%)	13,8–17,8
Geschlechtsverhältnis (männlich : weiblich)	1 : 3
Durchschnittsalter bei Erstmanifestation (Jahre)	43–49,5
Kopfschmerzfrequenz pro Monat (Episoden)	17–18
Durchschnittliche Dauer einer Kopfschmerzepisode (Tage)	1,4

Schätzungen; zu den Quellen vgl. Text

Für den zervikogenen Kopfschmerz im Allgemeinen liegen leider nur sehr wenige epidemiologische Studien vor. Die wichtigsten epidemiologischen Charakteristika, ermittelt durch eine Metaanalyse der vorliegenden Studien, sind in Tab. 18.1 dargestellt. Die einzige publizierte spezifische bevölkerungsbezogene Studie hat für den zervikogenen Kopfschmerz nach den Kriterien von Sjaastad et al. (1990) eine Prävalenz von 2,5% (95%-Konfidenzintervall 1,1–4,8%) ermittelt (Nilsson 1995). Der Anteil der zervikogenen Kopfschmerzen an allen Kopfschmerzformen innerhalb der Studienpopulation betrug 17,8% (95%-Konfidenzintervall: 8–32%). Das Geschlechtsverhältnis betrug 1 (männlich) zu 3 (weiblich). Bei Erstmanifestation lag das Durchschnittsalter bei rund 43 Jahren. Die mittlere Anzahl von Kopfschmerzepisoden pro Monat betrug 17, die durchschnittliche Dauer einer Kopfschmerzepisode wurde mit 1,4 Tagen angegeben. Interessanterweise sistiert der zervikogene Kopfschmerz – anders als die Migräne – nicht während einer Schwangerschaft (Sjaastad u. Fredriksen 2002). Die vorliegenden epidemiologischen Daten haben jedoch einen großen, methodisch bedingten Streubereich.

In ihrer großen, aber unspezifischen Studie zur Lebenszeitprävalenz aller Kopfschmerzen, die mit Veränderungen der Halswirbelsäule einhergehen (hierbei handelt es sich nach der Definition der IHS um einen zervikogenen Kopfschmerz) ermittelte Rasmussen (1995) 1% für den reinen zervikogenen Kopfschmerz nach den Kriterien der IHS.

Es liegen noch zwei weitere Studien über den Anteil zervikogener Kopfschmerzen an Kopfschmerzpopulationen vor. Hier wurden ähnlich hohe Anteile des zervikogenen Kopfschmerzes an allen Kopfschmerzformen von 13,8% und 16,1% ermittelt (Pfaffenrath u. Kaube 1990, Anthony 2000). In einer italienischen Studie lag der Anteil der Patienten mit zervikogenem Kopfschmerz an allen Kopfschmerzpatienten jedoch nur bei 0,7% (D'Amico et al. 1994), möglicherweise aufgrund der strikten Einschlusskriterien mit einer obligaten diagnostischen Blockade des N. occipitalis major und radiologischen Veränderungen. Diese Studie zeigt die starke Abhängigkeit epidemiologischer Zahlen von den zugrunde liegenden diagnostischen Kriterien.

Relevant für den klinischen Alltag ist auch die Komorbidität des zervikogenen Kopfschmerzes mit anderen Kopfschmerzformen. So wurde eine Komorbidität mit Migräne bei 19%, mit einem Spannungskopfschmerz bei 12% und mit sowohl Migräne als auch Spannungskopfschmerz bei 7% ermittelt (Pfaffenrath u. Kaube 1990). Bei einem posttraumatischen Kopfschmerz handelt es sich in der akuten Phase zu 8% und in der chronischen Phase zu 3% um einen typischen zervikogenen Kopfschmerz (Keidel u. Ramadan 2000).

18.3.2 Klinische Diagnostik

Anamnese

Bereits die Befragung des Patienten soll Hinweise geben, ob die beklagten Kopfschmerzen auf eine Funktionsstörung der Halswirbelsäule zurückzuführen sind:

- Wodurch werden die typischen Beschwerden ausgelöst oder verändert?
- Gibt es Hinweise auf eine zurückliegende Halswirbelsäulenverletzung, für angeborene Fehlbildungen, für entzündlich-rheumatische Erkrankungen und andere chronische Leiden mit potenzieller Mitbeteiligung der Halsregion?
- Kommt es zur Schmerzprovokation bzw. -verstärkung durch bestimmte Kopfbewegungen, bei

bestimmten Kopfpositionen (vor allem durch Kopfflexion beim Lesen und Schreiben im Sitzen, beim zusätzlichen Hochschauen zur Tafel) oder bei bestimmter Körperposition?

- Wodurch kommt es zur Besserung? Eine Schmerzlinderung durch Wärme, Massage oder Analgetika hilft bei der Differenzialdiagnostik nicht weiter. Wichtiger ist eine Besserung nach manueller Therapie oder gezielter Infiltration vor allem des Nervus occipitalis major.
- Welche besonderen Belastungen bestehen am Arbeitsplatz und in der Freizeit? In der Regel ist eine Analyse von Arbeitsablauf bzw. Arbeitsplatz hilfreich. Aber auch Freizeitaktivitäten sind zu erfragen. Gerade bei Kindern muss die Dauer von PC- Tätigkeit bzw. Computerspielen oder Fernsehkonsum erfragt werden.

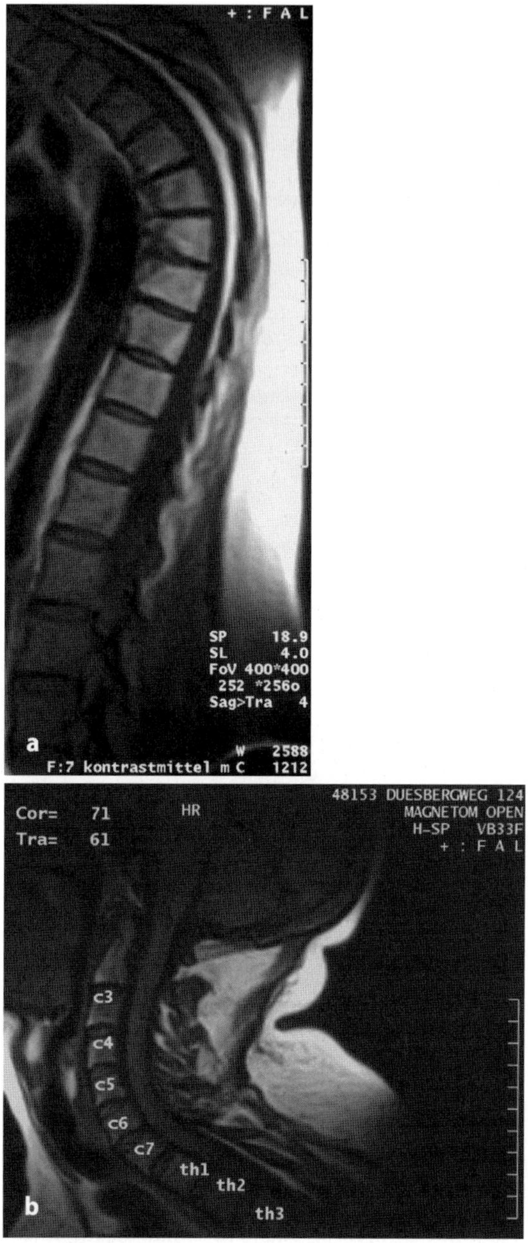

Abb. 18.3a,b. Kernspintomographie von Hals- und Brustwirbelsäule. **a:** Patient mit zervikogenem Kopfschmerz durch ausgeprägte Hyperkyphose der Brustwirbelsäule; **b:** Sekundäre Hyperlordosierung der Halswirbelsäule mit Überlastung der oberen Segmente

Körperliche Untersuchung

Manualmedizinische Untersuchung

Folgende Aspekte sollen bei der körperlichen Untersuchung des Bewegungsapparates besonders beachtet werden:

Liegen Funktionsstörungen der Gelenke, Muskulatur und Weichteile vor, die als Ursache für die Kopfschmerzen in Betracht kommen? Dieser sog. »zervikogene Faktor« nach Metz beinhaltet:

- Segmentale Dysfunktion mit Blockierung oder Hypermobilität. Die Dysfunktion besteht in einer reversiblen Funktionsstörung eines (Wirbel-) Gelenkes mit eingeschränktem, aufgehobenen oder vermehrtem Gelenkspiel.
- Von der Blockierung ausgehende Nozireaktion. Sie betrifft reflektorische Krankheitszeichen u. a. von Haut und Muskulatur im Segment.
- Arthromuskuläre Verkettungen. Sie führen unter Umständen erst auf mechanischen, reflektorischen und/oder funktionellen Umwegen zu Kopfschmerzen (Metz 2003).

Wenn möglich sollten bei der körperlichen Untersuchung die gestörte Region, das betroffene Segment und die entsprechende Struktur definiert werden.

Die diagnostizierten Funktionsstörungen müssen mit den typischen Beschwerden korreliert und symptomatische Funktionsstörungen von asymptomatischen abgegrenzt werden.

Die körperliche Untersuchung erfolgt vor allem in der Körperposition, in der die Beschwerden auftreten oder sich verstärken, und wird eventuell nach Simulation der auslösenden Belastung wiederholt. Im Mittelpunkt der klinischen Diagnostik des zervikogenen Kopfschmerzes steht die differenzierte, segmentale Untersuchung mit Hilfe der manuellen Medizin.

Bei der Beurteilung des gesamten Bewegungsapparates müssen folgende Faktoren besonders beachtet werden:

Beurteilung des Bewegungsapparats
- Veränderungen des Fußgewölbes und der Beinachsen
- Funktionelle oder anatomische Beinlängendifferenz
- Funktionsstörung im Beckengürtel, Iliosakralgelenk
- Seitliche Wirbelsäulenverkrümmungen, insbesondere eine Hyperkyphose der Brustwirbelsäule mit kompensatorischer Hyperlordose der Halswirbelsäule und Facettengelenküberlastung (■ Abb. 18.3)
- Gestörte Funktion der peripheren Gelenke, vor allem des Schultergürtels

Fersenfall- oder Erschütterungsschmerz sowie Schmerzverstärkung bei Traktion weisen auf eine strukturelle Läsion hin und bedürfen der sofortigen Abklärung durch bildgebende Verfahren.

Allgemeine Provokationstests ermitteln unter Berücksichtigung von Biomechanik und funktioneller Anatomie die primär betroffene Wirbelsäulenregion.

Beim zervikogenen Kopfschmerz gilt das Hauptaugenmerk der oberen Halswirbelsäule einschließlich des Segmentes C2/3.

Einfache Tests z. B. auf Rotationseinschränkung des Kopfes in Flexion, Neutralstellung oder Reklination können auf den primär betroffenen Halswirbelsäulenabschnitt hinweisen. So kann eine Rotationseinschränkung bei Kopfflexion auf eine segmentale Funktionsstörung im Atlantoaxialgelenk hinweisen (■ Abb. 18.4 a,b).

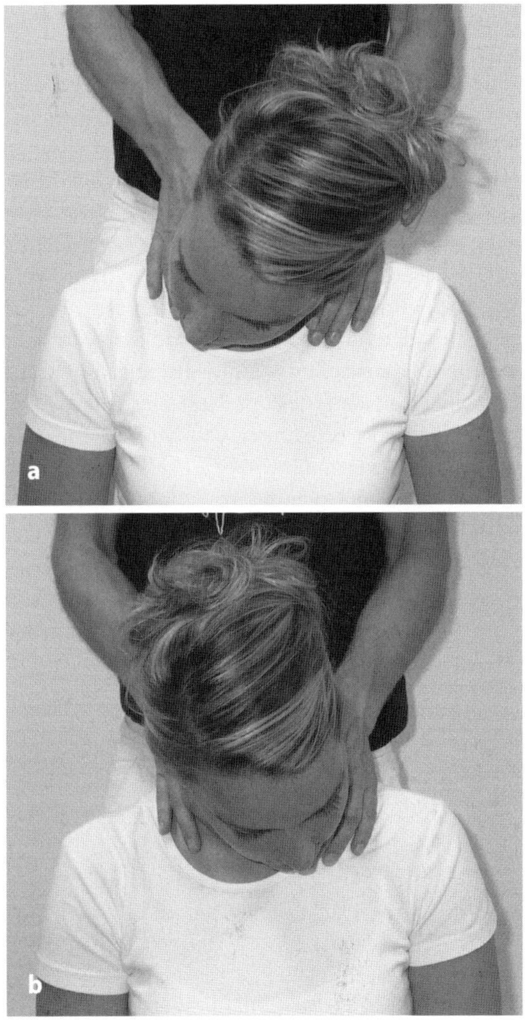

■ **Abb. 18.4a,b.** Bewegungsprüfung der oberen Halswirbelsäule bei flektiertem Kopf: freie Rechtsdrehung (**a**), eingeschränkte Linksdrehung (**b**) bei zervikogenem Kopfschmerz durch Funktionsstörung der oberen Halswirbelsäule

Bei der regionalen und segmentalen Untersuchung geht es um die weitere Differenzierung des zuvor provozierten Schmerzes durch regionale und segmentale Provokationstests. Welches Segment ist bewegungsgestört und in welcher Richtung? Die komplexe Biomechanik und die daraus resultierenden Funktionsstörungen der Kopfgelenke sind durch bildgebende Verfahren kaum darstellbar. Segmentale Tests aus der manuellen Medizin sind das diagnostische Mittel der Wahl. Liegt eher eine Störung des Gelenkes, der

Muskulatur oder neuraler Strukturen vor? Eine freie Kopfrotation bei passiver Bewegungsprüfung am entspannten Patienten in Rückenlage und gleichzeitiger Einschränkung bei aktiver Bewegungsprüfung kann Folge einer reflektorischen oder strukturellen Muskelverkürzung bei freier Gelenkfunktion sein. Eine hypomobile Gelenkstörung führt bei passiver und aktiver Untersuchung zur Bewegungseinschränkung. Das »Endgefühl« am Ende der Bewegung kann ebenfalls auf die gestörte oder funktionshemmende Struktur hinweisen. Ein hartes Endgefühl weist auf knöcherne Ursachen hin, ein festes oder fest-elastisches Endgefühl lässt eher Störungen von Muskulatur oder Gelenkkapsel vermuten.

Bei der Untersuchung von Halswirbelsäulenmuskulatur und Weichteilen ist die schichtweise Palpation nach den u. g. Kriterien primäres Diagnostikum und durch kein apparatives Verfahren zu ersetzen:

Kriterien der schichtweisen Palpation
- Palpation vom Ursprung bis zum Ansatz
- Konsistenz
- Elastizität
- Verschieblichkeit
- Schmerz
- Triggerpunkte

Ein Triggerpunkt (TP) ist nach Travell (1998) sowie Dvorak und Mitarbeitern (1997) eine auf Druck überempfindliche Region eines Muskels, die palpabel ist mit einem Durchmesser von 0,5–1 cm und gekennzeichnet ist:
- Durch lokalen und fortgeleiteten Schmerz
- Ein aktiver TP hat eine niedrige Schwelle für mechanische Stimulation (Schmerz bereits bei physiologischer Bewegung)
- Ein latenter TP ist erst bei Palpation schmerzhaft
- Der entsprechende Muskel ist häufig hyperton und abgeschwächt

Es folgen funktionelle Tests, um Muskellänge, -kraft, Ausdauer und Schmerz zu bestimmen. Apparative Kraft- und Ausdauertests, die bei der Funktionsanalyse der Rumpfmuskulatur Verwendung finden, können klinische Tests ergänzen.

Die klinisch neurologische Untersuchung dient u. a. dem Ausschluss symptomatischer Kopfschmerzformen bzw. radikulärer Schmerzsyndrome und ist fester Bestandteil der orthopädisch-manualmedizinischen Untersuchung.

Die Basis manualmedizinischer Diagnostik ist die Palpation zur subjektiven Wahrnehmung von Gewebekonsistenz und Bewegung. Dadurch ist ihre wissenschaftliche Untersuchung erschwert. Darüber hinaus bereitet die Definition normaler oder gestörter Funktion in vielen Studien Schwierigkeiten. Bei den vorliegenden Studien findet sich ein sehr heterogenes Design für wichtige Kriterien wie:
- Eigenschaften der Untersucher (Qualifikation, Erfahrung)
- Eigenschaften der Probanden (Diagnostische Kriterien)
- Werden Bewegungsausmaß und segmentale Funktionstests aktiv oder passiv durchgeführt?
- Ist das Eintrainieren des zu untersuchenden Tests erlaubt?
- Wie groß ist der Abstand zwischen den Untersuchungen beim gleichen Probanden?

Fazit

Zusammenfassend sind segmentale Untersuchungen auf Schmerz (Druckschmerz von Gelenken oder Muskulatur) objektiver und besser reproduzierbar als segmentale Tests, die nur das Bewegungsausmaß untersuchen und den Faktor Schmerzprovokation unberücksichtigt lassen.

Conradi und Mitarbeiter haben eine umfangreiche Untersuchung der Reliabilität manualmedizinischer Tests bei Kreuzschmerzpatienten durchgeführt. Die Untersucher gehörten verschiedenen Schulen für manuelle Medizin an: Dabei erzielten zwei Untersucher gleicher Schule eine höhere Übereinstimmung bei Durchführung ihrer manualmedizinischen Tests als zwei Mitglieder unterschiedlicher Schulen (Conradi et al. 2003).

! Die Reproduzierbarkeit manualmedizinischer Befunde wird verbessert durch einen standardisierten Untersuchungsablauf, festgelegte Dokumentation und Beurteilungsrichtlinien sowie durch gezieltes Training im Rahmen der Weiterbildung (Schoeps et al. 2000).

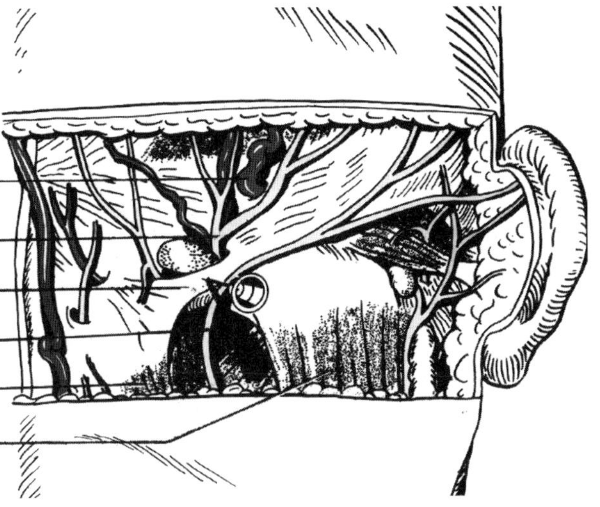

Abb. 18.5. Infiltration des N. occipitalis major unter dem Sehnenbogen zwischen dem Ansatz des Musculus trapezius und sternocleidomastoideus

Diagnostische Infiltration

Diagnostische Infiltrationen sollen bestimmte anatomische Strukturen oder schmerzleitende Nervenbahnen mit Lokalanästhetika temporär ausschalten und diese als Ausgangspunkt oder Vermittler der Schmerzen identifizieren. Blockaden können nur dann verwertet werden, wenn der Patient zum Untersuchungszeitraum unter dem charakteristischen Kopfschmerz leidet und dieser von ausreichender Intensität ist.

Eine Blockade gilt nur dann als aussagefähig, wenn es zu einem raschen und eindeutigen Abklingen der Kopfschmerzen kommt.

Im klinischen Alltag hat die Blockade des N. occipitalis major die größte Bedeutung. Der N. occipitalis major entstammt dem dorsalen Ast der Zervikalwurzel C2 und versorgt das gesamte Dermatom der Wurzel C2 über dem Hinterkopf.

Es gibt unterschiedliche Injektionstechniken. Die Blockade des N. occipitalis major ist unterhalb der Protuberantia occipitalis externa gefahrlos und technisch einfach durchzuführen. Die Injektion erfolgt unter dem Sehnenbogen zwischen dem Ansatz des M. trapezius und des M. sternocleidomastoideus, medial der A. occipitalis ca. 2–3 Querfinger paramedian (Abb. 18.5). Eine zielgerechte Platzierung des Lokalanästhetikums (z. B. 0,5–1 ml Lidocain oder Bupivacain) kann angenommen werden, wenn kurz darauf eine Hypästhesie im C2-Dermatom auftritt.

In einer einfach verblindeten Studie konnte mit der Blockade des N. occipitalis major bei 17 von 22 Patienten (77%) mit zervikogenen Kopfschmerzen ein signifikanter Rückgang der Kopfschmerzen erreicht werden (Bovim u. Sand 1992). Ein entsprechender Erfolg trat nur bei 1 von 14 Patienten mit Migräne und bei keinem von 13 Patienten mit Spannungskopfschmerzen auf (Diagnosestellung nach den IHS-Kriterien). Die Spezifität des diagnostischen Verfahrens für die Diagnose ZK kann diesen Zahlen zufolge als hoch eingeschätzt werden. In anderen Studien war die Spezifität des Verfahrens geringer, da es hier auch bei Migräne- und Clusterkopfschmerz-Patienten Erfolg zeigte (Anthony 1985, Gawel u. Rothbart 1992). Diese Studien wurden jedoch retrospektiv (Gawel u. Rothbart 1992) bzw. nicht unter Verwendung der IHS-Kriterien (Anthony 1995) durchgeführt.

Andererseits erfasst eine Blockade des N. occipitalis major nicht alle Patienten mit ZK, da als Ausgangspunkt der Schmerzen auch anatomische Strukturen beteiligt sein können, die über die Nervenwurzeln C1 oder C3 oder dorsale Anteile der Wurzel C2 versorgt werden (Bovim et al. 1992). Der hohe Zeitaufwand einer schrittweisen systematischen Probeblockade der Wurzeln C1 bis C3 durch die Notwendigkeit einer radiologischen Kontrolle für die korrekte Platzierung der Nadel und auch das im Vergleich zur Blockade des N. occipitalis major erhöhte Risiko für ungewollte intrathekale Applikation macht ein solches Vorgehen im Alltag jedoch wenig praktikabel.

Das Zygapophysialgelenk C2/3 als häufiger Ausgangspunkt des ZK kann durch eine Blockade des sog. »dritten Okzipitalnerven« diagnostisch erfasst werden, der aus dem dorsalen Ast der Wurzel C3 stammt.

Dieses Verfahren wird vor allem bei ZK nach HWS-Schleudertrauma beschrieben. Nach einer kontrollierten Studie soll bei etwa 50% dieser Patienten eine Schmerzlinderung eintreten (Lord et al. 1994). Diese Blockade des dritten Okzipitalnerven sollte ggf. die des N. occipitalis major ergänzen.

Weiterhin sind im klinischen Alltag diagnostische Triggerpunkt- und Facetteninfiltrationen üblich. Facetteninfiltrationen sind nur unter Bildwandler- oder CT-Kontrolle aussagefähig.

Auch wenn große, systematische, placebokontrollierte Studien zu Spezifität und Sensitivität diagnostischer Blockaden fehlen, sind sie zur Abgrenzung des ZK gegenüber einer seitenkonstanten Migräne oder einem halbseitigen Spannungskopfschmerz bedeutsam. Nach Sjastaad ist die erfolgreiche Durchführung diagnostischer Blockaden vor Einschluss von Patienten mit ZK in wissenschaftliche Studien zu fordern, um eine Vermischung mit Kopfschmerzen anderer Entität zu vermeiden (Sjaastad et al. 1998).

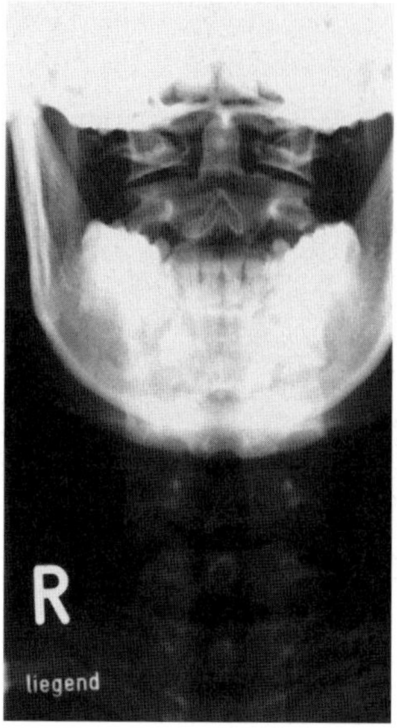

Abb. 18.6. Röntgenbild der Halswirbelsäule in a.p.-Projektion. Aufnahme mit geöffnetem Mund zur verbesserten Darstellung der Kopfgelenke. Die eingeschränkte Darstellung der mittleren Halswirbelsäulensegmente ist akzeptabel

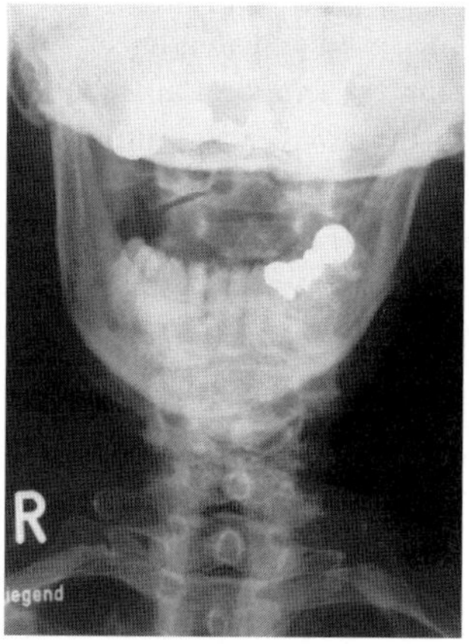

Abb. 18.7. Atlantoaxialarthrose: Röntgenbild wie Abb. 18.6. Hier zervikogener Kopfschmerz durch Arthrose atlantoaxial links. Subchondrale Sklerosierung und aufgehobener Gelenkspalt

Bildgebende Diagnostik

Die Diagnose des ZK erfolgt primär über Anamnese und klinische Untersuchung. Die IHS sieht den Nachweis einer zervikogenen Störung oder Läsion allerdings auch mittels Bildgebung vor. Die Hauptindikation zum Einsatz bildgebender Verfahren liegt im Ausschluss anderer sekundärer Kopfschmerzformen.

Auch vor Durchführung einer Gelenkmanipulation im Rahmen manueller Therapie ist zum Ausschluss von Kontraindikationen die Röntgendiagnostik obligatorisch.

Das konventionelle Röntgenbild gilt noch immer als in der Regel ausreichende Basisuntersuchung. Die Magnetresonanz- oder Kernspintomographie (MRT) gewinnt allerdings durch ihre breite Verfügbarkeit trotz der hohen Kosten immer größere Bedeutung, während die Computertomographie (CT) als alleiniges Verfahren bestimmten Fragestellungen bei der Beurteilung knöcherner Strukturen vorbehalten bleibt. Die Myelographie spielt eigentlich nur noch in der präoperativen Diagnostik meist als Unterstützung zur Abbildung der intrathekalen Strukturen im CT (Myelo-CT) eine Rolle.

Die kritische Überprüfung der Korrelation zwischen Bildgebung, subjektiven Beschwerden und klinischem Befund ist von großer Bedeutung.

Konventionelle Röntgendiagnostik

Die Röntgendarstellung der HWS sollte vorzugsweise in a.p.-Projektion und seitlichen Funktionsaufnahmen in Flexion und Extension erfolgen (Gutmann 1981). Die a.p.-Aufnahme nach Gutmann er-

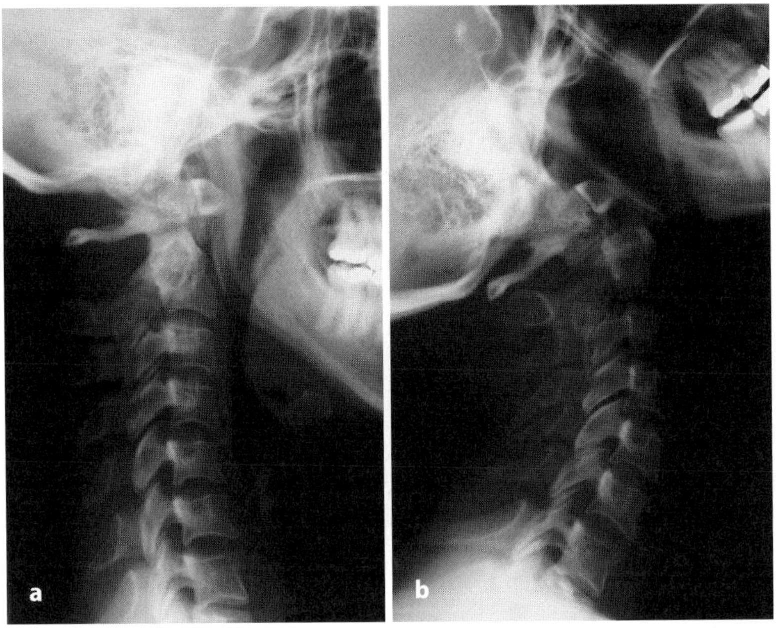

Abb. 18.8a,b. Os odontoideum. Funktionsröntgenbild der Halswirbelsäule im seitlichen Strahlengang in Neutralhaltung (**a**) und in Extension (**b**) des Kopfes. In Neutralstellung fällt auf den ersten Blick nur die Entlordosierung der Halswirbelsäule auf. Erst bei Reklination wird die Instabilität mit fast vollständiger Luxation der Densspitze zum Corpus sichtbar

möglicht den Verzicht auf eine spezielle transorale Kopfgelenksaufnahme. Die dadurch bedingte eingeschränkte Darstellung der mittleren Halswirbelsäule ist akzeptabel (Abb. 18.6). Veränderungen der oberen Halswirbelsäule kommen gut zur Darstellung (Abb. 18.7).

Erst seitliche Funktionsaufnahmen in Ante- und Retroflexion erlauben einen verbesserten Nachweis von Hypermobilität und Instabilität bzw. die Darstellung typischer Bewegungsmuster. Ein Os odontoideum, eine absolute Kontraindikation für manuelle Therapie in diesem Segment, wird häufig erst durch eine seitliche Funktionsaufnahme entdeckt (Abb. 18.8).

Radiologische Kriterien für die Diagnose eines zervikogenen Kopfschmerzes sind aus vielen Gründen kritisch zu beurteilen: Zwar lassen sich im Röntgenbild unter Studienbedingungen signifikante Flexions- und Extensionseinschränkungen der oberen Halswirbelsäule nachweisen (Arlen 1981, Meyer et al. 1985, Dvorak et al. 1993). Im klinischen Alltag ist die Anfertigung einer reproduzierbaren Röntgenfunktionsaufnahme jedoch mit vielen Schwierigkeiten behaftet: Die standardisierte Auswertung verlangt eine hohe Aufnahmequalität, die auch der nachhaltigen Mitarbeit des Patienten bedarf, da die Kopfhaltung z. B. bei dem verbreiteten Auswertungsverfahren nach Arlen bei jeder Funktionsaufnahme exakt gleich sein muss (Arlen 1981). Ein generelles Problem ist das Fehlen altersbezogener Normwerte für die segmentale Beweglichkeit im Röntgenbild. Im klinischen Alltag steht deshalb die qualitative Auswertung von Funktionsaufnahmen im Vordergrund.

Die im Röntgenbild häufig als pathologisch angesehene Steilstellung der Halswirbelsäule findet sich bei schmerzfreien Probanden häufiger als bei Schmerzpatienten (Helliwell 1994).

Kernspintomographie (MRT)

Spezielle differenzialdiagnostische Fragestellungen erfordern im Vergleich zum Röntgenbild und CT eine verbesserte Weichteilauflösung. Bandscheiben, Spinalkanal und paraspinale Weichteile werden nur im MRT mit hoher Qualität abgebildet. Die mit offenen Kernspintomographen möglichen Funktionsaufnahmen erweitern die Möglichkeiten und lösen zunehmend die Röntgendiagnostik ab (Abb. 18.9).

18.3.3 Differenzialdiagnose

Die wichtigsten Differenzialdiagnosen für den zervikogenen Kopfschmerz sind die *idiopathischen halbseitigen Kopfschmerzformen.*

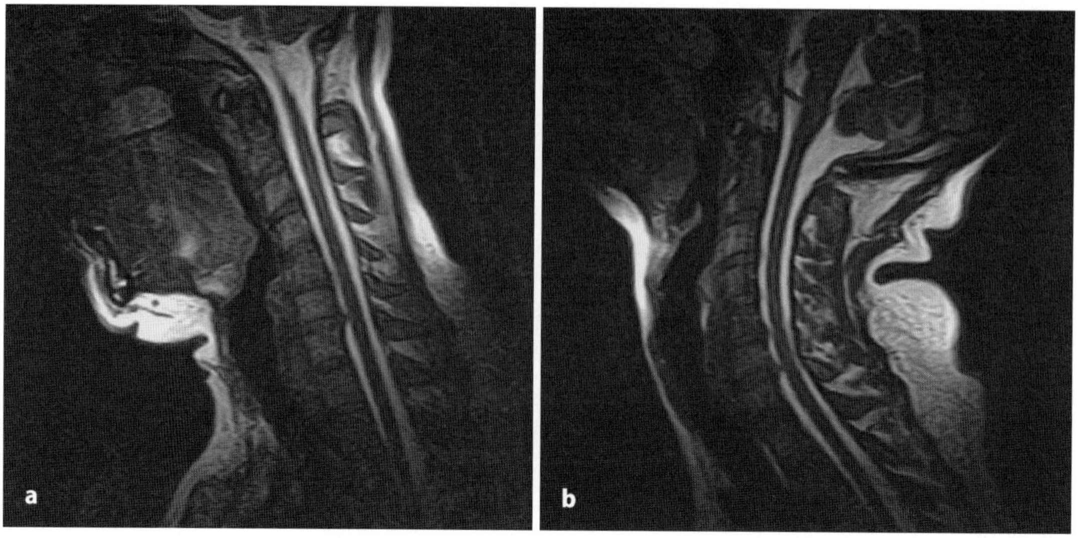

Abb. 18.9a,b. Funktionelle Kernspintomographie der Halswirbelsäule bei Flexion (a) und Extension (b)

Hier kommen vor allem in Betracht (in der Reihenfolge der Wahrscheinlichkeit des Auftretens):

Idiopathische halbseitige Kopfschmerzformen
- Migräne ohne Aura
- Halbseitiger Kopfschmerz vom Spannungstyp
- Clusterkopfschmerz und paroxysmale Hemikranie
- Hemicrania continua

Als *symptomatische Kopfschmerzursachen* kommen für die Differenzialdiagnose des zervikogenen Kopfschmerzes in erster Linie in Betracht:

Symptomatische Kopfschmerzursachen
- Myoarthropathie
- Anhaltender idiopathischer Gesichtsschmerz (früher auch atypischer Gesichtsschmerz genannt)
- Anhaltende somatoforme Schmerzstörung

Für die Differenzialdiagnose ist es von entscheidender Bedeutung, die Begleitsymptome der Kopfschmerzen und das Zeitmuster zu erfragen. Die reine Schmerzcharakteristik kann unter Umständen nicht zur Differenzierung beitragen, da es zwischen den einzelnen Kopfschmerzformen Überschneidungsmöglichkeiten gibt. Auf die genauen klinischen Bilder der o. g. idiopathischen Kopfschmerzen wird in den entsprechenden Kapiteln dieses Buches eingegangen (► Kap. 14–17). Dennoch sollen die wichtigsten Merkmale im Unterschied zum zervikogenen Kopfschmerz aufgeführt werden. Hierbei ist problematisch, dass auch idiopathische Kopfschmerzen eine schmerzhafte Aktivierung der Nackenmuskulatur aufweisen können (v. a. Migräne) oder sogar durch Manipulationen der oberen HWS getriggert werden können (so die paroxysmale Hemikranie).

Die Migräne ist zwar oft, muss aber nicht obligat einseitig sein. Sie geht obligat mit vegetativen Symptomen (Übelkeit, Erbrechen, Photophobie, Phonophobie) einher. Diese müssen zwar nicht alle immer erfüllt sein, dürfen aber nicht vollständig fehlen. Migräneattacken dauern 4–72 h und müssen wenigstens 5-mal aufgetreten sein, bevor man die Diagnose stellen darf. Die Migräne tritt häufig familiär auf. Eine Schmerzauslösung durch Manipulationen der oberen HWS ist die Ausnahme. Da auch der zervikogene Kopfschmerz vegetative Begleitsymptome aufweisen kann, ist gerade hier die Abgrenzung besonders schwierig. Manchmal gelingt eine endgültige Diagnosestellung erst ex juvantibus.

18

Der *Kopfschmerz vom Spannungstyp* kann auch halbseitig auftreten. Er hat keine vegetativen Begleitsymptome, eine Schmerzauslösung durch Manipulationen der oberen HWS fehlt normalerweise. Die manualmedizinische Untersuchung dient der Differenzierung zum zervikogenen Kopfschmerz.

Der *Clusterkopfschmerz* und die paroxysmale Hemikranie sind durch charakteristische autonome Symptome gekennzeichnet. Der Schmerz ist immer halbseitig und immer auf derselben Seite (wie auch beim zervikogenen Kopfschmerz). Er ist aber obligat von einer Miosis, Ptosis, Augenrötung, Tränen, Nasenkongestion o. Ä. begleitet. Eine Attacke beim Clusterkopfschmerz dauert zwischen 15 und 180 min (durchschnittlich 60 min) und tritt 1- bis 8-mal am Tag auf (durchschnittlich 1- bis 2-mal), bei der paroxysmalen Hemikranie dauert eine Attacke 5–30 min (durchschnittlich 15 min) und tritt 5- bis 20-mal am Tag auf. Letztere spricht wie auch die Hemicrania continua prompt auf Indometacin an, d. h. nach Gabe von 150–200 mg Indometacin sistiert der Schmerz prompt und vollständig (►vgl. auch medikamentöse Therapie). Die Hemicrania continua kann noch am ehesten von allen idiopathischen Kopfschmerzen mit dem zervikogenen Kopfschmerz verwechselt werden, da sie streng einseitig ist, einen kontinuierlichen Schmerz aufweist, durch Manipulationen der oberen HWS getriggert werden kann und die autonomen Begleitsymptome (►s. oben) – obwohl obligat – nur schwach und intermittierend ausgeprägt sein können. Das prompte Ansprechen auf Indometacin gibt den entscheidenden Hinweis für diese Differenzialdiagnose. Insgesamt ist die Hemicrania continua auch sehr viel seltener als der zervikogene Kopfschmerz.

18.4 Therapie

18.4.1 Medikamentöse Therapie

Auch wenn im Vordergrund der Behandlung zervikogener Kopfschmerzen die nicht medikamentösen Therapieoptionen wie die manuelle Therapie und Physiotherapie stehen müssen, können in Einzelfällen doch auch medikamentöse Therapieverfahren sinnvoll sein und zu einer höheren Lebensqualität der Betroffenen beitragen. Eine überzeugende Empfehlung verschiedener medikamentöser Maßnahmen ist aufgrund der mangelnden Studienlage jedoch nicht möglich.

Randomisierte, placebokontrollierte, doppelblinde Studien liegen, mit Ausnahme für Botulinumtoxin A, nicht vor. Unter diesem Vorbehalt sollen dennoch eine Übersicht und vergleichende Einschätzung über die medikamentösen Möglichkeiten gegeben werden, die beim zervikogenen Kopfschmerz eingesetzt werden können. Es handelt sich dabei überwiegend um Analogieschlüsse aus den Therapieempfehlungen zur Behandlung posttraumatischer Kopfschmerzen, wie sie von der Deutschen Migräne- und Kopfschmerzgesellschaft (DMKG) herausgegeben worden sind (Keidel et al. 1998).

Akuttherapie

Zur Akuttherapie zervikogener Kopfschmerzen liegt nur eine offene Studie vor, deren Ziel es gewesen ist, anhand des Ansprechens auf bestimmte Pharmaka eine Unterscheidung zwischen zervikogenem Kopfschmerz und Clusterkopfschmerz zu ermöglichen (Bovim u. Sjaastad 1993). In dieser Studie wurden bei 27 Patienten mit einem zervikogenen Kopfschmerz nach den Kriterien von Sjaastad et al. (1990) die folgenden Substanzen zur Akuttherapie ausprobiert:

- Nitroglycerin sublingual
- Sauerstoffinhalation
- Ergotamin
- Morphin

Nitroglycerin führte bei zwei Dritteln der Patienten zu einer vorübergehenden Schmerzverstärkung. Sauerstoffinhalation und Ergotamin oral brachten keinem der Patienten einen signifikanten Therapieerfolg. Morphin zeigte bei einem Drittel der Behandelten eine deutliche Schmerzlinderung, jedoch nur bei zwei Patienten eine Schmerzfreiheit. Die Autoren schlossen daraus, dass der zervikogene Kopfschmerz aus ätiologischer und pathogenetischer Sicht vom Clusterkopfschmerz unterschieden werden muss. Mehr publizierte Studien zur medikamentösen Akuttherapie des zervikogenen Kopfschmerzes liegen nicht vor.

Da der zervikogene Kopfschmerz auch als streng einseitiger kontinuierlicher Kopfschmerz auftreten und damit mit einer Hemicrania continua verwechselt werden kann, sollte diese seltene idiopathische Kopfschmerzform ausgeschlossen werden, was ex

Tab. 18.2. Möglichkeiten zur Akuttherapie des zervikogenen Kopfschmerzes in Analogie zu den Empfehlungen über die Therapie des posttraumatischen Kopfschmerzes vom Spannungstyp. (Nach Keidel et al. 1998)

Acetylsalicylsäure	500–1.000 (max. 1.500)
Paracetamol	500–1.000 (max. 1.500)
Ibuprofen (retard)	400–600
Naproxen	500–1.000
Diclofenac	150
Tetrazepam	1- bis 3-mal 50

Alle Angaben in mg pro Tag. Die Gabe sollte maximal über 4 Wochen erfolgen.

Tab. 18.3. Möglichkeiten zur medikamentösen Prophylaxe des zervikogenen Kopfschmerzes in Analogie zu den Empfehlungen über die Therapie des posttraumatischen Kopfschmerzes vom Spannungstyp. (Nach Keidel et al. 1998)

Trizyklische Antidepressiva	Tagesdosis [mg]
Amitriptylin	25–100
Amitriptylinoxid	30–90
Maprotilin	25–75
Alternativ:	
Doxepin	50–150
Imipramin	75–150
Nortriptylin	25–100
Clomipramin	50–100
Tranylcypromin	20–40

Die Gabe sollte über 4 Wochen eingeschlichen werden und dann über ein halbes Jahr erfolgen.

iuvantibus geschieht. Die Hemicrania continua spricht prompt, komplett und zuverlässig innerhalb von wenigen Tagen auf Indometacin (150 mg pro Tag) an. Die Gabe dieses Medikaments sollte daher immer Bestandteil des akuten medikamentösen Therapiekonzepts bei der Erstmanifestation eines zervikogenen Kopfschmerzes sein.

Wegen der klinischen Überschneidung des zervikogenen Kopfschmerzes mit dem episodischen Kopfschmerz vom Spannungstyp hat sich die DMKG in ihren Therapieempfehlungen zum posttraumatischen Kopfschmerz nach Verletzung der Halswirbelsäule an den Therapieempfehlungen zur Behandlung des Kopfschmerzes vom Spannungstyp (Pfaffenrath et al. 1998) orientiert. Hier werden aufgrund eines Expertenkonsens die in Tab. 18.2 aufgelisteten Substanzen empfohlen, die im Analogieschluss auch zur Behandlung des zervikogenen Kopfschmerzes eingesetzt werden können, ohne dass es hierfür jedoch klinische Studien gibt, die eine solche Analogie belegen würden.

18

Medikamentöse Prophylaxe

Für die medikamentöse Prophylaxe des zervikogenen Kopfschmerzes sind bislang ebenfalls keine Substanzen evaluiert. Auch hier kann eine Empfehlung von Medikamenten nur in Analogie zu den Therapieempfehlungen der DMKG für den posttraumatischen Kopfschmerz gegeben werden. Danach sollten die in Tab. 18.3 genannten Substanzen eingesetzt werden, um einen chronischen zervikogenen Kopfschmerz, der nicht befriedigend auf nicht-medikamentöse Maßnahmen anspricht, zu behandeln. Dies kann etwa nach 4 Wochen erfolgloser manueller Therapie und ohne spontanes Sistieren des Kopfschmerzes angenommen werden.

Die Therapie mit diesen Substanzen muss grundsätzlich einschleichend erfolgen. Ihr Erfolg kann frühestens nach 4–6 Wochen beurteilt werden. Im Falle einer befriedigenden Prophylaxe des zervikogenen Kopfschmerzes sollte die Therapie dann über ein halbes Jahr fortgeführt werden, dann ist ein Auslassversuch gerechtfertigt. Ein weiteres Argument für den Einsatz von trizyklischen Antidepressiva in der Therapie des zervikogenen Kopfschmerzes kann dann vorliegen, wenn gleichzeitig ein Kopfschmerz vom Spannungstyp besteht. Dies ist nach Pfaffenrath u. Kaube (1990) bei etwa 19% der Fall.

Einsatz von Botulinumtoxin

Die Injektion von Botulinumtoxin in die perikraniellen Muskeln ist in verschiedenen Publikationen der letzten Zeit als Therapie für den zervikogenen Kopfschmerz empfohlen worden. Hierfür liegen jedoch keine gesicherten Studienergebnisse vor. In einer doppelblinden, randomisierten, placebokontrollierten Studie konnten Schnider et al. (2001) keinen signifikanten Effekt dieser Substanz bei 33 Patienten nachweisen. Freund u. Schwartz (2000) fanden zwar bei 26 Patienten eine signifikante Schmerzreduktion 4 Wochen nach Injektion, hatten aber ein inhomogenes Patientenkollektiv mit z. T. idiopathischen Kopfschmerzen. Ansonsten sind bislang nur positive Fallberichte publiziert worden (Smuts u. Barnard 2000, Hobson u. Gladish 1997).

! Angesichts der fehlenden Evidenz für eine Wirksamkeit von Botulinumtoxin auch beim Kopfschmerz vom Spannungstyp (Evers et al. 2002) kann ein Einsatz von Botulinumtoxin beim zervikogenen Kopfschmerz derzeit nicht empfohlen werden.

Gefahr des medikamentös induzierten Dauerkopfschmerzes

! Die dauernde Einnahme von Analgetika oder Migränemedikamenten führt bei Kopfschmerzpatienten zu einer Chronifizierung der Kopfschmerzen.

Dies gilt auch für Patienten mit zervikogenem Kopfschmerz. In einer Untersuchung an 257 Patienten mit einem medikamentös induzierten Dauerkopfschmerz hatten 20% einen nicht eindeutig idiopathischen Kopfschmerz, darunter auch einige einen zervikogenen, der zu dem Missbrauch der Analgetika geführt hatte (Evers et al. 1999). Daher muss auch bei der medikamentösen Behandlung des zervikogenen Kopfschmerzes, wie sie in ◘ Tab. 18.2 beschrieben ist, an diese Gefahr gedacht werden. Die aktuellen Therapieempfehlungen berücksichtigen dies auch (Keidel et al. 1998).

! Analgetika und muskelrelaxierende Medikamente dürfen daher maximal für 4 Wochen an mehr als der Hälfte der Tage eingenommen werden. Anschließend ist eine Einnahme nur an maximal 10 Tagen pro Monat erlaubt.

Pragmatisches medikamentöses Therapiekonzept

In der pragmatischen medikamentösen Therapie des zervikogenen Kopfschmerzes sollte am Anfang immer die Gabe von Indometacin 150 mg pro Tag über wenigstens 3 Tage stehen. Hierdurch kann eine Hemicrania continua belegt oder verworfen werden. Bei promptem Ansprechen und damit Nachweis einer Hemicrania continua ist damit auch bereits die Dauertherapie gefunden. Ansonsten kann, auch zeitgleich, für wenige Tage Tetrazepam 3-mal 50 mg gegeben werden. Anschließend sollte, wenn dies dann noch notwendig ist, Ibuprofen oder Naproxen für maximal 4 Wochen eingesetzt werden. Sollte in diesem Zeitraum kein befriedigender Therapieerfolg durch manuelle Therapie eintreten und sollten die Schmerzen nicht spontan sistieren, kann eine medikamentöse Prophylaxe mit Amitriptylin (oder Amitriptylinoxid) in einer Dosis von bis zu 100 mg (90 mg) abends eingesetzt werden. Der Therapieerfolg kann hierbei frühestens nach 4 weiteren Wochen beurteilt werden, die Gabe sollte über wenigstens 3 Monate erfolgen. Ein Fazit dieses pragmatischen Therapiekonzepts wird in ◘ Tab. 18.4 gegeben.

◘ **Tab. 18.4.** Pragmatisches Therapiekonzept zur medikamentösen Behandlung des zervikogenen Kopfschmerzes

Indometacin 3-mal 50 mg über 5 Tage →	**Bei promptem Therapieerfolg:** Hemicrania continua belegt
↓ **Kein Therapieerfolg:** Tetrazepam 3-mal 50 mg und/oder	
Ibuprofen 3-mal 200–400 mg oder Naproxen 2-mal 500 mg (maximal über 4 Wochen) ↓	
Zervikogener Kopfschmerz trotz Therapie länger als 4 Wochen und/oder Komorbidität mit Kopfschmerz vom Spannungstyp: Amitriptylin bis 100 mg abends	

18.4.2 Injektionstherapie

Die lokale Injektionsbehandlung ist in der täglichen Praxis vor allem im Akutstadium hilfreich. Geeignet sind Nervenblockaden, sowie Infiltrationen von Triggerpunkten und Gelenkfacetten.

Meistens ist die alleinige Applikation eines langwirkenden Lokalanästhetikums (z. B. Bupivacain

0,25%) ausreichend. Vor allem bei aktivierter Spondylarthrose ist ein ergänzendes Kortikoid sinnvoll. Facetteninfiltrationen können zu therapeutischen Zwecken auch ohne Bildwandler- oder CT-Kontrolle erfolgen. Entsprechend der manualmedizinischen Diagnostik ist die entscheidende Voraussetzung zur wirksamen Injektion die sorgfältige Palpation von Triggerpunkten und Gelenkfacetten. Die C2-Blockade kann in gleicher Form auch zur Akuttherapie eingesetzt werden. Die Zahl der Infiltrationen pro Sitzung und die Behandlungsfrequenz richten sich primär nach dem Lokalanästhetikum und dem klinischen Erfolg. Oft geäußerte Empfehlungen (z. B. maximal 6 Triggerpunkte pro Sitzung maximal 3-mal pro Woche) sind willkürlich. Geeignete Studien zur Wirksamkeit der Injektionsbehandlung beim zervikogenen Kopfschmerz liegen nicht vor.

18.4.3 Immobilisation

Eine Immobilisation der Halswirbelsäule z. B. mittels Halskrawatte oder fester Orthese ist selten indiziert. Eine Immobilisation in ungünstiger Wirbelgelenkposition kann sogar zur Schmerzverstärkung führen. Bei in der Regel älteren Patienten mit aktivierter Spondylarthrose kann eine Immobilisation in der Nacht oder stundenweise tagsüber hilfreich sein.

18.4.4 Operative Therapie

Die Therapie des zervikogenen Kopfschmerzes ist fast ausnahmslos konservativ.

Indikationen zu operativen Eingriffen, die in der Regel zur Stabilisation der oberen Halswirbelsäulensegmente bei diskoligamentärer Instabilität, instabilen Frakturen oder segmentaler Instabilität im Rahmen einer rheumatoiden Arthritis durchgeführt werden, sind in der täglichen Praxis selten. Bei degenerativen Instabilitäten besteht nur im Ausnahmefall eine Operationsindikation. Generell fehlen allgemein anerkannte, wirksame und im Verlauf kontrollierte Operationsverfahren.

18.4.5 Manuelle Therapie

Neben der medikamentösen und physikalischen Therapie zervikogener Kopfschmerzen ist das Gesamtkonzept der manuellen Medizin im klinischen Alltag Mittel der Wahl zur Beseitigung gestörter Funktion von Weichteilen, Gelenk oder Muskulatur.

Die manuelle Medizin befasst sich mit reversiblen Funktionsstörungen am Haltungs- und Bewegungssystem. Sie benutzt alle diagnostischen und therapeutischen Techniken (Manuelle Therapie) an Wirbelsäule und Extremitätengelenken, die zur Auffindung und Behandlung dieser Störungen dienen. Manuelle Therapie ist bei reversiblen Funktionsstörungen im Sinne des zervikogenen Faktors nach Metz (2003) indiziert.

Manuelle Medizin steht beim zervikogenen Kopfschmerz für ein umfassendes therapeutisches Konzept, das über einen Katalog isolierter Techniken oder Griffe hinausgeht. Folgende Behandlungsformen stehen zur Verfügung:

Behandlungsformen der manuellen Therapie

- Weichteiltechniken
- Mobilisation: Passive Bewegung durch Traktion bzw. Gleitbewegung mit geringer Geschwindigkeit und zunehmender Amplitude zur Vergrößerung des eingeschränkten Bewegungsraumes
- Manipulation: Gelenkbehandlung über mechanische Impulse mit geringer Kraft, hoher Geschwindigkeit und kleiner Amplitude
- Neuromuskuläre Techniken: Behandlung der Muskulatur und/oder Mobilisation der Gelenke unter Ausnutzung neurophysiologischer Mechanismen
- Prävention, Rückenschule
- Muskuläre Stabilisation, Trainingstherapie

Es wird vermutet, dass die Manipulation über eine Reizung der Mechanorezeptoren zu einer präsynaptischen Hemmung der nozizeptiven Afferenzen im Bereich der Hinterhörner des Rückenmarks führt (Dvorak et al. 1997). Weiterhin wird eine vor allem durch Gelenkmanipulation bewirkte Lösung eingeklemmter Schleimhautfalten, artikulärer oder periartikulärer Adhäsionen diskutiert (Shekelle 1994). Die Auswahl der erfolgversprechenden und risikoarmen Therapie beruht im Einzelfall auf einer Analyse der einzelnen Untersuchungsbefunde aus den drei Ebenen Schmerz, Funktion und Struktur (Dvorak et al. 1997).

Bei zervikogenem Kopfschmerz durch segmentale Dysfunktion mit eingeschränktem oder aufgehobenem Gelenkspiel ist erstes Ziel manueller Therapie die Beseitigung der Blockierungen und der damit verbundenen Nozireaktion, die mittelbar oder unmittelbar zum Kopfschmerz führen. Bei rezidivierender Blockierung trotz wiederholter manueller Therapie, bei Hypermobilität oder struktureller Läsion mit Kontraindikation für mobilisierende Techniken (►s. u.) sind primär stabilisierende Maßnahmen durch Verbesserung der Muskelfunktion mit oder ohne Einsatz von Trainingsgeräten indiziert.

Die Auswahl der geeigneten manuellen Therapiemethode und die Indikation zur Kombination mit medikamentöser oder Injektionstherapie wird wesentlich vom Krankheitsstadium bestimmt. Im *Akutstadium* mit ausgeprägtem Reizzustand von Gelenk und Weichteilen sind oft nur manuelle Traktionen und Weichteiltechniken indiziert, in dieser Phase liegt deshalb auch die Domäne der begleitenden medikamentösen Therapie oder Injektionstherapie.

Mobilisationen und vor allem Manipulationen sind besonders im subakuten Stadium nach Abklingen der Weichteil- und Gelenkreizung indiziert. Bei subakuten und chronischen Verläufen spielt die medizinische Trainingstherapie zur Behandlung chronisch funktionsgestörter Muskulatur eine wesentliche Rolle. Die komplexe Differenzialdiagnostik und das häufige Vorkommen kombinierter Kopfschmerzformen erfordern vor allem bei chronischem Verlauf ein interdisziplinäres Vorgehen. Multimodale Konzepte analog zur Rückenschmerztherapie treten in den Vordergrund. Zur Prävention werden verhaltensmedizinische Maßnahmen eingesetzt.

Im chronischen Stadium ist die Indikation zur alleinigen manuellen Therapie besonders kritisch zu prüfen. Hier stehen stabilisierende Elemente aus dem Bereich der Physiotherapie und die medizinische Trainingstherapie im Vordergrund.

Die Behandlung der oberen Halswirbelsäule ist entsprechend der pathophysiologischen Grundlagen des zervikogenen Kopfschmerzes von besonderer Bedeutung. Im Rahmen funktioneller Zusammenhänge (»Verkettungen«) bedürfen aber auch andere Regionen, vor allem die benachbarten Hals- und Brustwirbelsäulensegmente mit Costotransversalgelenken, der Mitbehandlung.

Osteopathie/osteopathische Medizin

Die Osteopathie bzw. osteopathische Medizin beinhaltet eine umfassende manuelle Diagnostik und Therapie von Fehlfunktionen am Bewegungssystem, den inneren Organen und am Nervensystem. Die Praxis der Osteopathie oder der osteopathischen Medizin (Bezeichnung in den USA) ist von Land zu Land sehr unterschiedlich. Es ist nicht einheitlich definiert, was einen Therapeuten zum Osteopathen macht. Diese Tatsache spiegelt sich national und international in einer Vielzahl ärztlicher und nichtärztlicher osteopathischer Gesellschaften und in einer uneinheitlichen Ausbildung wider. Der Begriff (osteon = Knochen; pathos = Leiden) geht auf den Amerikaner Andrew Taylor Still zurück, der in den USA Ende des 19. Jahrhunderts Wirbelsäule und Knochen eine Schlüsselrolle bei allen Erkrankungen zuschrieb. Die mechanische Beseitigung von »Fehlstellungen« wurde als Universaltherapie betrachtet.

In Deutschland werden im Rahmen des Begriffes »Osteopathie« vielfach bekannte diagnostische und therapeutische Verfahren aus der manuellen Medizin verwendet, die um zusätzliche Verfahren, Konzepte und Anschauungen ergänzt werden: 1997 wurde die Deutsche Gesellschaft für Osteopathische Medizin (DGOM) gegründet, die chirotherapeutisch erfahrene Ärzte nach dem amerikanischen Standard ausbildet: Fast alle Methoden der osteopathischen Medizin sind als »weich« einzustufen. Durch sog. *Muskelenergietechniken* werden mittels gezieltem Muskelzug und geführten Bewegungen Fehlfunktionen der Gelenke behoben. Andere Techniken beschäftigen sich mit den Muskelhüllen (sog. Faszien = *myofasziale Techniken*) bzw. schmerzhaften Muskel- und Sehnenpunkten, die durch spezielle Lagerung entspannt und aufgelöst werden (*Counterstrain-Technik*).

Bei der *viszeralen Osteopathie* werden Spannungsänderungen an inneren Organen ertastet und behandelt. Innere Organe sind beweglich und durch Faszien und Bänder befestigt. Bei Bewegungsstörungen kann die Funktion der inneren Organe selbst oder reflektorisch auch die Funktion des Bewegungsapparates beeinträchtigt werden. Die *kraniosakrale Technik* setzt voraus, dass sich die Schädelknochen in einem bestimmten Rhythmus untereinander bewegen. Ursache ist demnach die Zirkulation der Gehirnflüssigkeit vom Gehirn über das Rückenmark bis zum Steißbein. So untersucht der Therapeut die Beweglichkeit der verschiedenen Schädelknochen untereinander und zusätzlich die Beweglichkeit des Steißbeins. Eventuelle Fehlfunktionen werden therapiert. Im Alltag werden sog. manuelle und osteopathische Techniken häufig in Kombination verwendet.

Berufsübergreifende Zusammenarbeit

Eine erfolgreiche Therapie bedarf in den meisten Fällen der Zusammenarbeit zwischen Arzt und Physiotherapeut. Um Physiotherapie effektiv im Sinne von Schmerzlinderung und Funktionsverbesserung, aber auch kostenbewusst einzusetzen, sind Kooperation und Kommunikation zwischen verordnendem Arzt und behandelndem Physiotherapeuten essentiell.

Der Alltag konfrontiert den Physiotherapeuten häufig mit einer für die Therapieplanung unzureichenden Verordnung des Arztes. So beschränkt sich die Diagnose oft auf Begriffe wie »HWS-Syndrom« oder »Kopfschmerz«. Auch die Spezifizierung der verordneten Behandlung bleibt häufig ungenau. Dadurch wird der Physiotherapeut mit einem wesentlichen Teil der Diagnostik und Therapieplanung allein gelassen. Der ärztliche Verantwortungsbereich wird unzulässig delegiert. Eine weitere Folge ist, dass das vorliegende Rezept bis zum nächsten Arztbesuch nur »abgearbeitet« wird, ohne dass der Therapeut erforderliche Anpassungen der Behandlung bei unerwartet schneller Besserung, Beschwerdepersistenz oder sogar Verschlechterung vornehmen kann. Die gebräuchlichen Rezeptformulare lassen eine ausführliche Verordnung unter o. g. Kriterien kaum zu. Telefonische Rücksprachen zwischen Arzt und Therapeut sind natürlich möglich, scheitern aber meistens an den Realitäten des Praxisalltags.

Eine ideale Lösung können regelmäßige, persönliche Zusammenkünfte darstellen, um Diagnose, Therapiekonzept und allgemeine Informationen auszutauschen. Dazu gehören auch Kriterien für eine vorzeitige Wiedervorstellung beim Arzt. Gemeinsame Gespräche bzw. Konferenzen, wie sie im Klinikalltag angestrebt werden, sind in der ambulanten Versorgung zwischen in der Regel räumlich getrennten Praxen kaum realisierbar. Ideal ist die enge räumliche und organisatorische Verknüpfung von Physiotherapie mit ärztlicher Diagnostik und Therapie.

Komplikationen

! Komplikationen im zeitlichen Zusammenhang mit manueller Therapie an der Halswirbelsäule sind angesichts von jährlich ca. 14 Mio. Manipulationen allein bei gesetzlich Versicherten in Deutschland extrem selten und betreffen nur die Manipulation (Schilgen et al. 1997).

Im Vordergrund stehen immer wieder Läsionen der Halsarterien. Die Häufigkeit schwerer neurologischer Komplikationen durch Läsionen der Halsarterien im zeitlichen Zusammenhang mit Manipulationen an der Halswirbelsäule wird auf 1 Fall pro 1 Mio. Behandlungen geschätzt. Zum Vergleich führt die häufig alternativ eingesetzte Behandlung mit nicht-steroidalen Antiphlogistika, in 1 auf 1000 Fällen zu schwerwiegenden gastrointestinalen Komplikationen (Hurwitz 1996).

! Der zeitliche Zusammenhang zwischen manueller Therapie und Gefäßläsion sagt nichts aus über den ursächlichen Zusammenhang (Schilgen et al. 2004). Nach dem heutigen Erkenntnisstand der medizinischen Wissenschaft gibt es keinen Beleg, dass eine sachgerecht durchgeführte Manipulation an der Halswirbelsäule eine Dissektion gesunder hirnversorgender Halsgefäße primär verursacht (Graf-Baumann u. Ringelstein 2004).

Allerdings können konstitutionelle Faktoren zu einer Spontandissektion der Halsarterien ohne adäquate Traumatisierung führen. Es handelt sich um eine idiopathische Erkrankung, die in Deutschland mindestens 3000 Patienten pro Jahr betrifft. Die Gefahr für den Manualmediziner liegt darin, dass der Patient mit Spontandissektion Symptome aufweisen kann, die eine Indikation zur manuellen Therapie vortäuschen können.

Als Warnsymptome auf eine bereits bestehende Dissektion gelten u. a. (Graf-Baumann und Ringelstein 2004):

Warnsymptome

- Akuter Nacken-Hinterkopf-Schmerz ohne erkennbare Ursache, evtl. verbunden mit einem ein- oder doppelseitigen Rissgefühl im Nackenbereich
- Pulssynchroner Schmerz
- Pulsierender Tinnitus
- Symptome eines Horner-Syndroms (Ptosis, Miosis)
- Akut aufgetretene Doppelbilder
- Spontannystagmus
- Einseitige Parese beim Herausstrecken der Zunge
- Ungeklärte Schluckstörungen

Kontraindikationen für manuelle Therapie im Zusammenhang mit strukturellen Läsionen der Halswirbelsäule bestehen in folgenden Fällen (nach Metz 2003):

- Kopfschmerz durch posttraumatische Instabilität: Frakturen, diskoligamentäre Instabilität
- Entzündungen: Im akuten Stadium ist manuelle Therapie in der Regel kontraindiziert (z. B. Grisel-Syndrom, chronische Polyarthritis mit Kopfgelenk- oder HWS-Beteiligung, Spondarthritis)
- Die entzündlich aktivierte Spondylarthrose der kleinen Wirbel- bzw. Kopfgelenke, ein häufiger Grund für Nacken- und Kopfschmerzen vor allem des älteren Menschen. Hier wird im Akutstadium antiphlogistisch wie alle Entzündungen behandelt: Ruhe, Kälte, analgetische und antiphlogistische sowie muskelrelaxierende Therapie, ggf. unterstützt durch Injektionen. Im subakuten Stadium können dann aber Traktionen, Mobilisationen und eventuell Manipulationen wirksam sein. Gleiches gilt für synovialitische Mitreaktionen im Gelenkbereich C2/3 (bei oder nach Infekten, Sinusitiden etc.)
- Os odontoideum: Beim Os odontoideum handelt es sich um eine fehlende Verschmelzung von Dens axis und Corpus. Die Ätiologie ist unklar. Diskutiert werdenu. a. ein kongenitaler Defekt oder eine Fraktur im Bereich der Synchondrose im Kleinkindalter. Die damit verbundene Instabilität stellt eine Kontraindikation für manuelle Therapie dar. Das Os odontoideum ist in der Regel nur durch eine Röntgenfunktionsaufnahme zu erkennnen
- »Anteflexions- oder Schulkopfschmerz« (Gutmann 1981): Auslöser ist die längere Flexionshaltung des Kopfes (Lesen, Schreiben, Handarbeiten, Zahnärzte, Computerarbeit). Als Ursache wird eine konstitutionsbedingte (eventuell traumatische) Überlastung des Bandapparates zwischen Atlas und Axis vermutet. Hier ist manuelle-Therapie im Segment C1/2 kontraindiziert. Therapeutisch stehen verhaltensmedizinische Maßnahmen im Vordergrund (Vorbeugehaltung des Kopfes meiden, Ergonomie am Arbeitsplatz, schräge Tischplatte)

Evidenzbasierte Medizin

Beim Rückenschmerz wurde keine andere Methode wissenschaftlich so häufig untersucht wie die Manipulation als ein Verfahren der manuellen Therapie (Meeker 1996). Für die Behandlung von Kopfschmerzen durch manuelle Therapie liegen nur wenige Studienergebnisse vor. Bei den vorhandenen Studien fehlen häufig exakte diagnostische Kriterien zur Charakterisierung der behandelten Patienten.

Das Problem der oft kritisierten Qualität von Studien zur manuellen Therapie gilt gleichermaßen für alle Studien, die die Wirksamkeit nicht-medikamentöser Therapieverfahren prüfen. Wissenschaftliche Studien zur Wirksamkeit manueller Therapie haben spezifische Probleme. Echte Placebos im Vergleich zur manuellen Therapie fehlen. Kontrollgruppen ohne jede Behandlung sind selten. Darüber hinaus vergleichen die meisten Studien manuelle Therapie mit anderen, möglicherweise ebenfalls wirksamen Behandlungsformen, die aber dadurch den positiven Therapieeffekt von manueller Therapie verschleiern.

Hurwitz und Mitarbeiter (1996) erstellten eine Metaanalyse zur Effizienz von Mobilisation und Manipulation bei Nacken- und Kopfschmerzen. Auch wenn Therapieeffekte beim akuten Nackenschmerz als auch beim Kopfschmerz nachweisbar sind, fehlen auch hier standardisierte diagnostische Kriterien zur Charakterisierung der einbezogenen Kopfschmerzpatienten.

Der Cochrane Review von Gross et al. (2004) untersucht die Wirksamkeit einer manualmedizinischen Mobilisation und/oder Mobilisation bei Funktionsstörungen der Halswirbelsäule mit oder ohne Kopfschmerz. Schmerzreduktion und Funktionsverbesserung werden bei subakuten und chronischen Patienten demnach durch multimodale Konzepte, die neben der manuellen Therapie auch aktive Bewegungsübungen umfassen, erreicht. Dabei findet sich im Vergleich manualmedizinischer Techniken keine Überlegenheit der Manipulation zur Mobilisation.

Jull und Mitarbeiter (2002) untersuchten 200 Probanden mit chronischem zervikogenem Kopfschmerz nach den Kriterien von Sjastaad et al. im Rahmen einer kontrollierten und prospektiven Studie. Neben einer Kontrollgruppe ohne Therapie wurde die erste Therapiegruppe manualmedizinisch mit Manipulationen und Mobilisationen, die zweite Gruppe mit Ausdauertraining und Dehnungsübungen für die Schulter – Nacken – Muskulatur behandelt. In der dritten Gruppe wurden manuelle Therapie und Training am selben Tag kombiniert. 12 Monate nach Therapiebeginn waren alle 3 Therapiegruppen gleichermaßen effektiv bezüglich der erreichten Schmerzreduktion.

18.5 Fazit

- Der zervikogene Kopfschmerz ist ein relevantes Problem in der Schmerztherapie. Er tritt mit einer bevölkerungsbezogenen Prävalenz von ca. 2,5% auf; unter allen Patienten, die wegen Kopfschmerzen in Behandlung sind, macht er ca. 14–18% aus.
- Pathoanatomische Grundlage des zervikogenen Kopfschmerzes ist die Konvergenz zervikaler und trigeminaler Afferenzen, die im zentralen Nervensystem zu dem Phänomen des übertragenen Schmerzes führen (»referred pain«).
- Der zervikogene Kopfschmerz ist typischerweise, aber nicht immer, halbseitig. Er kann durch aktive oder passive Untersuchungen der oberen HWS reproduzierbar ausgelöst werden. Vegetative Störungen können als Begleitsymptome auftreten, so dass manchmal eine differenzialdiagnostische Abgrenzung zu idiopathischen Kopfschmerzen (insbesondere zur Migräne und zur Hemicrania continua) schwierig ist.
- Die Diagnose eines zervikogenen Kopfschmerzes wird ausschließlich über die Anamnese, die manualmedizinische Untersuchung und den Ausschluss anderer neurologischer Erkrankungen gestellt. Bildgebende Untersuchungen sind primär nicht indiziert. Basis ist das konventionelle Röntgenbild mit seitlichen Funktionsaufnahmen in Flexion und Extension.
- Die Behandlung des zervikogenen Kopfschmerzes erfolgt in erster Linie durch manuelle Therapie allein oder in Kombination mit Trainingstherapie und auch Injektionen. Eine vorübergehende medikamentöse Akutbehandlung mit nicht-steroidalen Antirheumatika (NSAR) und/oder Tetrazepam – maximal über 4 Wochen – kann sinnvoll sein. Sehr selten muss eine medikamentöse Schmerzprophylaxe mit einem trizyklischen Antidepressivum durchgeführt werden (z. B. Amitriptylin 75 mg abends). Eine Wirksamkeit von Botulinumtoxin ist nicht nachgewiesen.
- Die Prognose des zervikogenen Kopfschmerzes ist gut. Im chronischen Stadium besteht die primäre Indikation zu konservativen stabilisierenden Verfahren (Physiotherapie, medizinische Trainingstherapie).

Literatur

Anthony M (1985) Arrest of attacks of cluster headache by local steroid injection of the occipital. In: Clifford Rose F (ed) Migraine: clinical and research advances. Karger, Basel, S 168–173

Anthony M (2000) Cervicogenic headache: prevalence and response to local steroid therapy. Clin Exp Rheumatol 18:59–64

Anthony M (1992) Headache and the greater occipital nerve. Clin Neurol Neurosurg 94:297–301

Arlen A (1981) Biometrische Röntgenfunktionsdiagnostik der Halswirbelsäule. Z Orthop 119:577–82

Bartsch T, Goadsby PJ (2002) Stimulation of the greater occipital nerve induces increased central excitability of dural afferent input. Brain 125:1496–1509

Bogduk N (1982) The clinical anatomy of the cervical dorsal rami. Spine 7:319–330

Bogduk N (1997) Headache and the neck. In: Goadsby PJ, Silberstein, SD (eds) Headache. Butterworth-Heinemann, Oxford, S 369–381

Bogduk N (2001) Cervicogenic headache: anatomic basis and pathophysiologic mechanisms. Curr Pain Headache Rep 5:382–386

Bovim G, Sand T (1992) Cervicogenic headache, migraine without aura and tension-type headache. Diagnostic blockade of greater occipital and supra-orbital nerves. Pain 51:43–48

Bovim G, Sjaastad O (1993) Cervicogenic headache: response to nitroglycerin, oxygen, ergotamine, and morphine. Headache 33:249–252

Burstein R, Yamamura H, Malick A, Strassman AM (1998) Chemical stimulation of the intracranial dura induces enhanced responses to facial stimulation in brain stem trigeminal neurons. J Neurophysiol 79:964–982

Conradi S, Smolenski UC et al. (2003) Reliabilität der manualmedizinischen Tests bei Low Back Pain- (LBP) Patienten. Manuelle Medizin 41:272–78

D'Amico D, Leone M, Bussone G (1994) Side-locked unilaterality and pain localization in long-lasting headaches: migraine, tension-type headache, and cervicogenic headache. Headache 34:526–530

Dreyfuss P, Michaelsen M, Fletcher D (1994) Atlanto-occipital and lateral atlanto-axial joint pain patterns. Spine 19:1125–1131

Dvorak J, Panjabi MM, Grob D, Novotny JE, Antinnes JA (1993) Clinical validation of Functional Flexion/Extension Radiographs of the Cervical Spine. Spine 18:120–127

Dvorak J, Dvorak V, Schneider W, Spring H, Tritschler T (1997) Manuelle Medizin Diagnostik, 5. Aufl. Thieme, Stuttgart

Dvorak J, Dvorak V, Schneider W, Spring H, Tritschler T (1997) Manuelle Medizin Therapie, 3. Aufl. Thieme, Stuttgart

Evers S, Suhr B, Bauer B, Grotemeyer KH, Husstedt IW (1999) A retrospective long-term analysis of the epidemiology and features of drug-induced headache. J Neurol 246:802–809

Evers S, Rahmann A, Vollmer-Haase J, Husstedt IW (2002) Treatment of headache with botulinum toxin A - a review according to evidence-based medicine criteria. Cephalalgia 22:699–710

FIMM - Federation Internationals de Medecine Manuelle (1998) Das FIMM – Glossar. Manuelle Medizin 36:4–13

Frese A, Bartsch T (2003) Anatomische und neurophysiologische Grundlagen des zervikogenen Kopfschmerzes. In: Schilgen M, Evers S (Hrsg.) Zervikogener Kopfschmerz. Bertelsmann Stiftung, Gütersloh, S 19–37

Freund BJ, Schwartz M (2000) Treatment of chronic cervical-associated headache with botulinum toxin A: a pilot study. Headache 40:231–236

Fukui S, Ohseto K, Shiotani M, Ohno K, Karasawa H, Naganuma Y, Yuda Y (1996) Referred pain distribution of the cervical zygapophyseal joints and cervical dorsal rami. Pain 68:79–83

Gawel MJ, Rothbart PJ (1992) Occipital nerve block in the management of headache and cervical pain. Cephalalgia 12:9–13

Goadsby PJ, Knight YE, Hoskin KL (1997) Stimulation of the greater occipital nerve increases metabolic activity in the trigeminal nucleus caudalis and cervical dorsal horn of the cat. Pain 73:23–28

Graf-Baumann T, Ringelstein EB (2004) Qualitätssicherung, Aufklärung und Dokumentation in der Manuellen Medizin an der Wirbelsäule. Manuelle Medizin 42:141–170

Gross AR, Hoving JL, Haines TA, Goldsmith, CH Kay, T Aker, P Bronfort G (2004) A Cochrane Review of Manipulation and Mobilization for Mechanical Neck Disorders. Spine 29: 1541–1548

Gutmann, G (1981) Die Halswirbelsäule – die funktionsanalytische Röntgendiagnostik der Halswirbelsäule und der Kopfgelenke. In: Gutmann G (Hrsg.) Funktionelle Pathologie und Klinik der Wirbelsäule. Fischer, Stuttgart

Headache Classification Committee of the International Headache Society (1988). Classification and diagnostic criteria for headache disorders, cranial neuralgias and facial pain. Cephalalgia 8 (Suppl 7):1–92

Headache Classification Committee of the International Headache Society (2004) The International Classification of Headache Disorders. Cephalalgia 24:1–160

Helliwell PS, Evans PF, Wright V (1994) The straight cervical spine: Does it indicate muscle spasm? J Bone Joint Surg 19:1125–31

Hobson DE, Gladish DF (1997) Botulinum toxin injection for cervicogenic headache. Headache 37:253–255

Hurwitz EL, Aker PD, Adams AH, Meeker WC, Shekelle PG Manipulation and Mobilization of the Cervical Spine Spine 1996;21:1746–1759

Hurwitz EL, Aker PD, Adams AH, Meeker WC, Shekelle PG (1996) Manipulation and mobilisation of ther cervical spine: a systematic review of the literature. 21:1746–1759

Jull G, Trott P, Potter H, Zito G, Niere K, Shirley D, Emberson J, Marschner I, Richardson CA (2002) Randomized controlled trial of exercise and manipulative therapy for cervicogenic headache. Spine 27:1835–1843

Keidel M, Ramadan NM (2000) Acute posttraumatic headache. In: Olesen J, Tfelt-Hansen P, Welch KMA (eds) The headaches. Lippincott, Williams and Wilkins, Philadelphia, S 765–770

Keidel M, Neu I, Langohr HD, Göbel H. (1998) Therapie des posttraumatischen Kopfschmerzes nach Schädel-Hirn-Trauma und HWS-Distorsion. Schmerz 12:352–372

Kerr FW (1972) Central relationships of trigeminal and cervical primary afferents in the spinal cord and medulla. Brain Res 43:561–572

Lord SM, Barnsley L, Wallis BJ, Bogduk N (1994) Third occipital nerve headache: a prevalence study. J Neurol Neurosurg Psychiatry 57:1187–1190

Metz, EG (2002) FAC-Lehrmaterial Hals Schulter Arm. Springer, Berlin

Metz EG (2003) Manuelle Therapie bei zervikogenem Kopfschmerz. In: Schilgen M, Evers S (Hrsg.) Zervikogener Kopfschmerz. Bertelsmann Stiftung, S 88–101

Meyer ETH, Herrmann G, Pfaffenrath V, Pöllmann W, Auberger T (1985) Functional radiographs of the cranio-cervical regionand the cervical spine. Cephalgia 5:237–43

Nilsson N (1995) The prevalence of cervikogenic headache in a random population sample of 20–59 years olds. Spine 20:1884–1888

Pfaffenrath V, Kaube H (1990) Diagnostics of cervicogenic headache. Funct Neurol 5:159–164

Pfaffenrath V, Brune K, Diener HC, Gerber WD, Göbel H (1998) Behandlung des Kopfschmerzes vom Spannungstyp. Schmerz 12:156–170

Pfaller K, Arvidsson J (1988) Central distribution of trigeminal and upper cervical primary afferents in the rat studied by anterograde transport of horseradish peroxidase conjugated to wheat germ agglutinin. J Comp Neurol 268:91–108

Pollmann W, Keidel M, Pfaffenrath V (1997) Headache and the cervical spine: a critical review. Cephalalgia 17:801–816

Rasmussen BK (1995) Epidemiology of headache. Cephalalgia 15:48–68

Schepelmann K, Ebersberger A, Pawlak M, Oppmann M, Messlinger K (1999) Response properties of trigeminal brain stem neurons with input from dura mater encephali in the rat. Neuroscience 90:543–554

Scheurer S, Gottschall J, Groh V (1983) Afferent projections of the rat major occipital nerve studied by transganglionic transport of HRP. Anat Embryol (Berl) 167:425–438

Schilgen M, Graf-Baumann T (1997) Vertebralisläsion und Chirotherapie an der Halswirbelsäule: Praktische Konsequenzen. Manuelle Medizin 35:249–53

Schilgen M, Refisch A, Ringelstein EB (2004) Chirotherapie und Vertebralisläsion. Manuelle Medizin 42:103–107

Schnider P, Moraru E, Bittner C, Vigl M, Wöber C, Maly J et al. (2001) Physical therapy and botulinum toxin type A in patients with cervical associated headache according to IHS criteria: double-blind placebo-controlled study. Neurology 56 (Suppl 3):A349

Schoeps P, Pfingsten M, Siebert U (2000) Reliabilität manualmedizinischer Untersuchungstechniken an der Halswirbelsäule. Studien zur Qualitätssicherung in der manuellen Diagnostik. Z Orthop 138:2–7

Sessle BJ, Hu JW, Amano N, Zhong G (1986) Convergence of cutaneous, tooth pulp, visceral, neck and muscle afferents onto nociceptive neurones in trigeminal subnucleus caudalis (medullary dorsal horn) and its implications for referred pain. Pain 27:219–235

Shekelle PG (1994) Spine Update Spinal Manipulation. Spine 19:851–861

Sjaastad O, Fredriksen TA, Pfaffenrath V (1990) Cervicogenic headache: diagnostic criteria. Headache 30:725–726

Sjaastad O, Fredriksen TA, Pfaffenrath V (1998) Cervicogenic headache: diagnostic criteria. Headache 38:442–445

Sjaastad O, Fredriksen TA (2002) Cervicogenic headache: lack of influence of pregnancy. Cephalalgia 22:667–671

Smuts JA, Barnard PWA (2000) Botulinum toxin type A in the treatment of headache syndromes: a clinical report on 79 patients. Cephalalgia 20:332–337

Travell JG Simons DG (1998) Handbuch der Muskel-Triggerpunkte. Gustav Fischer, Lübeck Stuttgart Jena Ulm

Anhang: Differenzialdiagnostische Tabellen zu Schmerzen im Gesichts- und Kopfbereich

A.1 Vorbemerkungen – 248

A.2 Schmerzbereich: Auge – 248

A.3 Schmerzbereich: Ohr – 251

A.4 Schmerzbereich: Rachen – 254

A.5 Schmerzbereich: Nase – 255

A.6 Schmerzbereich: Zähne – Odontalgie – 256

A.7 Schmerzbereich: Mundhöhle – 257

A.8 Schmerzbereich: Gesicht, einschließlich präaurikulärer Bereich – 258

A.9 Schmerzbereich: Kieferwinkel – 260

A.10 Schmerzbereich: Kopf – Stirn, frontal – 261

A.11 Schmerzbereich: Kopf – Schläfe, temporal – 262

A.12 Schmerzbereich: Kopf – Scheitel, parietal – 263

A.13 Schmerzbereich: Kopf – Hinterhaupt/Nacken – 264

A.14 Warnzeichen für lebensbedrohliche Kopfschmerzen – 265

A.1 Vorbemerkungen

- Die nachfolgenden Tabellen sind für die schmerzbezogene Differenzialdiagnostik nach verschiedenen topographischen Bereichen im Gesichts- und Kopfbereich aufgestellt. Die Tabellen erheben ausdrücklich keinen Anspruch auf Vollständigkeit, sie sind vielmehr als Hilfe zur differenzialdiagnostischen Orientierung in der täglichen Praxis zu verstehen.
- Wenn möglich, wurde den entsprechenden Erkrankungen die Kodierung nach der derzeit gültigen Kopfschmerzklassifikation der IHS (2. Auflage 2003) zugeordnet.
- Psychosomatische Erkrankungen bzw. psychosoziale Einflussfaktoren sind stets in die diagnostischen Überlegungen mit einzubeziehen.
- Die Wahrnehmung des Schmerzortes entspricht nicht immer der eigentlichen Schmerzquelle (**heterotoper Schmerz**): es kann sich um übertragenen, projizierten bzw. zentral verursachten Schmerz handeln.

A.2 Schmerzbereich: Auge

► Kap. 11

Tab. 1. Schmerzbereich: Auge

Erkrankungen	(Leit-)Symptome, klinische Kriterien, Bemerkungen
Akutes Glaukom (Engwinkelglaukomanfall) (11.3.1)	– *Stärkste dumpfe Schmerzen im Augenbereich* – Visusreduktion – Hornhauttrübung – Pupille mittelweit und reaktionsgemindert – Bulbus palpatorisch hart – Gemischte Injektion → Gefahr irreversibler Nervenfaserdefekte mit Skotom bzw. Optikusatrophie
Brechungsfehler (11.3.2)	– *(Mäßiges) frontal betontes Kopf- bzw. Augendruckgefühl abhängig von konzentrierten Seh- bzw. Lesetätigkeiten* – Visusreduktion (Nähe/Ferne)
Heterophorie, Heterotropie (latentes oder manifestes Schielen) (11.3.3)	– *Abhängig von Sehtätigkeit in Auge bzw. Stirn ausstrahlender Kopfschmerz* – Evtl. Doppelbilder → Diagnose durch Abdecktest (Covertest) bei sonst freier Motilität; bei akutem Auftreten: DD akute Augenmuskelparesen (neurologische Erkrankung, Tumor, Aneurysma etc.)
Entzündliche Erkrankungen des Auges (11.3.4):	
a) Lid/Bindehaut/ Hornhaut	– *Oberflächlicher Augenschmerz* – Fremdkörpergefühl – Konjunktivale Injektion und evtl. Eiter (an Herpes [Dendriticafigur, HH-Sensibilität] und an HH-Ulkus [HH-Trübung und Substanzdefekt] denken) → Hornhautulkus: Perforationsrisiko
b) Uvea und Sklera	– *Dumpfer Druckschmerz im Auge (akute Endophthalmitis, nekrotisierende Skleritis)* – Ziliare Injektion – Miosis/Pupillenentrundung – Visusminderung

▼

((Fortsetzung))

Tab. 1. Schmerzbereich: Auge

Erkrankungen	(Leit-)Symptome, klinische Kriterien, Bemerkungen
Sinusitis der Siebbeinzellen, Stirnhöhle (11.5) und rhinosinugene Komplikationen: Periostitis, Subperiostalabszess, Orbitalphlegmone	– *Frontaler, in die Augen ausstrahlender Kopfschmerz* – Lokale Druckdolenz/Klopfschmerz (Röntgen/CT) → Orbitalphlegmone als »augenärztlicher Notfall«: Gefahr der Sinusvenenthrombose/Meningitis; Exophthalmus mit Lidschwellung und schmerzhafte Motilitätseinschränkung mit Fieber/Leukozytose (CT/MRT-Befund)
Clusterkopfschmerz (3.1)	– *Attacken heftigster Art, einseitig bohrender periorbitaler Schmerzen, v. a. nächtlich, periodisch* – Phasenweise gehäuftes Auftreten (Cluster) mit Phasendauer von 3–16 Wochen, meist 2 Perioden pro Jahr – Attackendauer 15–180 min, bis zu 8 Attacken pro Tag – Oft begleitet von Rhinorrhö, Ptosis und Miosis, konjunktivale Injektion, Gesichtsrötung, Schwitzen, Nasenkongestion, Lakrimation, Bewegungsdrang – Bulbus nicht verhärtet – Sehfähigkeit nicht eingeschränkt → Attacke durch Sauerstoff (bei 70%) oder Sumatriptan s.c. zu beseitigen
Chronisch paroxysmale Hemikranie (3.2)	– *Stechende Schmerzen, streng einseitig und seitenkonstant, orbital/temporal, Ausstrahlung zum Ohr, Hals, Schulter* – Attackendauer 2–30 min, über 5 Attacken pro Tag, nadelstichartig – Begleitsymptome wie bei Clusterkopfschmerz → Durch Indometacin (3-mal 50 mg) vorbeugend behandelbar
SUNCT (Short-lasting unilateral neuralgiform attacks with conjunctival injection and tearing) (3.3)	– *Stechender, neuralgiformer Schmerz, streng einseitig, orbital/temporal* – Attacken von 5–240 sek Dauer, Frequenz: 3–200 Attacken pro h – Begleitsymptome: konjunktivale Injektion, Lakrimation am betroffenen Auge → Triggerung teilweise möglich durch längeres Reiben der Haut (Bereich V2) bzw. Auge – Kein Ansprechen auf Indometacin oder Carbamazepin
Zervikogener Kopfschmerz (11.2.1, modifiziert)	– *Schmerzmaximum/Ausstrahlung retroorbital und frontotemporal, i.d.R. einseitig* – Initialschmerz okzipital (über 80%) – Dauerschmerz mittlerer bis schwerer Intensität, nicht pulsierend – Durch aktive/passive Untersuchung der oberen HWS Schmerz reproduzierbar auszulösen – Optional vegetative Symptome – Segmentale Funktionsstörung C0/1 bis C2/3 → Besserung durch diagnostische Blockaden und manuelle Therapie
Trigeminusneuralgie (13.1)	– *Heftigste häufige kurzdauernde einseitige, auch ins Auge ausstrahlende Schmerzattacken (Sekundenbereich) im (häufig) 2./3. Trigeminusbereich* – Treten bis zu hunderten von Malen pro Tag auf – Durch Reize triggerbar: Berühren der Haut, Kauen, Sprechen, Rasieren etc. – Alter meist >60 Jahre → Ausschluss symptomatischer Formen durch Tumor, multiple Sklerose, Hirninfarkt – Spricht meist auf Carbamazepin an
Optikusneuritis (13.13)	– *Initial retrobulbärer Augenbewegungsschmerz* – Über Tage progrediente Visusminderung – Afferentes Pupillendefizit (Wechselbeleuchtungstest) – Farbentsättigung, Gesichtsfelddefekte, VEP (visuell evozierte Potenziale) Latenzverzögerung, evtl. Papillenschwellung (MRT)

((Fortsetzung))

Tab. 1. Schmerzbereich: Auge

Erkrankungen	(Leit-)Symptome, klinische Kriterien, Bemerkungen
Okuläre diabetogene Neuropathie (13.14)	– *Bis ins Auge ausstrahlender Schläfenkopfschmerz* – Diplopie durch isolierte Parese v. a. N. abducens oder N. oculomotorius → DD: Diabetesanamnese, sofortiger Ausschluss anderer Ursachen nötig (Tumor, Aneurysma etc.): im Gegensatz zu Tumor/Aneurysma keine Pupillomotorikstörung
Zoster ophthalmicus (13.15.1). Beachte auch postherpetische Neuralgie (13.15.2)	– *Starke bis ins Auge ausstrahlende Schmerzen im Trigeminus-1-Areal* – Konjunktivitis/Hautrötung, später typische Bläschen → Seltene Komplikation: akute retinale Nekrose! Wenn Nasoziliaris betroffen: (Hyposensibilität Hornhaut, Nasenspitze) erhöhtes Risiko okulärer Komplikationen! (Hornhautulkus, chron. Uveitis, akute retinale Nekrose, Optikusneuritis)
Pseudotumor orbitae (allg.) Unterformen: – Skleritisch – Dacryoadentitisch – Myositisch	– *Akuter schmerzhafter Exophthalmus* – Oft (nicht immer) Diplopie – Konjunktivale Injektion, Lidschwellung → Ausschlussdiagnose: DD Lymphom, Tumor, Abszess, Phlegmone, Mukormykose mittels CT/MRT, Blutbild, ggf. Biopsie – Ansprechen auf Kortison
Tolosa-Hunt-Syndrom (13.16)	– *Heftigster retro-/periorbitaler Schmerz* – Mehr oder weniger vollständige Augenmuskellähmung durch Parese N. III (mit/ohne Pupillenstörung), IV und VI → Steroidsensibilität innerhalb von 72 h, hohe Wirksamkeit von Prednisolon
Arteriitis temporalis (6.4.1)	– *Bis ins Auge ausstrahlender Schläfenkopfschmerz (ein- oder beidseitig)* – Druckempfindliche verdickte A. temporalis – Evtl. Kauschmerz, evtl. Amaurosis fugax oder Visusreduktion (Zentralarterienverschluss bzw. anteriore ischämische Optikusneuropathie), evtl. mit Polymyalgia rheumatica → BSG/CRP! (+ evtl. Biopsie), hohes Risiko kompletter bilateraler Erblindung, sofortige Kortisongabe!
Sinus-cavernosus-Fistel (6.3.3)	– *Schmerzhafte Ophthalmoplegie bei pulsierendem Exophthalmus mit Stauung der konjunktivalen und retinalen Gefäße* – Pulsierende Geräusche werden vom Pat. beschrieben – Diplopie durch Parese von Nn. III und VI → Angio-MRT-Befund; Komplikationen durch ischämische Ophthalmopathie, zerebrale Ischämie/Blutung
Hirnbasisaneurysmen	– *Evtl. über Jahre rezidivierende, in Augenregion ausstrahlende Kopfschmerzattacken* – Flüchtige Lähmungen je nach Lage v. a. N. III inkl. Pupillomotorik (A. cerebri post., A. carotis int., R. comm. post.) oder wechselnd Nn. III/IV/V1/IV (Kavernosussyndrom bei infraklin. Carotis-int.-Aneurysma) und/oder Gesichtsfelddefekte bei Optikus-/Chiasmakompression (R. comm. ant., A. carotis) → Risiko hinsichtlich Subarachnoidalblutung, je nach Lage Optikuskompression und Hirnnervenausfälle, Angio-MRT, Liquorpunktion
Sinus-cavernosus-Thrombose (6.6)	– *Frontaler, in Augenregion ausstrahlender Kopfschmerz, Erbrechen, Fieber, Schwellung über Stirn/Nasenrücken, i.d.R. bilateral* – progrediente Protrusio bulbi, konj. Injektion/Stauung, Stauung der retinalen Venen – Bulbusmotilitätseinschränkung bzw. Pupillomotorikstörung (Parese N. III, u.o.IV,u.o.VI), Sensibilitätsstörung N. V → Notfall! Liquorpunktion, BSG/CRP bei v. a. Sepsis

A.3 Schmerzbereich: Ohr

► Kap. 12

Nur ca. die Hälfte aller Ohrenschmerzen sind auf strukturelle Läsionen im Bereich des äußeren Ohres oder Mittelohres zurückzuführen!

A.3.1 Otogene Otalgie

Tab. 2. Otogene Otalgie

Erkrankungen	(Leit-)Symptome, klinische Kriterien, Bemerkungen
Äußeres Ohr	
Othämatom/Otserom	– *Schmerzhafte Schwellung und Fluktuation der lateral über dem Ohrmuschelknorpel gelegenen Haut* → Notfall
Entzündungen der Ohrmuschel/des äußeren Gehörgangs, Sonderformen:	
– Erysipel	– *Schmerzhafte Rötung und Schwellung der gesamte Ohrmuschel einschließlich des Ohrläppchens* → Notfall
– Perichondritis	– Sehr schmerzhafte Rötung und Schwellung des knorpeligen Ohrmuschelanteils ohne Beteiligung des Ohrläppchens
Cerumen obturans	– *Dumpfer (schmerzhafter) Ohrdruck* → Otoskopie
Verletzungen, Verbrennungen, Verätzungen	– *Lokalisationsabhängige Schmerzen am Ohr* → Notfall
Zoster oticus	– Schmerzhafte gruppierte Bläschen – Begleitende zervikale Lymphadenitis – Evtl. auch Fazialisparese
Mittelohr und Mastoid	
Traumatische Trommelfellperforation	– *Schmerzen im Ohr* → Otoskopie
Akute Otitis media	– *Stechende, klopfende Schmerzen im Ohr* – Gerötet, verdicktes Trommelfell geminderter Transparenz → Notfall
Akute Mastoiditis	– *Hochschmerzhafte, teigig-fluktuierende retroaurikuläre Schwellung* – Abstehende Ohrmuschel, Otorrhö, Mastoiddruckschmerz, Laborserologie mit erhöhten Entzündungsparametern – Osteolysen (Rö-Schüller) → Notfall
Seromukotympanon	– *Dumpfer (schmerzhafter) Ohrdruck, bei Kindern kurze Episoden von heftigen Ohrenschmerzen* → Otoskopie: Flüssigkeitsansammlung hinter dem Trommelfell, flache Tympanogrammkurve

((Fortsetzung))

Tab. 2. Otogene Otalgie

Erkrankungen	(Leit-)Symptome, klinische Kriterien, Bemerkungen
Chronische Otitis media (Cholesteatom)	– *Milde Schmerzen im Ohr* – Epitympanale Retraktion, weißliche Epithelschuppen – Kochenarrosion, teils Otorrhö
Barotrauma	– *Dumpfer bis stechender schmerzhafter Ohrdruck* – Rötung, ggf. Hämatom des Trommelfells, ggf. Hämatotympanon – Bei Abfall der Innenohrhörkurve oder Schwindel/Nystagmus: v. a. Ruptur der runden Fenstermembran → Notfall
Innenohr	
Entzündungen	– *Stechende, klopfende Schmerzen im Ohr (wie bei Mittelohrbeteiligung)* – Bei akuter Otitis media: Abfall der Innenohrhörkurve, Schwindel, Nystagmus (Labyrinthitis) → Notfall
Tumoren	– Langsam zunehmende Ohrenschmerzen

A.3.2 Nicht-otogene Otalgie

Tab. 3. Nicht-otogene Otalgie

Erkrankungen	(Leit-)Symptome, klinische Kriterien, Bemerkungen
Myoarthropathien des Kausystems	– *Dumpf drückend bzw. stechender, ziehender Schmerz vor dem (oder im) Ohr oder im Gesicht* – Schmerz meist einseitig bzw. seitenbetont, häufig bewegungs- und belastungsabhängig (u. a. Kauen, Gähnen) – Druckdolenz im Bereich des Kiefergelenkes bzw. der Kaumuskulatur – Tendenz zur Schmerzübertragung, u. a. in Zähne, Kopf, Nacken – Schmerz kann morgens sehr ausgeprägt sein und im Laufe des Tages abnehmen, oder auch umgekehrt
Akute Parotitis	– *In Ohrregion ausstrahlende schmerzhafte diffuse Schwellung der Drüse* – Hautrötung, ggf. Fluktuation – Rötung des Ausführungsgangs, mit Entleerung trüben Sekrets bei Massage der Drüse – Evtl. auch Fazialisparese → Abstrich
Nasennebenhöhlen-entzündungen	– *Im Bereich der Sinus bis in die Ohrregion ausstrahlende Schmerzen* → HNO-Status mit Nasenendoskopie, Sonographie, Röntgen oder ggf. CT der Nasennebenhöhlen, Abstrich
Erkrankungen der Zähne, des Parodonts bzw. der Kieferknochen	– Neben lokalen Schmerzen auch in die Ohrregion fortgeleitete Schmerzen ► Kap. 5 und 10
Entzündungen der Gl. submandibularis/sublingualis	► Akute Parotitis

((Fortsetzung))

Tab. 3. Nicht-otogene Otalgie

Erkrankungen	(Leit-)Symptome, klinische Kriterien, Bemerkungen
Tonsillitis (akute Angina tonsillaris)	– *Bis in die Ohrregion ausstrahlende oft stechende Schmerzen* – Beidseits geschwollene, hochrote Gaumenmandeln mit Belägen, Blutbild mit erhöhten Entzündungsparametern → Abstrich
Peri-/Retrotonsillarabszess	– *Schmerzen wie bei der akuten Angina tonsillaris* – Typische einseitige Rötung – Schmerzhafte Schwellung und Vorwölbung der Tonsille, des weichen Gaumens bzw. der lateralen Pharynxwand, reaktive Lymphadenitis colli, V. jugularis-Druckdolenz
Pharyngitis	– *Neben Rachen-/Halsschmerzen auch in die Ohrregion ausstrahlende Schmerzen* – Rötung und strangartige Hyperplasie der Pharynxschleimhaut (»Seitenstrangangina«), ggf. Streptokokkenschnelltest
Laryngitis	– *Neben ortsspezifischen Schmerzen auch in die Ohrregion ausstrahlende Schmerzen* – Stimmlippen gerötet, ödematös, teils mit Schleim- oder Fibrinauflagerungen
Tumoren	– *Neben ortsspezifischen Schmerzen auch in die Ohrregion ausstrahlende Schmerzen*
Infiltration des N. vagus durch Lungen-Ca. (13.12)	– In die Ohrregion ausstrahlende Schmerzen
Spezielle Neuralgien: Glossopharyngeus-neuralgie (13.2.), Intermediusneuralgie (13.3), N. laryngeus superior-Neuralgie (13.4)	► Kap. 9 sowie Abschn. 12.2.5

A.4 Schmerzbereich: Rachen

► Kap. 12

Tab. 4. Schmerzbereich: Rachen

Erkrankungen	(Leit-)Symptome, klinische Kriterien, Bemerkungen
Pharyngitis	– Kratzen bzw. *schmerzhaftes Brennen* im Rachen/Hals – Rötung und strangartige Hyperplasie der Pharynxschleimhaut (»Seitenstrangangina«) → Ggf. Streptokokkenschnelltest
Tonsillitis	– *Schluckschmerzen in Gaumen- bzw. Rachenregion* – Beidseits geschwollene, hochrote Gaumenmandeln mit Belägen – Blutbild mit erhöhten Entzündungsparametern → Abstrich
Peri- und Retrotonsillarabszess	– *Schmerzen wie bei der akuten Angina tonsillaris* – Zusätzlich typische einseitige Rötung, schmerzhafte Schwellung und Vorwölbung der Tonsille, des weichen Gaumens bzw. der lateralen Pharynxwand – Reaktive Lymphadenitis colli, V.-jugularis-Druckschmerz
Neuralgien: u. a. Glossopharyngeusneuralgie (13.2), N. laryngeus-superior-Neuralgie (13.4)	► Kap. 9
Dissektion der Halsarterien (6.5.1), oft mit dem klinischen Bild einer Karotidynie	– *Akuter Nacken-, Hinterkopf-, Halsschmerz (»Peitschenschlag«), z. T. mit Ausstrahlung in Kieferwinkel, Gesichtsseite* – Anhaltend und üblicherweise einseitig (ipsilat. zur betroffenen Arterie), pulssynchroner Schmerz – Oft mit Horner-Syndrom oder pulsierendem Tinnitus, ungeklärte Schluckstörungen → Notfall! Doppler/MRT-Befund
Eagle-Syndrom (Proc. styloideus) (13.19)	– *Unspezifische Schmerzen auch im Rachenbereich* – Palpationsbefund in der Tonsillenloge mit Auslösen der typischen einseitigen neuralgischen Beschwerden: Punctum maximum in Tonsillenloge und hinter dem Kieferwinkel, Ausstrahlung: Ohr und Schläfenregion → Röntgenbefund: verlängerter Proc. styloideus
Tumoren	– *Langsam zunehmende Schmerzen und Begleitsymptome*

A.5 Schmerzbereich: Nase

► Kap. 12

Tab. 5. Schmerzbereich: Nase

Erkrankungen	(Leit-)Symptome, klinische Kriterien, Bemerkungen
Nasenfurunkel	– *Lokaler Schmerz je nach Lage, Vena angularis-Druckschmerz* → Notfall! Cave: Sinusthrombose
Rhinosinusitis	– *Neben dumpfem, pochend-drückendem Nasen-/Nasennebenhöhlenschmerz auch vielfach Schmerzübertragungen* → HNO-Status mit Nasenendoskopie, Sonographie, Röntgen oder ggf. CT der Nasennebenhöhlen, Abstrich
Perichondritis des Nasengerüsts	– *Lokaler Nasenschmerz*
Erysipel	– *Brennender juckender Nasenschmerz*
Dermatomykose	– *Lokaler Schmerz*
Sarkoidose	– *Lokaler Schmerz*
Lupus erythematodes	– *Lokaler Schmerz*
Nasoziliaris-Neuralgie (Charlin-Syndrom) (13.5)	– *Anfallsartiger Schmerz im medialen Augenwinkel und Nasenrücken mit Stirnrötung, entspr. Triggerzonen* – Nasenschleimhautschwellung, einseitige Rhinitis, Konjunktivitis, einseitigem Tränenfluss → Lokalanästhesie im Nasendom unterbricht die Schmerzattacke

A.6 Schmerzbereich: Zähne – Odontalgie

Tab. 6. Schmerzbereich: Zähne – Odontalgie

Erkrankungen	(Leit-)Symptome, Bemerkungen
Odontogener Zahnschmerz:	
Erkrankungen der Zähne, der Parodontien, der Kieferknochen	► Kap. 5
Nicht-odontogener Zahnschmerz:	
– Myoarthropathisch	► Kap. 6 und 7
– Sinusnasenschleimhautbezogen	– U. a. bei Rhinosinusitis
– Neuropathisch	– Z. B. Trigmeminusneuralgie, Herpes zoster
– Neurovaskulär	– U. a. »Migräne-Zahnschmerz«: Migräneschmerzen können teilweise oder ausschließlich im Gesicht, in den Zähnen oder im Unterkiefer lokalisiert sein. Ferner »Karotidynie«: ausstrahlende Schmerzen einer Halsseite, druckempfindliche A. carotis, meist Ausstrahlung in Molarenbereich, oft als Folge einer Dissektion
– Kardiogenbedingt	– *Tiefer, diffuser Zahnschmerz, mitunter pulsierend, Schmerz verstärkt bei körperlicher Anstrengung oder Bewegung* – Assoziiert mit Brustschmerz, vorderer Hals- bzw. Schulterschmerz – Symptome des Zahnschmerzes nehmen bei Einnahme von Nitroglyzerin ab
Atypische Odontalgie (13.18.4)	– *Kontinuierlicher Schmerz im Bereich der Zähne bzw. nach Extraktion in entsprechenden Abschnitten des Alveolarkamms* – Nicht begleitet von sensiblen Defiziten oder anderen Befunden → Untersuchungen einschließlich Röntgen zeigen keine relevanten pathologischen Befunde
Durch zentrale Prozesse bedingter Zahnschmerz	– Diffuse Lokalisation

A.7 Schmerzbereich: Mundhöhle

Tab. 7. Schmerzbereich: Mundhöhle

Erkrankungen	(Leit-)Symptome/Bemerkungen
Mundschleimhauterkrankungen: u. a. entzündlich, traumatisch, systemisch, allergisch, tumorös bedingt	► Kap. 10
Erkrankungen der Zähne, der Parodontien: Entzündungen, Traumata, odontogene Tumoren	► Kap. 5
Erkrankungen der Kieferknochen: Entzündungen, Traumata, Zysten, Neoplasien	► Kap. 10
Erkrankungen des (submukösen) Weichgewebes (Speicheldrüsen, Blut-/Lymphgefäßsystem, Muskulatur ...): Entzündungen, Traumata, Zysten, Neoplasien	► Kap. 10
Vaskulärer orofazialer Schmerz	– *Stark pochender, episodischer, unilateraler Schmerz, Dauer: Minuten bis Stunden, auch über einige Tage* – Verschiedene autonome Begleitsymptome – Ab 40.–50. Lebensjahr, häufiger Frauen – »Migräneschmerzen« können teilweise oder ausschließlich im Gesicht, in den Zähnen oder im Unterkiefer lokalisiert sein
Burning-mouth-Syndrom bzw. Glossodynie (13.18.5)	► Kap. 9

A.8 Schmerzbereich: Gesicht, einschließlich präaurikulärer Bereich

Tab. 8. Schmerzbereich: Gesicht, einschließlich präaurikulärer Bereich

Erkrankungen	(Leit-)Symptome, klinische Kriterien, Bemerkungen
Erkrankungen der Zähne, der Parodontien bzw. Kiefer (11.6)	► Kap. 5 und 10
Erkrankungen der Kiefergelenke/Myoarthropathien (11.7)	– *Dumpf drückend bzw. stechender, ziehender Schmerz vor dem (oder im) Ohr oder im Gesicht* – Schmerz meist einseitig bzw. seitenbetont, häufig bewegungs- und belastungsabhängig (Kauen, Gähnen u. a.) – Druckdolenz im Bereich des Kiefergelenkes bzw. der Kaumuskulatur – Tendenz zur Schmerzübertragung, u a. in Zähne, Kopf, Nacken – Schmerz kann morgens sehr ausgeprägt sein und im Laufe des Tages abnehmen, oder auch umgekehrt
Rhinosinusitis (11.5)	– *Neben dumpfem, pochend-drückenden Nasen- bzw. Nasennebenhöhlenschmerz vielfach diffuser, in verschiedene Regionen ausstrahlender Schmerz* → HNO-Status mit Nasenendoskopie, Sonographie, Röntgen oder ggf. CT der Nasennebenhöhlen, Abstrich
Spannungskopfschmerz (2.x)	– *Meist bilateral, aber auch unilateral oder wechselnd, seltener (bi-)frontal/temporal* – Dauer: episodisch: 30 min bis 7 Tage; chronische Form: mehr als 15 Tage pro Monat – Moderater Schmerz, dumpf-drückender Charakter (nicht pulsierend), »Helm«-Gefühl – Fehlende vegetative Symptome, Phono- oder Photophobie möglich – Kein Ruhebedürfnis, nicht durch körperliche Anstrengung verstärkt – HWS-Funktion frei
Trigeminusneuralgie (klassisch, symptomatisch) (13.1.1., 13.1.2)	– *Heftigste häufige kurzdauernde einseitige Schmerzattacken (Sekundenbereich) im (häufig) 2./3. Trigeminusbereich* – Treten bis zu hunderten von Malen pro Tag auf – Attacken durch Reize triggerbar: Berühren der Haut, Kauen, Sprechen, Rasieren etc. – Alter meist >60 Jahre → Ausschluss symptomatischer Formen durch Tumor, multiple Sklerose, Hirninfarkt – Spricht zumeist auf Carbamazepin an
Trigeminale Neuropathie in Verbindung mit Sklerodermie, Sjögren-Syndrom, Mischkollagenosen, system. Lupus erythematodes, Dermatomyositis, rheumatoide Arthritis	– *Unspezifische Schmerzen im Ausbreitungsgebiet*
Akuter Herpes zoster (13.15.1) bzw. postherpetische Neuralgie (13.15.2)	– *Meist undulierender brennender Schmerz im Versorgungsgebiet des Trigeminus oder dessen Äste, Schmerz geht den herpetischen Effloreszenzen weniger als 7 Tage voran* – Herpetische Effloreszenzen im Versorgungsgebiet des entsprechenden Nerven – Narbige Hautveränderungen, Pigmentanomalien, Hypästhesie/Hypalgesie im entsprechenden Versorgungsgebiet (insbesondere bei postherpetischer Neuralgie)

▼

((Fortsetzung))

Tab. 8. Schmerzbereich: Gesicht, einschließlich präaurikulärer Bereich

Erkrankungen	(Leit-)Symptome, klinische Kriterien, Bemerkungen
Vaskulärer orofazialer Schmerz	– *Stark pochender, episodischer, unilateraler Schmerz, Dauer: Minuten bis Stunden, auch über einige Tage* – Autonome Begleitsymptome möglich – Ab 40.–50. Lebensjahr, häufiger bei Frauen – »Migräneschmerzen« können teilweise oder ausschließlich im Gesicht (»facial migraine«), in den Zähnen oder im Unterkiefer lokalisiert sein
Anhaltender idiopathischer Gesichtsschmerz (sog. atypischer Gesichtsschmerz) (13.18.4)	– *Einseitiger, schlecht lokalisierbarer Schmerz im Gesichtsbereich* – Überwiegend kontinuierlich vorhandener Schmerz, täglich/über den ganzen Tag hinweg – Keine Gefühlsstörungen, keine begleitenden autonomen Symptome – Apparative Untersuchungen unauffällig – Oft nach invasiven Eingriffen im Gesichtsbereich
Zentrale Ursachen von Gesichtsschmerzen u. a.: – Anaesthesia dolorosa (13.18.1) – Schmerz nach Hirninfarkt (13.18.2) – Zurückzuführen auf multiple Sklerose (13.18.3)	– *Einseitig persistierende Schmerzen und Dysästhesien (bei MS: ein- oder beidseitig, mit und ohne Dysästhesien)* – Bei Anaesthesia dolorosa oft in Zusammenhang mit chirurgischem Eingriff am Ganglion gasseri – Bei Hirninfarkt zentrale vaskuläre L äsion – Bei MS MRT-gestützter Nachweis demyelin. Läsion
Schmerz verursacht durch Kompression, Irritation, Distorsion eines Hirnnerven (z. B. Tumoren, Aneurysmen, Osteomyelitis der Schädelknochen) oder einer der oberen zervikalen Wurzeln durch strukturelle Läsion (13.12)	– I.d.R. anhaltende, über die Zeit oft zunehmende Schmerzen
Tumore (lokal) bzw. Übertragungsschmerz von Tumoren aus anderen Bereichen (z. B. nasopharyngeale Karzinome, Meningeom)	– I.d.R. anhaltende, über die Zeit oft zunehmende Schmerzen

A.9 Schmerzbereich: Kieferwinkel

Tab. 9. Schmerzbereich: Kieferwinkel

Erkrankungen	(Leit-)Symptome, klinische Kriterien, Bemerkungen
Myoarthropathien	– *Dumpf drückend bzw. stechender, ziehender Schmerz vor dem (oder im) Ohr oder im Gesicht* – Schmerz meist einseitig bzw. seitenbetont, häufig bewegungs- und belastungsabhängig (Kauen, Gähnen u. a.) – Druckdolenz im Bereich des Kiefergelenkes bzw. der Kaumuskulatur – Tendenz zur Schmerzübertragung, u. a. in Zähne, Kopf, Nacken – Schmerz kann morgens sehr ausgeprägt sein und im Laufe des Tages abnehmen, oder auch umgekehrt
Tonsillitis	– *Schluckschmerzen in Gaumen- bzw. Rachenregion* – Beidseits geschwollene, hochrote Gaumenmandeln mit Belägen – Blutbild mit erhöhten Entzündungsparametern → Abstrich
Pharyngitis	– *Kratzen bzw. schmerzhaftes Brennen im Rachen bzw. Hals* – Rötung und strangartige Hyperplasie der Pharynxschleimhaut (»Seitenstrangangina«) → Ggf. Streptokokkenschnelltest
Peri- und Retrotonsillarabszess	– *Schmerzen wie bei der akuten Angina tonsillaris* – Zusätzlich typische einseitige Rötung, schmerzhafte Schwellung und Vorwölbung der Tonsille, des weichen Gaumens bzw. der lateralen Pharynxwand – Reaktive Lymphadenitis colli, V.-jugularis-Druckschmerz
Erkrankungen der Speicheldrüsen (insbesondere Gdl. parotis, Gdl. submandibularis)	► Kap. 10
Neuralgien: Glossopharyngeusneuralgie (13.2), N.laryngeus-superior-Neuralgie (13.4)	► Kap. 9
Erkrankungen des Unterkiefers	► Kap. 10
Dissektion der Halsarterien (6.5.1), oft mit dem klinischen Bild einer Karotidynie	– *Akuter Nacken-, Hinterkopf-, Halsschmerz (»Peitschenschlag«), z. T. mit Ausstrahlung in Kieferwinkel bzw. Gesichtsseite* – Anhaltend und üblicherweise einseitig (ipsilat. zur betroffenen Arterie), pulssynchroner Schmerz – Oft mit Horner-Syndrom oder pulsierendem Tinnitus, ungeklärte Schluckstörungen → Notfall! Doppler/MRT-Befund

A.10 Schmerzbereich: Kopf – Stirn, frontal

Tab. 10. Schmerzbereich: Kopf – Stirn, frontal

Erkrankungen	(Leit-)Symptome, klinische Kriterien, Bemerkungen
Migräne (1.x)	– *Pulsierender, pochender Schmerz, unilateral* – Verstärkung bei körperlicher Bewegung – Attackendauer 4–72 h – Begleitsymptome: Übelkeit, Erbrechen, Phono-bzw. Photophobie – Ruhebedürfnis beim Schmerz – Anfallsweise auftretende neurologische Symptomatik mit speziellem zeitlichem Ausbreitungsverhalten (allmähliche Zunahme, allmähliches Abklingen über 30–60 min): Flimmerskotome, sensible Störungen, Paresen, neuropsychologische Ausfälle
Zervikogener Kopfschmerz (11.2.1, modifiziert)	– *Schmerzmaximum/Ausstrahlung retroorbital und frontotemporal, i.d.R. einseitig* – Initialschmerz okzipital (über 80%) – Dauerschmerz mittlerer bis schwerer Intensität, nicht pulsierend – Durch aktive/passive Untersuchung der oberen HWS Schmerz reproduzierbar auszulösen – Optional vegetative Symptome – Segmentale Funktionsstörung C0/1 bis C2/3 → Besserung durch diagnostische Blockaden und manuelle Therapie
Spannungskopfschmerz (2.x)	– *Meist bilateral, aber auch unilateral oder wechselnd, seltener (bi-)frontal/temporal* – Dauer: episodisch: 30 min bis 7 Tage; chronische Form: mehr als 15 Tage pro Monat – Moderater Schmerz, dumpf-drückender Charakter (nicht pulsierend), »Helm«-Gefühl – Fehlende vegetative Symptome, Phono- oder Photophobie möglich – Kein Ruhebedürfnis, nicht durch körperliche Anstrengung verstärkt – HWS-Funktion frei
Arteriitis temporalis (6.4.1)	– *Bis ins Auge ausstrahlender Schläfen- bzw. Stirnkopfschmerz (ein- oder beidseitig)* – Druckempfindliche verdickte A. temporalis – Evtl. Kauschmerz, evtl. Amaurosis fugax oder Visusreduktion (Zentralarterienverschluss, anteriore ischämische Optikusneuropathie), evtl. mit Polymyalgia rheumatica → BSG/CRP! (+ evtl. Biopsie), hohes Risiko kompletter bilateraler Erblindung, sofortige Kortisongabe!
Sinusitis der Stirnhöhle (11.5)	*Klopfschmerz Stirnhöhlenvorderwand* Palpation: Druckschmerz N. supraorbitalis und mediales Orbitadach Nasenendoskopie: Schleim- und Eiterstraße im mittleren Nasengang Röntgen der NNH: Eiterspiegel, Schleimhautschwellung
Ostitis/Osteomyelitis bei Sinusitis frontalis	Lokalbefund: *druckschmerzhafte, teigige, gerötete Schwellung über der Stirn* → Notfall
Neuralgie: Supraorbitalisneuralgie (13.6)	► Kap. 9

A.11 Schmerzbereich: Kopf – Schläfe, temporal

Tab. 11. Schmerzbereich: Kopf – Schläfe, temporal

Erkrankungen	(Leit-)Symptome, klinische Kriterien, Bemerkungen
Migräne (1.x)	– *Pulsierender, pochender Schmerz, unilateral* – Verstärkung bei körperlicher Bewegung – Attackendauer: 4–72 h – Begleitsymptome: Übelkeit, Erbrechen, Phono-bzw. Photophobie – Ruhebedürfnis beim Schmerz – Anfallsweise auftretende neurologische Symptomatik mit speziellem zeitlichem Ausbreitungsverhalten (allmähliche Zunahme, allmähliches Abklingen über 30–60 min): Flimmerskotome, sensible Störungen, Paresen, neuropsychologische Ausfälle
Spannungskopfschmerz (2.x)	– *Meist bilateral, aber auch unilateral oder wechselnd, seltener (bi-)frontal/temporal* – Dauer: episodisch: 30 min bis 7 Tage; chronische Form: mehr als 15 Tage pro Monat – Moderater Schmerz, dumpf-drückender Charakter (nicht pulsierend), »Helm«-Gefühl – Fehlende vegetative Symptome, Phono- oder Photophobie möglich – Kein Ruhebedürfnis, nicht durch körperliche Anstrengung verstärkt – HWS-Funktion frei
Clusterkopfschmerz (3.1.x)	– *Attacken heftigster Art, einseitig bohrender periorbitaler Schmerzen, v. a. nächtlich, periodisch* – Phasenweise gehäuftes Auftreten (Cluster) mit Phasendauer von 3–16 Wochen, meist 2 Perioden pro Jahr – Attackendauer 15–180 min, bis zu 8 Attacken pro Tag – Oft begleitet von Rhinorrhö, Ptosis und Miosis, konjunktivale Injektion, Gesichtsrötung, Schwitzen, Nasenkongestion, Lakrimation, Bewegungsdrang – Bulbus nicht verhärtet – Sehfähigkeit nicht eingeschränkt → Attacke durch Sauerstoff (bei 70%) oder Sumatriptan s.c. zu beseitigen
Chronisch paroxysmale Hemikranie (3.2.x)	– *Stechende Schmerzen, streng einseitig und seitenkonstant, orbital/temporal, Ausstrahlung zum Ohr, Hals, Schulter* – Attackendauer 2–30 min, über 5 Attacken pro Tag – Begleitsymptome wie bei Clusterkopfschmerz → Durch Indometacin behandelbar
Arteriitis temporalis (6.4.1)	– *Bis ins Auge ausstrahlender Schläfen- bzw. Stirnkopfschmerz (ein- oder beidseitig)* – Druckempfindliche verdickte A. temporalis – Evtl. Kauschmerz, evtl. Amaurosis fugax oder Visusreduktion (Zentralarterienverschluss, anteriore ischämische Optikusneuropathie), evtl. mit Polymyalgia rheumatica → BSG/CRP! (+ evtl. Biopsie), hohes Risiko kompletter bilateraler Erblindung, sofortige Kortisongabe!
Sinusitis sphenoidalis (11.5)	– *Klopfen mit dem Handballen auf die Schädelmitte löst Schmerz in der Tiefe des Kopfes aus* – Nasenenedoskopie: Eiterstraße aus Siebbein oder am Rachendach, hohe Septumdeviation, oft einseitige Nasenmuschelhyperplasie – Röntgen oder koronares CT der NNH

▼

((Fortsetzung))

Tab. 11. Schmerzbereich: Kopf – Schläfe, temporal

Erkrankungen	(Leit-)Symptome, klinische Kriterien, Bemerkungen
Zervikogener Kopfschmerz (11.2.1, modifiziert)	– *Schmerzmaximum/Ausstrahlung retroorbital und frontotemproal, i.d.R. einseitig* – Initialschmerz okzipital (über 80%) – Dauerschmerz mittlerer bis schwerer Intensität, nicht pulsierend – Durch aktive/passive Untersuchung der oberen HWS Schmerz reproduzierbar auszulösen – Optional vegetative Symptome – Segmentale Funktionsstörung C0/1 bis C2/3 → Besserung durch diagnostische Blockaden und manuelle Therapie
Infiltration des N.vagus durch Lungen-Ca (13.12)	

A.12 Schmerzbereich: Kopf – Scheitel, parietal

Tab. 12. Schmerzbereich: Kopf–Scheitel, parietal

Erkrankungen	(Leit-)Symptome, klinische Kriterien, Bemerkungen
Sinusitis sphenoidalis/ Mukozele bzw. Pyozele der Keilbeinhöhle (11.5)	– *Klopfen mit dem Handballen auf die Schädelmitte löst Schmerz in der Tiefe des Kopfes aus* – Nasenendoskopie: Eiterstraße aus Siebbein oder am Rachendach, hohe Septumdeviation, oft einseitige Nasenmuschelhyperplasie – Röntgen oder koronares CT der NNH
Primärer stechender Kopfschmerz (4.1)	– *Sehr kurzer Stichschmerz (Dauer nur Sekundenbruchteile) im Orbital-, Schläfen-, Scheitelregion, unregelmäßige Intervalle* – Fehlen autonomer Begleitsymptome, Ansprechen auf Indometacin – Ausschlussdiagnose

A.13 Schmerzbereich: Kopf – Hinterhaupt/Nacken

Tab. 13. Schmerzbereich: Kopf – Hinterhaupt/Nacken

Erkrankungen	(Leit-)Symptome, klinische Kriterien, Bemerkungen
Zervikogener Kopfschmerz (11.2.1, modifiziert)	– *Schmerzmaximum/Ausstrahlung retroorbital und frontotemporal, i.d.R. einseitig* – Initialschmerz okzipital (über 80%) – Dauerschmerz mittlerer bis schwerer Intensität, nicht pulsierend – Durch aktive/passive Untersuchung der oberen HWS Schmerz reproduzierbar auszulösen – Optional vegetative Symptome – Segmentale Funktionsstörung C0/1 bis C2/3 → Besserung durch diagnostische Blockaden und manuelle Therapie
Migräne (1.x)	– *Pulsierender, pochender Schmerz, unilateral* – Verstärkung bei körperlicher Bewegung – Attackendauer 4–72 h – Begleitsymptome: Übelkeit, Erbrechen, Phono-oder Photophobie – Ruhebedürfnis beim Schmerz – Anfallsweise auftretende neurologische Symptomatik mit speziellem zeitlichem Ausbreitungsverhalten (allmähliche Zunahme, allmähliches Abklingen über 30–60 min): Flimmerskotome, sensible Störungen, Paresen, neuropsychologische Ausfälle
Spannungskopfschmerz (2.x)	– *Meist bilateral, aber auch unilateral oder wechselnd, seltener (bi-)frontal/temporal* – Dauer: episodische Form: 30 min bis 7 Tage; chronische Form: mehr als 15 Tage pro Monat – Moderater Schmerz, dumpf-drückender Charakter (nicht pulsierend), »Helm«-Gefühl – Fehlende vegetative Symptome, Phono- oder Photophobie möglich – Kein Ruhebedürfnis, nicht durch körperliche Anstrengung verstärkt – HWS-Funktion frei
Kopfschmerz zurückzuführen auf eine kraniozervikale Dystonie (11.2.3)	– *Krampf- oder Spannungsgefühl bzw. Schmerz im Halsbereich mit Ausstrahlung in Hinterkopf bzw. gesamten Kopf* – Abnorme Bewegung oder Haltung des Halses bzw. Kopfes z. B. bei pharyngealer Dystonie, spasmodischer Tortikollis, mandibulärer Dystonie
Subarachnoidalblutung (6.2.2)	– *Extremer (häufig okzipital empfundener) Kopfschmerz mit abruptem Beginn (Vernichtungskopfschmerz, Donnerschlagkopfschmerz)* → Notfall! Kraniales CT/MRT, Lumbalpunktion
Dissektion der Halsarterien (6.5.1), oft mit dem klinischen Bild einer Karotidynie	– *Akuter Nacken-, Hinterkopf-, Halsschmerz (»Peitschenschlag«), z. T. mit Ausstrahlung in Kieferwinkel bzw. Gesichtsseite* – Anhaltend und üblicherweise einseitig (ipsilat. zur betroffenen Arterie), pulssynchroner Schmerz – Oft mit Horner-Syndrom oder pulsierendem Tinnitus, ungeklärte Schluckstörungen → Notfall! Doppler/MRT-Befund
Intrakraniale Infektion (Meningitis) (9.1)	– *Leitsymptome eines meningealen Syndroms:heftige holozephale Kopfschmerzen, Nackensteifigkeit, Lichtüberempfindlichkeit* → Notfall! CT, Lumbalpunktion
Raumfordernde intrakraniale Prozesse, insbesondere im Bereich der hinteren Schädelgrube (u. a. 7.4)	

((Fortsetzung))

Tab. 13. Schmerzbereich: Kopf – Hinterhaupt/Nacken

Erkrankungen	(Leit-)Symptome, klinische Kriterien, Bemerkungen
Sinusitis sphenoidalis	– *Klopfen mit dem Handballen auf die Schädelmitte löst Schmerz in der Tiefe des Kopfes aus* – Nasenendoskopie: Eiterstraße aus Siebbein oder am Rachendach, hohe Septumdeviation, oft einseitige Nasenmuschelhyperplasie → Röntgen oder koronares CT der NNH

A.14 Warnzeichen für lebensbedrohliche Kopfschmerzen

Übersicht der Warnzeichen
- Apoplektiform auftretender Vernichtungsschmerz
- Kopfschmerz bislang nicht bekannter Intensität
- Änderung des Musters vorbekannter Kopfschmerzen
- Fieber
- Meningismus
- Fokalneurologische Ausfälle
- Epileptische Anfälle
- Vigilanzstörungen

- Akut auftretender Vernichtungskopfschmerz: v. a. Subarachnoidalblutung (kraniales CT, Liquorpunktion)
- Kopfschmerzen bei fieberhaftem Infekt:
  - Im Rahmen lokaler Infektion (z. B. Sinusitis, Mastoiditis) oder systemischen Infektion (Virusinfekt)
  - Im Rahmen intrakranialer Infektion (Meningitis, Meningoenzephalitis); Leitsymptome: holozephaler Kopfschmerz, Nackensteifigkeit, Lichtüberempfindlichkeit
- Akuter einseitiger periorbital betonter Kopfschmerz:
  Aneurysma der Arterien des Circulus willisii, diabetische kraniale Neuropathie, Glaukomanfall, Tolosa-Hunt-Syndrom, Sinus-cavernosus-Thrombose
- Kopfschmerzen infolge von Schädel-Hirn-Traumata:
  Epiduralhämatom, Subduralhämatom, Gefäßdissektion (Karotis [Kopfschmerz vom Hals bis Periorbitalregion reichend], Vertebralis [nackenbetonter Kopfschmerz])
- Über Stunden bis Tage zunehmender Kopfschmerz mit Hirndruckzeichen:
  Akute Liquorzirkulationsstörung, intrazerebrale Raumforderung
- Fluktuiernde Kopfschmerzen mit fokalneurologischen Symptomen (flüchtige Paresen, fokale epileptische Anfälle, aphasische Symptome, Sensibilitätsstörungen):
  Ausgedehnte Thrombosen der intrakranialen Venen und Sinus

Stichwortverzeichnis

A

Ablatio retinae 136
Acetylsalicylsäure 186, 193, 198, 238
Adaptationsmechanismus 69
Adaptationsvorgang 86
Adenokarzinom 123
Adenom, pleomorphes 111
Adhäsionsmolekül 78
AIDS 120, 174
Aktivierbarkeit, heterogene 88
Aktivität, trigeminovaskuläre 188, 227
Akupunktur 72
Alkohol 172
Allergie 121, 129
Allodynie 79, 226
Almotriptan 187
Alpha-Liponsäure 94
Altersgelenk 79
Alveolarkammathrophie 124
Amaurosis fugax 261, 262
Ameloblastom 118
– malignes 118
American Academy of Orofacial Pain (AAOP) 39
Amitriptylin 104, 198, 199, 238
Anaesthesia dolorosa 101, 177, 259
Analgetika 121, 166, 185, 205
– nicht-opioide 71
Analgetikamissbrauch 239
Analgetikaübergebrauch 173
Anämie, perniziöse 92
Aneurysma 98, 170, 217, 259, 265
– intrakranielles 216
Anfall, epileptischer 265
Angiitis 217
Angina catarrhalis 157
– follicularis 157
– lacunaris 157
– tonsillaris, akute 253
Angiographie 171
Angiom, kavernöses 170
Angiomatose 170
Angiopathie 171
Angioplastie 170
Angst 17, 24, 28, 88, 93, 196
– Therapieerfolg 88
Aniseikonie 128
Ankylose 85
Antibiotikatherapie 115, 116
Antichronifizierungssystem 45
Antidepressiva 92, 94
– trizyklische 71, 104, 193, 199, 238, 244
– Amitriptylin 244
Antiemetikum 185, 190
Antihistaminika 55
Antimykotika 93
Antiphlogistika 121
– nicht-steroidale 87, 217
Antipyretika 121
Antirheumatika, nichtsteroidale (NSAR) 87, 199, 244
Apex-orbitae-Syndrom 151
Arbeitsablauf 230
Arbeitsausfall, krankheitsbedingter 177
Arbeitsplatz 230
Arnold-Chiari-Malformation Typ I 216
Arteria communicans posterior, Aneurysma der 137
Arteriendissektion 216
Arteriitis 170
Arteriitis temporalis 84, 136, 250, 261, 262
– Amaurosis fugax 250
– Polymyalgie rheumatica 250
Arthoskopie 88
Arthralgie 47, 77
– periartikuläre 81
Arthritis 78, 84
– rheumatoide 47, 83, 84, 89, 240, 258
– spezielle Formen 82
Arthropathie 77, 85
Arthrose 78, 79, 82
Arthrozentese 88
Astigmatismus 127
Ataxie 184
Atlantoaxialgelenk 224, 228
Atlantookzipitalgelenk 224
Attacke, transitorische ischämische 170
Attackenfrequenz 202
Attackenmedikation 190
Attackenmuster, stereotypes 98
Aufwachkopfschmerz (s. Hypnic-Headache) 215, 216
Augenerkrankung 207
– entzündliche 175
Augeninnendruck 131, 134
Augenmuskelparese 128
Augenrötung 237
Aura 179
Ausfall, fokalneurologischer 265
Ausschlussdiagnose 91, 102
Autoimmunerkrankung 122
Autoinjektor 212
Azothioprin 205
Aβ-Fasern 51
Aδ-Fasern 51

B

Baclofen 100
Barotrauma 155, 156, 217, 252
Basilarismigräne 188
Beeinträchtigung, psychosoziale 70
Befund, somatischer 73
Begleitsynovialitis 78

Benzamid 94
Benzodiazepin 88
Benzydamin 94
Beta-Rezeptorenblocker 193
Bewältigungsstrategie 183
Bewegungsdrang 203
Bewegungseinschränkung 226
Bewusstseinsstörung 205
Bildgebung 234
Bindehauterkrankung 129
Biofeedback 184, 198
Biomechanik 231
Biss, offener 83
Blinkreflex 99, 103
Blockade, diagnostische 223, 227
Blutsenkungsgeschwindigkeit (BSG) 114
Blutung, intrazerebrale 170
– subarachnoidale 170
Botulinum-Toxin 198, 200, 244
Botulinum-Toxin A 193, 197, 237
Bradykinin 58
Brechungsfehler 175, 248
Bruzellose 110
Bundes-Gesundheitssurvey 4
Burning mouth syndrome 17, 91, 177, 257

C

CADASIL 171
Calcitonin Gene-related Peptide (CGRP) 56, 173, 181, 188
Candida albicans 92
Cannabis 172
Capsaicin 88, 94, 211
– Salbe 104
Carbamazepin 99, 100, 104, 206
Cavernosus-Syndrom 141
Cerumen obturans 153, 156, 251
Cervicogenic Headache International Study Group 222
C-Faser 51, 181
Chalazion (s. Hagelkorn) 128
Chemokine 78
Chemosis 130
Chemotherapie 117, 123
Chiari-Malformation Typ I 172
Chlamydien 121
Cholesteatom 252
Chondroblastom 117
Chondrodermatitis nodularis helicis chronica 153
Chondrokalzinose (s. Pseudogicht) 84
Chondrom 117
Chondromyxoidfibrom 116, 117
Chondrosarkom 117
Chronifizierung 28, 45, 68
Circulus willisii 265
Clomipramin 104, 238
Clonazepam 94
Clonidin-Creme 104
Cluster 97, 201
Clusterkopfschmerz 59, 138, 168, 236, 237, 249, 262
Cochrane Collaboration 34
Cochrane Review 244
Colon irritabile 103
Computertomographie (CT) 85, 108, 234
Corpus geniculatum laterale 182
Corticosteroide 88
COX2-Hemmer 190
Coxsackie-A-Virus 120

D

Dalrymple-Zeichen 140
Dauermedikation 173
Dauerschmerz 58, 78, 99
Debridement 114
Dekortikation 114
Demyelinisierung 98
Dentin 51, 53
– überempfindliches 57
Dentitio difficilis 120
Depression 17, 24, 27, 88, 93, 103, 197
– Therapieerfolg 88
Dermatom 224
Dermatomykose 255
Dermatomyositis 111, 258
Desipramin 199
Detritussynovialitis 78
Deutsche Migräne- und Kopfschmerzgesellschaft (DMKG) 237
Deutsche Mundgesundheitsstudie (DMS III) 16
Diabetes mellitus 92
Dialysekopfschmerz 174
Diclofenac 186, 238
Dihydroergotamin 191
Dimenhydrinat 186
Diskopathie 85, 87, 227
Dissektion, arterielle 170, 217
Distorsion 176, 259
Domperidon 186, 190
Donnerschlagkopfschmerz, primärer 169, 216
Dopamin 93, 103, 182
Dopaminrezeptor-Antagonist 182
Doxepin 104, 198, 199, 238
Druckalgometer 196
Dry needling 228
Dura mater 223
Dysästhesie 101, 103
Dysfunktion, kraniomandibuläre 15, 197
– segmentale 241
– temporomandibuläre (TMD) 15
Dysgeusie 93
Dysmenorrhoe 103
Dysplasie, fibröse 117
Dystonie, kraniozervikale 175, 264

E

Eagle-Syndrom 254
EbM-Splitter 32
Effusionszeichen 85
Einzelphotonenemissions-Computertomographie (SPECT) 204

Eisenmangelanämie 92
Ektopie, periphere 80
Eletriptan 187
Emotionen 26
Empty neuron theory 182
Empyem, subdurales 174
Enanthem 121
Endarteriektomie 170
Endokrinopathie 121
Endstrukturen, neuronale 52
Engwinkelglaukom, akutes 132
Enterobacter 92
Entspannungstherapie 87, 198
Entzug 173
Entzündung 257
- neurogene 58, 181, 188, 211
- sterile 181
- der Haut 107
Entzündungsmediator 188
Entzündungsschmerz 57, 58
Entzündungszeichen 108
Enukleation 135
Enzephalitis 174
Enzephalopathie 171
- hypertensive 174
Ephapse 99
Epidemiologie 1, 165, 228
Epiduralabszess 147, 151
Epiduralhämatom 265
Episkleritis 129
Erbrechen 179, 205
Ergotamin 173, 190, 204, 208, 237
Ergotamintartrat 208, 209, 211, 216
Ernährungsfaktor 208
Erysipel 153, 251, 255
Erythema exsudativum multiforme 121, 122
Erythroplakie 92, 123
Esthesioneuroblastom 152
EUROSTAT 166
Evidenz 32
Ewing-Sarkom 116, 117
Exophthalmus, pulsierender 141
Extension 235

F

Face-to-Face-Interview 1
Facetteninfiltration 234, 240
Facial migraine 259
Faktoren, psychologische 21
Fasten 175
Fehlannahme 23
Fehlhaltung 67
Fernmetastasierung 124
Fibrodentinom, ameloblastisches 118
Fibrom, ameloblastisches 118
- ossifizierendes 117
Fibromyalgie (s. Tendomyopathie, generalisierte) 16, 22, 47, 65, 70
Fieber 184, 265
Fistel, arterio-venöse 170
Flexion 235
Flimmerskotom 179
Flunarizin 193
Flupirtin 71
Follikulitis 145
Fragebogen 24
Fraktur 243
Fremdkörperinfektion 109
Fremdkörperinokulierung 130
Frovatriptan 187
Funktionsmuster, intramuskuläres 88
Fusobacterium 92

G

Gabapentin 99, 100, 104, 208, 211
Ganglion Gasseri 100
Ganzkörperschema 104
Gasbrand 111
Gaumenplatte 88
Gaumensegellähmung 138
Gedächtnisstörung 205
Gedächtnisverlust 184
Gefäßdissektion 265
Gefäß-Nerven-Kontakt 99
Gefäßspasmen, migränebedingte 137
Gefühlsstörung 102
Gelenkentzündung 79
Gelenkerguss 77
Gelenkgeräusche 15
Gelenkkapsel 82
Gelenkschmerz 77, 83, 184
Gelenkschwellung 77
Gelenkspieltest 80
Gelenkuntersuchung 84
Gerstenkorn 128
Gesichtsschmerz 5, 39, 97, 107, 127, 145, 177
- anhaltender idiopathischer 15, 102, 177, 236, 259
- atypischer 102, 259
Gesundheitsökonomie 165
Gewebe, retrodiskales 82
Gicht 84
Gingivahyperplasie 122
Gingivitis 121
Glaukom, akutes 175, 248
- phakolytisches 135
Glaukomanfall 265
Glossitis 92
Glossodynie 257
Glossopharyngeusneuralgie 15, 101, 156, 158, 176
Glyzerinapplikation 101
Graefe-Zeichen 140
Granulom, eosinophiles 117
Granulomatose, Wegenersche 139
Grisel-Syndrom 243

H

5-HT-Reuptake-Hemmer, selektiver 200
- Fluoxetin 200
- Fluvoxamin 200
- Ketanserin 200
- Trazodon 200
5-HT-Rezeptor 182, 188
Hagelkorn 128
Halsarterien, Dissektion der 254, 260, 264

Halswirbelsäule (HWS) 221, 223, 229
Hämatom 169
- intrakraniales 169
Hämophilie-Arthropatie 77
Hand-, Fuß-, Mundkrankheit (s. Coxsackie-A-Virus) 120
Helicobacter pylori 92
Hemianopsie, homonyme 179
Hemicrania continua 169, 217, 236, 237
- epileptica 172
Hemikranie, chronisch paroxysmale 206, 249, 262
- paroxysmale 168, 205, 236
Herpes simplex 110, 119, 120
- labialis 120
- zoster 16, 120, 177, 258
Heterophorie 128, 175, 248
Heterotropie 128, 175, 248
Hirnabszess 174
Hirnbasisaneurysma 141, 250
Hirndruckzeichen 265
Hirninfarkt 177, 259
Hirnstammreflex, antinozizeptiver 196
Hirnvenenthrombose 171
Histamin 58, 173
Histoplasmose 110
HIV 92, 121, 174
Hochfrequenz-Thermoläsion 101
Hodgkin-Lymphom 113
Höhenkopfschmerz 174
Homöostase, Störung der 174
Hordeolum (s. Gerstenkorn) 128
Hormonersatzbehandlung 94
Horner-Syndrom 138, 141, 203, 243
Hornhautepitheldefekt 130
HSW-Trauma 169
Hustenkopfschmerz, primärer 12, 169, 215
HWS-Schleudertrauma 234
Hyaluronat 88
Hydrozephalus 171
Hypästhesie 99, 116
Hyperakusis 156, 157
Hyperalgesie 58, 226
Hyperästhesie 108
Hyperkapnie 174
Hyperopie 127
Hyperthyreose 139
Hypertonie, arterielle 174
Hypnic-Headache 215
Hypophyseninfarkt 171, 217
Hypophysentumor 205
Hypophysitis 171
Hypopyon 130
Hypothyreose 175
Hypoxie 174

I

IASP-Klassifikation 42
Ibuprofen 186, 198, 238
IHS-Klassifikation 1, 39, 161, 221, 248
Imipramin 198, 199, 238
Immobilisation 240
Indometacin 205, 206, 215, 216, 217, 237
Indotest 217
Infarkt, ischämischer 170
Infektion 173
Infiltration, diagnostische 233
Injektion, intraartikuläre 88
- intrathekale 172
- konjunktivale 201
Injektionsbehandlung 239
- Gelenkfacette 239
- Triggerpunkt 239
Instabilität 243
Insult, ischämischer 98
Interferenz, okklusale 67
Intermediusneuralgie 176
International Classification of Diseases 1
Intrazerebralabszess 147, 151
Iontophorese 88
Iridektomie 133
Iridozyklitis 59
Iritis 59, 132
Ischämie, lokale 67
- zerebrale 141

J

Joint play 79

K

Kapselfibrose 77
Kapsulitis 77
Karotidynie 254, 260, 264
Karotis-Aneurysma 139
Karotisdissektion 141
Karotis-Sinus-cavernosus-Fistel 139, 141
Karotisstenose 134
Karzinom 112
- adenoid-zystisches 112, 123, 152
- Adenokarzinom 112
- anaplastisches 152
- Azinuszellkarzinom 112
- Mukodermoidkarzinom 112
Katarakt 131
Katzenkratzkrankheit 110
Kaumuskelerkrankungen 41
Kaumuskelstörung 101
Keilbeinhöhle, Mukozele der 147, 150, 263
- Pyozele der 147, 150, 263
Kernspintomographie (s. Magnetresonanztomographie) 99, 104, 108, 234
Kerr-Prinzip 225
Kiefergelenk, Erkrankung des 41, 175
Kiefergelenkklemme 15
Kieferpressen (Bruxismus) 67
Klassifikationssysteme 1, 26
Klebsiella 92
Kleinhirn-Brückenwinkel-Tumor 98
Knirschen 15
Knochentumor 116
Knochenzyste 117
Kocher-Zeichen 140
Koffein 216
Koffeinentzugskopfschmerz 173

Kognitionen 26
Kokain 172
Kokzygodynie 93
Kolloidzyste 217
Komorbidität 70
Komplikation, rhinosinugene 140, 151, 249
Kompression 98, 176, 259
Kompressionsneuropathie 100
Kompressionstest 82
Kondylus-Diskus-Beziehung 81
Kondylus-Fossa-Relation 85
Kondylusfraktur 85
Kondylusluxation 85
Kondylusmorphologie 85
Kongestion 201
Kontaktstomatitis 92
Kontinuitätsresektin 116
Konvergenz 47, 223, 225
Konzentrationsstörung 205
Konzentrationsverlust 184
Konzept, multimodales 244
Koordinationsübungen 88
Kopfschmerz 5, 10, 11, 39, 127, 145, 161, 221, 243
- Anteflexionskopfschmerz 221
- Blockierungskopfschmerz 221
- chronischer vom Spannungstyp 195
- Clusterkopfschmerzen 11
- Eispickelschmerz 215
- Hemicrania Continua 12
- holozephaler 265
- hypnischer 12
- idiopathisch stechender 11
- Jabs-and-jolts-Syndrom 215
- kältebedingter 176
- Koituszephalgie 216
- lebensbedrohlicher 265
- nach HSW-Beschleunigungstrauma 169
- posttraumatischer 169
- primärer bei körperlicher Anstrengung 216
- primärer stechender 169, 215, 263
- Schulkopfschmerz 221
- Sinuskopfschmerzen 13
- Spannungskopfschmerzen 10, 16
- sporadischer episodischer vom Spannungstyp 195
- symptomatischer 206
- trigemino-autonomer 168
- übertragener (s. referred pain) 227
- vom Spannungstyp 166, 167
- zervikogener 12, 175, 221, 249, 261, 263, 264
Kopfschmerzattacke 184, 202
Kopfschmerzdiagnose 165
Kopf-Trauma 169
Korotidynie 256
Kortex, visueller 182
Kortikoid 204, 208, 210, 240
Kortisonstoßtherapie 210
Krampfanfall, zerebraler 172
Kraniotomie 101, 170
Krankengymnastik 72
Krankheitskosten 5
Krepitation 78, 83
Krise, hypertensive 174
Kriterium, diagnostisches 164

L

Lakrimation 201
Lamotrigin 99, 100
Lärmüberempfindlichkeit 179
Laryngeus-superior-Neuralgie 176
Laryngitis 253
Leukämie 120
- lymphoblastische 118
Leukoplakie 92, 123
Leukotriene 58
Lichen planus 92
Lichtüberempfindlichkeit 179, 265
Liderkrankung 129
Lidocain 212
Lingua geographica 92
- plicata 92
- villosa 92
Linsentrübung 131
Lippenbeißen 17
Lippenkarzinom 123
Liquordrucksteigerung 171
Liquorfistel 171
Liquorunterdruck 171, 217
Liquorzirkulationsstörung 265
Lisinopril 193
Lithium 208, 210, 216
Locus coeruleus 182
Logenabszess 108
Lokalanästhesie, diagnostische 61
Lues 92
Lungenkarzinom 253, 263
Lupus erythematodes 84, 255
- systemischer 258
Lymphadenitis 109, 110
Lymphadenopathie 110
Lymphknotenmetastasierung 124
Lymphknotenschwellung 110
Lymphknotentumor 113
Lymphknotenvergrößerung 112
Lymphogranuloma venerum 110
Lymphom 139
- malignes 152
Lysinacetylsalicylat 191

M

Magnesium 193
Magnetfeldtherapie 88
Magnetresonanztomographie (MRT) 85, 108, 234
Makulaerkrankung 135
Malformation, arterio-venöse 170
Malformation, vaskuläre 217
Mangelerscheinung 121
Manualtherapie 87
Maprotilin 238
Marcumar 205
Masern 120
Massage 88, 198
Masseter-Reflex 99, 103
Maßnahmen, verhaltensmedizinische 207

Mastoiditis 265
– akute 155, 156, 251
McGill-Schmerzfragebogen 104
Mechanorezeptor 53
Medikamentenanamnese 208
Medikamentenfehlgebrauch 173, 197, 199
Medizin, evidenzbasierte 31, 243
– manuelle 231, 240
– osteopathische 241
Melanom, malignes 152
MELAS 182
Meningeosis carcinomatosa 172
Meningismus 265
Meningitis 140, 171, 264, 265
– bakterielle 174
– lymphozytäre 174
Meningoenzephalitis 265
Menopause 92
Metamizol 191
Metamorphopsie 135
Metastase 116, 152
Methysergid 208, 210
Metoclopramid 185, 190
Michigan-Schiene 71
Migräne 5, 103, 137, 166, 167, 179, 206, 216, 226, 229, 261, 262, 264
– Anamnese 192
– Erbrechen 206
– familiäre hemiplegische (FHM) 182
– hemiplegische 188
– mit Aura 167, 179
– ohne Aura 167, 236
– ophthalmoplegische 177
– Phänotyp 193
– Phonophobie 206
– Photophobie 206
– Prophylaxe 192
– Therapie 183
– Übelkeit 206
– Zahnschmerz 256
Migräneattacke 185
Mikroläsion 66, 196
Mikrotrauma 67
Mikrozirkulation, muskuläre 196
Miosis 201, 237
Mischkollagenose 258
Misoprostol 100
Modell, biopsychosoziales 17
– hydrodynamisches 53
Mononukleose 110
Morbus Basedow 139
Morbus Reiter 121
Morphin 237
Mukoepidermoidkarzinom 123
Mukosa-Ödem 121
Mumps 129
Mundbodenkarzinom 123
Mundbrennen (s. Stomatodynie) 91
Mundhöhlenkarzinom 113
Mundschleimhaut 91
Mundschleimhauterkrankung 119, 257
Mundschleimhautinfektion 119
– Cheilitis 119
– Gingivitis 119
– Gingivostomatitis herpetica 119
– Glossitis 119
– Herpes simplex 119, 120
– Parodontitis 119
Musculus
– longissimus capitis 224
– multifidus 224
– semispinalis capitis 224
– semispinalis cervicis 224
– splenius cervicis 224
– sternocleidomastoideus 224
– trapezius 224
Muskelenergietechnik 241
Muskelermüdung (fatigue) 68
Muskelkater (post-exercise muscle soreness) 67
Muskelpalpation 69
Muskelrelaxanzien 199
Muskelrelaxation, progressive 184
Muskelschmerz 44, 65, 226
Muskelschmerzempfindlichkeit, perikraniale 196
Muskelverspannungen 67
Myalgie 65, 184
Mykobakterium 110
Myoarthropathie (MAP) 47, 59, 65, 84, 103, 197, 236, 252, 258, 260
– Zähneknirschen 197
– Zähnepressen 197
Myopathie 85, 111
Myopie 127
Myositis 70, 111, 139
Myotonolytika 71, 87
Myxom, odontogenes 118

N

Nackenschmerz 103, 184, 243
Nackensteifigkeit 184, 265
Nacken-Zungen-Syndrom 176
Nahrungsbestandteile 172
Naproxen 186, 238
Naramig 187
Naratriptan 208
Narbenbildung 108
Nasenfurunkel 146, 255
Nasenkongestion 237
Nasennebenhöhlenentzündung 252
Nasoziliaris-Neuralgie 176, 255
Natriumglutamat 172
Natriumkanalblocker 99
Nebelsehen 132
Neodynium-YAG-Laser 133
Neoplasie 59, 171, 257
Nerve sprouting 57
Nervenblockade 228
Nervensystem, sympathisches 182
Nervenwachstumsfaktor (nerve growth factor, NGF) 67
Nervus
– auricularis magnus 224
– glossopharyngeus 224
– hypoglossus 224
– occipitalis major 224, 227, 233
– sinuvertebralis 224
– transversus colli 224
– trigeminus 223
– vagus 224

Netzhautablösung (s. Ablatio retinae) 136
Netzhauterkrankung 135
Neuralgie 16, 40, 97, 101, 176, 253, 254, 260, 261
- des N. intermedius 16, 97, 101
- des N. laryngeus superior 16, 97, 102, 254, 260
- Glossopharyngeusneuralgie 16, 97, 254, 260
- Okzipitalisneuralgie 16, 97, 102
- paroxysmale 97
- Supraorbitalisneuralgie 261
- postherpetische 16, 177, 250, 258
- postzosterische 139
- Sluder 138
- Trigeminusneuralgie 16, 97
Neuritis N. optici 136
Neuroblastom 118
Neurokinin A 188
Neuroleptika 199
Neuropathie, diabetische 17
- diabetische kraniale 265
- okuläre diabetische 15, 141, 176, 250
Neuropeptid 55, 68, 204, 227
Neurosarkoidose 171
Nitroglycerin 237
Nitroglyzerintest 206
Non-Hodgkin-Lymphom 118
Normaldruckglaukom 133
Nortriptylin 199, 238
Nozizeptor 46
Nozizeptorschmerz 67
Nucleus raphe magnus 196

O

Ödem, periokuläres 222
Odontalgie 256
- atypische 23, 256
Odontoblasten 54, 51
Odontom 118
Offenwinkelglaukom, primäres 133
Ohren, Erkrankung der 175
Ohrenschmerzen 145, 251
- Projektionsotalgie 145
Okklusion 56
Okklusionsschiene 88
- Typen 71
Okulomotoriuslähmung 141
Okzipitalisneuralgie 176
Okzipitalnerv, dritter 224, 228
Ophthalmopathie, ischämische 141
Opioidentzugskopfschmerz 173
Opioidspeicher 103
Opioidübergebrauch 173
Optikusatrophie, druckbedingte 135
Optikusneuritis 15, 137, 176, 249
Optikusneuropathie, anteriore ischämische (AION) 136
Orbitalphlegmone 139, 147, 151, 249
Orbitaödem 147
Orbitopathie, endokrine 140
- Dalrymple-Zeichen 140
- Graefe-Zeichen 140
- Kocher-Zeichen 140
Orbitopathie, ischämische 134
Orchidynie 93
Oropharynx 157
Os odontoideum 235, 243
Osteoblastom 117
Osteochondrom 116, 117
Osteoid-Osteom 117
Osteom 117
Osteomyelitis 109, 113, 147, 151, 259, 261
Osteopathie 241
Osteophyten 82, 77, 78
Osteoradionekrose 114, 115
Osteosarkom 116, 117
Osteosklerose 78
Ostitis 147, 151, 261
Östrogen 67
Östrogenentzugskopfschmerz 173
Otalgie, nicht-otogene 252
Otalgie, otogene 251
Othämatom 152, 156, 251
Otitis externa, akute 156, 251
Otitis media, akute 155, 156, 251
- chronische 252
Otserom 152, 156, 251
Oxcarbazepin 100, 105

P

Pannusgewebe 78
Panoramaschichtaufnahme 85
Paracetamol 87, 186, 198, 238
Parafunktion 67, 87
- Kieferpressen (Bruxismus) 67
- Zähneknirschen 67
Parameter, biomechanische 15
- Gelenkgeräusche 15
- Kiefergelenkklemme 15
- Knirschen 15
Parameter, psychosoziale 73
Parästhesie 103, 116
Parasympathikus 51
Parese 243, 265
Parodontitis, apikale 61
- periapikale 114
Parodontium 52
Parotidektomie 108
Parotitis, akute 252
- epidemica (Mumps) 109
Paroxysmale Hemikranie 138
Patientenaufklärung 71, 87
Paukenerguss 154, 156
Peitschenschlag 254, 260, 264
Pemphigoide Erkrankungen 92
Pemphigoid, bullöses 122
Pemphigus vulgaris 122
Perichondritis 153, 251, 255
Perimetrie 133
Periostitis 249
Peritonsillarabszess 253, 254, 260
Perkussionsprobe 60
Perlenkissen-Knistern 111
Pestwurz 193
PET-Untersuchung 103
Pfefferminzöl 198

Phantomschmerz 103
Phäochromozytom 174
Pharyngitis 253, 254, 260
Phenazon 186
Phenytoin 99, 100
Phlebogramm, orbitales 204
Phlegmone 108
Phonophobie 195, 222
Phonophorese 88
Phosphodiesterase 172
Photophobie 195, 222
Phthisis 136
Physiotherapie 87, 244
Pizotifen 193, 211
Placebobehandlung 87
Plasmozytom 117
- solitäres 152
Plastizität, funktionelle 68
Plattenepithelkarzinom 123, 152
Plexus cervicalis 224
Polymyalgia rheumatica 136, 261, 262
Polymyositis 111
Polypeptid, vasoaktives intestinales (VIP) 56
Polyposis nasi 146, 150
Polypragmasie 94
Positionierungsschiene 89
Positronen-Emissions-Tomographie(PET) 204, 227
Post-hoc-ergo-propter-hoc-Trugschluss 33
Prädentin 51
Prädisposition 66
Präeklampsie 174
Präkanzerose 122
- Erythroplakie 123
- Leukoplakie 123
Prävention 240
Prävertebralmuskulatur 224
Prednisolon 208
Pressen 215
Probebiopsie 120
Prokinetika 190
- Domperidon 190
- Metoclopramid 190
Proktodynie 93
Prostaglandine 58
Prostatodynie 93
Protein, C-reaktives 114
Prothesendruckstelle 115
Prothesenstomatitis 92
Provokationsversuch 227
Pseudodiskus 86
Pseudogicht 84
Pseudotumor orbitae 139, 140, 250
Ptosis 201, 237
Pulpa 51

R

Radiofrequenzsonde 101
Radioisotopenszintigramm 114
Randzackenbildung 78, 82
Raphekern 182
Raschkow-Plexus 51
Rebound-Effekt 209
Referred pain 223, 228, 244
Refraktionsanomalie 127, 128
Refraktionsausgleich 128
Refraktionsfehler 127
Reizerguss 78
Reizmiosis 132
Reizsynovialitis 78
Reliabilität 80
Remissionsphase 202, 204
Remodellierung 86
Reproduzierbarkeit 232
Research Diagnostic Criteria for Temporomandibular Disorders (RDC/TMD) 24, 43
- Schmerz, myofaszialer 43
- Arthralgie 43
Resorption, kondyläre 89
Response, triple 55
Retikulo-Sarkom 117
Retinopathie, diabetische 134
Retrodiszitis 77
Retrotonsillarabszess 253, 254, 260
Rhabdomyom 113
Rhabdomyosarkom 113
Rhinitis, akute 146, 148
Rhinosinusitis 148, 175, 255, 258
- akute 146
- chronische 146
Riesenzell-Tumor 117
Risikofaktor 66
- biomechanischer 67
Rizatriptan 187
Röntgendiagnostik, konventionelle 234
Rotationseinschränkung 231
Rückenschmerz 103, 184
Rundzellsarkom 118

S

Salmonellen 121
Sarkoidose 84, 255
Sarkom 152
Sauerstoff 204, 210, 211, 237
Schädel-Hirn-Trauma 265
- Epiduralhämatom 265
- Gefäßdissektion 265
- Subduralhämatom 265
Schaltstelle, zerviko-trigeminale 223
Scharlach 92, 120
Schätzskala, numerische (NSS) 25
Schielen, latentes (s. Heterophorie) 128
- manifestes (s. Heterotropie) 127, 128
Schienentherapie 71
Schienungseffekt 69
Schlaf-Apnoe-Kopfschmerz 174
Schlafstörungen 69
Schleimhauteffloreszenz 119
Schleimhautläsion, aphthöse 92
Schleimhautpemphigoid 122
Schleimhautulkus 123
Schluckbeschwerden 222
Schluckstörung 243
Schmelz-Dentingrenze 53
Schmerz
- akuter 44
- chronischer 22, 44
- Definition 22
- Einteilung 46

– entzündlicher 45
– heterotoper 58, 248
– kraniofazialer 39, 43
– ligamentöser 81
– myofaszialer 65
– neuropathischer (=neurogener) 45, 46
– nozizeptorvermittelter 46
– oberfächlicher somatischer 46, 47
– orofazialer 14, 39
– primärer 58
– projizierter 84, 248
– tiefer somatischer 47
– transienter 45
– übertragener (s. referred pain) 47, 84, 223, 248
– vaskulärer orofazialer 257, 259
– zentral verursachter 248
Schmerzadaptation 80
– Modell 69
Schmerzanamnese 59
Schmerzattacke 201
Schmerzbewältigungsstrategie 72
Schmerzchronifizierung 86
Schmerzempfindungsskala (SES) 26
Schmerzen, Graduierung chronischer (GCS) 24, 47, 84
Schmerzformen, idiopathische orofaziale 43
Schmerzfreiheit 29
Schmerzkalender 105
Schmerzklassifikation, multi-axiale (MASK) 43
Schmerzlokalisation 59
Schmerzpersönlichkeit 23
Schmerzprovokation 232
Schmerzquelle 58, 79, 80
Schmerzrezeptor 46
Schmerz-Spasmus-Schmerz-Konzept 68
Schmerzstörung, somatoforme 236
Schmerztagebuch 184
Schüttelfrost 184
Schutzfaktor 29
Schwindel 184, 222
Screening 24
Seitenstrangangina 254
Sekundärglaukom, neovaskuläres 133
Selbstbeobachtung 87
Selbstmedikation 166
Sensibilisierung 196, 211, 226
– periphere 68, 80
– zentrale 68, 80
Sensibilitätsprüfung 59
Sensibilitätsstörung 265
Sensibilitätstestung, elektrische 60
Sepsis 140
Seromucotympanon (s. Paukenerguss) 154, 156, 251
Serotonin(5-HT)-Reuptake-Hemmer, nicht-selektiver 199
– Amitriptylin 199
– Desipramin 199
– Doxepin 199
– Imipramin 199
– Nortriptylin 199
Serotoninspeicher 103
Serotonin-Wiederaufnahme-hemmer 94
Sialadenitiden, virale 109
– Parotitis epidemica (Mumps) 109
– Zytomegalovirusinfektion 109
Sialadenitis 109
– myoepitheliale 110
– radiogene 109
Sialadenose 109
Sialangitis 109
Sialolithiasis 109
Sicca-Symptomatik 110
Sinus cavernosus 204
Sinus-cavernosus-Fistel 250
Sinus-cavernosus-Syndrom 139
Sinus-cavernosus-Thrombose 146, 151, 250, 265
Sinusitis 140, 146, 217, 249, 265
– ethmoidalis 146, 149
– frontalis 149
– maxillaris 59, 149
– rhinogene 148
– sphenoidalis 149, 262, 263, 265
Sinusvenenthrombose 140, 217
Sjögren-Syndrom 110, 258
Skleritis 132
Sklerodermie 84, 258
Sklerose, multiple (MS) 98, 177, 259
Skotom 181
Somatisierungsstörung 176
Sonographie 108
Spannungskopfschmerz 65, 70, 229, 258, 261, 262, 264
Speicheldrüsenerkrankung 111, 260
Speicheldrüseninfektion 109
Speichelstein (s. Sialolithiasis) 109
Spirochäten 92
Spondylarthrose 240, 243
Spondylitis ankylosans 84
Spontanaktivität 99
Spontannystagmus 243
Spontanremission 97, 101
Spontanschmerz 58, 226
Stabilisation, muskuläre 240
Stabilisierungsschiene 71, 88
Staging 123
Status migraenosus 189
Stickoxid 172
Stomatitis 109, 122
– aphthosa 120
– pseudomembranöse 122
Strabismus 128
Strahlentherapie 117
Streptokokkeninfektion 110
Stress 24, 196
Study of Health in Pomerania (SHIP) 16
Subarachnoidalblutung 216, 217, 264, 265
Subduralabszess 147, 151
Subduralhämatom 265
Subperiostalabszess 147, 151, 249
Substanz P 55, 181, 188, 211
Sumatriptan 187, 204, 209
SUNCT 11, 138, 168, 206, 249
Supraorbitalisneuralgie 176
Sympathikus 51

Symptom, aphasisches 265
Synkope 101
Synovialitis 77
Synovialmembran (Synovialis) 82
Syphilis 110, 121
System, antinozizeptives 196

T

Taucherkopfschmerz 174
Technik
- kraniosakrale 242
- myofasziale 241
- (neuro-)muskuläre 240
Tendinitis, retropharyngeale 175
Tendomyopathie, generalisierte (s. Fibromyalgie) 47
TENS 104, 199
Test, orthopädischer 82
Tetrazepam 238, 244
Thalamus 226
Therapie
- manuelle 223, 240
- medikamentöse 71, 88, 208, 237
- physikalische 87
- psychologische 72
Thrombophlebitis 151
Thrombose 265
Tinnitus 243
Tumor-Nodi lymphatici-Metastasen(TNM)-Klassifikation 123
Tolosa-Hunt-Syndrom 15, 139, 177, 250, 265
Tonsillitis 253, 254, 260
Topiramat 193, 208, 211
Toxoplasmose 110
Tractus dorsolateralis 224
Trainingstherapie 240
Traktion, manuelle 241
Traktion/Translation 82
Tränen 129, 237
Tränendrüse 129
Tranylcypromin 238
Trauma 257
- desmodontales 61
- im Gesichtsbereich 103
Trigeminusneuralgie 138, 176, 206, 249, 258
Trigeminusneuropathie 99
Triggerfaktor 98, 99
Triggerpunkt 232
- Infiltration 234
- myofaszialer 67
Triggerzone 98
Triptan 182, 186, 188, 208
Triptanrotation 189
Triptanschwelle 190
Triptanübergebrauch 173
Trommelfellperforation, traumatische 154, 156, 251
Tuberkulose 110, 130
Tumor 111, 259
- maligner odontogener 152
- orbitaler 140
- odontogener 118
Tumor-like lesion 116

U

Übelkeit 179, 195, 205, 222
Überlastungsschmerzen 67
Ulcus molle 110
Unterkieferbeweglichkeit 69, 81
Untersuchung, segmentale 231
Uveitis 132

V

Validität 80
Valproinsäure 100, 193, 208, 211
Valsalva-Manöver 215
Vascular endothelial growth factor (VEGF) 133
Vasodilatation, extrakraniale 180
Vasokonstriktion, intrakraniale 181
Vena ophthalmica superior 204
Veränderung, neuroplastische 226
Verapamil 204, 208, 209
Verhaltenstherapie 104
- kognitive 94
Vernichtungsschmerz, apoplektiformer 265
Verzerrtsehen 135
Vigilanzstörung 265
Vincent-Syndrom 114
VIP 188
Vulvodynie 93
Vitamin 94
Vitamin-C-Lutschtabletten 110
Vitamin-C-Mangel (Skorbut) 122

W

Wangenbeißen 17
Wärmeanwendung 198
Warnsymptom 184
Weichgewebs-Schmerzsyndrom, regionales 70
Weichteiltechniken 240
Weltgesundheitsorganisation (WHO) 166
Wiederkehrkopfschmerz 189
Windpocken 120
Wind-up 226
Wundinfektion 109

X

Xerostomie 93, 122

Y

Yersinien 121

Z

Zähne, Erkrankung der 175
– Tastempfindung der 52
Zähneknirschen 17, 67
Zahnextraktion 115
Zahnhals 57
Zahnpulpa 51
Zementoblastom 118
Zentralnervensystem (ZNS) 55
Zervikalwurzel 223
Zinkmangel 92
Zolmitriptan 187, 212
Zoster ophthalmicus 139, 250
Zoster oticus 251
Zungenbrennen (s. Glossodynie) 91
Zungenkarzinom 123
Zungenpapillenatrophie 122
Zungenpressen 17, 92
Zygapophysialgelenk 225, 227, 228
Zyste 118, 257
– Kieferzyste 118
Zytokine 78
Zytomegalie 110